全国中医药行业高等职业教育"十二五"规划教材

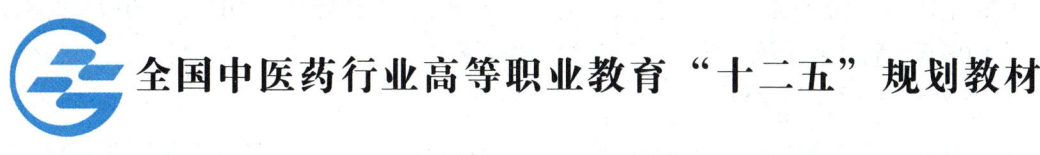

解剖生理学

（供中药学、护理学、管理学专业用）

主　编　武煜明（云南中医学院）
　　　　李小山（重庆三峡医药高等专科学校）

副主编　（以姓氏笔画为序）
　　　　于晓婷（辽宁卫生职业技术学院）
　　　　刘　杰（山东中医药高等专科学校）
　　　　刘　斌（黑龙江中医药大学佳木斯学院）
　　　　刘求梅（湖南中医药高等专科学校）
　　　　刘海霞（湖北中医药高等专科学校）
　　　　江　山（江苏联合职业技术学院连云港中医药分院）
　　　　李　弋（南阳医学高等专科学校）
　　　　赵学纲（山东中医药大学）

中国中医药出版社
·北　京·

图书在版编目（CIP）数据

解剖生理学/武煜明，李小山主编. —北京：中国中医药出版社，2016.1（2019.8 重印）

全国中医药行业高等职业教育"十二五"规划教材

ISBN 978－7－5132－2553－3

Ⅰ.①解… Ⅱ.①武… ②李… Ⅲ.①人体解剖学－人体生理学－高等职业教育－教材 Ⅳ.①R324

中国版本图书馆 CIP 数据核字（2015）第 118501 号

中 国 中 医 药 出 版 社 出 版
北京经济技术开发区科创十三街 31 号院二区 8 号楼
邮政编码　100176
传真　010 64405750
廊坊市晶艺印务有限公司印刷
各地新华书店经销

*

开本 787×1092　1/16　印张 29.25　字数 652 千字
2016 年 1 月第 1 版　2019 年 8 月第 5 次印刷
书　号　ISBN 978－7－5132－2553－3

*

定价 79.00 元
网址　www.cptcm.com

如有印装质量问题请与本社出版部调换（010-64405510）
版权专有　侵权必究
社长热线　010 64405720
购书热线　010 64065415　010 64065413
微信服务号　zgzyycbs
书店网址　csln.net/qksd/
官方微博　http://e.weibo.com/cptcm
淘宝天猫网址　http://zgzyycbs.tmall.com

全国中医药职业教育教学指导委员会

主 任 委 员 卢国慧（国家中医药管理局人事教育司司长）
副主任委员 赵国胜（安徽中医药高等专科学校校长）
　　　　　　　张立祥（山东中医药高等专科学校校长）
　　　　　　　姜德民（甘肃省中医学校校长）
　　　　　　　王国辰（中国中医药出版社社长）
委　　　员（以姓氏笔画为序）
　　　　　　　王义祁（安徽中医药高等专科学校党委副书记）
　　　　　　　王秀兰（上海中医药大学医学技术学院院长）
　　　　　　　卞　瑶（云南中医学院职业技术学院院长）
　　　　　　　方家选（南阳医学高等专科学校校长）
　　　　　　　孔令俭（曲阜中医药学校校长）
　　　　　　　叶正良（天士力控股集团有限公司生产制造事业群首席执行官）
　　　　　　　包武晓（呼伦贝尔职业技术学院蒙医蒙药系副主任）
　　　　　　　冯居秦（西安海棠职业学院院长）
　　　　　　　尼玛次仁（西藏藏医学院院长）
　　　　　　　吕文亮（湖北中医药高等专科学校校长）
　　　　　　　刘　勇（成都中医药大学峨眉学院院长、四川省食品药品学校校长）
　　　　　　　李　刚（亳州中药科技学校校长）
　　　　　　　李　铭（保山中医药高等专科学校校长）
　　　　　　　李伏君（株洲千金药业股份有限公司副总经理）
　　　　　　　李灿东（福建中医药大学副校长）
　　　　　　　李建民（黑龙江中医药大学佳木斯学院院长）
　　　　　　　李景儒（黑龙江省中医药学校校长）
　　　　　　　杨佳琦（杭州市拱墅区米市巷街道社区卫生服务中心主任）
　　　　　　　吾布力·吐尔地（新疆维吾尔医学专科学校药学系主任）
　　　　　　　吴　彬（广西中医学校校长）
　　　　　　　宋利华（连云港中医药高等职业技术学校党委书记）
　　　　　　　迟江波（烟台渤海制药集团有限公司总裁）

张美林（成都中医药大学附属医院针灸学校党委书记、副校长）
张登山（邢台医学高等专科学校教授）
张震云（山西药科职业学院副院长）
陈　燕（湖南中医药大学护理学院院长）
陈玉奇（沈阳市中医药学校校长）
陈令轩（国家中医药管理局人事教育司综合协调处副主任科员）
周忠民（渭南职业技术学院党委副书记）
胡志方（江西中医药高等专科学校校长）
徐家正（海口市中医药学校校长）
凌　娅（江苏康缘药业股份有限公司副董事长）
郭争鸣（湖南中医药高等专科学校校长）
郭桂明（北京中医医院药学部主任）
唐家奇（湛江中医学校校长、党委书记）
曹世奎（长春中医药大学职业技术学院院长）
龚晋文（山西职工医学院/山西省中医学校党委副书记）
董维春（北京卫生职业学院党委书记、副院长）
谭　工（重庆三峡医药高等专科学校副校长）
潘年松（遵义医药高等专科学校副校长）

秘 书 长　周景玉（国家中医药管理局人事教育司综合协调处副处长）

全国中医药行业高等职业教育"十二五"规划教材
《解剖生理学》编委会

主　编　武煜明（云南中医学院）
　　　　　　李小山（重庆三峡医药高等专科学校）

副主编（以姓氏笔画为序）
　　　　　　于晓婷（辽宁卫生职业技术学院）
　　　　　　刘　杰（山东中医药高等专科学校）
　　　　　　刘　斌（黑龙江中医药大学佳木斯学院）
　　　　　　刘求梅（湖南中医药高等专科学校）
　　　　　　刘海霞（湖北中医药高等专科学校）
　　　　　　江　山（江苏联合职业技术学院连云港中医药分院）
　　　　　　李　弋（南阳医学高等专科学校）
　　　　　　赵学纲（山东中医药大学）

编　委（以姓氏笔画为序）
　　　　　　于　巍（邢台医学高等专科学校）
　　　　　　王　东（渭南职业技术学院）
　　　　　　王龙海（安徽中医药大学）
　　　　　　杜广才（山东医学高等专科学校）
　　　　　　杨宏静（重庆三峡医药高等专科学校）
　　　　　　杨恩彬（云南中医学院）
　　　　　　况　勇（重庆医药高等专科学校）
　　　　　　张维维（四川中医药高等专科学校）
　　　　　　陈　嵘（云南中医学院）
　　　　　　武敏霞（山西药科职业学院）
　　　　　　周　平（昆明卫生职业学院）
　　　　　　段德金（保山中医药高等专科学校）
　　　　　　唐　杨（盘锦职业技术学院）
　　　　　　寇云芳（贵阳中医学院）
　　　　　　舒婷婷（曲阜中医药学校）

主　审　严振国

前　言

中医药职业教育是我国现代职业教育体系的重要组成部分，肩负着培养中医药多样化人才、传承中医药技术技能、促进中医药就业创业的重要职责。教育要发展，教材是根本，在人才培养上具有举足轻重的作用。为贯彻落实习近平总书记关于加快发展现代职业教育的重要指示精神和《国家中长期教育改革和发展规划纲要（2010—2020年）》，国家中医药管理局教材办公室、全国中医药职业教育教学指导委员会紧密结合中医药职业教育特点，充分发挥中医药高等职业教育的引领作用，满足中医药事业发展对于高素质技术技能中医药人才的需求，突出中医药高等职业教育的特色，组织完成了"全国中医药行业高等职业教育'十二五'规划教材"建设工作。

作为全国唯一的中医药行业高等职业教育规划教材，本版教材按照"政府指导、学会主办、院校联办、出版社协办"的运作机制，于2013年启动了教材建设工作。通过广泛调研、全国范围遴选主编，又先后经过主编会议、编委会议、定稿会议等研究论证，在千余位编者的共同努力下，历时一年半时间，完成了84种规划教材的编写工作。

"全国中医药行业高等职业教育'十二五'规划教材"，由70余所开展中医药高等职业教育的院校及相关医院、医药企业等单位联合编写，中国中医药出版社出版，供高等职业教育院校中医学、针灸推拿、中医骨伤、临床医学、护理、药学、中药学、药品质量与安全、药品生产技术、中草药栽培与加工、中药生产与加工、药品经营与管理、药品服务与管理、中医康复技术、中医养生保健、康复治疗技术、医学美容技术等17个专业使用。

本套教材具有以下特点：

1. 坚持以学生为中心，强调以就业为导向、以能力为本位、以岗位需求为标准的原则，按照高素质技术技能人才的培养目标进行编写，体现"工学结合""知行合一"的人才培养模式。

2. 注重体现中医药高等职业教育的特点，以教育部新的教学指导意见为纲领，注重针对性、适用性及实用性，贴近学生、贴近岗位、贴近社会，符合中医药高等职业教育教学实际。

3. 注重强化质量意识、精品意识，从教材内容结构、知识点、规范化、标准化、编写技巧、语言文字等方面加以改革，具备"精品教材"特质。

4. 注重教材内容与教学大纲的统一，教材内容涵盖资格考试全部内容及所有考试要求的知识点，满足学生获得"双证书"及相关工作岗位需求，有利于促进学生就业。

5. 注重创新教材呈现形式，版式设计新颖、活泼，图文并茂，配有网络教学大纲指导教与学（相关内容可在中国中医药出版社网站www.cptcm.com下载），符合职业院校学生认知规律及特点，以利于增强学生的学习兴趣。

在"全国中医药行业高等职业教育'十二五'规划教材"的组织编写过程中，得到了国家中医药管理局的精心指导，全国高等中医药职业教育院校的大力支持，相关专家和各门教材主编、副主编及参编人员的辛勤努力，保证了教材质量，在此表示诚挚的谢意！

我们衷心希望本套规划教材能在相关课程的教学中发挥积极的作用，通过教学实践的检验不断改进和完善。敬请各教学单位、教学人员及广大学生多提宝贵意见，以便再版时予以修正，提升教材质量。

国家中医药管理局教材办公室
全国中医药职业教育教学指导委员会
中国中医药出版社
2015 年 5 月

编写说明

《解剖生理学》是"全国中医药行业高等职业教育'十二五'规划教材"之一。本教材是依据习近平总书记关于加快发展现代职业教育的重要指示和《国家中长期教育改革和发展规划纲要（2010－2020年）》精神，为充分发挥中医药高等职业教育的引领作用，满足中医药事业发展对于高端技能型、应用型中医药人才的需求，由全国中医药职业教育教学指导委员会、国家中医药管理局教材办公室统一规划，宏观指导，中国中医药出版社具体组织，全国中医药高等职业教育院校联合编写出版，供中医药高等职业教育中药学、护理学、管理学专业教学使用的教材。

本教材力求职业教育专业设置与产业需求、课程内容与职业标准、教学过程与生产过程"三对接"，"崇尚一技之长"，提升人才培养质量，做到学以致用。教材编写强化质量意识、精品意识，以学生为中心，以"三对接"为宗旨，突出思想性、科学性、实用性、启发性、教学适用性，在教材内容结构、知识点、规范化、标准化、编写技巧、语言文字等方面加以改革，从整体上提高教材质量，力求编写出"精品教材"。

全教材分为上、下两篇。上篇为解剖学部分，下篇为生理学部分，组织学的内容除基本组织单独列一章外，其余内容均渗透到解剖学各章中；生理学中有关形态结构的内容一般不与解剖学部分重复。这是由于本教材涉及解剖学和生理学两方面的内容，而解剖学又涵盖解剖学和组织学两个学科的知识，同时考虑到教学上的方便，所以我们打破原有学科的界限，对课程进行适当的重组，并力求突出高职高专教学特点及满足中药学、护理学、管理学专业的学习需求。

本教材在基本保持第一版规划教材整体结构的基础上，继续遵循精简内容、突出重点、联系应用、图文并茂、便于自学等传统原则，增加了学习目标和复习思考题等，有利于提高学生自主学习与终生学习能力，促进学生长期发展。

本教材由多所院校老师共同编写，其中解剖学部分分工如下：第一章武煜明；第二章赵学纲；第三章于巍；第四章第一节刘斌；第四章第二节杨恩彬；第四章第三节武煜明和周平；第四章第四节刘杰；第四章第五节舒婷婷；第五章段德金；第六章刘求梅；第七章寇云芳；第八章王龙海。生理学部分分工如下：第一章李弋；第二章陈嵘；第三章况勇；第四章张维维；第五章刘海霞；第六章唐杨；第七章杨宏静和王东；第八章于晓婷；第九章江山；第十章杜广才；第十一章武敏霞。

该教材的编写，虽经编委会多次开会讨论，几易其稿，不断完善，但不足之处在所难免，恳请使用本教材的各院校师生提出宝贵意见，以便再版时修订提高。

《解剖生理学》编委会
2015年2月

目 录

上篇 解剖学部分

第一章 绪论
一、人体解剖学的定义和学习目的 ················ 1
二、人体的组成和分部 ················ 1
三、人体解剖学的常用基本术语 ··· 2

第二章 细胞和基本组织
第一节 细胞 ················ 5
一、细胞的形态结构 ················ 5
二、细胞的增殖 ················ 9
第二节 基本组织 ················ 9
一、上皮组织 ················ 9
二、结缔组织 ················ 12
三、肌组织 ················ 18
四、神经组织 ················ 20

第三章 运动系统
第一节 骨学 ················ 25
一、概述 ················ 25
二、躯干骨 ················ 27
三、上肢骨 ················ 31
四、下肢骨 ················ 34
五、颅骨 ················ 38
第二节 关节学 ················ 43
一、概述 ················ 43
二、躯干骨的连结 ················ 44
三、上肢骨的连结 ················ 49
四、下肢骨的连结 ················ 51
五、颅骨的连结 ················ 55
第三节 肌学 ················ 56
一、概述 ················ 56
二、躯干肌 ················ 59
三、上肢肌 ················ 63
四、下肢肌 ················ 67
五、头颈肌 ················ 68

第四章 内脏学
第一节 总论 ················ 73
一、胸部标志线 ················ 73
二、腹部标志线和分区 ················ 73
第二节 消化系统 ················ 75
一、消化管 ················ 75
二、消化腺 ················ 89
三、腹膜 ················ 93
第三节 呼吸系统 ················ 97
一、肺外呼吸道 ················ 98
二、肺 ················ 102
三、胸膜和纵隔 ················ 106
第四节 泌尿系统 ················ 107
一、肾 ················ 108
二、输尿管 ················ 113
三、膀胱 ················ 113
四、尿道 ················ 114
第五节 生殖系统 ················ 115
一、男性生殖系统 ················ 115
二、女性生殖系统 ················ 120

第五章 循环系统
第一节 心血管系统 ················ 128
一、概述 ················ 128
二、心 ················ 131
三、肺循环的血管 ················ 139
四、体循环的血管 ················ 139
第二节 淋巴系统 ················ 153

一、淋巴系统的组成 ………… 153
二、淋巴系统的主要功能 ……… 158

第六章 内分泌系统

一、甲状腺 …………………… 160
二、甲状旁腺 ………………… 160
三、肾上腺 …………………… 161
四、垂体 ……………………… 161
五、松果体 …………………… 162
六、胸腺 ……………………… 162

第七章 感觉器

第一节 视器 …………………… 164
一、眼球 ……………………… 164
二、眼副器 …………………… 168

第二节 前庭蜗器 ……………… 170
一、外耳 ……………………… 171
二、中耳 ……………………… 171
三、内耳 ……………………… 173

第三节 皮肤 …………………… 175
一、皮肤的微细结构 …………… 175
二、皮肤的附属器 ……………… 177

第八章 神经系统

第一节 概述 …………………… 179
一、神经系统的分类 …………… 179
二、反射和反射弧 ……………… 181
三、常用术语 ………………… 181

第二节 脊髓和脊神经 ………… 182
一、脊髓 ……………………… 182
二、脊神经 …………………… 185

第三节 脑和脑神经 …………… 190
一、脑 ………………………… 190
二、脑神经 …………………… 208

第四节 传导通路 ……………… 218
一、感觉传导通路 ……………… 218
二、运动传导通路 ……………… 222

第五节 内脏神经系统 ………… 225
一、内脏运动神经 ……………… 225
二、内脏感觉神经 ……………… 231

第六节 脑和脊髓的被膜、脑室和脑脊液、脑和脊髓的血管 …………………… 232
一、脑和脊髓的被膜 …………… 232
二、脑室和脑脊液 ……………… 235
三、脑的血管 ………………… 237
四、脊髓的血管 ………………… 240

下篇 生理学部分

第一章 绪论

第一节 概述 …………………… 244
一、生理学的研究对象和任务 … 244
二、生理学与医学的关系 ……… 244
三、生理学研究的三个水平 …… 244

第二节 生命活动的基本特征 … 245
一、新陈代谢 ………………… 245
二、兴奋性 …………………… 245
三、生殖 ……………………… 246

第三节 内环境与稳态 ………… 246
一、内环境 …………………… 246
二、稳态 ……………………… 246

第四节 人体生理功能的调节 … 247
一、人体生理功能的调节方式 … 247
二、人体功能调节的反馈控制 … 248

第五节 细胞的基本功能 ……… 249
一、细胞膜的物质转运功能 …… 249
二、细胞的跨膜信号转导功能 … 254
三、细胞的生物电现象 ………… 256

第六节 肌细胞的收缩功能 …… 260
一、神经-肌接头的兴奋传递 …… 260
二、骨骼肌的收缩机制 ………… 261
三、骨骼肌的兴奋-收缩耦联 … 263
四、骨骼肌的收缩效能及其影响因素 …………………… 264

第二章 血液

第一节 血液的组成和理化特性 ……… 267
一、血量和血液的组成 ……… 267
二、血液的理化特性 ……… 269

第二节 血细胞 ……… 270
一、红细胞 ……… 270
二、白细胞 ……… 272
三、血小板 ……… 273

第三节 血液凝固和纤维蛋白溶解 ……… 274
一、血液凝固 ……… 274
二、纤维蛋白溶解 ……… 277

第四节 血型与输血 ……… 278
一、血型 ……… 278
二、输血 ……… 279

第三章 血液循环

第一节 心脏生理 ……… 282
一、心肌细胞的生物电现象及生理特性 ……… 282
二、心肌的生理特性 ……… 286
三、心脏的泵血功能 ……… 293

第二节 血管生理 ……… 299
一、血流量、血流阻力和血压 ……… 299
二、动脉血压与脉搏 ……… 301
三、静脉血压和静脉回心血量 ……… 303
四、微循环 ……… 305
五、组织液和淋巴液 ……… 306

第三节 心血管活动的调节 ……… 308
一、神经调节 ……… 308
二、体液调节 ……… 311
三、社会心理因素对心血管活动的影响 ……… 313

第四节 器官循环 ……… 313
一、冠脉循环 ……… 313
二、脑循环 ……… 315
三、肺循环 ……… 315

第四章 呼吸

第一节 肺通气 ……… 318
一、呼吸道的功能和调节 ……… 318
二、肺泡的结构和功能 ……… 318
三、肺通气动力 ……… 320
四、肺通气阻力 ……… 322
五、肺容积和肺容量 ……… 323
六、肺通气量 ……… 324

第二节 气体的交换和运输 ……… 325
一、气体交换的原理 ……… 325
二、肺换气和组织换气 ……… 326
三、气体在血液中的运输 ……… 328

第三节 呼吸运动的调节 ……… 331
一、呼吸中枢与呼吸节律的形成 ……… 331
二、呼吸的反射性调节 ……… 332

第五章 消化和吸收

第一节 消化 ……… 337
一、口腔内消化 ……… 337
二、胃内消化 ……… 338
三、小肠内消化 ……… 342
四、大肠的功能 ……… 346

第二节 吸收 ……… 347
一、吸收的部位及机制 ……… 347
二、小肠内主要营养物质的吸收 ……… 348

第三节 消化器官活动的调节 ……… 350
一、神经调节 ……… 350
二、体液调节 ……… 352

第六章 能量代谢与体温

第一节 能量代谢 ……… 354
一、能量的来源和去路 ……… 354
二、影响能量代谢的因素 ……… 355
三、基础代谢 ……… 355

第二节 体温 ····················· 356
　一、人体的正常体温及其生理变动
　　 ····················· 357
　二、机体的产热与散热 ····· 358
　三、体温调节 ··············· 359

第七章　肾的排泄

第一节　概述 ····················· 363
　一、肾的结构和血液循环的特点
　　 ····················· 363
　二、肾血流量的调节 ······· 365
第二节　尿生成的过程 ········· 365
　一、肾小球的滤过作用 ···· 365
　二、肾小管和集合管的重吸收作用
　　 ····················· 368
　三、肾小管和集合管的分泌作用
　　 ····················· 372
第三节　尿的浓缩和稀释 ····· 374
　一、尿浓缩和稀释的基本过程
　　 ····················· 374
　二、肾髓质渗透压梯度的形成和保持
　　 ····················· 375
　三、影响尿浓缩和稀释的因素
　　 ····················· 376
第四节　影响和调节尿生成的因素
　　 ····················· 377
　一、影响肾小球滤过的因素 ··· 377
　二、肾小管和集合管功能调节
　　 ····················· 378
第五节　尿液的贮存和排放 ··· 381
　一、尿液及其理化特性 ···· 381
　二、排尿反射 ··············· 382

第八章　感觉器官

第一节　概述 ····················· 385
　一、感受器与感觉器官 ···· 385
　二、感受器的生理特性 ···· 386
第二节　视觉器官 ·············· 386

　一、眼的折光功能 ·········· 387
　二、眼的感光功能 ·········· 389
　三、与视觉有关的几种现象 ··· 391
第三节　位听器官 ·············· 392
　一、外耳与中耳的传音功能 ··· 392
　二、内耳的感音功能 ······· 393
　三、听阈与听域 ············· 394
　四、前庭器官 ················ 395
第四节　其他感觉器官 ········ 395
　一、嗅觉器官 ················ 395
　二、味觉感受器 ············· 395
　三、皮肤中的感受器 ······· 396

第九章　神经系统

第一节　神经元与反射活动的一般
　　　　规律 ················ 397
　一、神经元与神经纤维 ···· 397
　二、突触生理 ················ 399
　三、神经递质 ················ 401
　四、受体 ····················· 402
　五、中枢神经元的联系方式 ··· 404
　六、中枢兴奋传布的特征 ··· 405
　七、中枢抑制 ················ 406
第二节　神经系统的感觉功能 ··· 407
　一、脊髓的感觉传导功能 ··· 408
　二、丘脑及其感觉投射系统 ··· 408
　三、大脑皮质的感觉分析功能
　　 ····················· 409
　四、痛觉 ····················· 410
第三节　神经系统对躯体运动的调节
　　 ····················· 411
　一、脊髓的躯体运动反射 ··· 411
　二、脑干对肌紧张的调节 ··· 413
　三、基底神经节对躯体运动的调节
　　 ····················· 414
　四、小脑对躯体运动的调节 ··· 415
　五、大脑皮质对躯体运动的调节
　　 ····················· 416

第四节　神经系统对内脏活动的调节 …………………………………………… 417
　一、自主神经系统的结构和功能特征 …………………………………………… 418
　二、自主神经系统的主要功能 …………………………………………… 419
　三、各级中枢对内脏活动的调节 …………………………………………… 419

第五节　脑的高级功能活动 ………… 420
　一、条件反射 ………………………… 420
　二、大脑皮质的语言中枢 ………… 421
　三、大脑皮质的电活动 …………… 422
　四、觉醒与睡眠 …………………… 423

第十章　内分泌

第一节　激素的概述 ………………… 425
　一、激素作用的一般特征 ………… 426
　二、激素的分类 …………………… 426
　三、激素的作用机制 ……………… 427

第二节　下丘脑与垂体 ……………… 429
　一、下丘脑与垂体的功能联系 …… 429
　二、腺垂体 ………………………… 430
　三、神经垂体 ……………………… 432

第三节　甲状腺 ……………………… 432
　一、甲状腺激素的合成与运输 …… 432
　二、甲状腺激素的生理作用 ……… 433
　三、甲状腺激素的分泌调节 ……… 434

第四节　肾上腺 ……………………… 436
　一、肾上腺皮质 …………………… 436
　二、肾上腺髓质 …………………… 437

第五节　胰岛 ………………………… 438
　一、胰岛素 ………………………… 438
　二、胰高血糖素 …………………… 439

第六节　甲状旁腺和甲状腺C细胞 …………………………………………… 440
　一、甲状旁腺素 …………………… 440
　二、降钙素 ………………………… 440
　三、维生素 D_3 …………………… 441

第七节　其他激素 …………………… 441
　一、前列腺素 ……………………… 441
　二、松果体激素 …………………… 441
　三、胸腺激素 ……………………… 441

第十一章　生殖

第一节　男性生殖 …………………… 443
　一、睾丸的生精功能 ……………… 443
　二、睾丸的内分泌功能 …………… 444
　三、睾丸的功能调节 ……………… 444

第二节　女性生殖 …………………… 444
　一、卵巢的生卵功能 ……………… 444
　二、卵巢的内分泌功能 …………… 444
　三、月经周期 ……………………… 445

第三节　妊娠与避孕 ………………… 447
　一、妊娠 …………………………… 447
　二、避孕 …………………………… 448

主要参考书目 ……………………… 449

上篇 解剖学部分

第一章 绪 论

> **学习目标**
>
> 1. 掌握解剖学姿势。
> 2. 熟悉方位、面和轴的术语。
> 3. 了解人体器官的组成及系统的划分，解剖学的分科。

一、人体解剖学的定义和学习目的

人体解剖学 human anatomy 是研究正常人体形态结构的科学，属于生物科学中的形态学范畴，是医学科学中的重要基础课程。只有在学习和掌握人体正常形态结构的基础上才能正确理解人体的生理功能和病理变化，否则就无法区分人体的正常与异常、生理与病理状态，更不能对疾病进行正确的诊断和治疗。因此，学习和掌握人体各器官正常的形态结构知识，是为学习其他基础医学课程和临床医学课程奠定必需的基础。

二、人体的组成和分部

（一）人体的组成

细胞 cell 是人体结构和功能的基本单位。细胞之间存在一些不具细胞形态的物质，称为细胞间质。许多形态和功能相似的细胞与细胞间质共同构成组织 tissue。人体组织分为四种，即上皮组织、结缔组织、肌组织和神经组织，它们是构成人体各器官和系统的基础，故又称为基本组织。几种不同的组织有机地结合在一起，构成了具有一定的形态，能够完成一定功能的器官，如心、肝、肾等。许多功能相关的器官联系在一起，能够完成一种连续的生理功能，将它们称为一个系统。人体可分为九大系统，即运动系统、消化系统、呼吸系统、泌尿系统、生殖系统、循环系统、感觉系统、内分泌系统和神经系统。其中，呼吸系统、消化系统、泌尿系统和生殖系统的大部分器官位于胸腔、腹腔及盆腔内，并借一定的孔道与外界相通，总称为内脏。人体各器官、系统在神经和体液的调节下，相互联系，共同配合，构成了一个完整的有机体。

（二）人体的分部

人体可分为头、颈、躯干和四肢四部分。头的前面称为面；后面称为枕。颈的后面称为项。躯干前面分为胸部、腹部、盆部和会阴；后面的上部称为背，下部称为腰。四肢分上肢和下肢，上肢分为肩、臂、前臂和手；下肢分为臀、股、小腿和足。

三、人体解剖学的常用基本术语

为了正确描述人体各器官的形态结构和位置关系，人体解剖学规定了一个统一的轴、面和方位等术语，以便统一认识，避免误解。掌握这些术语是学习人体解剖学的重要原则，这一点在临床实践中非常重要。

（一）标准姿势

为了正确描述人体局部或各器官及其结构的位置关系而规定的一种姿势称为标准姿势，也称解剖学姿势。该姿势为：身体直立，两眼平视正前方，两足并拢，足尖向前，上肢下垂于躯干两侧，掌心向前（图1-1-1）。在描述人体任何结构时，均应以此姿势为标准，即使被观察的客体或标本及模型是俯卧位、仰卧位、横位或倒置，或只是身体的一部分，都应以标准姿势来描述。

（二）方位术语

按照上述的解剖学姿势，人体解剖学又规定了一些表示方位的术语。

1. 上和下 近头者为上或颅侧，近足者则为下或尾侧。

2. 前和后 近腹面者为前或腹侧，近背面者则为后或背侧。

3. 内侧和外侧 距正中矢状面近者为内侧，反之则为外侧。

4. 内和外 是描述体腔或空腔脏器相互位置关系的术语，近内腔者为内，远内腔者则为外。

5. 浅和深 以体表为准，近体表者为浅，远体表而近人体内部中心者则为深。

在四肢，靠近肢体根部者为近侧，远离肢体根部者则为远侧。上肢的尺侧和桡侧及下肢的胫侧和腓侧分别与内侧和外侧相对应。

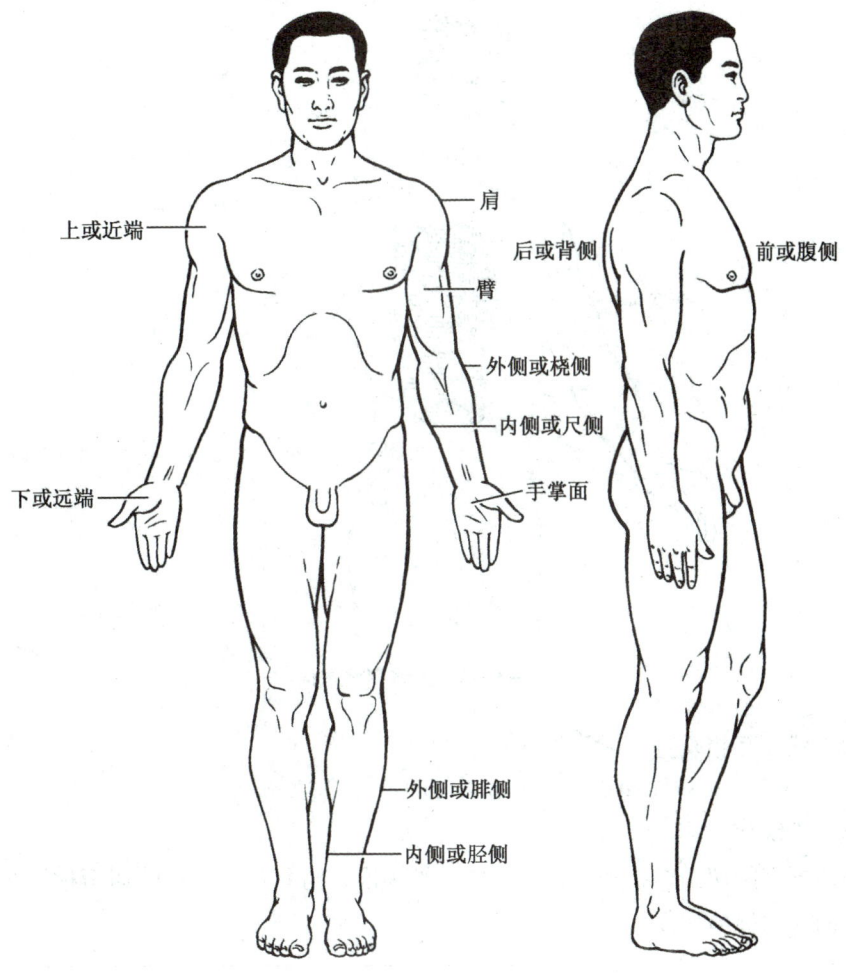

图 1-1-1 常用方位术语

(三) 轴和面

1. 轴

为了分析关节的运动，在解剖学姿势的条件下，设置互相垂直的3个轴。

(1) 垂直轴　为上下方向垂直于水平面的轴。

(2) 矢状轴　为前后方向的水平轴，与垂直轴相垂直。将人体纵切为左右完全等份的两半，则称为正中矢状切面。

(3) 冠状轴　又称额状轴，为左右方向的水平轴，与上述两轴垂直。

2. 面

人体或其局部在解剖学姿势条件下均可设置互相垂直的3个面（图1-1-2）。

(1) 矢状面　是沿前后方向将人体分为左、右两部的纵切面，它与水平面垂直。正中矢状面则为通过人体正中的矢状面，将人体分为左右相等的两部分。

(2) 冠状面　又称额状面，是沿左右方向将人体分为前、后两部的纵切面，它与

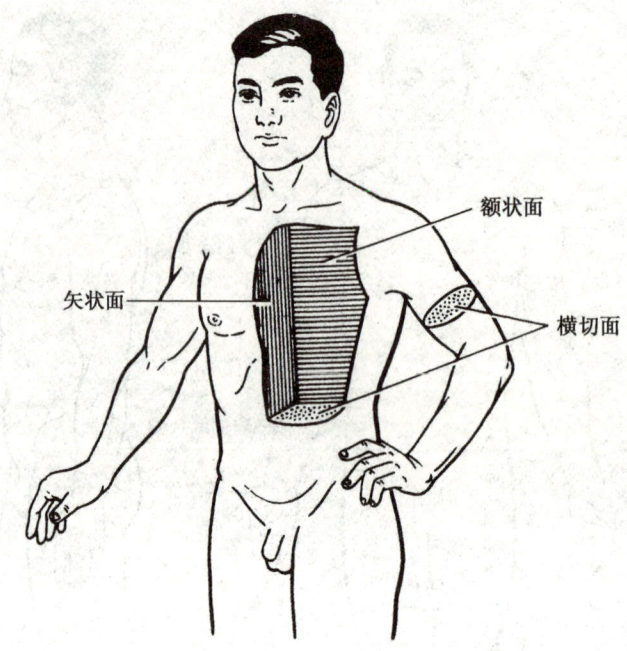

图1-1-2 人体切面术语

水平面和矢状面互相垂直。

(3) **水平面** 又称横切面,它与地平面平行,与矢状面和冠状面互相垂直,将人体分为上、下两部。

在描述器官的切面时,则以其自身的长轴为准,与其长轴平行的切面称纵切面,与长轴垂直的切面称横切面。

第二章 细胞和基本组织

学习目标

1. 掌握上皮组织的特点及分类、结缔组织的特点及分类、血细胞的分类、骨骼肌纤维的结构特点、神经元的形态结构及分类。
2. 熟悉细胞器的组成，骨组织的一般结构及骨分类，平滑肌纤维、心肌纤维的结构特点。
3. 了解细胞的增殖、软骨组织及软骨的分类、神经胶质细胞的分类。

第一节 细 胞

细胞是人体形态结构生理和功能的基本单位。具有以新陈代谢为基础的生长、繁殖、分化、感应、衰老及死亡等生命的特征。因此，研究细胞的结构和功能，能深入地理解人体的形态结构和生理功能。

一、细胞的形态结构

人体细胞的形态类型繁多，大小不一，差异很大，因要与其功能及所处的环境相适应。如血液中可以游走的白细胞呈球形；输送氧气的红细胞为双面凹陷的圆盘状；紧密排列的上皮细胞多呈扁平、立方或多边形；具有收缩功能的平滑肌细胞为长梭形；具有接受刺激和传导冲动的神经细胞，则具有长短不同的突起等（图1-2-1）。细胞的形态和大小虽然有较大差异，但其一般结构都由细胞膜、细胞质和细胞核三部分构成（图1-2-2）。

（一）细胞膜

细胞膜 cell membrane 是细胞表面的一层薄膜。在光镜下不易分辨。在电子显微镜下可分为内、中、外三层结构，内、外两层电子密度高，呈深暗色；中间一层电子密度低，呈浅色。细胞膜是细胞中最常见的一种基本结构，凡具有该结构特点的膜称为单位膜或生物膜。单位膜不仅见于各种细胞的表面，还见于细胞内的各种膜性结构上。

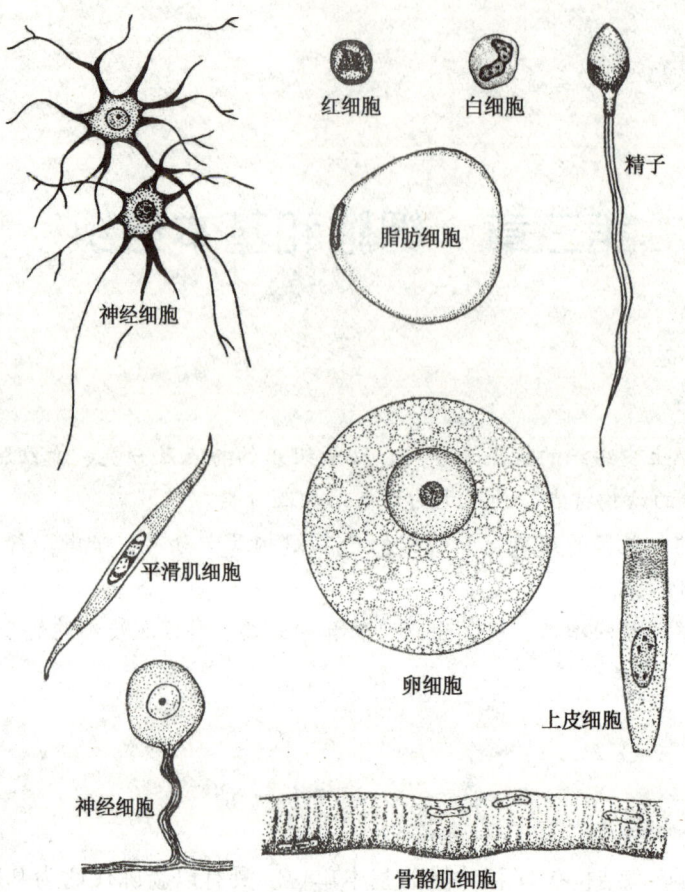

图1-2-1 各种不同形态的细胞

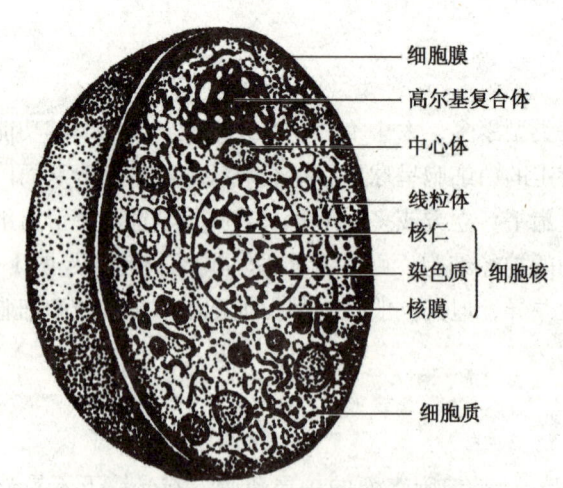

图1-2-2 细胞的一般结构模式图

细胞膜主要由类脂、蛋白质和少量糖类组成。细胞膜的分子结构,目前广泛采用"液态镶嵌模型"学说,即在液态的类脂双分子层中,镶嵌着可以移动的球形蛋白质。

膜中的蛋白质，一部分附着在类脂双分子层的内、外表面，称附着蛋白质；大部分嵌入或贯穿在内脂双分子层中，称为嵌入蛋白质；少量的多糖与膜外层的类脂分子结合则形成糖脂，若与膜上外露的蛋白质结合则形成糖蛋白。

细胞膜的功能主要有以下三种：

1. 保护功能 细胞膜能保持细胞的完整性。

2. 物质交换 细胞膜是一层半透膜，它能有选择地摄取或排出某些物质，从而保持细胞代谢的正常进行。

3. 受体作用 受体是细胞膜上的嵌入蛋白质，它能选择地和细胞外的化学物质结合，从而调节细胞内的各种代谢活动。与受体作特异性结合的化学物质称为配体，如激素、神经递质、抗原、药物等。

（二）细胞质

细胞质 cytoplasm 位于细胞膜和细胞核之间，生活状态时呈透明的胶状物。细胞质由基质、细胞器和内含物组成。

1. 基质 基质呈均质状态，主要含有水、可溶性的酶、糖、无机盐离子等。

2. 细胞器 细胞器是细胞质中具有一定形态与功能的结构。包括线粒体、内质网、高尔基复合体、中心体、溶酶体、微丝和微管等（图1-2-3）。

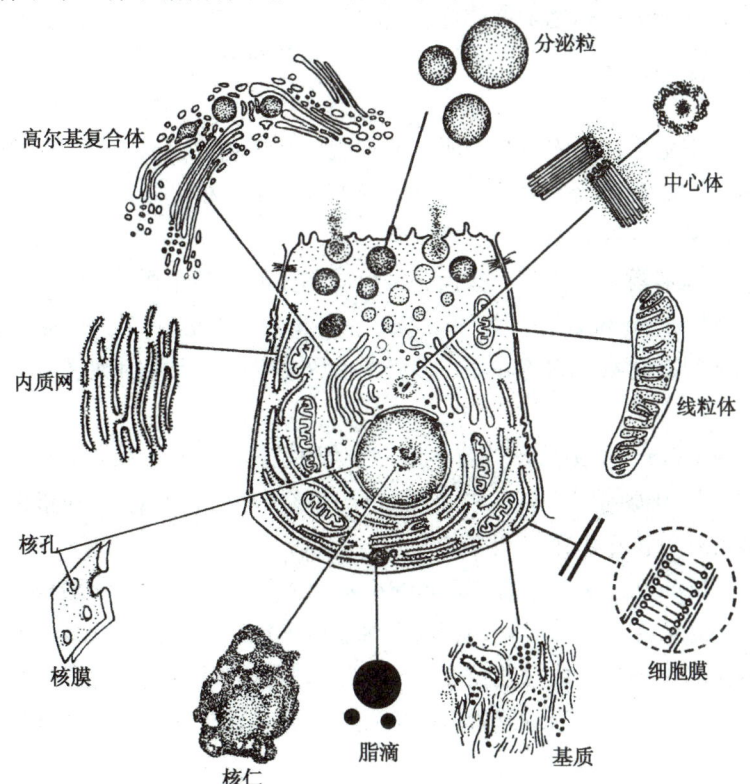

图1-2-3 细胞的电镜结构图

(1) **线粒体 mitochondria** 光镜下呈线状和粒状,电镜下观察是由两层单位膜围成的椭圆形小体,外膜光滑,内膜向内折叠成许多嵴。线粒体内含有多种酶系,是细胞内一个重要的细胞器,是细胞内能量贮存和供给的场所。

(2) **内质网 endoplasmic reticulum** 电镜下是由一层单位膜围成的管状、泡状或扁平囊状的结构,并相互吻合成网状。分为粗面内质网和滑面内质网。粗面内质网的主要功能是合成蛋白质,滑面内质网主要参与糖、脂类和激素的合成及分泌。滑面内质网的主要功能是合成脂类和胆固醇。

(3) **高尔基复合体 Golgi complex** 光镜下位于细胞核的周围或一侧,呈块状或网状。电镜下是由一层单位膜围成的扁平囊泡状膜性网状系统。它的主要功能是对内质网合成的蛋白质和脂类进行加工、浓缩,使之成为分泌颗粒或溶酶体。

(4) **溶酶体 lysosome** 是由一层单位膜围成的囊状小体,内含多种水解酶,对吞噬的异物以及细胞本身的一些衰老或损伤的结构进行消化分解,故称为细胞内"消化器"。

(5) **中心体 centrosome** 位于细胞核的附近,由一团浓稠的胞质包绕着 1~2 个中心粒组成。电镜下中心体显示为两个短筒状小体,互相垂直。中心体与细胞的分裂活动有关。

3. 内含物 指积聚在细胞质中有一定形态表现的各种代谢产物的总称,如糖原、脂肪、蛋白质、分泌颗粒和色素颗粒等。

(三) 细胞核

除成熟的红细胞外,人体内几乎所有的细胞都有细胞核,通常只有一个,位于细胞中央,有的偏于一侧。在大多数球形、立方形的细胞中,核呈球形;在柱状、梭形的细胞中,核呈椭圆形;少数细胞核为不规则形。

细胞核的基本结构包括核膜、核仁、染色质和核液(核基质)四部分。

1. 核膜 nuclear membrane 为核表面的一层薄膜。电镜下观察核膜由两层单位膜构成,两层膜之间有间隙,称核周隙。核膜上有许多孔,它是核和细胞质之间进行物质交换的孔道。

2. 核仁 nucleolus 呈圆形,位置不定,一般细胞有 1~2 个核仁。电镜下观察,核仁无膜包裹,呈一团海绵状。核仁的主要成分是核糖核酸(RNA)和蛋白质。功能是加工和部分装配核糖体亚单位。

3. 染色质 chromatin 和染色体 chromosome 主要由脱氧核糖核酸与核糖体合成的蛋白质构成。染色质和染色体是同一物质在细胞的不同时期的两种表现。在细胞分裂间期,染色质易被碱性染料染成深蓝色,在光镜下呈粒状和块状的,称异染色质;着色较淡的染色质,称常染色质。当细胞进入分裂期时,染色质丝明显变短、变粗,形成短棒状的染色体。

人体的细胞有染色体共 23 对,其中 22 对为常染色体,一对为性染色体。性染色体与性别有关,男性为 XY,女性为 XX。染色体中的 DNA 是遗传物质的基础,因此染色体是遗传物质的载体。

4. 核液（核基质） 在光镜下呈透明胶质状。其化学组成为水、酶、氨基酸和脂类等。

二、细胞的增殖

细胞的增殖是通过细胞分裂的方式实现的。细胞分裂分无丝分裂和有丝分裂两种。有丝分裂是人体细胞的主要分裂方式。从上次有丝分裂结束开始，到下一次有丝分裂结束，所经历的全过程，称为细胞增殖周期，简称细胞周期。细胞周期又分为分裂间期和分裂期。

（一）分裂间期

分裂间期是指细胞两次分裂之间的时期。此期是细胞的生长阶段，主要进行 DNA 复制，以及 RNA 和蛋白质的合成。

（二）分裂期

分裂期的特点是复制的遗传物质平均分给两个子细胞。根据细胞分裂时形态的改变，将分裂期分为前期、中期、后期和末期四期。

1. 前期 中心体分裂为二，向两极移动，出现纺锤丝。染色质形成染色体。核膜、核仁逐渐消失。

2. 中期 染色体排列在细胞中央的赤道面上，并逐渐纵裂。

3. 后期 已纵裂的染色体彼此分离，向细胞两极移动。细胞中部缩窄呈哑铃状。

4. 末期 染色体又呈现为染色质，新的核膜和核仁出现，最后形成两个子细胞。

第二节　基本组织

人体的组织分为四种：上皮组织、结缔组织、肌组织和神经组织。

一、上皮组织

上皮组织 epithelial tissue 简称上皮。其结构特点是：细胞多，排列紧密，细胞间质少，有极性。上皮组织的细胞朝向体表和有腔器官腔面的一面，称游离面；朝向基膜侧的一面，称基底面。上皮组织内一般无血管，其所需的营养物质靠深层结缔组织内的血管供应。上皮组织内神经末梢丰富，感觉敏锐。

上皮组织按其分布和功能，可分为被覆上皮、腺上皮两大类，具有保护、吸收、分泌和排泄等功能。此外，人体某些部位的上皮还特化为具有特殊感觉功能的上皮，如感觉上皮、生殖上皮等。

（一）被覆上皮

被覆上皮 covering epithelium 覆盖于人体的表面和衬在体内各种管、腔、囊的内面，它的功能主要是保护机体，吸收营养等。被覆上皮根据细胞层次和细胞形态的不同，可分类如下：

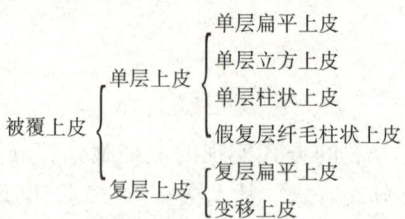

1. 单层扁平上皮 simple squamous epithelium　由一层细胞组成。细胞呈扁平形，从表面看，细胞为不规则的多边形，细胞边缘呈锯齿状，互相嵌合，细胞核扁圆，位于细胞中央。侧面观，细胞连成线状，仅在有核处稍厚（图1-2-4）。分布于心、血管和淋巴管内表面的单层扁平上皮，称内皮 endothelium。内皮很薄，且很光滑，故有利于血液、淋巴液的流动和毛细血管内外的物质交换；分布在胸膜、腹膜、心包膜表面的单层扁平上皮，称间皮 mesothelium。间皮表面湿润、光滑，有利于器官的活动，减少器官之间的摩擦。

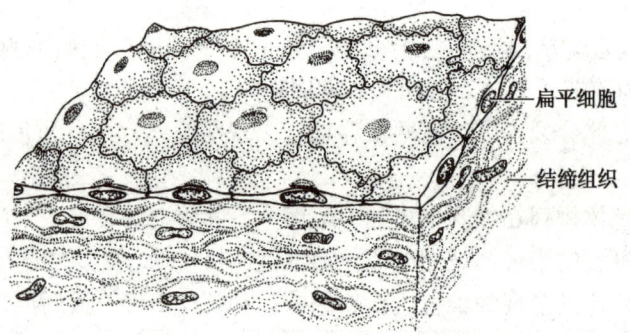

图1-2-4　单层扁平上皮模式图

2. 单层立方上皮 simple cuboidal epithelium　由一层立方形细胞构成。细胞呈立方形。细胞核为圆形，位于细胞中央。分布于肾小管、小叶间胆管和甲状腺滤泡等处，具有分泌和吸收的功能（图1-2-5）。

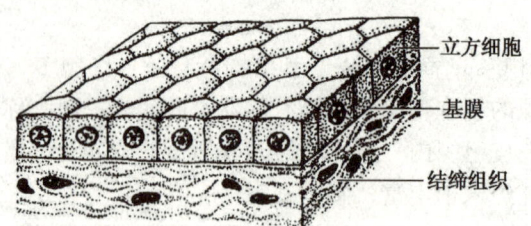

图1-2-5　单层立方上皮模式图

3. 单层柱状上皮 simple columnar epithelium　细胞呈高柱状，从侧面看，细胞呈长方形，细胞核椭圆形，靠近细胞的基底部。分布在胃、肠、胆囊、子宫等器官的腔面，具有分泌和吸收的功能（图1-2-6）。

4. 假复层纤毛柱状上皮 pseudostratified ciliated columnar epithelium　由柱状细胞、

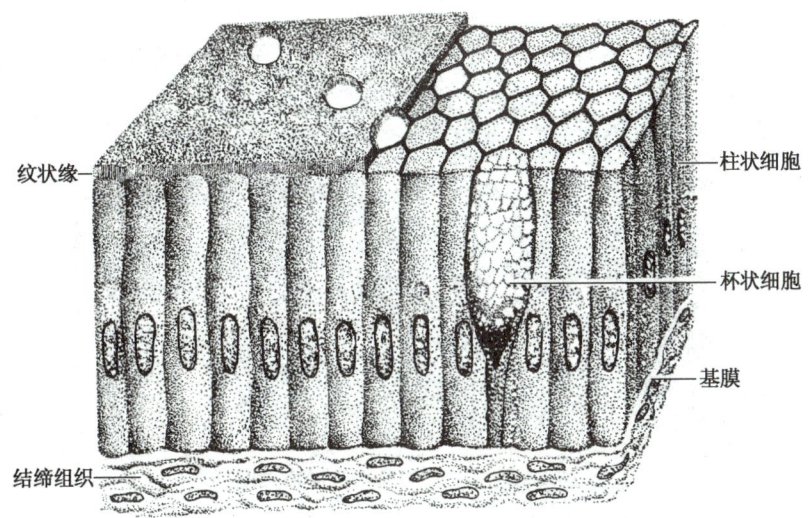

图 1-2-6 单层柱状上皮模式图

梭形细胞和锥体形细胞和杯形细胞等构成（图 1-2-7）。各种细胞的大小不等，高矮不同，但所有细胞的基底部都附着在基膜上。从侧面观，各细胞核并不排列在同一水平上，看起来形似多层细胞，实际上只有一层细胞。其中柱状细胞的游离面有纤毛，故称为假复层纤毛柱状上皮。上皮内还夹有杯状细胞，它是分泌黏液的腺细胞。此上皮主要分布在呼吸道的内表面，具有保护功能。

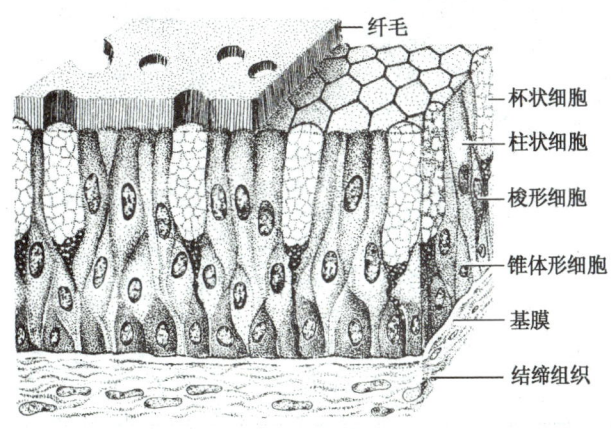

图 1-2-7 假复层纤毛柱状上皮模式图

5. 复层扁平上皮 stratified squamous epithelium 由多层细胞组成。浅层细胞呈扁平形，不断角化脱落；中间层细胞为多边形；基底层细胞为矮柱状或立方形，有较旺盛的分裂增生能力（图 1-2-8）。复层扁平上皮主要分布于皮肤的表皮和口腔、食管、肛门、阴道等处的内面，具有很强的保护作用。

6. 变移上皮 transitional epithelium 由多层细胞组成。由于上皮细胞的层数及形态可随所在器官的容积变化而发生相应的改变，故称为变移上皮。这种上皮主要分布于输

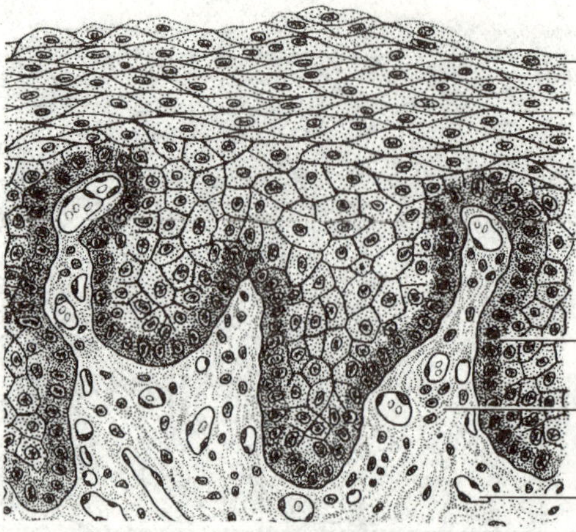

图1-2-8 复层扁平上皮模式图

尿管道和膀胱等器官的腔面。当器官收缩时，上皮细胞的体积增大，细胞层数增多；反之，器官扩张时，上皮变薄，细胞层数减少（图1-2-9）。变移上皮有保护功能。

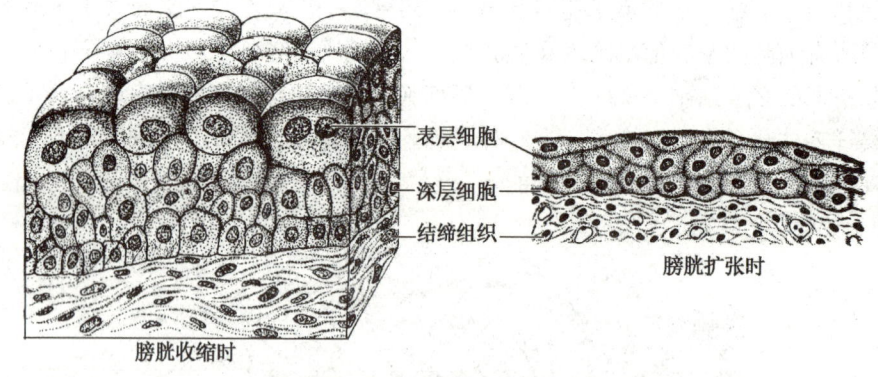

图1-2-9 变移上皮模式图

（二）腺上皮

以分泌功能为主的上皮称腺上皮 glandular epithelium。以腺上皮为主要成分构成的器官称为腺或腺体。

腺体根据排出分泌物的方式，可分为有管腺和无管腺两类。有管腺又称外分泌腺 exocrine gland，具有导管，分泌物经导管排到器官的腔面或身体的表面，如汗腺、唾液腺、胰腺等。无管腺又称内分泌腺 endocrine gland，没有导管，分泌物（即激素）直接释入血管，经血液运送到身体各部，作用于特定的部位，如甲状腺、肾上腺、垂体等。

二、结缔组织

结缔组织 connective tissue 的构造特点是：细胞少，细胞间质多，细胞无极性地分散在间质中。细胞间质包括基质、纤维和组织液。基质是无定形的胶体状物质，有液体、胶体和固体等；纤维为细丝状，包埋在基质中。结缔组织有丰富的血管和神经末梢。结缔组织根据形态，分类如下表：

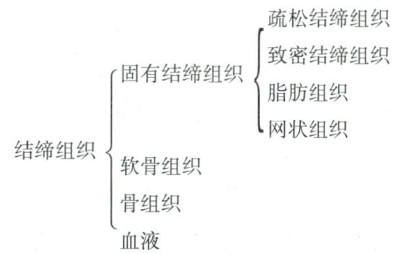

（一）固有结缔组织

固有结缔组织是一种纤维性的结缔组织，分布广泛，通常所说的结缔组织，即指固有结缔组织而言。根据细胞的类型、数量以及细胞间质内纤维的种类和含量的不同，可分四种：

1. 疏松结缔组织 loose connective tissue 又称蜂窝组织，是一种柔软而富有弹性和韧性的组织。它广泛存在于人体器官、组织之间。其主要功能是连接、营养、防御、保护和修复等。疏松结缔组织由细胞、纤维、基质三种成分构成。细胞分散，纤维排列疏松且不规则（图1-2-10）。

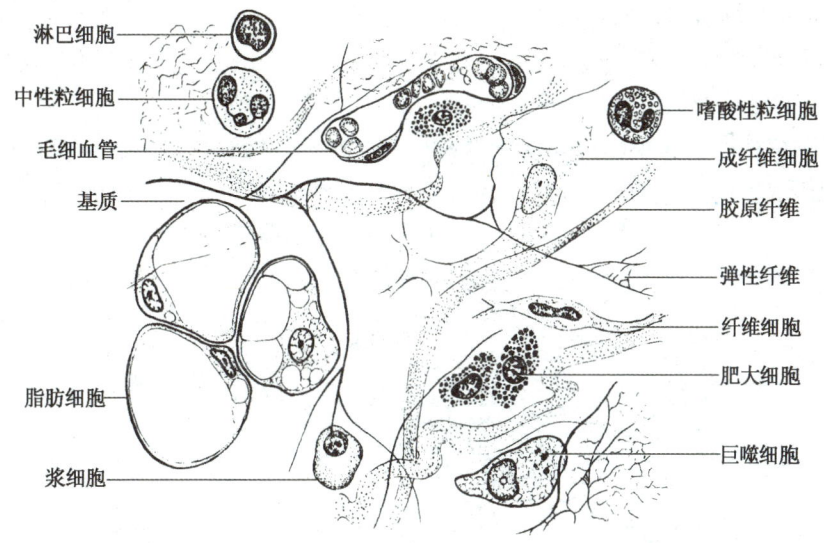

图1-2-10 疏松结缔组织铺片模式图

（1）**细胞** 数量少，但种类多。主要有以下几种：①成纤维细胞，是疏松结缔组织中的主要细胞成分。细胞扁平有突起，侧面呈梭形，核卵圆形、染色淡。胞质呈弱嗜碱性，内有较多的粗面内质网和核糖体。成纤维细胞具有合成基质的功能，在组织损伤时，它有修复伤口的作用。②巨噬细胞：细胞形态多样，胞体一般为圆形或卵圆形，功能活跃时常伸出短而钝的伪足。核较小，染色较深。胞质呈嗜酸性，内有许多溶酶体、吞噬体、吞饮小泡。巨噬细胞的主要功能是吞噬异物和衰老、死亡的细胞，并参与免疫反应。③浆细胞：细胞呈卵圆形或圆形，核较小，常偏于细胞一侧，染色质粗大，呈辐射状排列于核的周边部,故核似车轮状。细胞质嗜碱性,内有大量密集的粗面内质网和发达的高尔基复合体。浆细胞能合成和分泌免疫球蛋白,即抗体,参与体液免疫。④肥大细胞:细胞呈圆形,核小而圆,位于细胞中央。胞质内充满了大量的特殊粗大颗粒,颗粒内含有肝素、组胺和慢反应物质。肝素具有抗凝血作用,组胺和慢反应物质与过敏反应有关。⑤脂肪细胞:细胞呈卵圆形或圆形,细胞质内充满脂滴,故细胞核常被挤向一边。在制作切片时,脂滴被溶解呈空泡状。脂肪细胞具有合成和贮存的功能。

(2) **纤维** 它是细胞间质中的有形成分,存在于基质中,纤维根据形态结构和化学特性的不同可分为三种。①胶原纤维:是结缔组织的主要纤维,数量多,新鲜时呈白色,故又称为白纤维。HE 染色呈粉红色,胶原纤维呈波纹条束状排列,纤维束有分支,互相交织成网。胶原纤维韧性大,抗拉力强。②弹性纤维:数量少,新鲜时呈黄色,故又称黄纤维。弹性纤维比胶原纤维细,排列散乱,常交织成网,HE 染色呈浅红色,有较强的折光性。弹性纤维具有很强的弹性。③网状纤维:纤维较细,分支多,并彼此交织成网。网状纤维 HE 染色不着色,用银染法可将其染成棕黑色,故又称嗜银纤维。网状纤维在疏松结缔组织中的含量很少,主要分布在造血器官等处。

(3) **基质** 为无定形的胶状物质,具有黏性,充填于细胞和纤维之间。它的主要化学成分是黏多糖蛋白,内含透明质酸,使基质形成一种被称为分子筛的微孔结构,可限制病菌蔓延和毒素扩散。基质中含有从毛细血管渗出的液体,称组织液。组织液是细胞和血液之间进行物质交换的媒介。

2. 致密结缔组织 dense connective tissue 组成成分和疏松结缔组织基本相同。主要特点是细胞种类少、基质少;纤维成分(胶原纤维和弹性纤维)多而粗大,排列致密,并按一定方式集结成束(图 1-2-11)。主要分布于皮肤的真皮、器官的被膜、肌腱、韧带、骨膜等处,具有连接、支持和保护等功能。

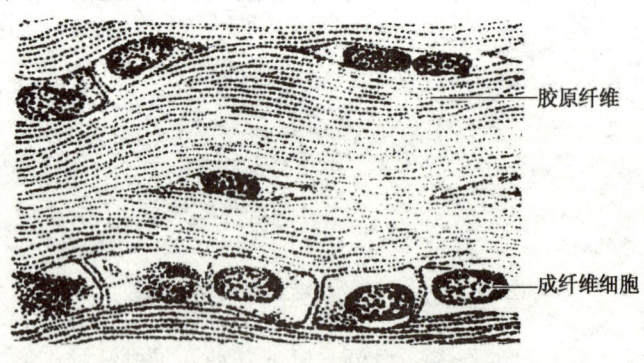

图 1-2-11 致密结缔组织

3. 脂肪组织 adipose tissue 脂肪组织主要由大量的脂肪细胞构成,并被少量疏松结缔组织分隔成许多脂肪小叶(图 1-2-12)。主要分布于皮下、肾周围、网膜、肠系膜和黄骨髓等处。脂肪组织具有贮存脂肪、支持、保护、缓冲机械性压力、维持体温和参与脂肪代谢等功能。

4. 网状组织 reticular tissue 由网状细胞、网状纤维和基质构成(图 1-2-13)。

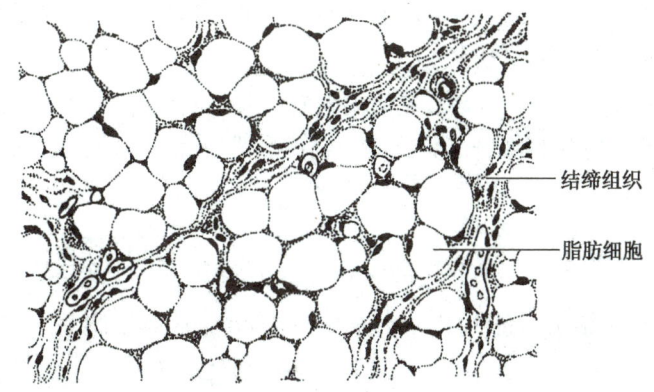

图 1-2-12 脂肪组织

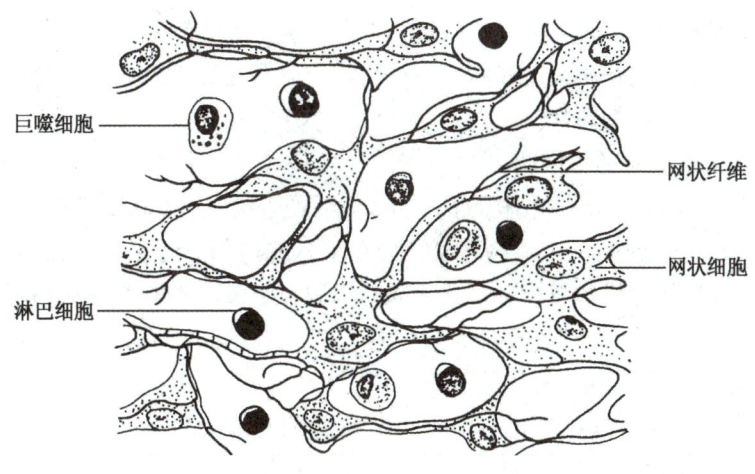

图 1-2-13 网状组织

网状组织主要分布于骨髓、淋巴结、脾和淋巴组织等处。

（二）软骨组织和软骨

1. 软骨组织 cartilage tissue 软骨组织由软骨细胞和细胞间质构成。

（1）**软骨细胞 chondrocyte** 包埋在软骨基质内，细胞形态不一，与其发育的程度有关，靠近软骨表面的软骨细胞扁而小，较幼稚。深层的软骨细胞圆而大，趋于成熟。

（2）**细胞间质** 包括基质和纤维。基质呈凝胶状，具有韧性，主要由水和软骨黏蛋白构成；纤维包埋在基质中，主要有胶原纤维和弹性纤维。

软骨组织和软骨膜共同构成软骨。软骨膜由致密结缔组织构成，被覆在软骨的表面，内层富有细胞和血管，其细胞可转化为软骨细胞，血管可供软骨营养，故软骨膜对软骨有保护、营养和生长的作用。软骨较硬，并略有弹性，主要起支持作用。

2. 软骨

（1）**透明软骨 hyaline cartilage** 基质内含有少量胶原纤维。新鲜时呈半透明状。透明软骨分布于喉、气管、支气管及肋等处。

(2) **弹性软骨 elastic cartilage** 基质内含有大量弹性纤维，并互相交织成网。弹性软骨有弹性，分布于耳郭和会厌等处。

(3) **纤维软骨 fibrous cartilage** 基质内含有大量的纤维束，呈平行或交错排列。软骨细胞小而少，常成行排列在纤维束之间。纤维软骨分布于椎间盘、耻骨联合、关节盘等处。

（三）骨组织和骨

1. 骨组织的一般结构 骨组织 osseous tissue 由骨细胞和细胞间质构成。

(1) **骨细胞 osteocyte** 是一种扁椭圆形的星形细胞，有许多突起，细胞之间借突起相连。骨细胞体在间质内占据的腔隙称骨陷窝，骨细胞突起所占的管状腔隙为骨小管。骨小管与相邻近的骨陷窝彼此相通。

(2) **细胞间质（骨基板）** 由有机质和无机质组成。有机质包括大量的胶原纤维和少量无定形的基质。基质呈凝胶状，主要化学成分是糖胺多糖，有黏合胶原纤维的作用。无机质主要是大量的钙盐。

2. 骨 分为骨密质和骨松质。

(1) **骨密质 compact bone** 结构致密，分布于骨的表层。由不同排列方式的骨板组成。

(2) **骨松质 spongy bone** 结构疏松，分布于骨的内部。骨松质由骨小梁连接而成。骨小梁由平行排列的骨板构成。骨小梁之间有肉眼可见的腔隙，腔内充满了红骨髓。

（四）血液

血液 blood 是红色液体，由血浆 plasma 和血细胞 blood cell 构成。成人血液量为 4000~5000mL，占体重的 7%~8%。

1. 血浆 血浆为淡黄色的液体，相当于细胞间质，占全血容积的 55%。血浆中 90% 是水，其余是溶解在水中的血浆蛋白、酶、激素、糖、脂类、维生素、无机盐及代谢产物等。从血浆中移除纤维蛋白原后，所形成的淡黄色透明液体称血清 serum。

2. 血细胞 血细胞悬浮于血浆中，占全血容积的 45%，可分为红细胞、白细胞和血小板（图 1-2-14）。

在循环血液中，血细胞的种类和正常值如下表：

$$
\text{血细胞}\begin{cases} \text{红细胞}\begin{cases} \text{男性 }(4.0\sim5.5)\times10^{12}\text{个/L }(400\text{万}\sim550\text{万个/mm}^3) \\ \text{女性 }(3.5\sim5.0)\times10^{12}\text{个/L }(350\text{万}\sim500\text{万个/mm}^3) \end{cases} \\ \text{白细胞 }(4\sim10)\times10^9\text{个/L} \\ (4000\sim1000\text{个/mm}^3)\begin{cases} \text{粒细胞}\begin{cases} \text{中性粒细胞 }(50\%\sim70\%) \\ \text{嗜酸性粒细胞 }(0.5\%\sim3\%) \\ \text{嗜碱性粒细胞 }(0\sim1\%) \end{cases} \\ \text{无粒细胞}\begin{cases} \text{淋巴细胞 }(20\%\sim30\%) \\ \text{单核细胞 }(3\%\sim8\%) \end{cases} \end{cases} \\ \text{血小板 }(100\sim300)\times10^9\text{个/L }(10\text{万}\sim30\text{万/mm}^3) \end{cases}
$$

(1) **红细胞 erythrocyte red，blood cell** 成熟的红细胞呈双面微凹的圆盘状，直径约 7.5μm，无细胞核及细胞器。细胞质内含大量粉红色的血红蛋白，具有运输 O_2 及 CO_2 的

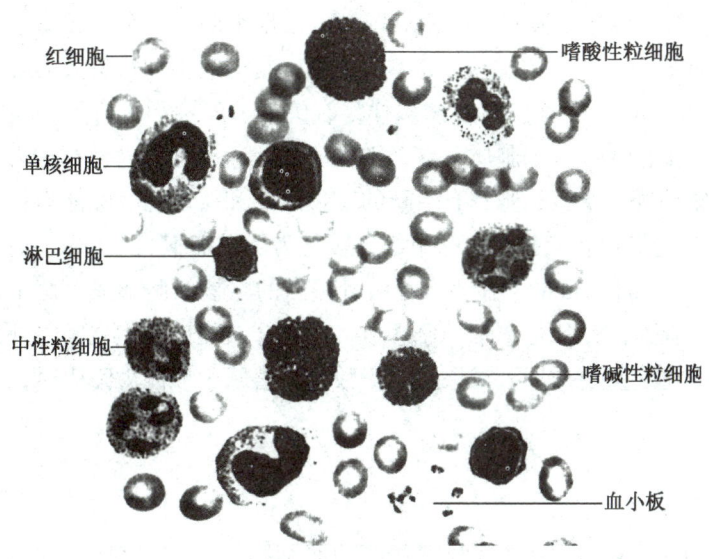

图 1-2-14　血液中各种血细胞和血小板（血液涂片）

功能。血红蛋白的正常含量：男性为 120~160g/L（12~16g/100mL）。女性为 110~150g/L（11~15g/100mL）。红细胞的数量及血红蛋白的含量，可随生理及病理因素而改变。一般情况下，红细胞少于 $3.0 \times 10^{12}/L$（300 万/mm^3），血红蛋白低于 100g/L（10g/100mL），为贫血。正常的血液中，存在着刚从骨髓进入血液尚未完全成熟的网织红细胞，占红细胞总数的 0.5%~1.5%，在新生儿可达 3%~6%。网织红细胞数量的多少反映了血液中衰老红细胞被新生红细胞代替的比率，也是骨髓生成红细胞能力的一种指标。网织红细胞离开骨髓后 24 小时即完全成熟。

红细胞的寿命为 120 天，衰老的红细胞被肝、脾、骨髓等处的巨噬细胞所吞噬。

(2) 白细胞 leukocyte，white blood cell　为无色有核的球形细胞，比红细胞体积大，它能以变形运动穿过毛细血管壁而进入结缔组织，具有很强的防御和免疫功能。

根据白细胞胞质内有无特殊颗粒，可将白细胞分为粒细胞和无粒细胞两大类。粒细胞又按其特殊颗粒对染料着色性质的不同，分为中性粒细胞、嗜酸性粒细胞和嗜碱性粒细胞三种。无粒细胞包括淋巴细胞和单核细胞两种。①中性粒细胞：细胞呈球形，直径 10~12μm。胞质中充满细小均匀的颗粒，染成淡紫红色，颗粒内含有碱性磷酸酶和溶菌酶等。细胞核多数分为 2~5 叶，核叶间有染色质细丝相连。中性粒细胞具有活跃的变形运动和吞噬异物的能力，在人体内起重要的防御作用，在急性炎症时中性粒细胞增多。②嗜酸性粒细胞：细胞呈球形，直径 10~15μm，细胞核多数分为两叶。细胞质内含有嗜酸性颗粒，颗粒较大，大小均匀，染成鲜红色，颗粒中含有组胺酶和多种水解酶等。嗜酸性粒细胞能吞噬抗原抗体复合物，具有抗组胺的作用，在患过敏性疾病或某些寄生虫病时嗜酸性粒细胞增多。③嗜碱性粒细胞：细胞呈球形，直径 10~11μm。细胞核呈 S 形或不规则形，染色较淡。细胞质内含有嗜碱性颗粒，颗粒大小不一，分布不均，常遮盖细胞核，染成紫蓝色，颗粒中含有肝素、组胺和慢反应物质等，其功能与结缔组织中的肥大细胞相似。④淋巴细胞：细胞呈圆形或卵圆形，大小颇不一致，直径

6～16μm。细胞核呈圆形或椭圆形,相对较大,占据细胞大部分,核染色质致密,染成深蓝色。细胞质很少,染成天蓝色。⑤单核细胞:是血液中体积最大的细胞,呈圆形或卵圆形,直径14～20μm。细胞核形态多样,有圆形、卵圆形、肾形、马蹄形或不规则形,核常偏位,染色浅淡。细胞质丰富,染成淡灰蓝色,胞质内含有嗜天青颗粒,颗粒内含有过氧化物酶等。单核细胞具有活跃的变形运动和一定的吞噬能力,在血液中停留1～2天后,穿过毛细血管壁进入结缔组织,转化为巨噬细胞。

(3) 血小板 blood platelet 血小板是由骨髓内的巨核细胞形成。血小板呈双凸圆盘状,大小不一,在血液涂片标本中,血小板多成群分布在血细胞之间,外形不规则。血小板对止血和凝血起重要作用。如果血小板数量显著减少或能力障碍时,会引起皮肤和黏膜出血等现象。

三、肌组织

肌组织 muscle tissue 是由具有收缩功能的肌细胞组成。肌细胞呈细而长的纤维状,又称为肌纤维。肌细胞的细胞膜称为肌膜;肌细胞的细胞质称为肌浆,肌浆内含有大量的细丝状结构称肌丝(肌原纤维)。肌浆内还含有肌红蛋白。

肌组织根据形态和功能的不同,可分为骨骼肌、平滑肌和心肌三类。

(一) 骨骼肌

骨骼肌 skeletal muscle 由骨骼肌纤维组成(图1-2-15)。骨骼肌收缩快而有力,但容易疲劳,受意识支配,是随意肌。骨骼肌纤维呈细长的圆柱状,细胞核数量较多,位于肌纤维周边,靠近肌膜。肌浆内有大量的肌原纤维,与肌纤维长轴平行,每条肌原纤维上都有明带和暗带相间排列在同一平面上,使整个肌纤维呈现明暗相间的横纹,故称横纹肌。肌原纤维上着色较浅的部分称明带,着色较深的部分称暗带。在暗带中间色淡的区域,称H带。在H带的中央有一薄膜,称M膜(又称M线)。在明带中央有一薄膜称Z膜(又称Z线)。两个相邻Z线之间的一段肌原纤维称为一个肌节(图1-2-16)。每个肌节包括1/2明带+1个暗带+1/2明带。肌节是肌原纤维的结构和功能单位。骨骼肌主要分布于躯干、头颈和四肢。

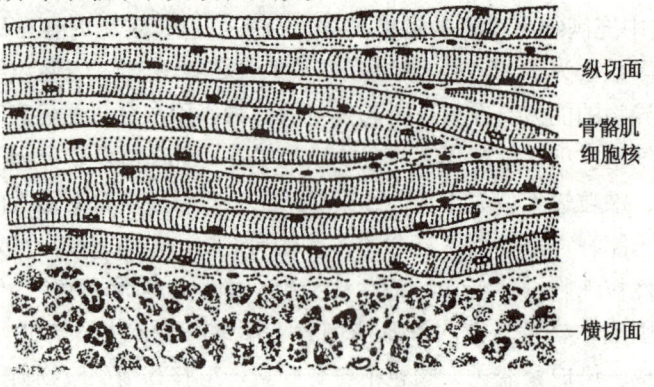

图1-2-15 骨骼肌

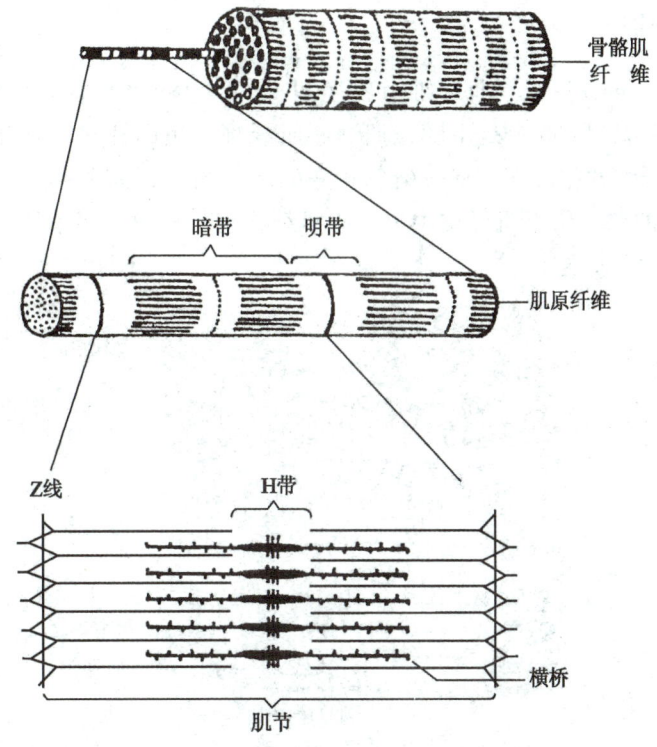

图 1-2-16 骨骼肌纤维逐级放大模式图

(二) 平滑肌

平滑肌 smooth muscle 由平滑肌纤维组成（图1-2-17）。平滑肌纤维收缩缓慢而持久，有较大的伸展性，不受意识支配，是不随意肌。平滑肌纤维呈长梭形，中央有一个椭圆形的细胞核。肌膜薄而不明显。平滑肌主要分布在血管和内脏器官的壁上。

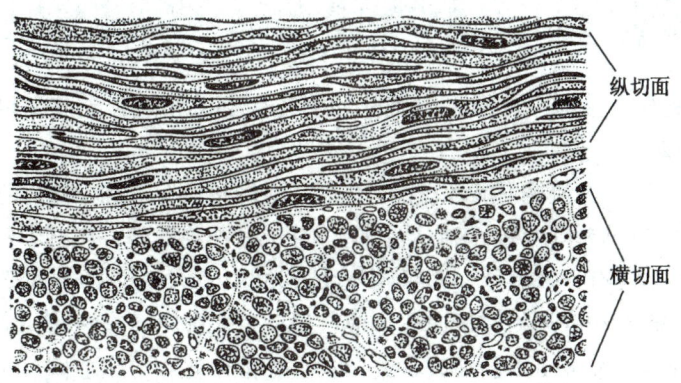

图 1-2-17 平滑肌

（三）心肌

心肌 cardiac muscle 由心肌纤维组成（图1-2-18）。心肌纤维收缩快而有节律，不易疲劳，不受意识支配，是不随意肌。心肌纤维呈短圆柱状，有分支，互相连接成网，在两心肌纤维的相接处，有一染色较深的带状结构，称闰盘。每一条心肌纤维有1～2个椭圆形的核，位于肌纤维中央，心肌纤维也有横纹，但不如骨骼肌明显。心肌纤维构成心壁的心肌层。

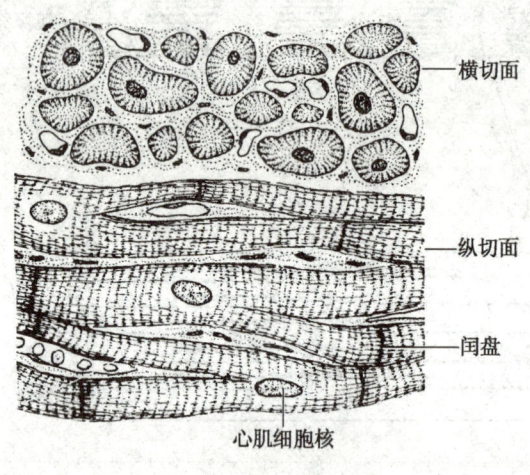

图1-2-18 心肌

四、神经组织

神经组织 nervous tissue 由神经细胞和神经胶质细胞组成。神经细胞 nerve cell 又称神经元 neuron，是神经系统的结构和功能单位，具有接受刺激、传导冲动的功能。神经胶质细胞对神经元有支持、绝缘、保护和营养的功能。

（一）神经元

1. 神经元的形态结构 神经元由胞体和突起两部分组成，突起又可分为轴突和树突两种（图1-2-19）。

（1）**胞体** 是神经元的代谢和营养中心。胞体呈圆形、锥体形、梨形和星形等。细胞核大而圆，位于胞体中央。细胞质内除含有一般细胞器外，还有丰富的尼氏体和神经原纤维。尼氏体具有强嗜碱性，多呈颗粒状或块状，均匀分布在核的附近。电镜：尼氏体是由粗面内质网和游离的核蛋白体组成，说明尼氏体具有合成蛋白质和神经递质的功能。神经原纤维是细胞质内的细丝状结构，在胞体内互相交织成网。神经原纤维与细胞体内化学递质的运输有关，并对神经元起支持作用。

（2）**突起 process** 是细胞体延伸的细长部分，可分树突和轴突两种。①树突 dendrite：每个神经元可有一至多个树突，树突有接受刺激，将冲动传向胞体的功能。②轴突 axon：每个神经元只有一个轴突，轴突细而长，表面光滑，其长短因神经元种类不同而有很大差别,短者仅数微米,长者可达1米以上,内部无尼氏体。轴突的主要功能是将神经冲动由胞体传向其他神经元或效应器。

2. 神经元的分类 根据神经元突起的多少,可将神经元分为三类(图1-2-20)。①假单极神经元:由胞体伸出一个突起,离开胞体不远处便分出两支,一支分布到周围器官或组织的称为周围突(树突),一支进入脊髓或脑的称中枢突(轴突)。②双极神经元:有一个轴突,一个树突。③多极神经元:有一个轴突和多个树突。

根据神经元的功能不同也可分三类。①感觉神经元(传入神经元):是感受刺激,形成冲动,并将冲动传入中枢的神经元。②运动神经元(传出神经元):是将中枢神经发出的神经冲动传到肌肉或腺体等效应器,使其产生一定效应的神经元。③联络神经元(中间神经元):位于感觉神经元与运动神经元之间,起联络作用。

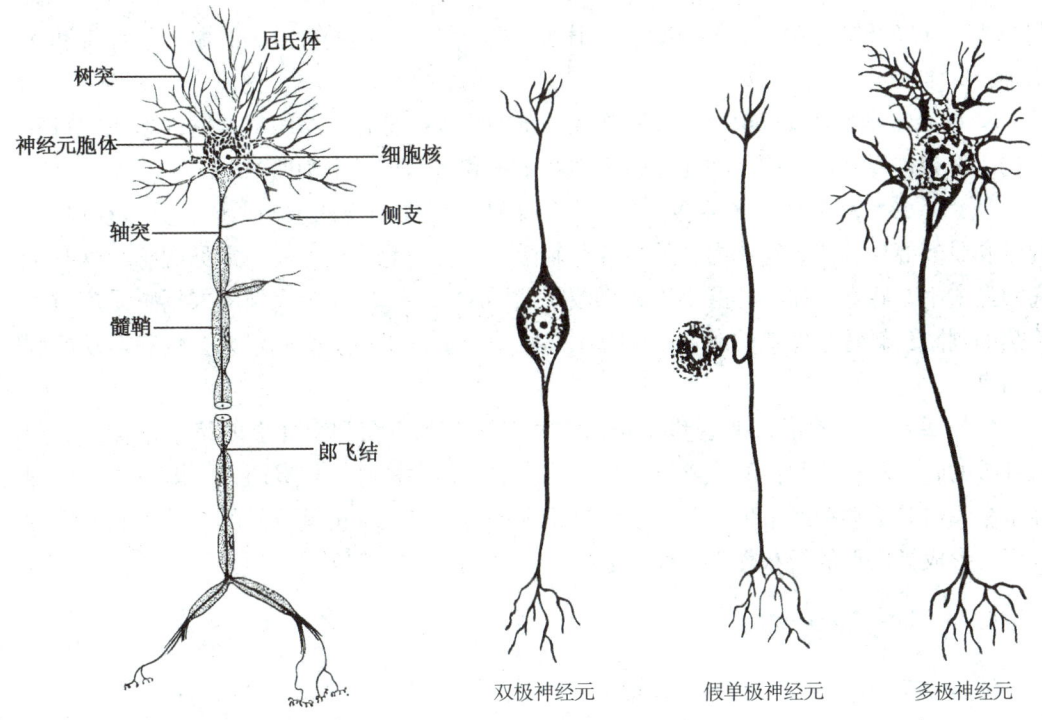

图1-2-19 神经元模式图　　图1-2-20 各类神经元

3. 突触 synapse 突触是神经元与神经元之间,或神经元与非神经元之间的一种特化细胞连接(图1-2-21)。突触的形式是多种多样的,最常见的突触形式是轴-树突触或轴-体突触,即一个神经元的轴突末端与另一个神经元的树突或胞体相接触。

电镜下可见突触是由突触前膜、突触后膜和突触间隙三部分组成。突触前膜是突触前神经元轴突末端的细胞膜特化增厚的部分。靠近突触前膜的胞质内含有较多的线粒体和突触小泡,小泡内含有神经递质。突触后膜是后一个神经元与突触前膜相对应处细胞膜特化增厚的部分,在突触后膜上有接受相应神经递质的受体。突触间隙是突触前膜、突触后膜之间的间隙。

4. 神经纤维 nerve fiber 由神经元的轴突或周围突以及包绕在它外表的神经胶质细

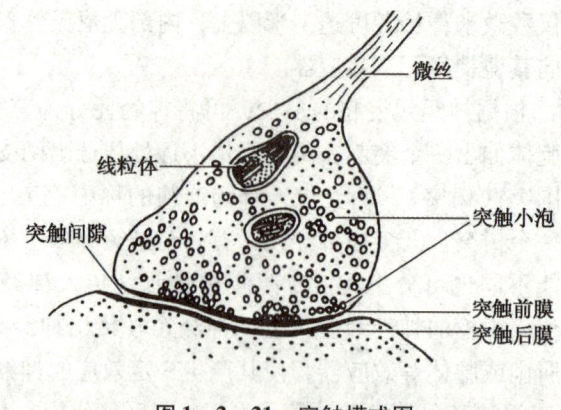

图 1-2-21 突触模式图

胞构成。神经纤维的功能是传导冲动。根据神经纤维有无髓鞘可分为有髓神经纤维和无髓神经纤维两类。

5. 神经末梢 nerve ending 周围神经纤维的终末部分在各组织或器官内形成的特殊结构，称为神经末梢。按其功能分感觉神经末梢和运动神经末梢两类。

（1）感觉神经末梢 又称感受器，由感觉神经元周围突的末梢形成，分布在皮肤、内脏和肌肉等处，能感受体内、外的各种刺激，并转变为神经冲动。常见的感受器有游离神经末梢、触觉小体、环层小体和肌梭等（图1-2-22）。游离神经末梢感受疼痛和冷热的刺激；触觉小体感受触觉；环层小体感受压觉；肌梭感受肌张力变化和运动的刺激信息。

（2）运动神经末梢 是运动神经元轴突末端在肌组织和腺体上的终末结构，支配肌纤维的收缩和调节腺体的分泌，故称为效应器。运动神经末梢有两种：即躯体运动神经末梢和内脏运动神经末梢。分布于骨骼肌躯体运动神经末梢呈爪样附于骨骼肌纤维的表面，形成椭圆形的板状隆起，称为运动终板（图1-2-23）。

（二）神经胶质细胞

神经胶质细胞 neuroglial cell 散布于神经元之间，种类较多，数量约为神经元的10~50倍（图1-2-24），分为：

1. 星形胶质细胞 它有许多突起与毛细血管相接触，在神经元的物质交换中起媒介作用。

2. 少突胶质细胞 oligodendrocyte 形成中枢神经系统内神经纤维的髓鞘。

3. 小胶质细胞 microglia 来源于血液中的单核细胞，可做变形运动，具有吞噬功能。

4. 施万细胞 Schwann cell 包绕在周围神经的表面，形成神经纤维的髓鞘和神经膜，并在神经纤维的再生中起诱导作用。

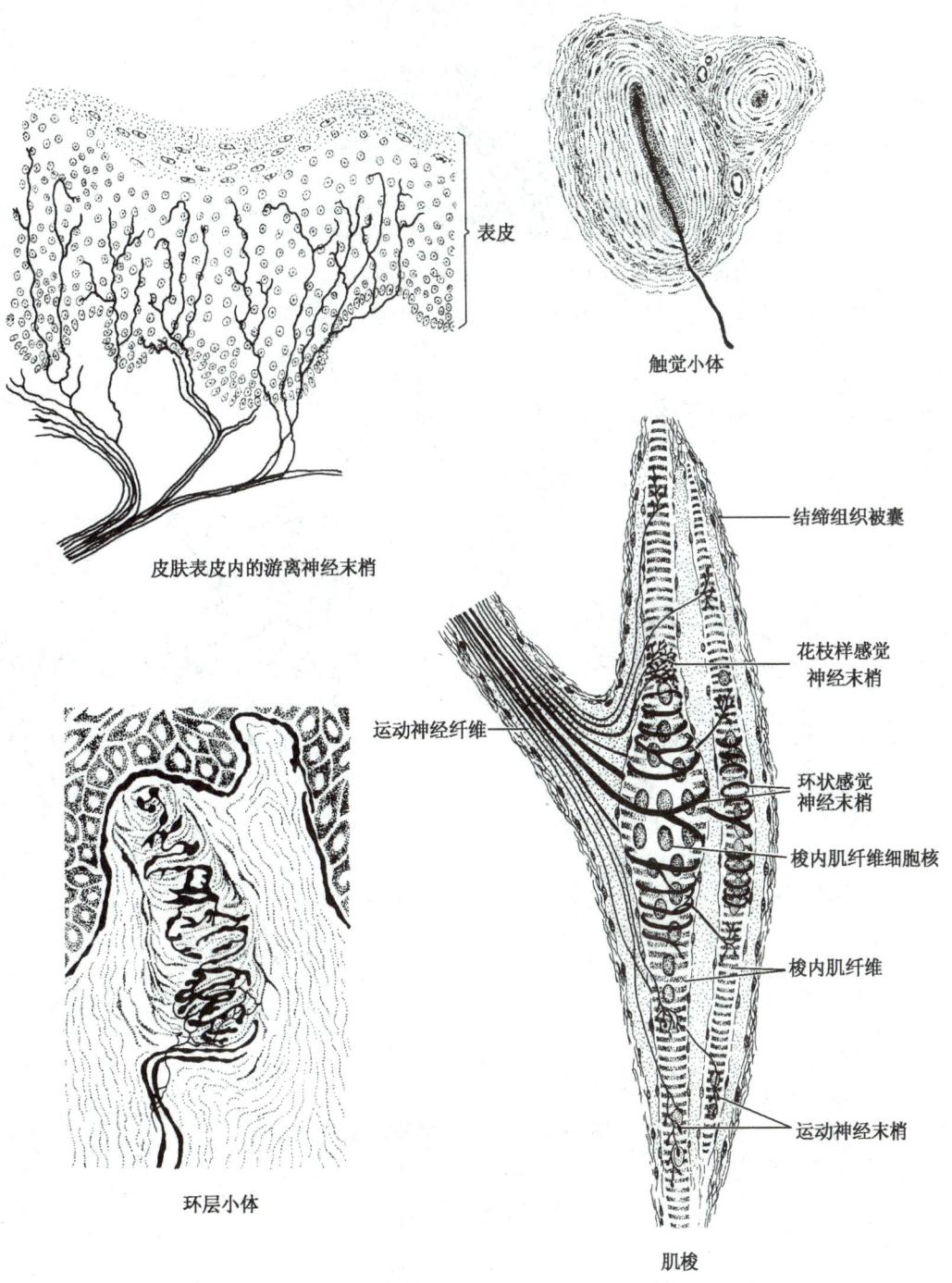

图 1-2-22 感觉神经末梢

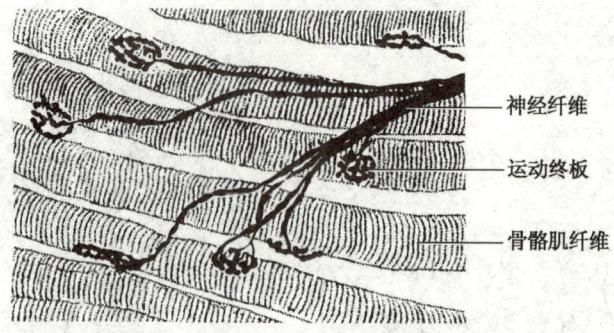

图1-2-23 运动终板

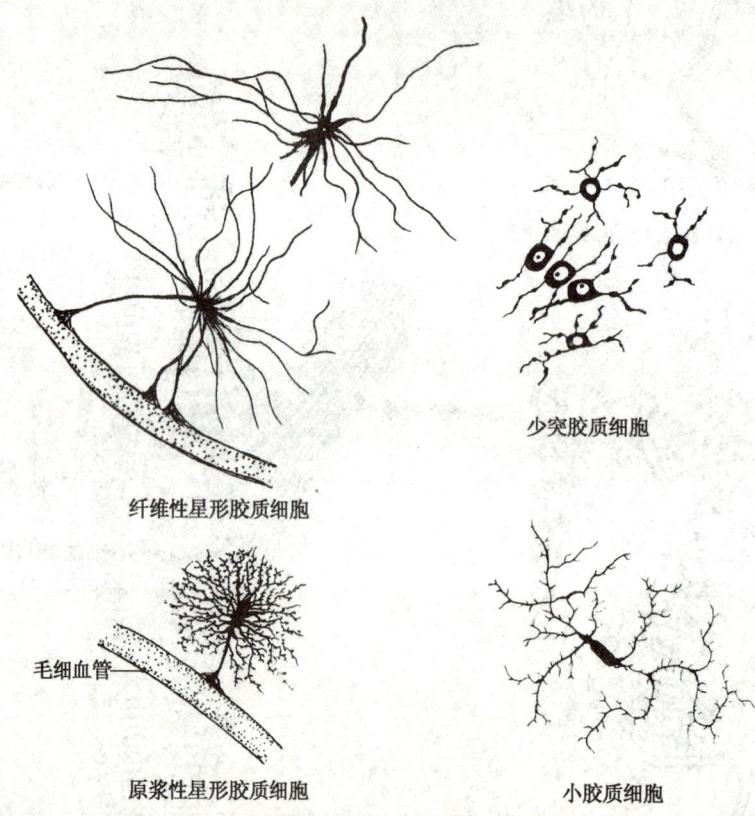

图1-2-24 神经胶质细胞

复习思考题

1. 名词解释：细胞周期 肌节 突触 神经纤维。
2. 简述被覆上皮的分类。
3. 简述结缔组织的分类。
4. 简述白细胞的分类。
5. 简述神经元的分类。

第三章 运动系统

> **学习目标**
>
> 1. 掌握骨的构造；关节的主要结构；翼点的临床意义；鼻旁窦的开口位置；胸骨角；肩关节、肘关节、髋关节、膝关节的组成和特点；肌的分类、构造和起止点；胸锁乳突肌、斜方肌、背阔肌、肱二头肌、股四头肌、缝匠肌的位置、起止点和作用；膈的位置、形态、作用。
> 2. 熟悉颅骨的整体观；肩胛骨、肱骨、尺骨、桡骨、髋骨、股骨、胫骨、腓骨的主要结构；躯干肌的组成。
> 3. 了解骨的分类；关节的辅助结构；手骨和足骨的组成；胸肌的组成；上肢肌、下肢肌的分部、分群。

运动系统包括骨、骨连结和骨骼肌三部分，全身各骨借骨连结形成骨骼。在神经系统的支配下，对人体起着运动、支持和保护作用。在运动中，骨起杠杆作用，骨连结是运动的枢纽，骨骼肌是动力器官。

第一节 骨 学

一、概述

成人共有 206 块骨，按其在人体的位置不同，可分为躯干骨（包括锁骨、肩胛骨、肋骨、胸骨、椎骨）、上肢骨、下肢骨和颅骨四部分（图 1-3-1）。每块骨都是一个器官，具有一定的形态和功能，并有修复、再生和重塑的能力。

（一）骨的形态

骨有不同的形态，可分为长骨、短骨、扁骨和不规则骨四类（图 1-3-2）。

1. 长骨 long bone 呈管状，分布于四肢。长骨有一体和两端。两端膨大称骺；体又称骨干，内有空腔称骨髓腔，容纳骨髓。

2. 短骨 short bone 一般呈短柱状或立方体，多成群地连结在一起，如腕骨和跗骨。

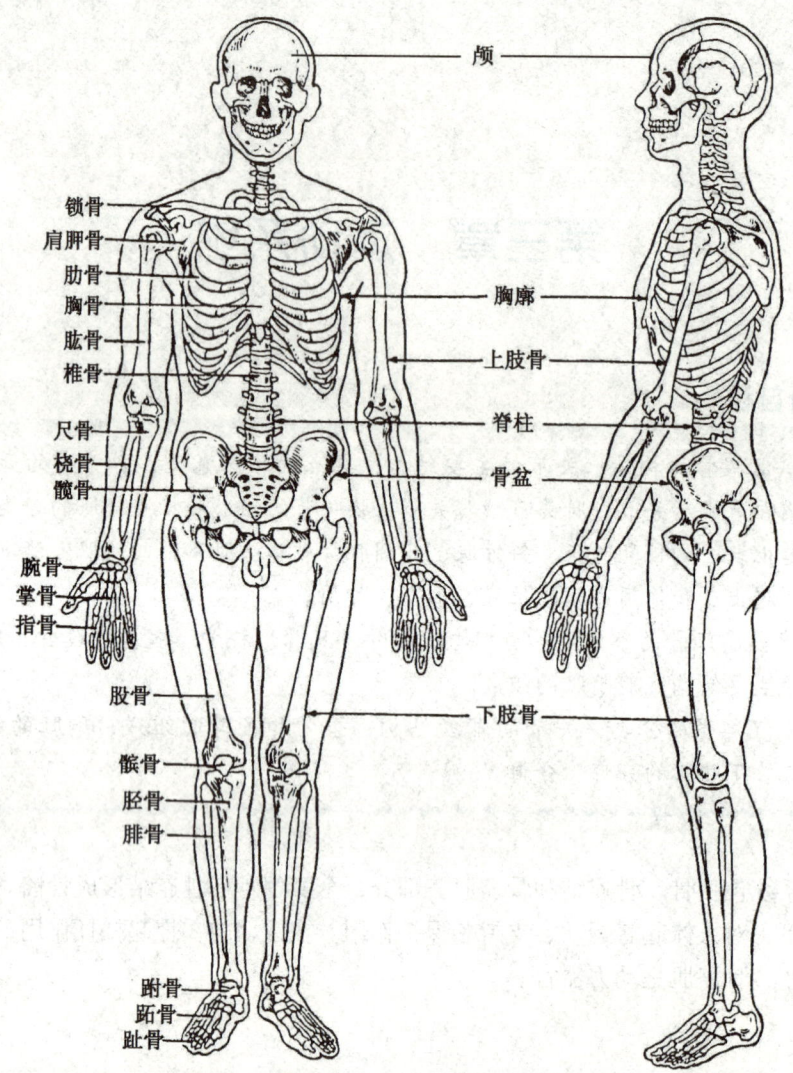

图1-3-1 人体骨骼

3. 扁骨 flat bone 呈板状。主要参与颅腔、胸腔和盆腔壁的构成，对腔内器官起保护作用，如颅盖骨、胸骨、肋骨等。

4. 不规则骨 irregular bone 形态不规则，如椎骨。有些不规则骨内有含气的空腔，称为含气骨，如上颌骨、额骨等。

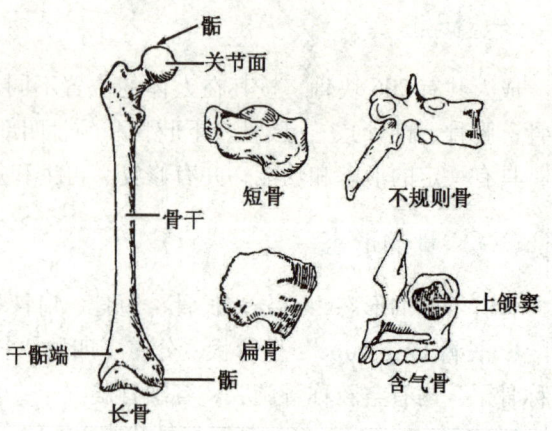

图1-3-2 骨的形态

（二）骨的构造

骨是由骨质、骨膜和骨髓三部分构成（图1-3-3）。

1. 骨质 bone substance 分为骨密质和骨松质。骨密质致密坚硬，分布于长骨的骨干和其他类型骨及长骨骺的表层。骨松质呈蜂窝状，分布于长骨骺和其他类型骨的内部。

2. 骨膜 periosteum 为覆盖除关节面以外的整个骨面的致密结缔组织膜，含有丰富的神经、血管和成骨细胞，对骨的营养、感觉、生长和修复有重要作用。

3. 骨髓 bone marrow 充填于骨髓腔及骨松质间隙内，分为红骨髓和黄骨髓。红骨髓有造血功能，内含不同发育阶段的红细胞和其他幼稚型的血细胞。5岁以后，长骨骨髓腔内的红骨髓逐渐被脂肪组织代替，变成黄骨髓，失去造血能力，但红骨髓仍保留于各类型骨的骨松质内，继续造血。

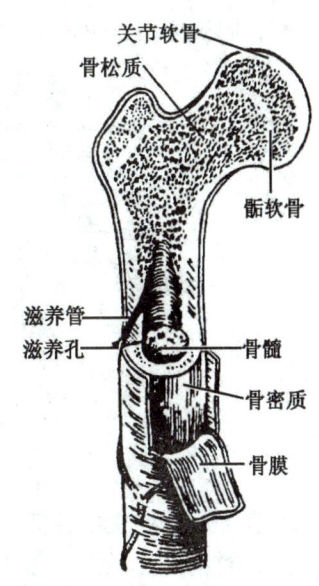

图1-3-3 骨的构造

（三）骨的理化特性

成年人的骨由1/3的有机质（主要是骨胶原蛋白）和2/3的无机质（主要是磷酸钙、碳酸钙和氯化钙等）组成。有机质使骨具有韧性和弹性，无机质使骨具有硬度和脆性。幼儿骨的无机质含量较少，有机质较多，因此弹性大而硬度小，容易发生变形不易骨折；老年人的骨则与此相反，含有机质较少而无机质相对较多，骨的脆性较大，因此易发生骨折。

二、躯干骨

成年人的躯干骨由24块分离的椎骨、1块骶骨、1块尾骨、1块胸骨和12对肋骨组成，共51块。

（一）椎骨 vertebrae

人类幼年时颈椎有7块，胸椎12块，腰椎5块，骶椎5块，尾椎3~4块。成年后5块骶椎融合成1块骶骨，3~4块尾椎融合成1块尾骨。

1. 椎骨的一般形态 椎骨由椎体和椎弓构成（图1-3-4）。

（1）椎体 vertebral body 在椎骨的前部，呈短圆柱状，是支持体重的主要部分。

（2）椎弓 vertebral arch 是附在椎体后方的弓形骨板。椎弓与椎体围成一孔称为椎孔。各椎孔贯通，构成容纳脊髓的椎管。椎弓与椎体连结的部分较细称为椎弓根，其上、下缘各有一切迹，分别称为椎上切迹和椎下切迹。相邻椎骨的椎上、下切迹共同围成椎间孔，内有脊神经及血管通过。两侧椎弓根向后内扩展变宽的部分，称椎弓板。由椎弓伸出7个突起：即向两侧伸出一对横突，向上伸出一对上关节突，向下伸出一对下关节突，向后伸出一个棘突。

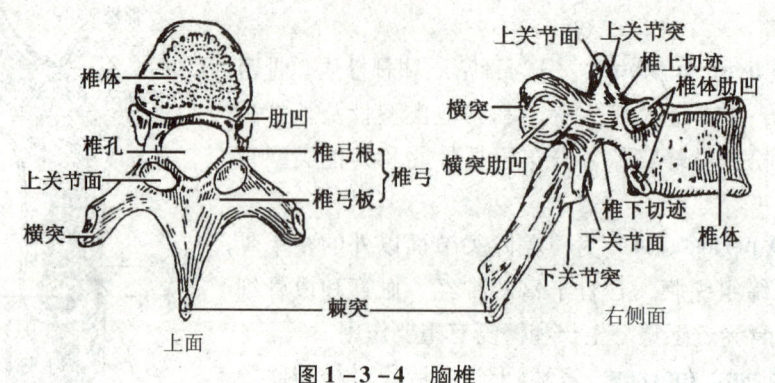

图1-3-4 胸椎

2. 各部椎骨的主要特征

(1) 颈椎 cervical vertebrae　共有7块，其特点是横突上都有横突孔，内有椎动、静脉通过。第2~6颈椎棘突较短，末端分叉。

第1颈椎又称寰椎 atlas，呈环状，由前弓、后弓及2个侧块构成（图1-3-5）。前弓后面正中有齿突凹。

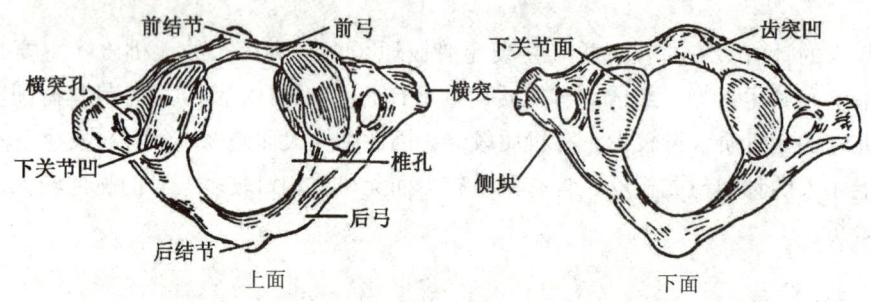

图1-3-5 寰椎

第2颈椎又称枢椎 axis，椎体向上伸出一齿状突起称为齿突（图1-3-6）。

第7颈椎又称隆椎 vertebrae prominens，棘突特别长，末端变厚且不分叉（图1-3-7）。当头前屈时，该突易被触及，是计数椎骨的标志。

(2) 胸椎 thoracic vertebrae　共12块，在椎体侧面和横突尖端的前面分别有椎体肋凹和横突肋凹（图1-3-4），棘突细长伸向后下方。

(3) 腰椎 lumbar vertebrae　共5个，为椎骨中最大者，椎体肥厚，棘突呈板状水平后伸。相邻的

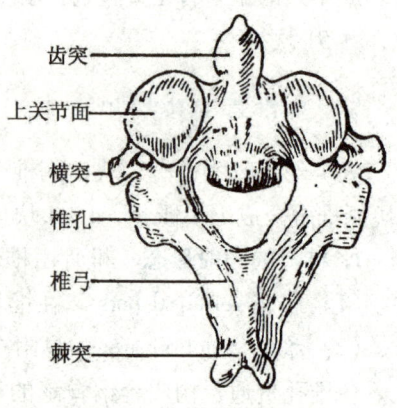

图1-3-6 枢椎（上面）

棘突之间空隙较大（图1-3-8）。

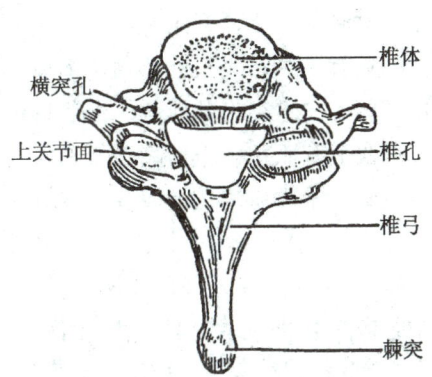

图1-3-7　隆椎（上面）

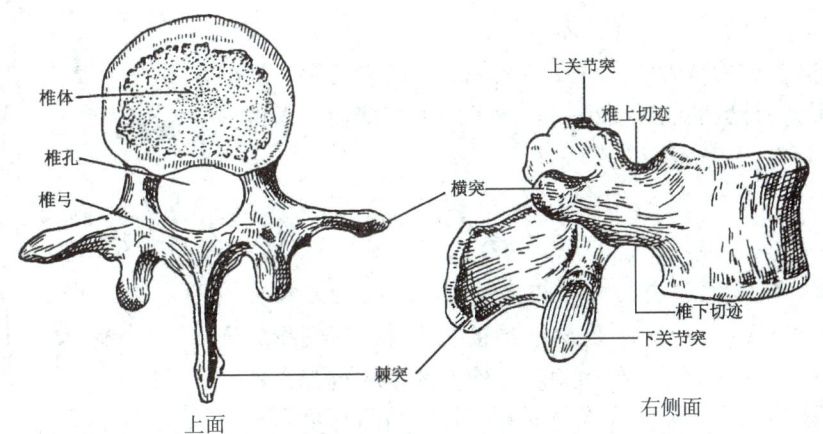

图1-3-8　腰椎

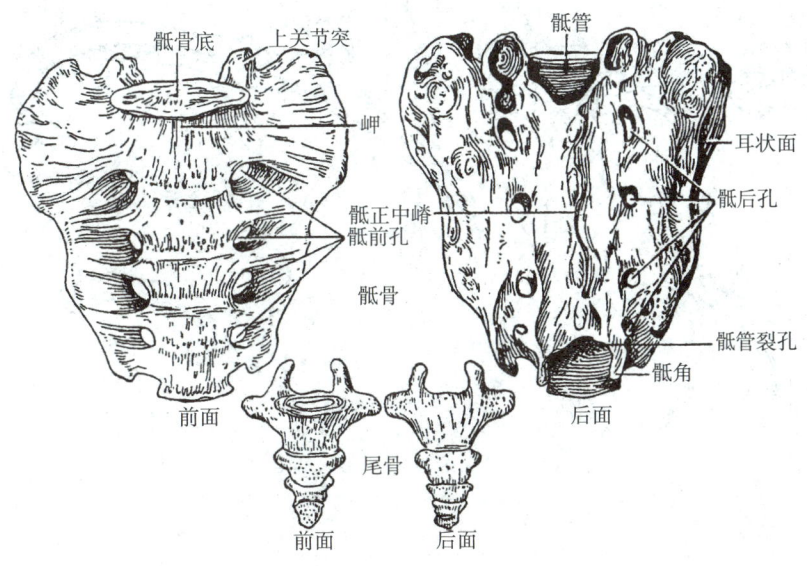

图1-3-9　骶骨和尾骨

(4) **骶骨 sacrum** 呈三角形,底在上,尖向下(图1-3-9),前面凹陷。底的前缘向前突出称为岬,为女性骨盆测量的重要标志。

骶骨的两侧有耳状面,中央有一纵贯全长的管道为骶管,向上与椎管连续,向下开口形成骶管裂孔,骶管裂孔两侧有向下突出的骶角,骶管麻醉常以骶角作为标志。骶骨前面有4对骶前孔;背面正中线上有骶正中嵴,嵴外侧有4对骶后孔。

(5) **尾骨 coccyx** 上接骶骨,下端游离为尾骨尖(图1-3-9)。

(二) 胸骨

胸骨 sternum 是位于胸前部正中的一块扁骨,由上而下分为胸骨柄、胸骨体和剑突三部分(图1-3-10)。胸骨上部较宽称为胸骨柄。胸骨柄上缘中部为颈静脉切迹,两侧有锁切迹与锁骨相连结。胸骨中部呈长方形称为胸骨体,其侧缘连接第2~7肋软骨。胸骨体与胸骨柄相接处形成突向前方的横行隆起称为胸骨角,可在体表触及,两侧与第2肋软骨相连接,为计数肋的重要标志。胸骨的下端薄而细长的薄骨片称为剑突,下端游离。

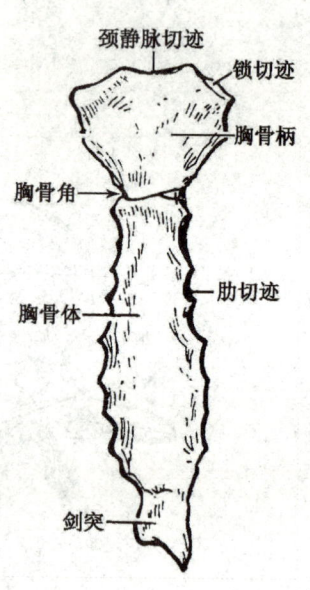

图1-3-10 胸骨(前面)

(三) 肋

肋 ribs 共12对,由肋骨和肋软骨构成。肋骨为细长弓状的扁骨(图1-3-11)。肋骨前端接肋软骨,后端膨大称为肋头。肋头外侧稍细,称肋颈。颈外侧的粗糙突起,称肋结节,肋体长而扁,内面近下缘处有肋沟,肋间神经和血管走行其中。

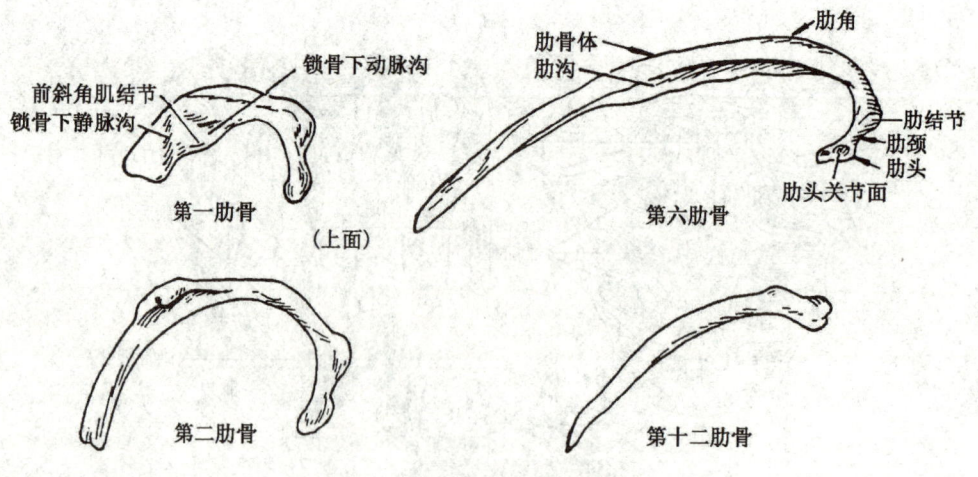

图1-3-11 肋骨

三、上肢骨

每侧32块,共64块,由锁骨、肩胛骨、肱骨、尺骨、桡骨和手骨组成。

(一) 锁骨

锁骨 clavicle 呈"⌒"形(图1-3-12),位于胸廓前上部两侧。全长于皮下,均可摸到,是重要的骨性标志。内侧端粗大为胸骨端,与胸骨柄相关节;外侧端扁平为肩峰端,与肩胛骨的肩峰相关节。锁骨中、外1/3交界处较脆弱,易发生骨折。

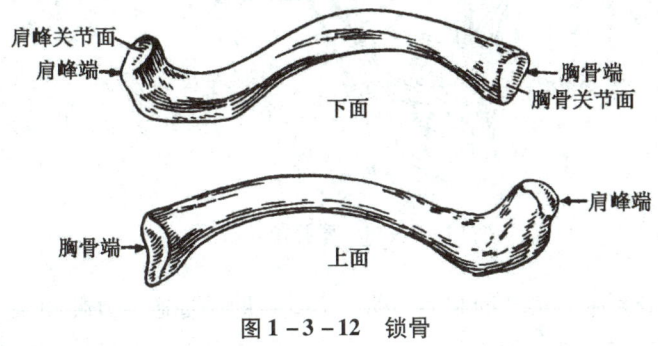

图1-3-12 锁骨

(二) 肩胛骨

肩胛骨 scapula 为三角形的扁骨,位于胸廓后外上方,有三缘、三角和两个面(图1-3-13、14)。

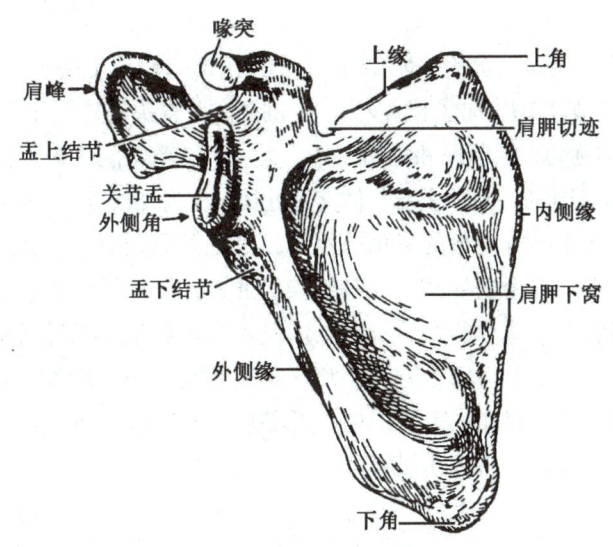

图1-3-13 肩胛骨(前面)

上缘短而薄,外侧部有肩胛切迹,切迹外侧有向前的指状突起称喙突,体表可触及。内侧缘薄而长,外侧缘肥厚。

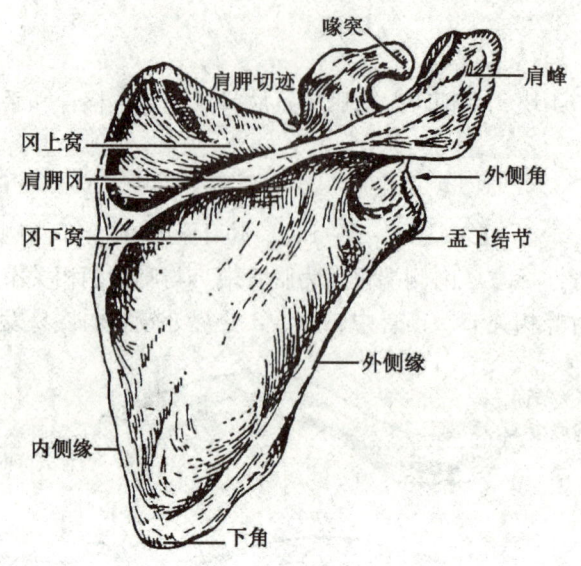

图 1-3-14 肩胛骨（后面）

上角和下角分别平对第 2 肋和第 7 肋，为计数肋的标志。外侧角最肥厚，有梨形关节面称为关节盂，与肱骨头相关节。关节盂上、下方各有一粗糙隆起，分别称盂上结节和盂下结节。

前面为一大的浅窝，朝向肋骨称为肩胛下窝；后面被一横行的肩胛冈分成上方的冈上窝和下方的冈下窝。肩胛冈的外侧端，向前外伸展的突起称为肩峰。

（三）肱骨

肱骨 humerus 位于臂部，分为一体和两端（图 1-3-15）。上端有半球形的肱骨头，与肩胛骨的关节盂相关节。头周围的环形浅沟称解剖颈。肱骨头的外侧和前方有隆起的大结节和小结节，向下延伸称为大结节嵴和小结节嵴。大、小结节之间的纵形浅沟称为结节间沟，其中有肱二头肌长头腱通过。肱骨上端与体交界处稍细称为外科颈，是骨折的好发部位。

肱骨体的中部外侧面有粗糙的三角肌粗隆，是三角肌附着处。体的后面有自内上斜向外下呈螺旋状的浅沟称为桡神经沟，有桡神经通过。肱骨干的骨折易损伤桡神经。

肱骨下端外侧份有半球形的肱骨小头；内侧份有形如滑车的肱骨滑车。滑车前面上方有一窝，称冠突窝；滑车后面上方有一窝，称鹰嘴窝。小头的外侧和滑车的内侧各有一个突起，分别称为外上髁和内上髁。内上髁的后方有一浅沟称为尺神经沟，有尺神经通过。肱骨内上髁骨折时，易损伤尺神经。

（四）桡骨

桡骨 radius 位于前臂外侧部，分为一体和两端（图 1-3-16）。上端细小，有稍膨大的桡骨头，头的上面有关节凹，与肱骨小头相关节；头的周缘有环状关节面，与尺骨的桡切迹相关节。头下方变细的部分称为桡骨颈，颈的内下方有一突起称为桡骨粗隆。

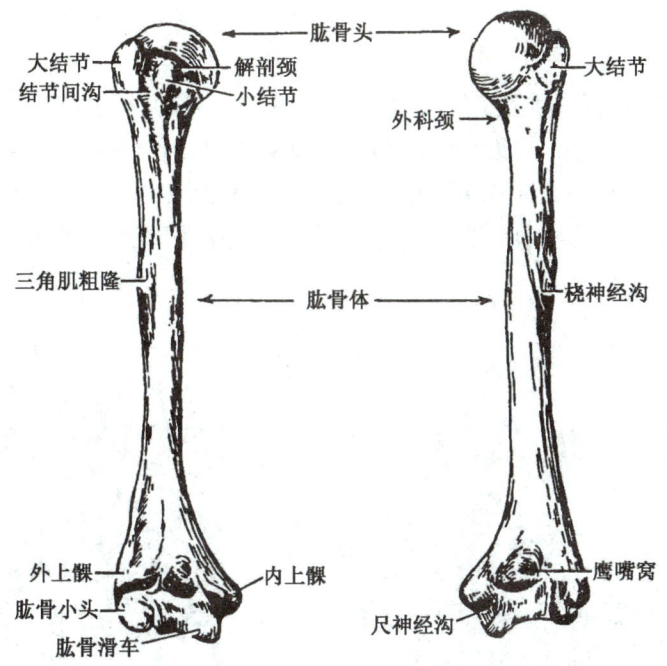

图 1-3-15 肱骨

下端粗大，内侧有关节面称为尺切迹，与尺骨头相关节；下端的外侧向下突出称桡骨茎突；下端的下面为腕关节面，与腕骨相关节。

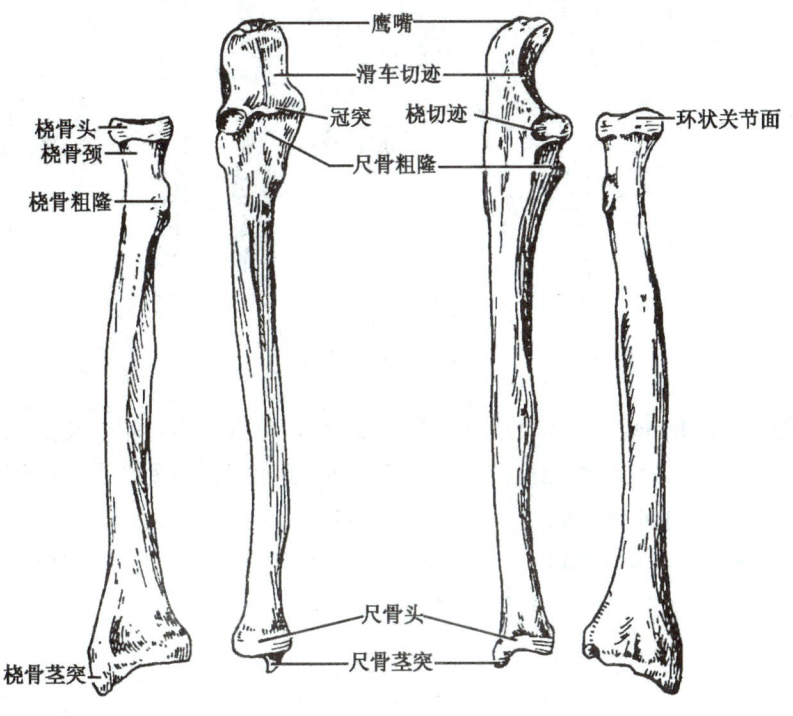

图 1-3-16 桡骨和尺骨

（五）尺骨

尺骨 ulna 位于前臂内侧，分为一体和两端（图 1-3-16）。上端较为粗大，前面有一半圆形深凹，称为滑车切迹，与肱骨滑车相关节。在切迹的后上方和前下方各有一突起，分别称为鹰嘴和冠突，冠突外侧面有关节面称为桡切迹，与桡骨头相关节。冠突前下方的粗糙隆起称为尺骨粗隆。尺骨下端称为尺骨头。尺骨头的后内侧有向下的突起称为尺骨茎突。

（六）手骨

手骨分为腕骨、掌骨及指骨（图 1-3-17）。

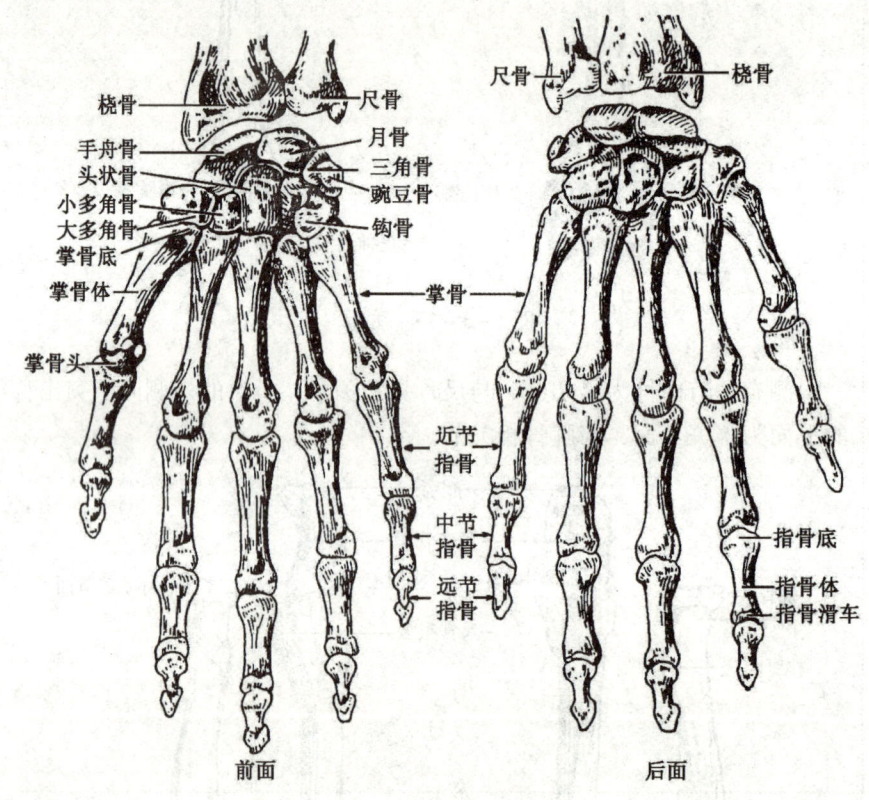

图 1-3-17 手骨

1. 腕骨 carpal bones　由 8 块小的短骨组成，排成两列。由桡侧向尺侧，近侧列依次为手舟骨、月骨、三角骨和豌豆骨；远侧列依次为大多角骨、小多角骨、头状骨和钩骨。

2. 掌骨 metacarpal bones　共 5 块，由桡侧向尺侧，分别称为第 1~5 掌骨。

3. 指骨 phalanges of fingers　共 14 块，拇指有 2 节指骨，其余各指均为 3 节。由近侧至远侧依次为近节指骨、中节指骨和远节指骨。

四、下肢骨

下肢骨包括下肢带骨（即髋骨）和自由下肢骨，两侧共计 62 块。

（一）下肢带骨

人体每侧各有 1 块髋骨。

髋骨 hip bone（图 1-3-18）是不规则骨。髋骨的外侧面有一深窝称为髋臼，与股骨头相关节。髋骨的前下份有一大孔称为闭孔。髋骨由髂骨、耻骨和坐骨组成，三骨会合于髋臼，16 岁左右完全融合为 1 块髋骨。

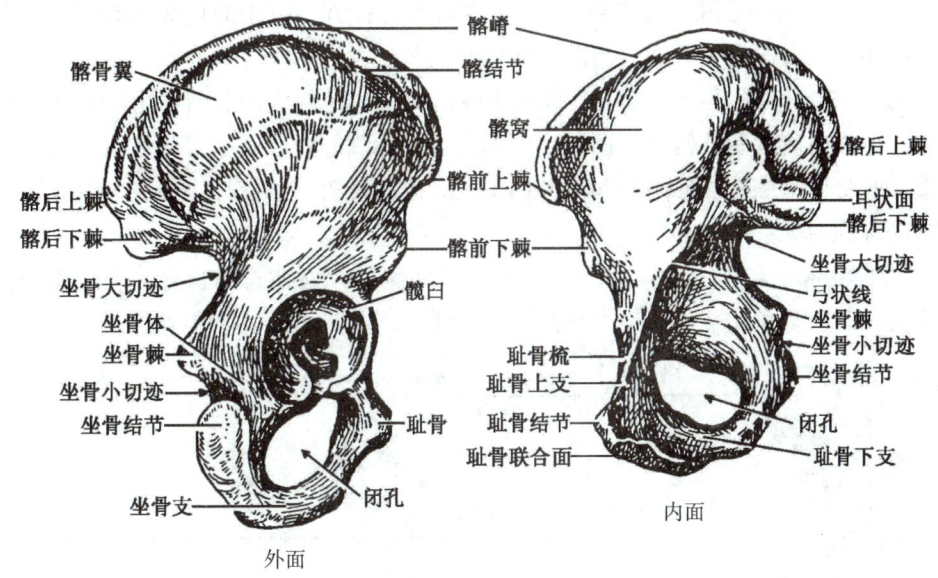

图 1-3-18 髋骨

1. 髂骨 构成髋骨上部，分为肥厚的髂骨体和扁阔的髂骨翼。翼上缘的骨嵴称为髂嵴。髂嵴前端为髂前上棘，后端为髂后上棘。髂前上棘后方处，髂嵴向外突起，称髂结节。髂骨翼内面的浅窝称髂窝，髂窝下界有圆钝骨嵴，称弓状线。髂骨翼后下方粗糙的耳状关节面称耳状面。耳状面后上方有髂粗隆。

2. 坐骨 构成髋骨后下部，分坐骨体和坐骨支。体后缘有尖形的坐骨棘，棘下方有坐骨小切迹。坐骨棘上方有坐骨大切迹。坐骨体下后部向前、上、内延伸为较细的坐骨支，其末端与耻骨下支结合。坐骨体与坐骨支移行处的后部是粗糙的隆起，为坐骨结节。

3. 耻骨 构成髋骨前下部，分体和上、下二支。体与髂骨体的结合处上缘骨面粗糙隆起，称髂耻隆起，耻骨上支上面有一条锐嵴，称耻骨梳，向前终于耻骨结节。耻骨上、下支相互移行处内侧的椭圆形粗糙面，称耻骨联合面。

（二）自由下肢骨

自由下肢骨包括股骨、髌骨、胫骨、腓骨和足骨。

1. 股骨 femur（图 1-3-19） 位于大腿部，为人体最长的骨，分为一体和两端。上端有球形的股骨头，与髋臼相关节。头下外侧的较细部分称股骨颈。颈与体交界处上外侧的方形隆起为大转子，下内侧的为小转子。大转子是重要的体表标志，可在体表触及。大、小转子之间，前面有转子间线，后面有转子间嵴。股骨体后面有纵行的骨嵴称为粗线，向上外延续为臀肌粗隆。

股骨下端有2个向后突出的膨大，分别称为内侧髁和外侧髁。两髁之间的深窝称髁间窝。内、外侧髁侧面最突起处分别称为内上髁和外上髁，均为在体表可以摸到的骨性标志。

2. 髌骨 patella（图1-3-20） 是全身最大的籽骨，位于股四头肌腱内，上宽下尖。前面粗糙，后面为关节面，与股骨髌面相关节。

3. 胫骨 tibia（图1-3-21） 位于小腿内侧部，是粗大的长骨。上端膨大，向两侧突出，形成内侧髁和外侧髁。两髁之间的隆起，称髁间隆起。在胫骨上端前面有一胫骨粗隆。胫骨体呈三棱柱形，其前缘和内侧面无肌肉覆盖，可在体表摸到。胫骨下端内侧面凸隆称为内踝。

4. 腓骨 fibula（图1-3-21） 位于小腿外侧部，为细长的长骨。上端略膨大称为腓骨头，与胫骨相关节。头下方变细称为腓骨颈。腓骨下端膨大为外踝。

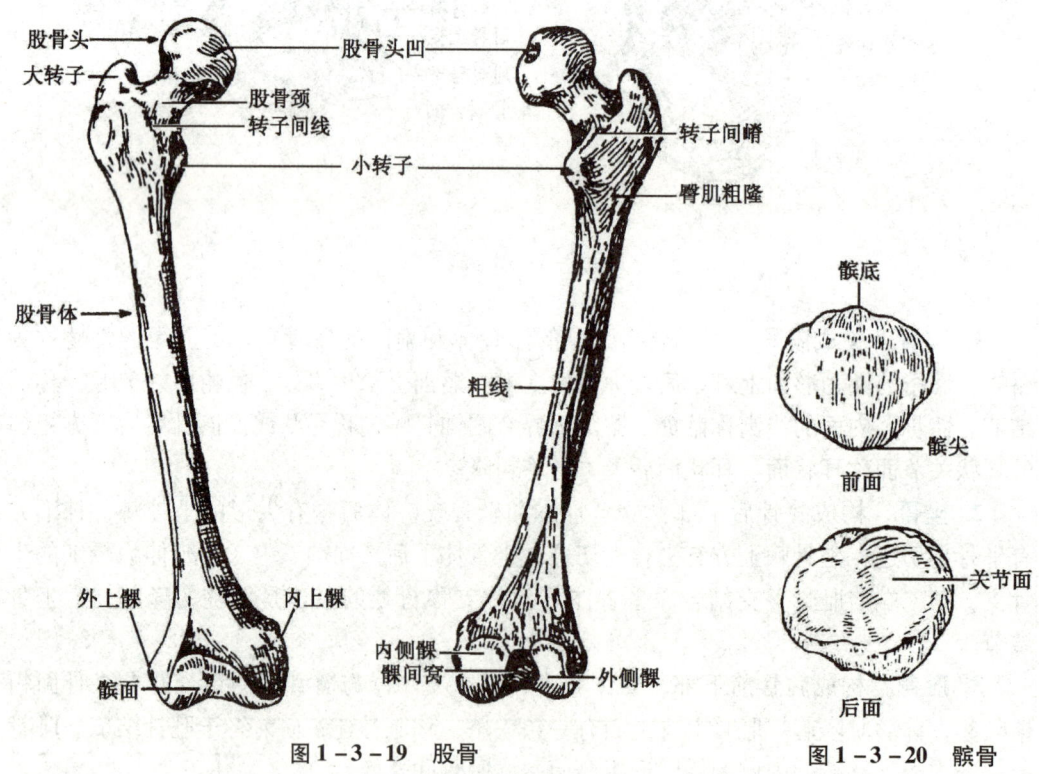

图1-3-19 股骨　　图1-3-20 髌骨

5. 足骨（图1-3-22） 包括跗骨、跖骨和趾骨。

（1）跗骨 tarsal bones 属于短骨，共7块，即距骨、跟骨、骰骨、足舟骨及3块楔骨（内侧楔骨、中间楔骨和外侧楔骨）。

（2）跖骨 metatarsal bones 共5块，从内侧向外侧依次称为第1~5跖骨。跖骨近

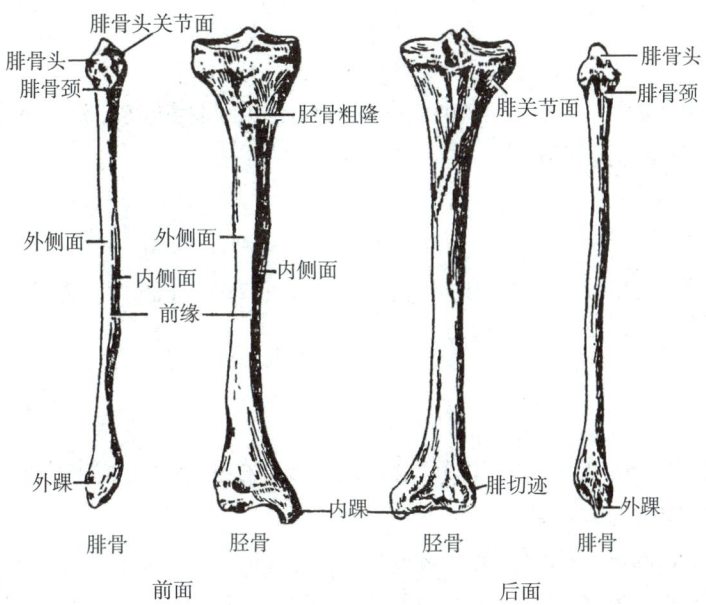

图1-3-21 胫骨和腓骨

端为底,中间为体,远端称头。第5跖骨底向外侧的突起称为第5跖骨粗隆。

(3) 趾骨 phalanges of toes 共14块,形态和命名与指骨相同。

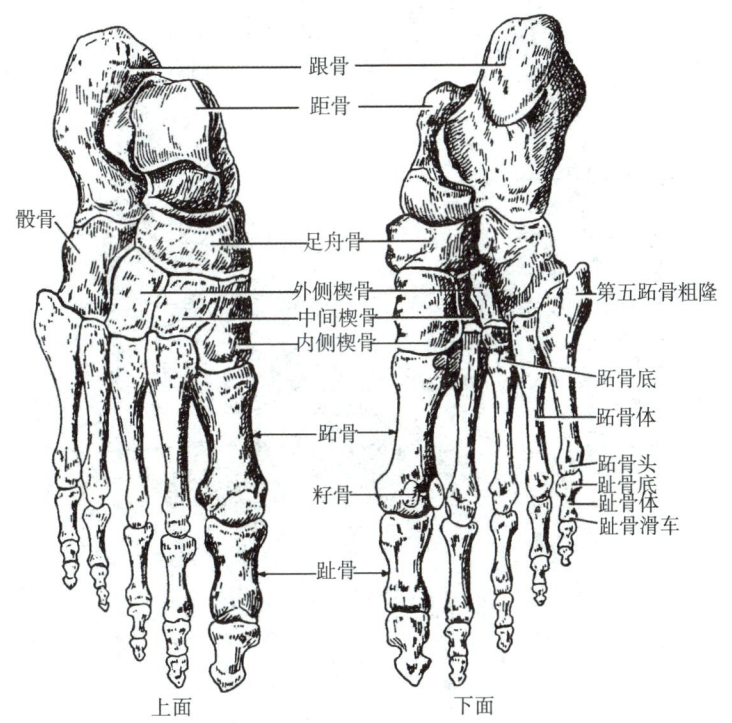

图1-3-22 足骨

五、颅骨

颅骨由 23 块形状、大小各不相同的扁骨和不规则骨组成（3 对听小骨未包括在内），分为脑颅和面颅两部分。

（一）脑颅骨

脑颅骨（图 1-3-23、25）共 8 块，其中不成对的有额骨、筛骨、蝶骨和枕骨，成对的有颞骨和顶骨。它们构成颅腔。

（二）面颅骨

面颅骨（图 1-3-23~26）共 15 块。包括成对的上颌骨、腭骨、颧骨、鼻骨、泪骨及下鼻甲；不成对的有犁骨、下颌骨和舌骨。

1. 下颌骨 mandible 1 块，居上颌骨的下方，可分为一体和两支。下颌体为弓状骨板，下缘圆钝，为下颌底；其上缘有容纳下颌牙根的牙槽。下颌支向上伸出 2 个突起，前突称为冠突，后突称为髁突，髁突的上端膨大称为下颌头，与颞骨的下颌窝相关节。

2. 舌骨 hyoid bone 呈马蹄铁形，中间部称体，向后外延伸的长突为大角，向上的短突为小角。

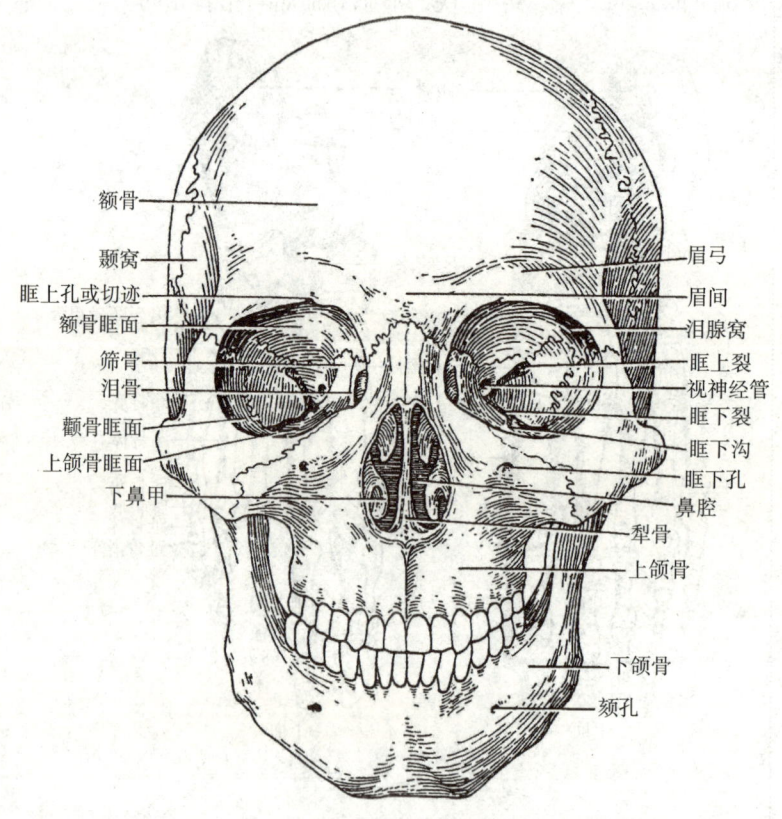

图 1-3-23 颅的前面观

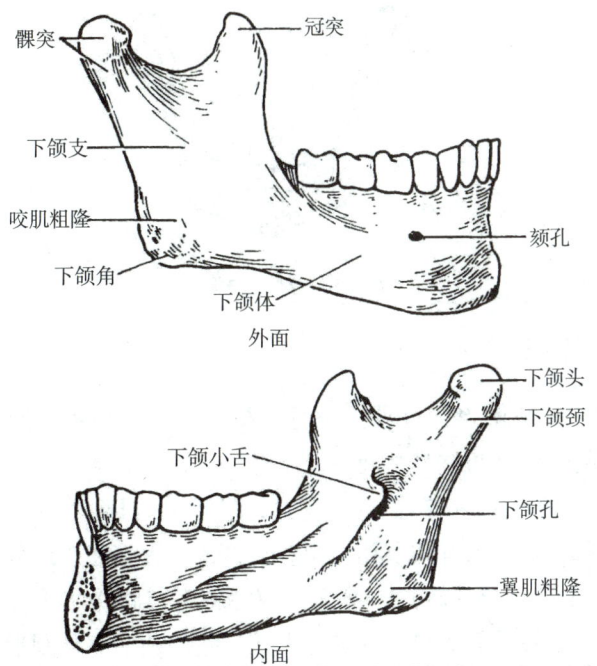

图 1-3-24 下颌骨

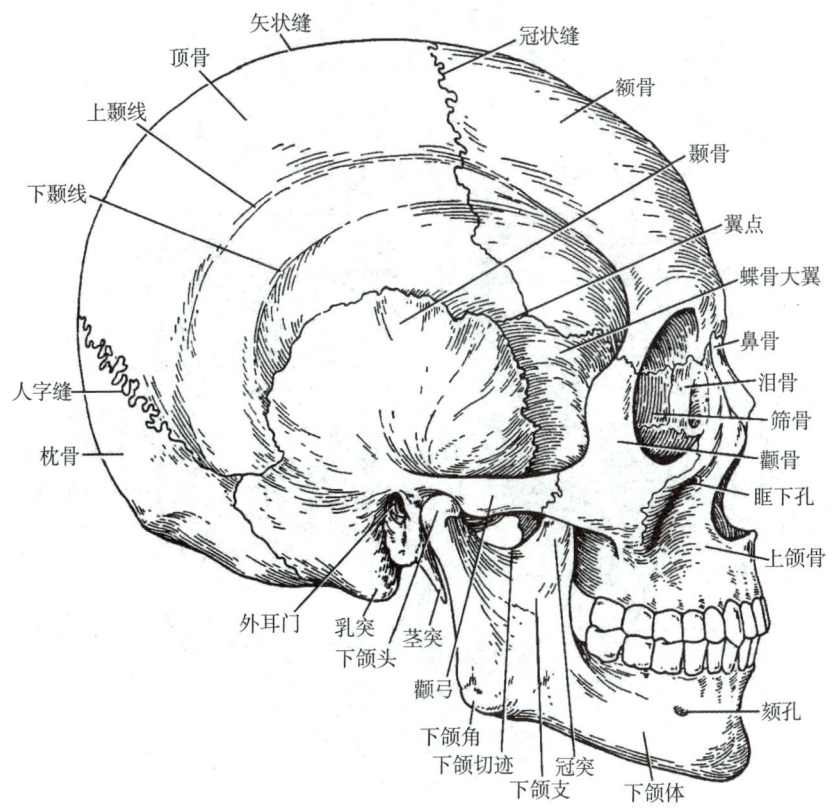

图 1-3-25 颅的侧面观

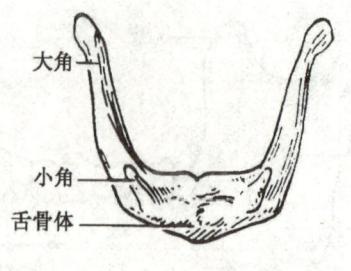

图1-3-26 舌骨

(三) 颅的整体观

1. 颅的上面观 呈卵圆形，可见三条缝。额骨与两侧顶骨之间称冠状缝。两侧顶骨之间称矢状缝，两侧顶骨与枕骨之间称人字缝。

2. 颅底内面观（图1-3-27） 由前向后呈阶梯状排列着3个窝，分别称为颅前窝、颅中窝和颅后窝。各窝内有许多孔、裂和管，他们大多通于颅外。

3. 颅底外面观（图1-3-28） 前部上颌骨腭突与腭骨水平板构成的骨腭。骨腭上方有一对鼻后孔。颅底后部的中央有枕骨大孔，它的两侧有椭圆形隆起称枕髁。枕髁的外侧有颈静脉孔，孔的前外方有细长骨突称为茎突，孔的后外方有颞骨的乳突。茎突与乳突之间的孔称为茎乳孔。

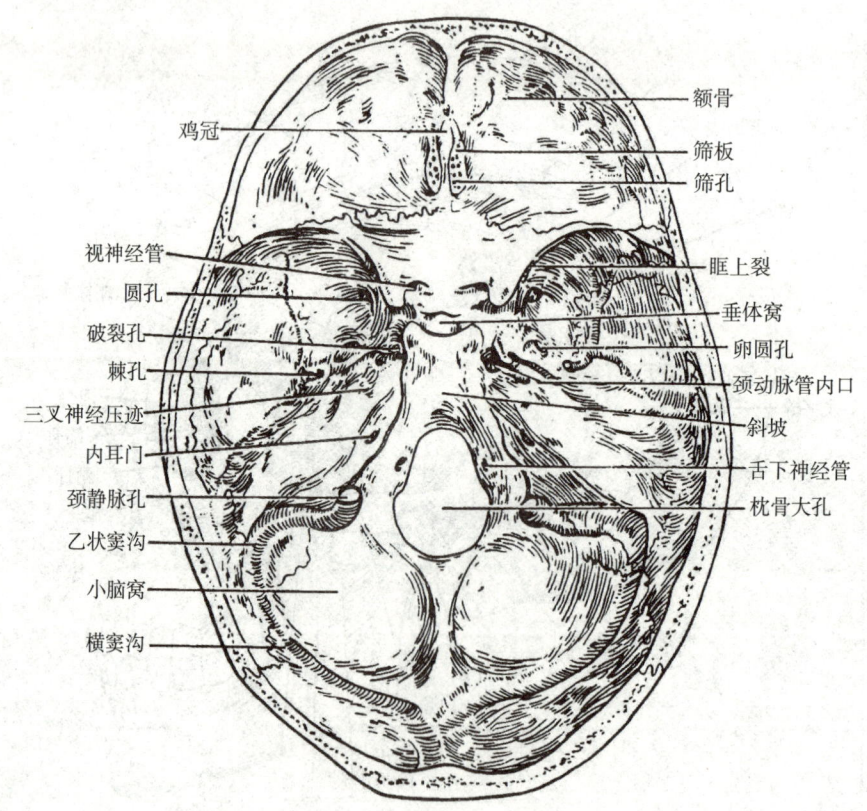

图1-3-27 颅底内面

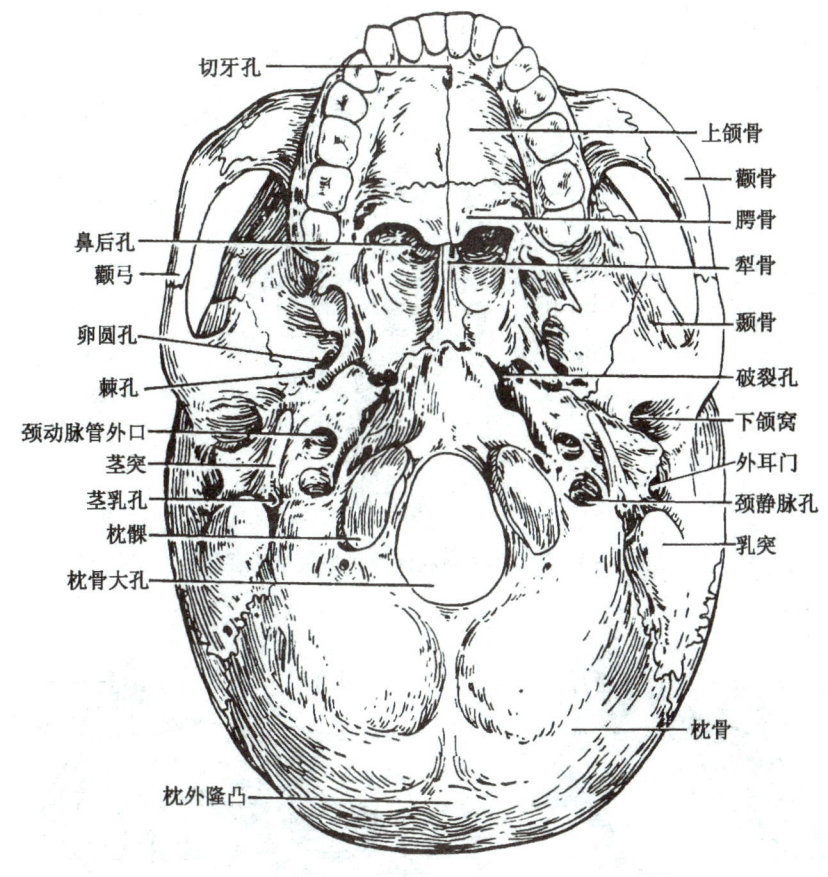

图 1-3-28 颅底外面

4. 颅的前面观（图 1-3-23） 颅的前面从上向下可见眶、骨性鼻腔和不完整的口腔。

(1) 眶 orbit 容纳眼球及其附属结构，呈四面锥体形，底向前外，尖向后内方，经视神经管通入颅腔。眶的上、下缘分别称为眶上缘和眶下缘。眶上缘的中、内 1/3 交界处的眶上切迹（或眶上孔），眶下缘中点的下方有眶下孔。

(2) 骨性鼻腔 bony nasal cavity（图 1-3-29~31） 鼻腔前方开口称梨状孔，后方开口称鼻后孔，通鼻咽，被骨性鼻中隔分为左右两半。鼻腔外侧壁有 3 个卷曲的骨片，分别称为上鼻甲、中鼻甲和下鼻甲（图 1-3-31）。下鼻甲为独立骨块，上、中鼻甲都属于筛骨的一部分。每个鼻甲下方的腔隙，称为上鼻道、中鼻道和下鼻道。

(3) 鼻旁窦 paranasal sinuses（图 1-3-29~31） 是上颌骨、额骨、蝶骨及筛骨内的腔隙，均开口于鼻腔。额窦位于额骨内，开口于中鼻道。上颌窦最大，位于鼻腔两侧的上颌骨内，开口于中鼻道，由于窦口高于窦底部，故在直立位时不易引流。筛窦位于筛骨内，可分前、中、后 3 群筛小房，前、中群开口于中鼻道，后群开口于上鼻道。蝶窦位于蝶骨体内，开口于上鼻甲后上方的蝶筛隐窝。

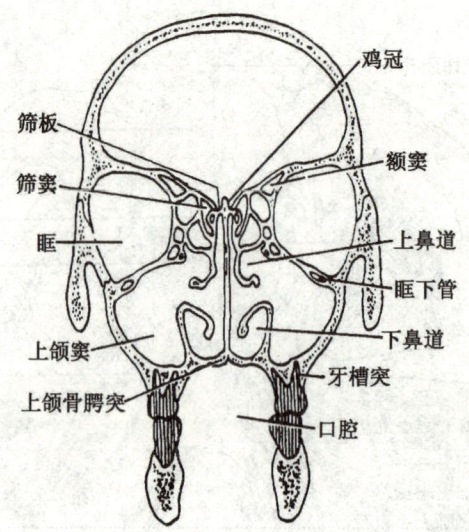

图 1-3-29 颅的冠状切面（通过第 3 磨牙）

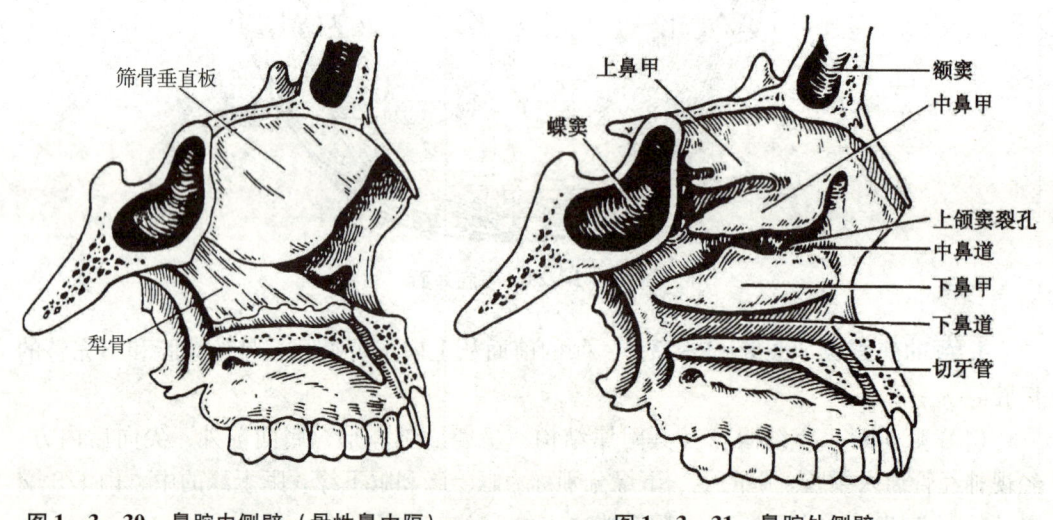

图 1-3-30 鼻腔内侧壁（骨性鼻中隔）　　图 1-3-31 鼻腔外侧壁

5. 颅的侧面（图 1-3-25） 在乳突的前方有外耳门，向内通外耳道。外耳门前方为颧弓，体表可触及。颧弓上方的凹陷称为颞窝，容纳颞肌。在颞窝内，有额、顶、颞、蝶 4 骨的会合处称为翼点。该处的骨质比较薄弱，其内面有脑膜中动脉的前支通过，故翼点处骨折时，容易损伤该动脉，引起颅内血肿。

（四）新生儿颅骨的特征

新生儿颅骨（图 1-3-32）尚没有发育完全，各颅骨之间留有间隙，由结缔组织膜所封闭称为颅囟。最大的囟在矢状缝与冠状缝相交处，呈菱形，称为前囟（额囟），在一岁半左右前囟逐渐闭合。在矢状缝和人字缝相交处，有三角形的后囟（枕囟），在生后 3 个月左右即闭合。前囟在临床上常作为婴儿发育状况和颅内压变化的检查部位之一。

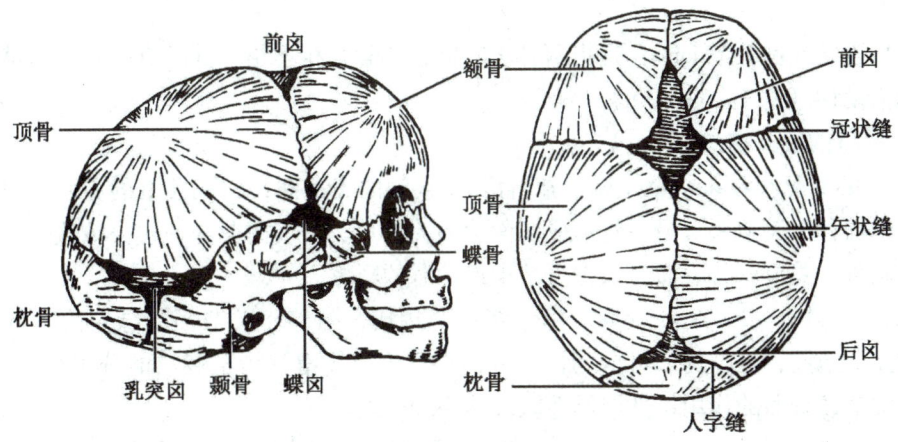

图 1-3-32 新生儿颅（示图）

第二节 关节学

一、概述

骨与骨之间的连结装置称为骨连结。按照连结的不同方式，可分为直接连结和间接连结两种（图1-3-33）。

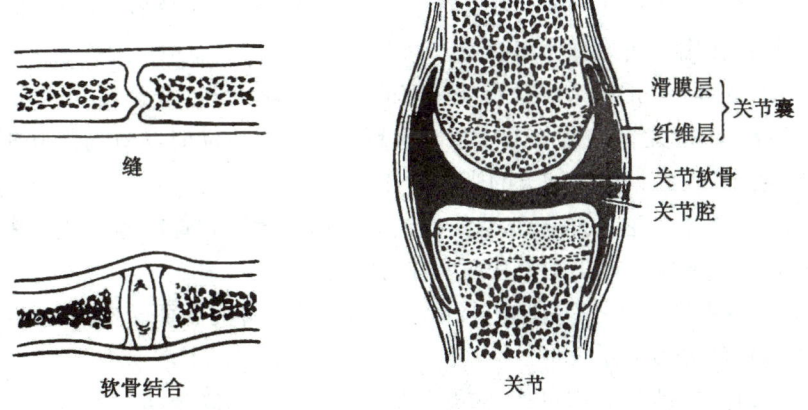

图 1-3-33 骨连结的分类和构造

（一）直接连结

直接连结是指两骨间借纤维结缔组织或软骨相连结，其间无间隙，不能活动或仅有少许活动，如颅骨的缝连结、椎骨棘突间的韧带连结、前臂骨间膜、椎体间的椎间盘和耻骨间的耻骨联合等。

（二）间接连结

间接连结又称关节 joint，是指两骨之间借膜性囊互相连结，其间有腔隙及滑液，有较大的活动性（图1-3-33）。

1. 关节的主要结构

（1）**关节面** articular surface 为两骨互相接触的光滑面，构成关节的骨面，通常一骨形成凸面称为关节头；另一骨形成凹面称为关节窝。关节面覆盖一层关节软骨，多数为透明软骨，关节软骨表面光滑，可减少运动时的摩擦。

（2）**关节囊** articular capsule 由结缔组织构成，附着于关节面周缘及附近的骨面上，封闭关节腔，在结构上可分为内、外两层。内层光滑称为滑膜，能分泌少量滑液，起滑润关节软骨面的作用；外层厚而坚韧称为纤维膜。

（3）**关节腔** articular cavity 为关节囊滑膜层与关节软骨之间所围成的密闭窄隙，内含有少量滑液。关节腔内呈负压，对维持关节的稳固性有一定的作用。

2. 关节的辅助结构 除上述主要结构外，某些关节为适应其特殊功能，需要一些辅助结构，包括韧带、关节盘和半月板、关节唇等。

（1）**韧带** ligament 呈束状或膜状，由致密纤维结缔组织构成，位于关节周围或关节囊内，分别称为囊外韧带或囊内韧带。有稳固关节或限制其过度运动的作用。

（2）**关节盘** articular disc **和半月板** articular meniscus 二者是位于两骨关节面之间的纤维软骨板，能使两骨关节面更为适合，能增加关节的运动范围，并有缓和与减少外力冲击和震荡的作用。

（3）**关节唇** articular labrum 为附着于关节窝周缘的纤维软骨环，有加深关节窝，并扩大关节面的作用，使关节更加稳固。

3. 关节的运动 一般关节都是围绕一定的轴作运动。

（1）**屈和伸** 指关节沿冠（额）状轴进行的运动。运动时两骨前面互相靠拢，角度缩小的称为屈；反之，角度加大的则称为伸。

（2）**内收和外展** 通常是关节沿矢状轴的运动。运动时骨向躯干或正中矢状面靠拢者称为内收；离开躯干或正中矢状面者称为外展。

（3）**旋内和旋外** 骨沿垂直轴进行运动称为旋转。骨的前面转向内侧的称为旋内；反之，旋向外侧的称为旋外。

凡具有二轴或三轴关节均可作环转运动，即关节头原位转动，骨的远端作圆周运动，运动时全骨绘成一圆锥形的轨迹。

二、躯干骨的连结

（一）椎骨间的连结

相邻椎骨之间借椎间盘、韧带和关节相连结。

1. 椎间盘 intervertebral disc（图1-3-34） 相邻两椎体间借椎间盘牢固相连，

椎间盘中央部为髓核，是柔软而富有弹性的胶状物质；周围部为纤维环，由多层纤维软骨环同心圆排列组成，保护髓核并限制髓核向周围膨出。椎间盘既坚韧又有弹性，可缓冲外力对脊柱的震动，又可增加脊柱的运动幅度。

椎间盘突出症　当成年人由于椎间盘的退行性改变，在过度劳损、体位骤变、猛力动作或暴力撞击下，使纤维环破裂，髓核多向后外侧突出，常压迫脊神经根，形成椎间盘突出症。由于腰椎负重及活动度最大，故此病多发生于腰部。

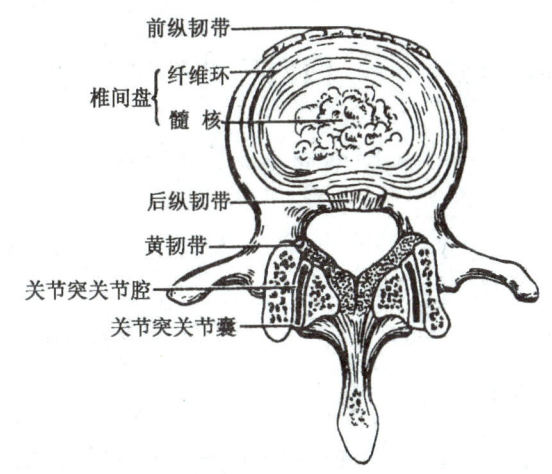

图 1-3-34　椎间盘和关节突关节

2. 韧带（图1-3-35）

（1）前纵韧带 anterior longitudinal ligament　为全身最长的韧带，很坚韧，位于椎体和椎间盘前面，有限制脊柱过度后伸和防止椎间盘向前突出的作用。

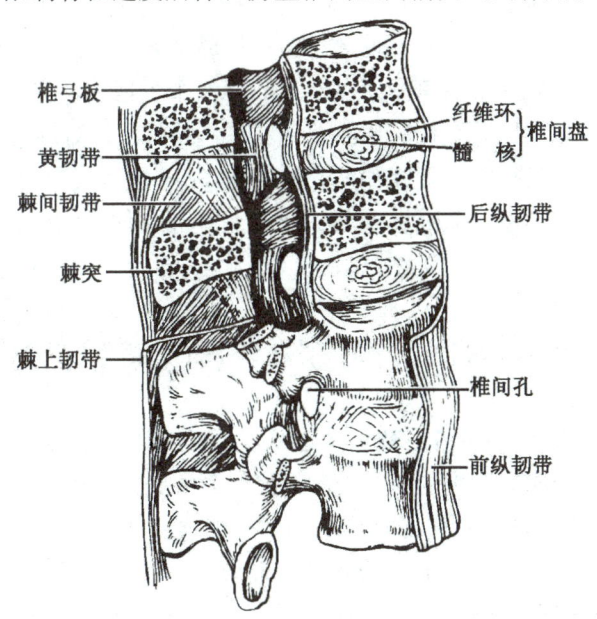

图 1-3-35　脊柱的韧带

(2) 后纵韧带 posterior longitudinal ligament 位于椎体和椎间盘后面（即椎管前壁），它较前纵韧带狭窄，有限制脊柱过度前屈和防止椎间盘向后突出的作用。

(3) 黄韧带 ligamenta flava 位于相邻椎弓板之间的韧带，有限制脊柱过度前屈的作用。

(4) 棘上韧带 supraspinal ligament 是连结各棘突尖之间的纵行韧带，有限制脊柱前屈的作用。而在颈部，从颈椎棘突尖向后扩展成三角形板状的弹性膜层，称为项韧带。

(5) 棘间韧带 interspinal ligament 位于相邻棘突之间的韧带，前接黄韧带，后接棘上韧带或项韧带。

(6) 横突间韧带 intertransverse ligament 位于相邻横突之间的韧带。

3. 关节

(1) 关节突关节 zygapophyseal joint（图1-3-34） 由相邻椎骨的上、下关节突构成，属于平面关节，可作轻微滑动。

(2) 腰骶关节 lumbosacral joint 由第5腰椎的下关节突与骶骨的上关节突构成。

（二）脊柱 vertebral column

1. 脊柱的组成（图1-3-36） 由24块分离的椎骨、1块骶骨和1块尾骨，借椎间盘、韧带和关节紧密连结而成。

2. 脊柱的整体观

(1) 脊柱前面观 椎体从上向下逐渐变大，到骶骨上份最宽，因为人体直立时脊柱下部负重较上部大。耳状面以下的骶骨和尾骨，承重骤减，体积逐渐变小。

(2) 脊柱后面观 棘突在背部正中形成纵嵴，位于背部正中线上。颈部棘突短，近水平位；胸部棘突向后下方倾斜，呈叠瓦状；腰部棘突水平，向后伸出。

(3) 脊柱侧面观 成人脊柱有颈、胸、腰、骶4个生理性弯曲。颈曲和腰曲向前突出，而胸曲和骶曲向后突出。脊柱的弯曲使脊柱更具有弹性，对维持人体的重心稳定和减轻震荡有重要意义，且扩大了胸腔和盆腔的容积。

3. 脊柱的功能 支持躯干和保护脊髓；脊柱可作屈、伸、侧屈、旋转和环转运动。

（三）胸廓 thorax

1. 胸廓的组成 由12块胸椎、1块胸骨和12对肋，借椎间盘、韧带和关节连结而成。

2. 胸廓的连结（图1-3-37、38） 肋头关节面与相应胸椎的椎体肋凹构成肋头关节；肋结节关节面与相应胸椎的横突肋凹构成肋横突关节。第1肋软骨与胸骨柄软骨结合；第2~7对肋软骨与胸骨侧缘相应的肋切迹形成胸肋关节；第8~10对肋软骨不直接连于胸骨，而是依次连于上1个肋软骨，形成一对肋弓。第11、12对肋软骨前端游离于腹壁肌层中，又称浮肋。

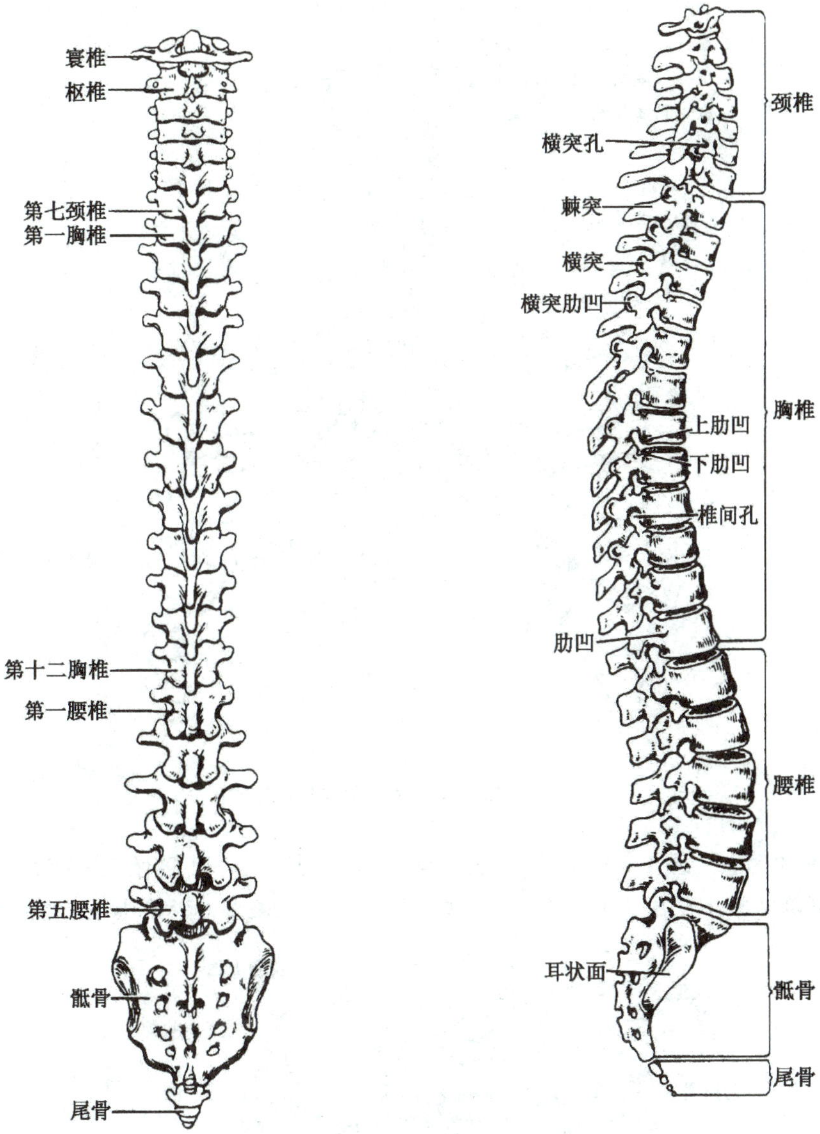

图 1-3-36 脊柱

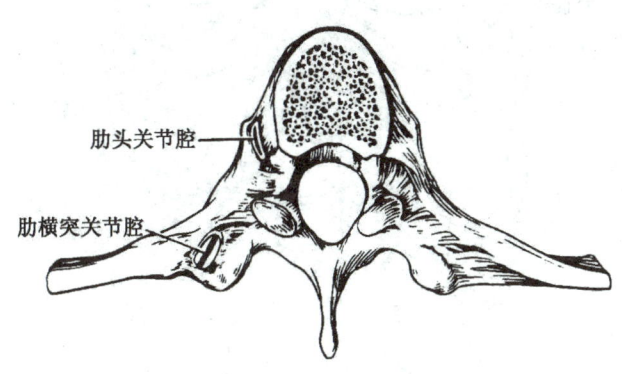

图 1-3-37 肋头关节和肋横突关节

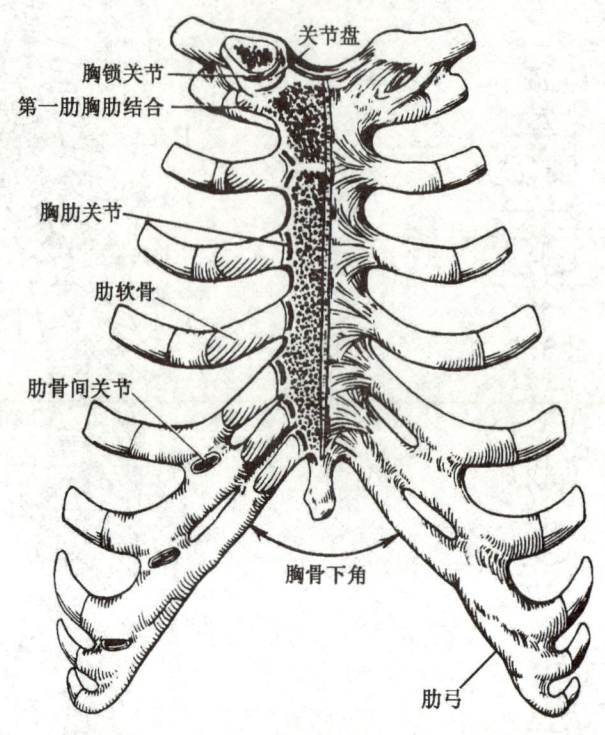

图 1-3-38 胸肋关节和胸锁关节

3. 胸廓的形态（图 1-3-39） 成人胸廓近似圆锥形，其横径长，前后径短，上部狭窄，下部宽阔。胸廓上口由第 1 胸椎、第 1 对肋和胸骨柄上缘围成，为食管、气

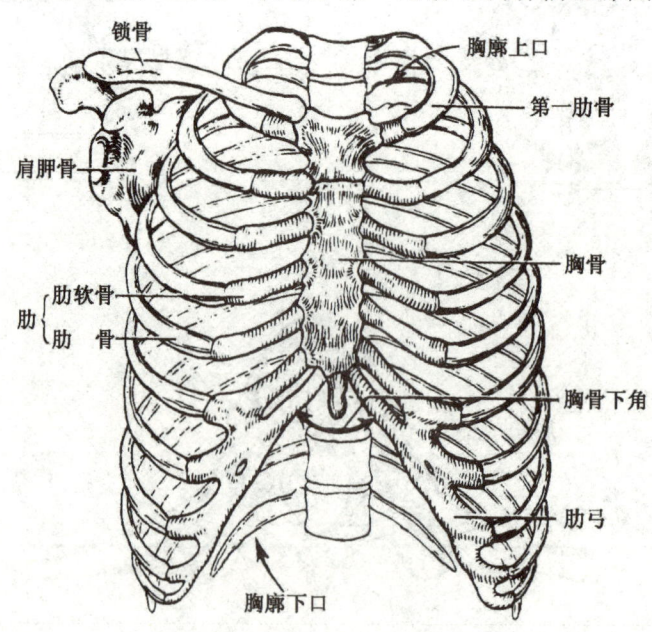

图 1-3-39 胸廓

管、大血管和神经出入胸腔的通道；胸廓下口宽阔而不整齐，由第12胸椎、第11、12对肋、肋弓和剑突共同围成，被膈封闭。胸廓的内腔称为胸腔，容纳心及其大血管、肺、气管、食管和神经等。

4. 胸廓的功能　①保护和支持着胸廓内的重要脏器；②通过胸廓的运动，完成胸式呼吸运动。在肌的作用下，使肋的后端沿着贯穿肋结节与肋头的轴旋转，前端连带胸骨一起作上升和下降运动，使胸廓扩大和缩小，协助吸气和呼气。

三、上肢骨的连结

（一）上肢带骨连结

上肢带骨连结包括胸锁关节和肩锁关节。胸锁关节（图1-3-38）是上肢骨与躯干骨连结的唯一关节，由锁骨的内侧端、胸骨柄相应的锁切迹和第1肋软骨的上面共同构成。肩锁关节（图1-3-40）由肩胛骨肩峰与锁骨肩峰端构成。

（二）自由上肢骨连结

1. 肩关节 shoulder joint（图1-3-40）　由肱骨头与肩胛骨的关节盂构成。其特点是肱骨头大，关节盂小而浅，周缘附有盂唇，关节囊薄而松弛，肱二头肌长头腱通过肩关节囊内。关节囊下壁最为薄弱，故临床以肱骨头前下方脱位为多见。肩关节为人体运动最灵活的关节，能作屈、伸、外展、内收、旋外、旋内和环转运动。

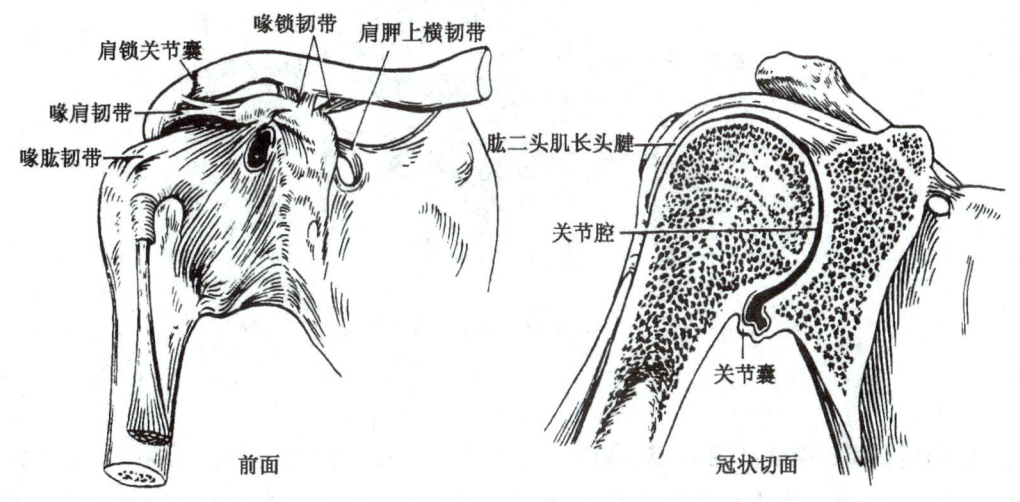

图1-3-40　肩关节

肘关节脱位　肱骨的内上髁、外上髁和尺骨鹰嘴均易在体表摸到。正常人伸肘时，此3点在一条直线上；当屈肘时，3点连成等腰三角形。外伤造成肘关节脱位时，肘部可出现疼痛、畸形及活动受限等关节脱位的一般症状，同时查体可见以上3点的位置关系发生改变。

2. 肘关节 elbow joint（图1-3-41）　由肱骨下端和桡、尺骨上端构成，包括肱尺关节（由肱骨滑车和尺骨滑车切迹构成）、肱桡关节（由肱骨小头和桡骨头上面的关节凹构成）和桡尺近侧关节（由桡骨头环状关节面和尺骨的桡切迹构成）。其特点是上述3个关节在一个共同的关节囊内，有一个共同的关节腔，关节囊的前、后壁薄弱而松弛，两侧有桡侧副韧带和尺侧副韧带加强。桡骨环状韧带位于桡骨环状关节面的周围，防止桡骨头脱出。肘关节主要是做屈、伸运动，同时参与前臂旋前、旋后运动。

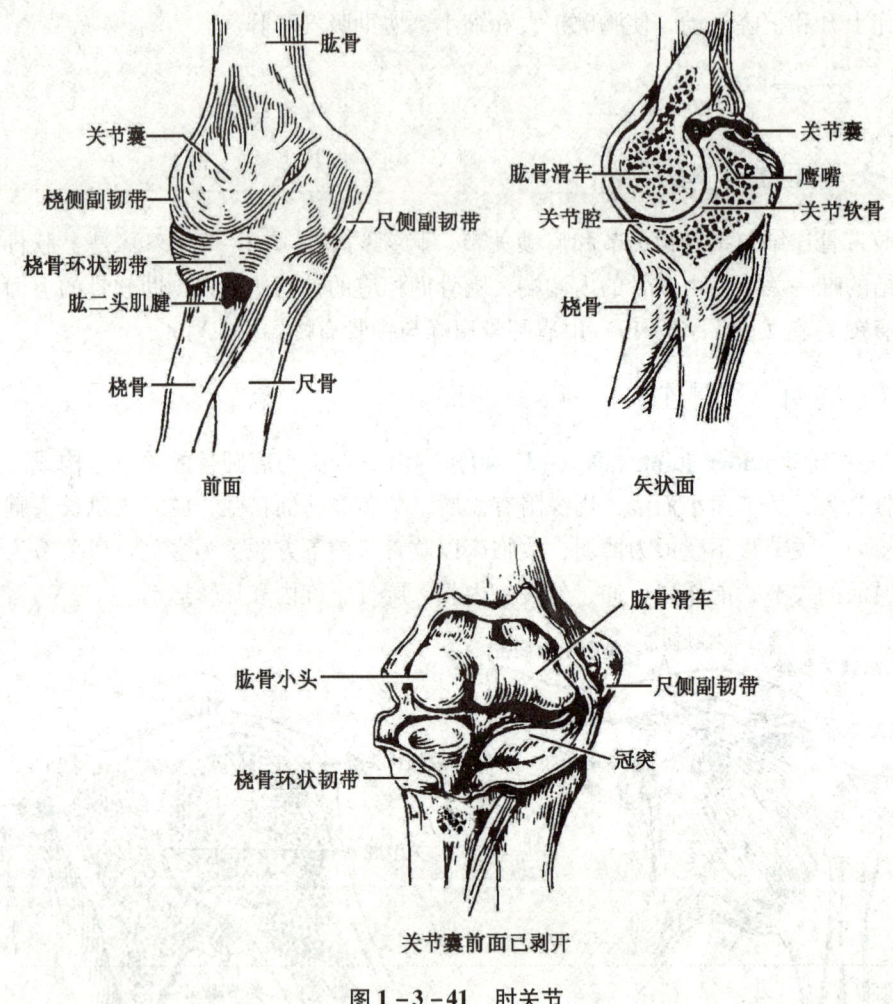

图1-3-41 肘关节

3. 前臂骨间的连结（图1-3-42） 包括上端的桡尺近侧关节、下端的桡尺远侧关节和中间的前臂骨间膜。前臂骨间膜为连结尺骨与桡骨两骨干之间的坚韧纤维膜。桡尺远侧关节由桡骨下端的尺切迹与尺骨头构成。

4. 手关节（图1-3-43） 包括桡腕关节、腕骨间关节、腕掌关节、掌骨间关节、掌指关节和指骨间关节。

桡腕关节 radiocarpal joint 又称腕关节 wrist joint，由桡骨下端的腕关节面和尺骨头下方的关节盘组成的关节窝，与手舟骨、月骨、三角骨的近侧面组成的关节头共同构成。关节囊松弛，囊外有韧带加强。桡腕关节可作屈、伸、收、展和环转运动。

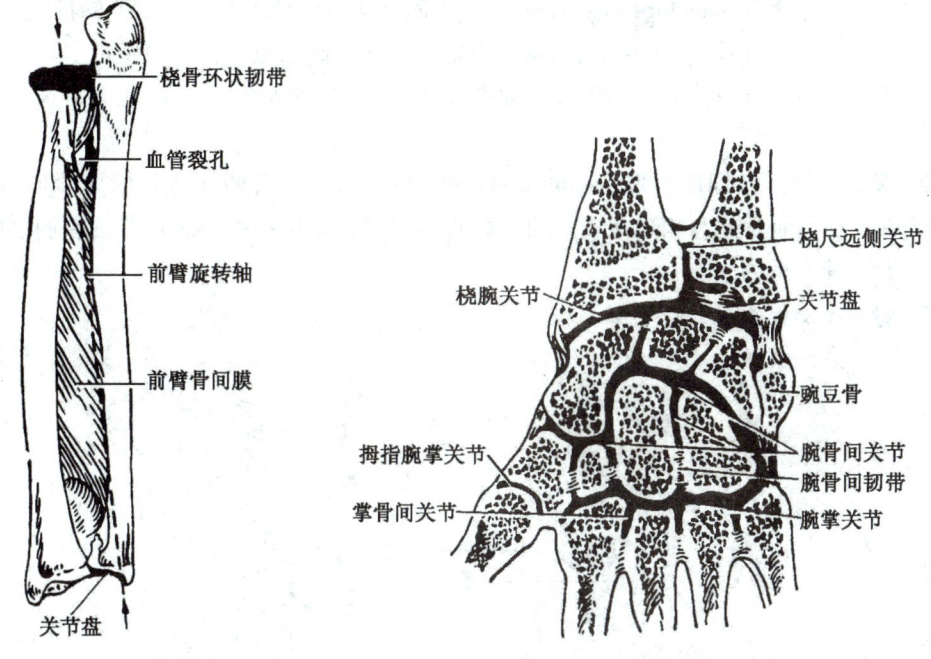

图 1-3-42 前臂骨的连结

图 1-3-43 手关节（冠状切面）

四、下肢骨的连结

（一）下肢带骨连结

1. 髋骨与骶骨的连结 包括骶髂关节和韧带（图1-3-44）。

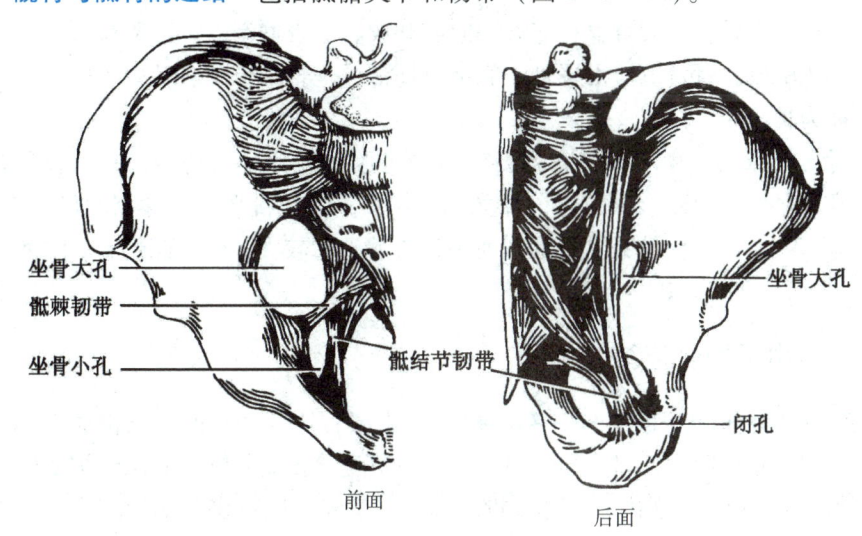

图 1-3-44 骨盆的韧带

（1）**骶髂关节** sacroiliac joint 由骶、髂两骨的耳状面构成。关节囊紧张，并有坚强的韧带进一步加强其稳固性，以适应支持体重的功能。

(2) 骶结节韧带 sacrotuberous ligament　为骶、尾骨的侧缘至坐骨结节的韧带。

(3) 骶棘韧带 sacrospinous ligament　为骶、尾骨的侧缘至坐骨棘的韧带。

上述 2 个韧带与坐骨大、小切迹分别围成坐骨大孔和坐骨小孔，两孔内有神经、血管和肌通过。

2. 髋骨间的连结即耻骨联合 pubic symphysis　由左、右两侧耻骨的耻骨联合面，借纤维软骨性的耻骨间盘相连而成。两侧耻骨相连形成骨性弓称为耻骨弓，它们之间的夹角称为耻骨下角。

3. 骨盆 pelvis（图 1 – 3 – 45）

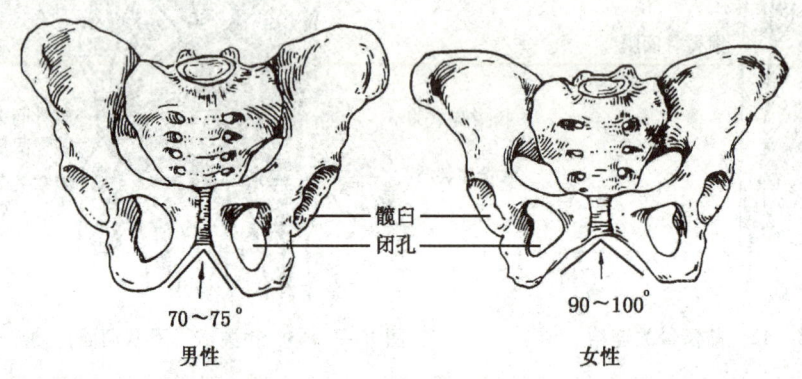

图 1 – 3 – 45　男、女性骨盆

(1) 骨盆的组成　由骶骨、尾骨及左右髋骨借关节和韧带连结而成。其主要功能是支持体重和保护盆腔脏器，在女性还是胎儿娩出的产道。

(2) 骨盆的分部　由骶骨岬至耻骨联合上缘的两侧连线为分界线，可分为上方的大骨盆和下方的小骨盆。大骨盆较宽大，向前开放。小骨盆有上、下两口：骨盆上口由上述的分界线围成，骨盆下口由尾骨、骶结节韧带、坐骨结节和耻骨弓等围成。两口之间的空腔称为骨盆腔。

(3) 骨盆的性差　由于女性骨盆要适应孕育胎儿和分娩的功能，所以骨盆有明显的性别差异。男性骨盆外形窄而长，骨盆上口较小，近似桃形，骨盆腔的形态似漏斗，耻骨下角为 70°~75°。女性骨盆外形宽而短，骨盆上口较大，近似圆形，骨盆腔的形态呈圆桶状，耻骨下角为 90°~100°。

（二）自由下肢骨连结

1. 髋关节 hip joint（图 1 – 3 – 46，47）　由股骨头与髋骨的髋臼构成。其特点是髋臼较深，周缘有髋臼唇，以增强髋臼深度，关节囊紧张而坚韧，后面包被股骨颈的内侧 2/3，使股骨颈骨折有囊内、囊外骨折之分。关节囊周围有多条韧带加强，囊内有股骨头韧带。髋关节囊的后下部相对较薄弱，临床上以后下脱位为多见。髋关节的运动与肩关节类似，即能作屈、伸、内收、外展、旋内、旋外和环转运动，但运动范围较肩关节小，稳定性比肩关节大，以适应支持体重和下肢行走的功能。

2. 膝关节 knee joint（图 1 – 3 – 48）　膝关节是人体内最大、最复杂的关节。由股

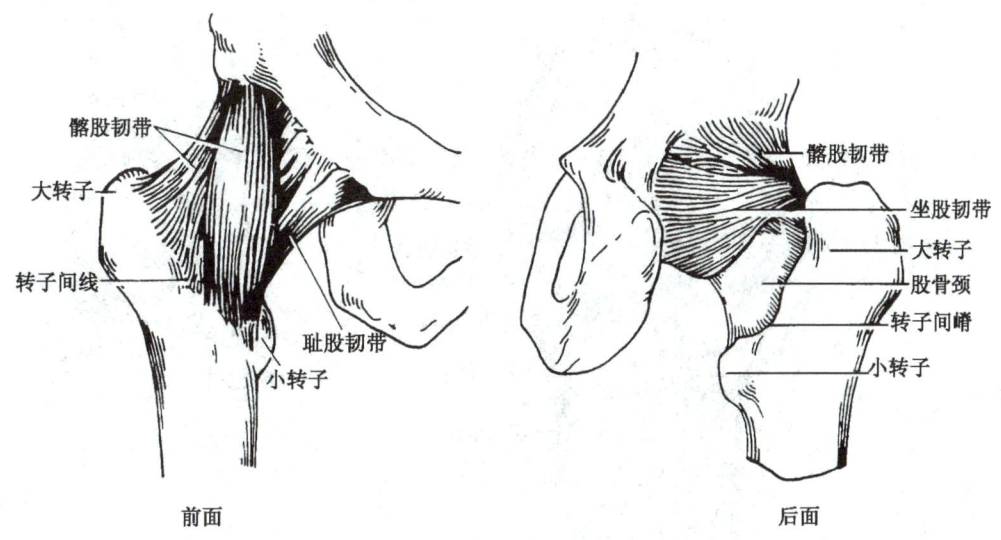

图 1-3-46 右髋关节

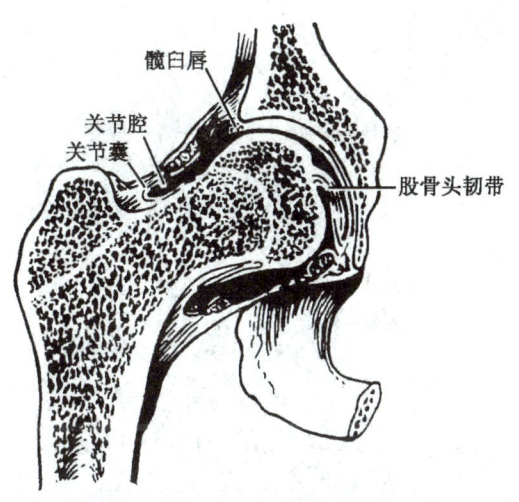

图 1-3-47 髋关节（冠状切面）

骨内、外侧髁，胫骨内、外侧髁和髌骨共同构成。其特点是关节囊宽阔而松弛，囊的前方为髌韧带，囊的两侧有胫侧副韧带和腓侧副韧带，囊内有连接股骨和胫骨之间的前交叉韧带和后交叉韧带，在股骨与胫骨相对的内、外侧髁之间有纤维软骨性的内侧半月板和外侧半月板。膝关节主要能做屈、伸运动。

3. 小腿骨间的连结 包括上端的胫腓关节、下端的胫腓连结和中间的小腿骨间膜。小腿两骨之间几乎不能运动。

4. 足关节（图 1-3-49） 包括距小腿关节、跗骨间关节、跗跖关节、跖骨间关节、跖趾关节和趾骨间关节。

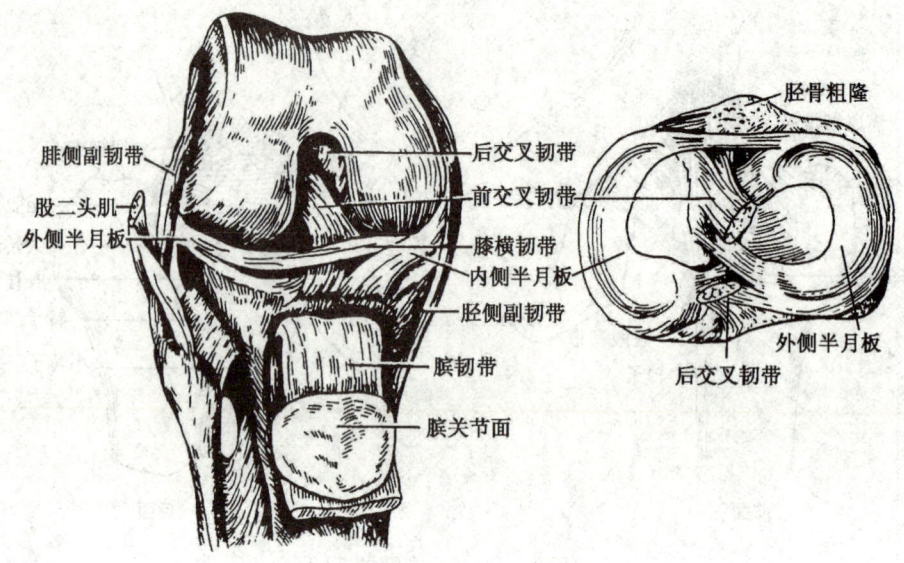

图 1-3-48　膝关节（示内部结构）

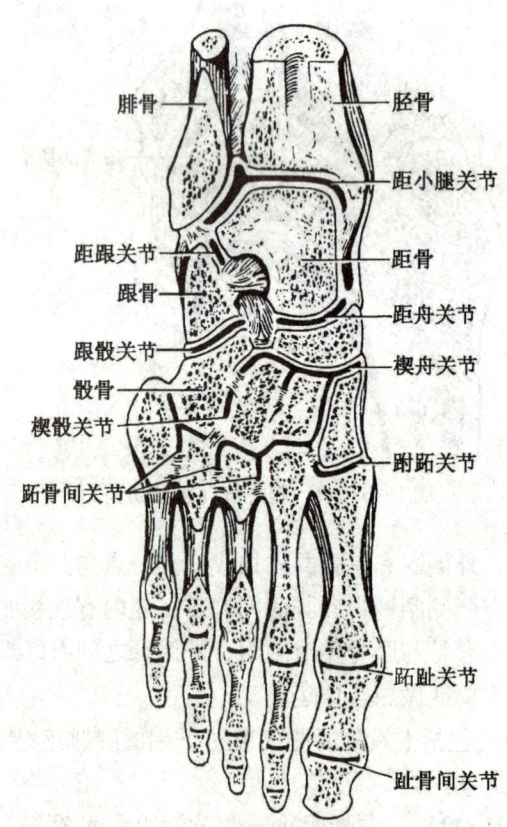

图 1-3-49　足关节（水平切面）

(1) 距小腿关节 talocrural joint（图1-3-50、51）　又名踝关节 ankle joint，由胫、腓两骨下端的踝关节面和距骨滑车构成。其特点是关节囊前、后壁薄而松弛，两侧有韧带增厚加强。内侧韧带坚韧，外侧韧带较薄弱。临床以跖屈、内翻位扭伤为多见。距小腿关节主要可作背屈和跖屈运动。

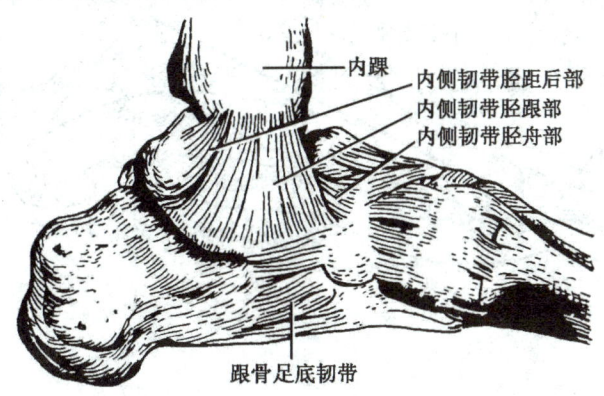

图1-3-50　距小腿关节及其韧带（内侧面）

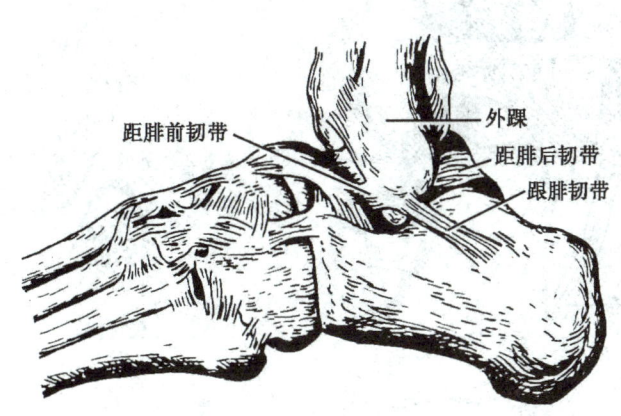

图1-3-51　距小腿关节及其韧带（外侧面）

(2) 足弓（图1-3-52）　为跗骨和跖骨借韧带和肌的牵拉，形成的一个凸向上的弓。足弓可分为前后方向的内、外侧足纵弓和内外侧方向的足横弓。当站立时，足骨仅以跟结节和第1、第5跖骨头三点着地。足弓具有弹性，可在跳跃和行走时缓冲震荡，同时还具有保护足底血管、神经免受压迫的作用。

五、颅骨的连结

各颅骨之间，大多是借缝或软骨相互连结，彼此结合得很牢固。舌骨借韧带和肌与颅底相连，唯一的关节是颞下颌关节。

颞下颌关节 temporomandibular joint（图1-3-53）又名下颌关节，由颞骨的下颌窝和关节结节与下颌骨的下颌头构成，内有关节盘。颞下颌关节属联合关节，两侧必须同时运动，能作开口、闭口、前进、后退及侧方运动。当张口过大、过猛，下颌头和关节盘可一起向前滑出关节窝，造成下颌头脱位。

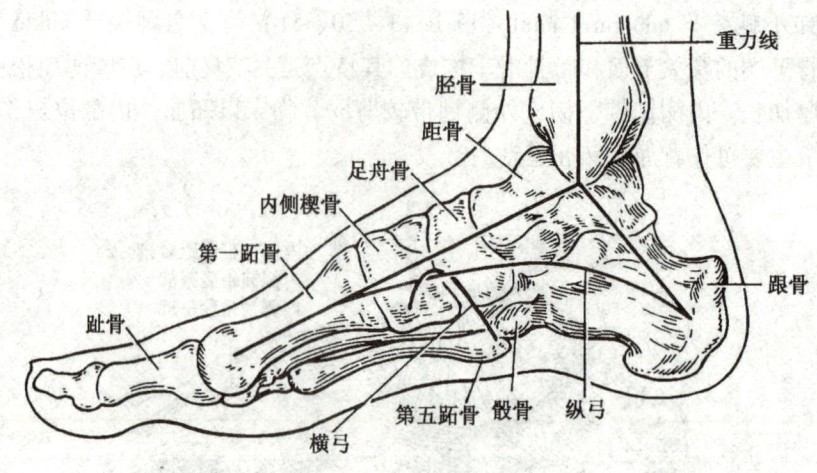

图 1-3-52 足弓

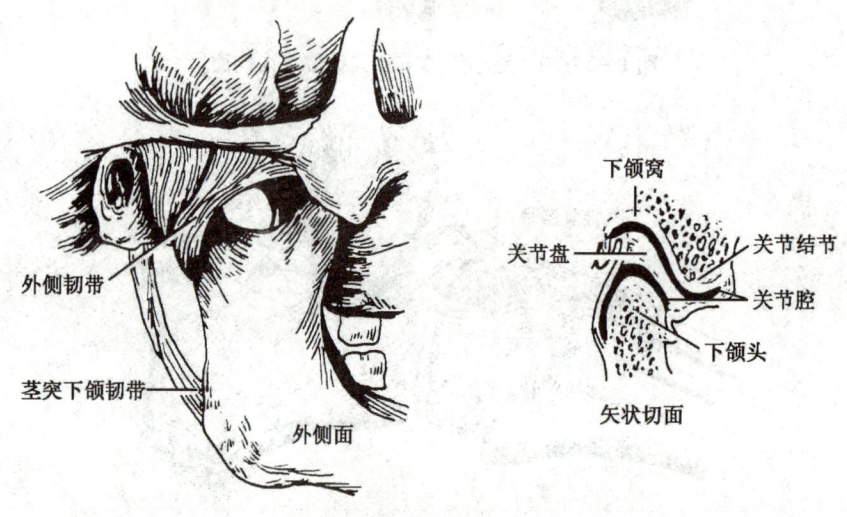

图 1-3-53 颞下颌关节

第三节 肌　学

一、概述

骨骼肌（图 1-3-54、55）是运动系统的动力部分，绝大多数附着于骨骼。人体骨骼肌共有 600 多块，约占体重的 40%。每块骨骼肌是一个器官，具有一定的形态、结构和功能，有丰富的血管和淋巴管分布，并接受神经的支配，直接受人的意志控制。

（一）肌的形态和构造

肌的形态分为长肌、短肌、扁肌和轮匝肌 4 种（图 1-3-56）。长肌多见于四肢，收缩时肌显著缩短而引起大幅度的运动；短肌多分布于躯干，具有明显的节段性，收缩时运动幅度较小；扁肌扁而薄，多分布于胸、腹壁，收缩时除运动躯干外，还对内脏起保护和支持作用；轮匝肌多呈环形，位于孔、裂的周围，收缩时使孔裂关闭。

骨骼肌由肌腹和肌腱两部分构成。肌腹多数位于肌的中间部分，主要由大量的肌纤维构成，色红，柔软而有收缩力。肌腱多数位于肌腹的两端，附着于骨表面，主要由致密结缔组织构成，色白，坚韧而无收缩力，但能抵抗很大的牵引力。

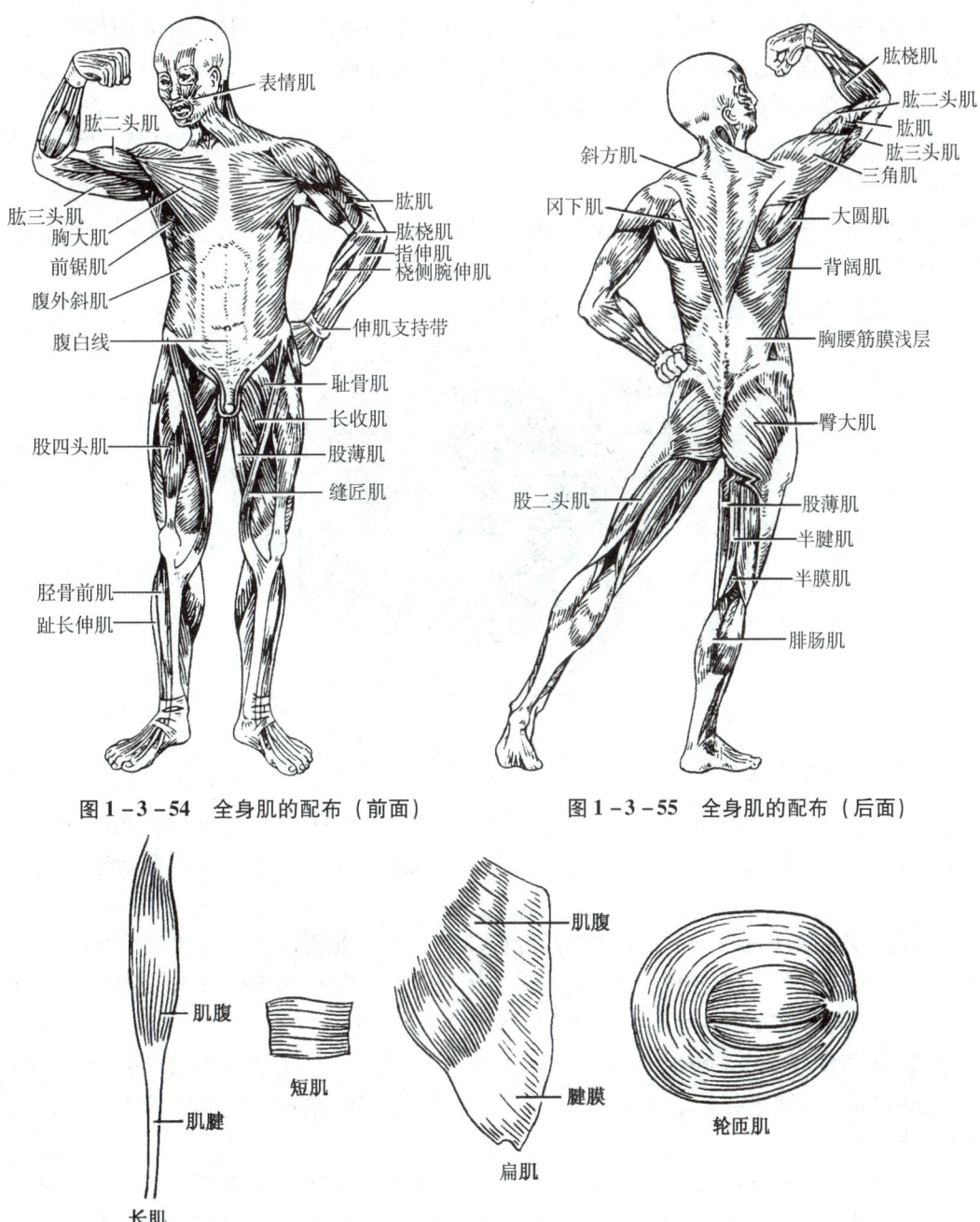

图 1-3-54　全身肌的配布（前面）　　图 1-3-55　全身肌的配布（后面）

图 1-3-56　肌的形态

(二) 肌的起止和作用

肌一般以两端的肌腱附着于骨上,中间跨过一个或多个关节。当肌收缩时,牵动骨骼,产生运动。肌收缩时,通常一骨的位置相对固定,另一骨的位置相对移动。通常把肌在固定骨上的附着点称为起点或定点,在移动骨上的附着点称为止点或动点。一般接近身体正中线或肢体近侧端的附着点是起点,反之是止点。

肌有两种作用:一种是静力作用,即肌具有一定的张力,使身体各部之间保持一定的姿势,如站立、坐位和体操中的静止动作;另一种是动力作用,即肌具有一定的收缩力,使身体完成各种动作,如伸手取物、行走和跑跳等。

(三) 肌的辅助结构

肌的辅助结构有筋膜、滑膜囊和腱鞘等,具有保持肌的位置、减少运动时的摩擦和保护等功能。

1. 筋膜 fascia (图1-3-57) 筋膜位于肌的表面,分为浅筋膜和深筋膜两种。

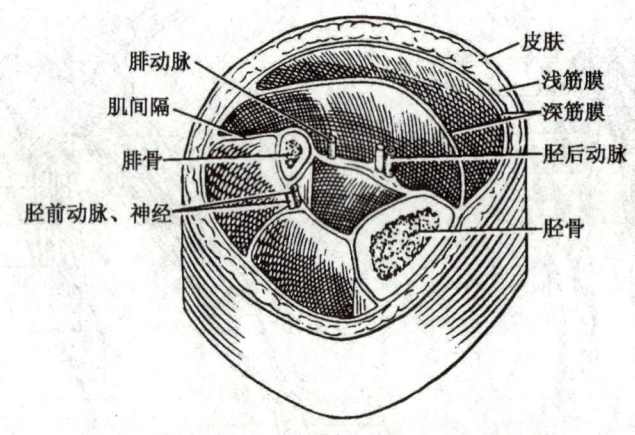

图1-3-57 右侧小腿中部横切面(示筋膜)

(1) 浅筋膜 superficial fascia 又称为皮下筋膜,位于皮下,由疏松结缔组织构成,内含脂肪(皮下脂肪),对保持体温有一定作用。临床上皮下注射,即将药液注入浅筋膜内。

(2) 深筋膜 deep fascia 又称为固有筋膜,位于浅筋膜深面,由致密结缔组织构成,深筋膜包被每块肌,并深入到各肌层之间,形成各肌的筋膜鞘。此外,深筋膜还包绕血管、神经形成血管神经鞘,包裹腺体形成腺体的被膜。

2. 滑膜囊 synovial bursa 为一密闭的结缔组织扁囊,内有少量滑液,多位于肌腱与骨面之间,可减少两者之间的摩擦。滑膜囊在慢性损伤和感染时,形成滑膜囊炎,影响肢体的运动功能。

3. 腱鞘 tendinous sheath (图1-3-58) 为套在肌腱周围的鞘管,多位于手和足摩擦较大部位,如腕部、踝部、手指掌侧和足趾跖侧等处。腱鞘由外层的腱纤维鞘(纤维层)和内层的腱滑膜鞘(滑膜层)构成。腱鞘起约束肌腱的作用,并可减少肌腱与骨面的摩擦。临床上常见的腱鞘炎，严重时局部呈结节性肿胀，引起局部疼痛和活动受限。

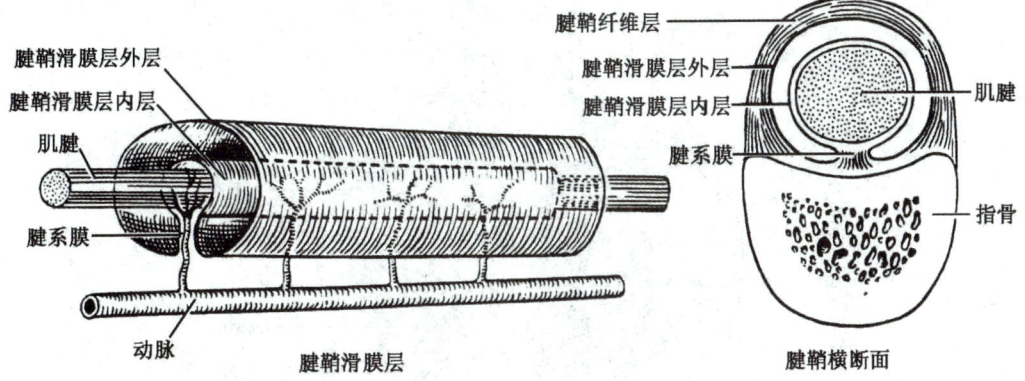

图 1-3-58 腱鞘示意图

二、躯干肌

躯干肌主要包括背肌、胸肌、腹肌和膈。

（一）背肌

背肌（图 1-3-59）为位于躯干后面的肌群，可分为浅、深两层。浅层主要有斜方肌和背阔肌；深层主要有竖脊肌。

1. 斜方肌 trapezius 位于项部及背上部浅层，为三角形的扁肌，两侧相合成斜方形。起自枕外隆凸、项韧带和全部胸椎棘突，止于锁骨外侧 1/3、肩胛骨的肩峰和肩胛冈。

作用：上部肌束收缩可上提肩胛骨，下部肌束收缩可下降肩胛骨，两侧同时收缩使肩胛骨向脊柱靠拢。

2. 背阔肌 latissimus dorsi 位于背下部和胸的后外侧，为全身面积最大的扁肌，呈三角形。该肌起自下 6 个胸椎和全部腰椎的棘突、骶正中嵴及髂嵴后部，以扁腱止于肱骨小结节嵴。

作用：使肩关节内收、旋内和后伸；当上肢上举被固定时，可上提躯干（引体向上）。

3. 竖脊肌 erector spinae 又称骶棘肌，为背肌中最长、最大的肌，纵列于脊柱两侧的背纵沟内。起自骶骨背面及髂嵴的后部，向上分出许多肌束，沿途止于椎骨、肋骨和颞骨乳突。

作用：使脊柱后伸和头后仰，是强有力的伸肌，对保持人体直立姿势有重要作用。

（二）胸肌

胸肌主要有胸大肌和肋间肌。

1. 胸大肌 pectoralis major（图 1-3-60） 位置表浅，呈扇形覆盖胸廓前壁的大部。该肌起自锁骨的内侧半、胸骨和第1~6肋软骨等处，以扁腱止于肱骨大结节嵴。

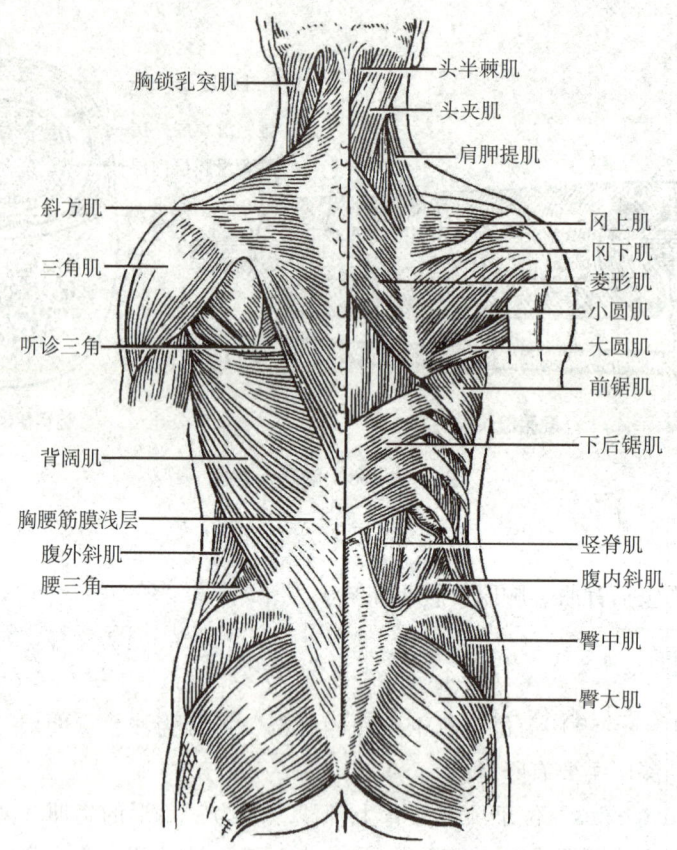

图1-3-59 背肌（右侧斜方肌、背阔肌已切除）

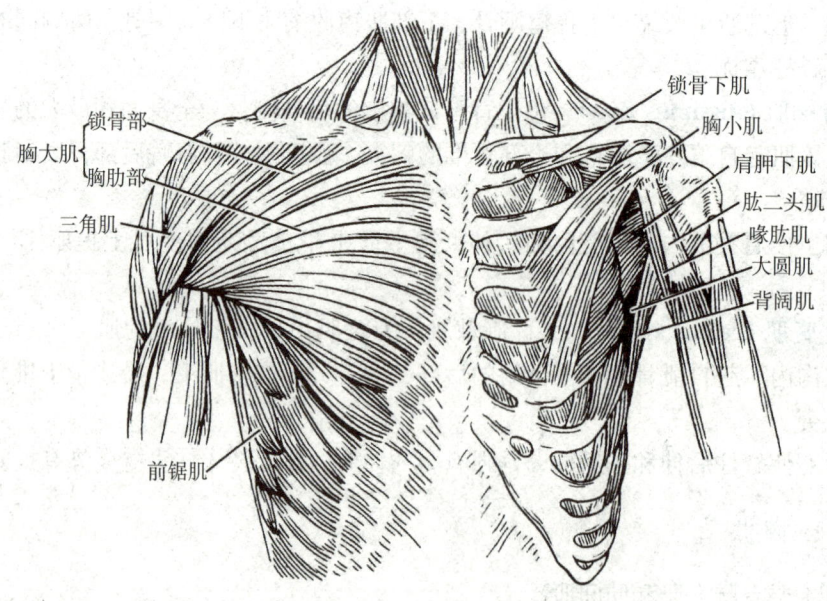

图1-3-60 胸肌（左侧胸大肌、三角肌已切除）

作用：可使肱骨内收、旋内和前屈；当上肢上举固定时，可上提躯干（引体向上）；并上提肋，协助吸气。

2. 肋间肌（图1-3-61） 包括肋间外肌和肋间内肌。肋间外肌 intercostales externi 位于各肋间隙的浅层，起自肋骨的下缘，肌束斜向前下，止于下一肋骨的上缘。肋间内肌 intercostales interni 位于肋间外肌的深面，起自肋骨的上缘，肌束斜向后上，止于上一肋骨的下缘。

作用：肋间外肌能提肋，助吸气；肋间内肌能降肋，助呼气。

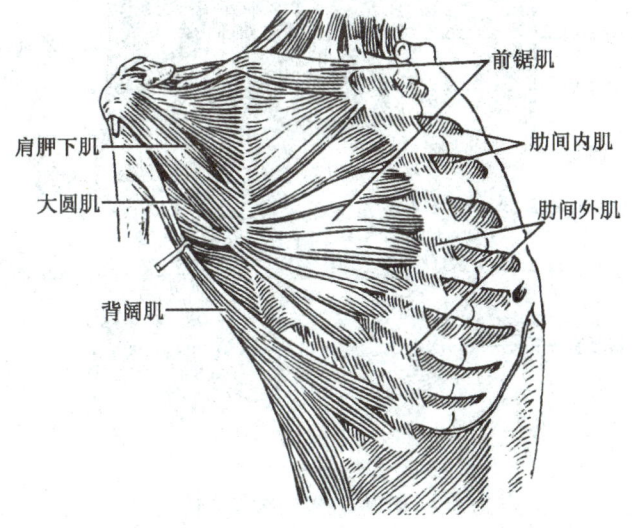

图1-3-61 前锯肌和肋间肌

（三）膈

膈 diaphragm（图1-3-62）位于胸腔和腹腔之间，为向上膨隆呈穹隆状的扁肌，其周围为肌性部，起自胸廓下口内面及第2、3腰椎前面，各部肌束向中央集中移行于腱性部称为中心腱。

膈上有3个裂孔：①主动脉裂孔在膈与脊柱之间，位于第12胸椎前方，有主动脉和胸导管通过；②食管裂孔位于主动脉裂孔的左前方，约平第10胸椎，有食管和左、右迷走神经通过；③腔静脉孔位于食管裂孔右前方的中心腱内，约平第8胸椎，有下腔静脉通过。

作用：膈为主要的呼吸肌。收缩时，膈的圆顶下降，胸腔容积扩大，引起吸气；舒张时，膈的圆顶上升恢复原位，胸腔容积减小，引起呼气。膈与腹肌同时收缩，则能增加腹压，可协助排便、呕吐、咳嗽和分娩等活动。

（四）腹肌

腹肌可分为前外侧群和后群。前外侧群形成腹腔的前外侧壁，主要包括腹直肌、腹外斜肌、腹内斜肌和腹横肌（图1-3-63）。后群有腰大肌和腰方肌（图1-3-62）。

1. 腹直肌 rectus abdominis 位于腹前壁正中线两旁，居腹直肌鞘中。该肌起自耻

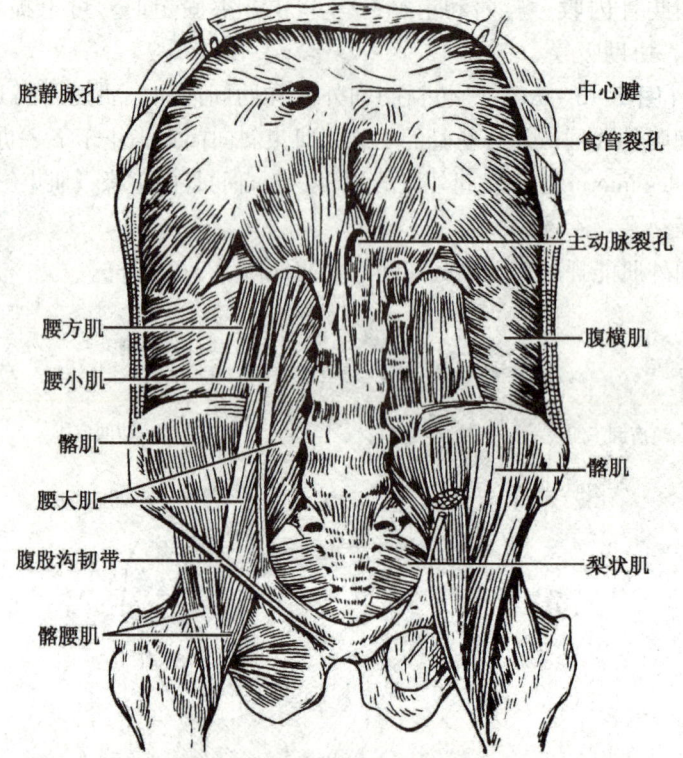

图 1-3-62 膈和腹后壁肌

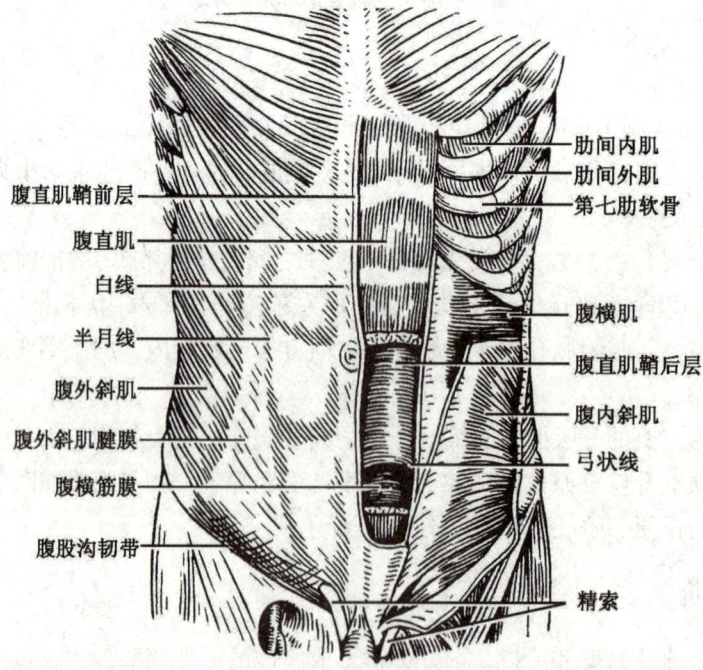

图 1-3-63 腹前壁肌

骨联合与耻骨结节之间，肌束向上止于胸骨剑突和第 5~7 肋软骨的前面。肌的全长被 3~4 条横行的腱划分成多个肌腹。

2. 腹外斜肌 obliquus externus abdominis 位于腹前外侧壁浅层，为一宽阔扁肌。该肌起自下 8 肋外面，肌束由后外上方斜向前内下方，一部分止于髂嵴，而大部分在腹直肌外侧缘处移行为腹外斜肌腱膜。该腱膜向内侧参与腹直肌鞘前层的构成，腱膜的下缘卷曲增厚连于髂前上棘与耻骨结节之间形成腹股沟韧带。

3. 腹内斜肌 obliquus internus abdominis 位于腹外斜肌深面。该肌起自胸腰筋膜、髂嵴和腹股沟韧带外侧半，大部分肌束向内上方，下部肌束向内下方，在腹直肌外侧缘移行为腹内斜肌腱膜。该腱膜向内侧分为前后两层并包裹腹直肌，参与腹直肌鞘前后两层的构成。

4. 腹横肌 transversus abdominis 位于腹内斜肌深面。该肌起自下 6 肋内面、胸腰筋膜、髂嵴和腹股沟韧带外侧部，肌束向前内横行，在腹直肌外侧缘移行为腹横肌腱膜。该腱膜参与腹直肌鞘后层的构成。

作用：腹前外侧群肌共同保护和支持腹腔脏器，收缩时可以缩小腹腔，增加腹压，以协助呼气、排便、分娩、呕吐和咳嗽等活动。该肌群还可使脊柱做前屈、侧屈及旋转等运动。

三、上肢肌

上肢肌按其所在部位，可分为肩肌、臂肌、前臂肌和手肌。

（一）肩肌

肩肌（图 1-3-64）位于肩关节周围，包括三角肌、冈上肌、冈下肌、小圆肌、大圆肌和肩胛下肌等。

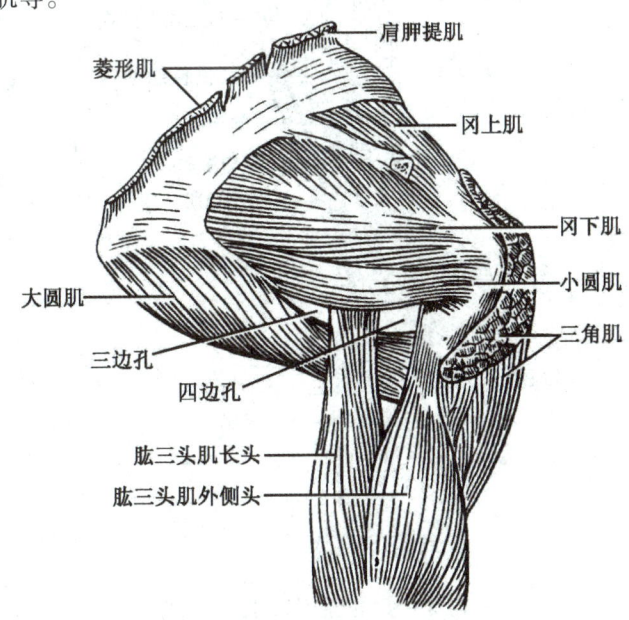

图 1-3-64 肩肌（后面）

三角肌 deltoid 位于肩部，是肩部的主要肌肉，呈三角形。该肌起自锁骨的外侧段、肩峰和肩胛冈，肌束从前、后和外侧包围肩关节，止于肱骨体外侧的三角肌粗隆。上肢肌肉注射常选该肌。腋神经受损可致该肌瘫痪萎缩。

作用：主要是使肩关节外展，前部肌束可以使肩关节屈和旋内，后部肌束能使肩关节伸和旋外。

（二）臂肌

臂肌位于肱骨周围，可分为前群和后群。前群包括肱二头肌、喙肱肌和肱肌；后群为肱三头肌和肘肌（图 1-3-65、66）。

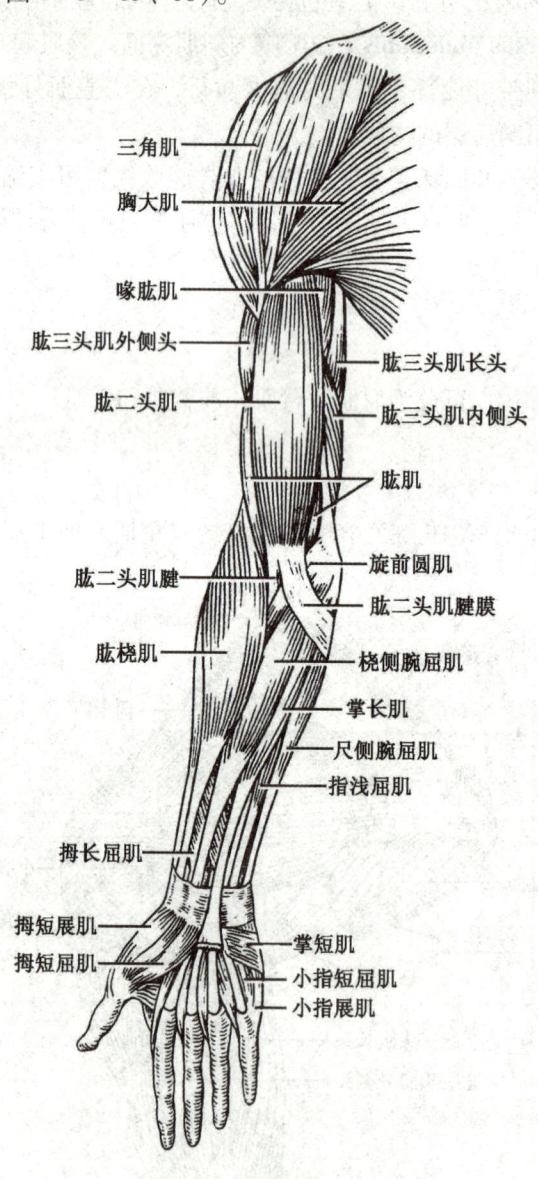

图 1-3-65 上肢浅层肌（前面）

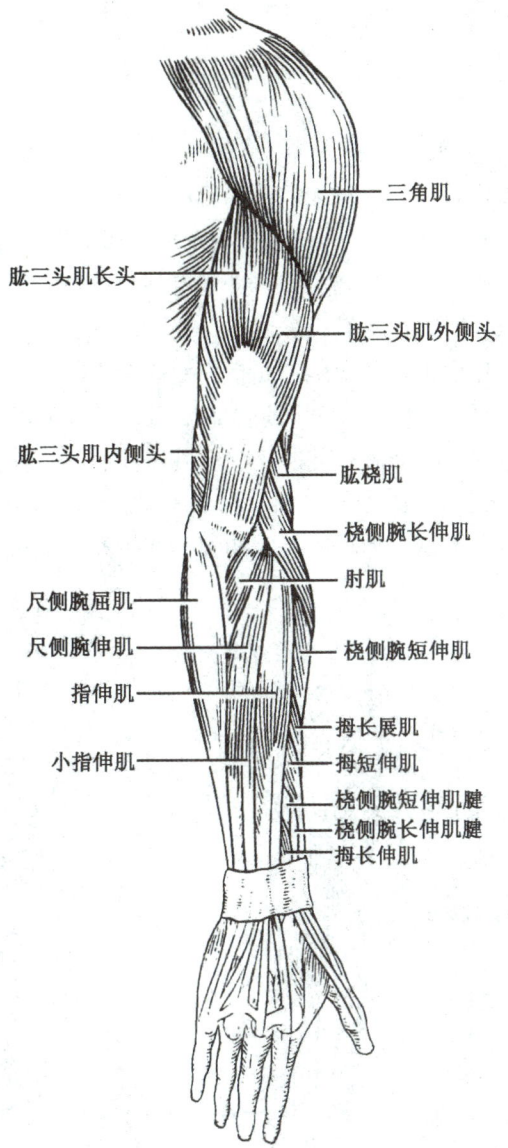

图 1-3-66　上肢浅层肌（后面）

1. 肱二头肌 biceps brachii　位于臂的前面浅层。该肌起端有长、短两头，长头以长腱起自肩胛骨盂上结节，穿经肩关节囊；短头在内侧，起自肩胛骨喙突。两头在臂中部会合成一肌腹，向下延续为肌腱，止于桡骨粗隆。

作用：主要为屈肘关节。

2. 肱肌 brachialis　位于肱二头肌深面。该肌起自肱骨体下半部的前面，止于尺骨粗隆。

作用：屈肘关节。

3. 肱三头肌 triceps brachii　位于臂的后面。该肌起端有 3 个头，长头起自肩胛骨盂下结节；外侧头与内侧头起自肱骨后面，三头向下合为一个肌腹，以扁腱止于尺骨鹰嘴。

作用：主要是伸肘关节。

(三) 前臂肌

前臂肌位于尺骨和桡骨周围，分为前群和后群。

1. 前群（图1-3-65、67） 位于前臂的前面，可分浅、深两层，共9块。浅层：自桡侧向尺侧依次为肱桡肌、旋前圆肌、桡侧腕屈肌、掌长肌、指浅屈肌和尺侧腕屈肌；深层：桡侧有拇长屈肌，尺侧有指深屈肌，桡、尺骨远段的前面有旋前方肌。前群多数起自肱骨内上髁，作用主要为屈腕、屈指和使前臂旋前。

2. 后群（图1-3-66、68） 位于前臂的后面，可分为浅、深两层，共10块肌。浅层：由桡侧向尺侧依次为桡侧腕长伸肌、桡侧腕短伸肌、指伸肌、小指伸肌和尺侧腕伸肌；深层：由近侧向远侧依次为旋后肌、拇长展肌、拇短伸肌、拇长伸肌和示指伸肌。后群多数起自肱骨外上髁，作用主要为伸腕、伸指和使前臂旋后。

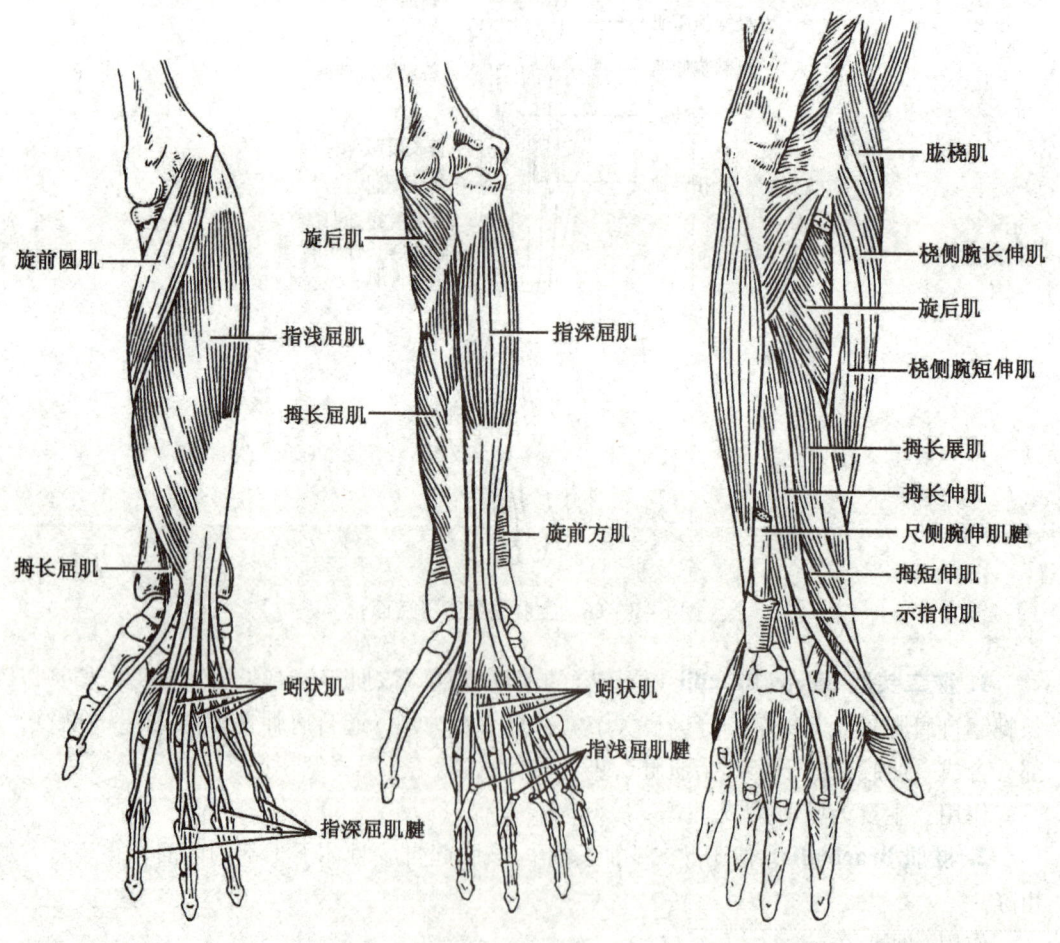

图1-3-67 前臂前群深层肌　　图1-3-68 前臂后群深层肌

(四) 手肌

手指活动有许多肌参与,除有从前臂来的长腱外,还有许多短小的手肌,这些肌都在手掌面,可分为外侧群、中间群和内侧群。

四、下肢肌

下肢肌按其所在部位,可分为髋肌、大腿肌、小腿肌和足肌。

(一) 髋肌

髋肌(图1-3-69、70)位于髋关节周围,可分为前群和后群。前群主要有髂腰肌(图1-3-62),该肌使髋关节前屈和旋外;后群主要包括臀大肌、臀中肌、臀小肌、梨状肌、闭孔内肌、闭孔外肌和股方肌等。

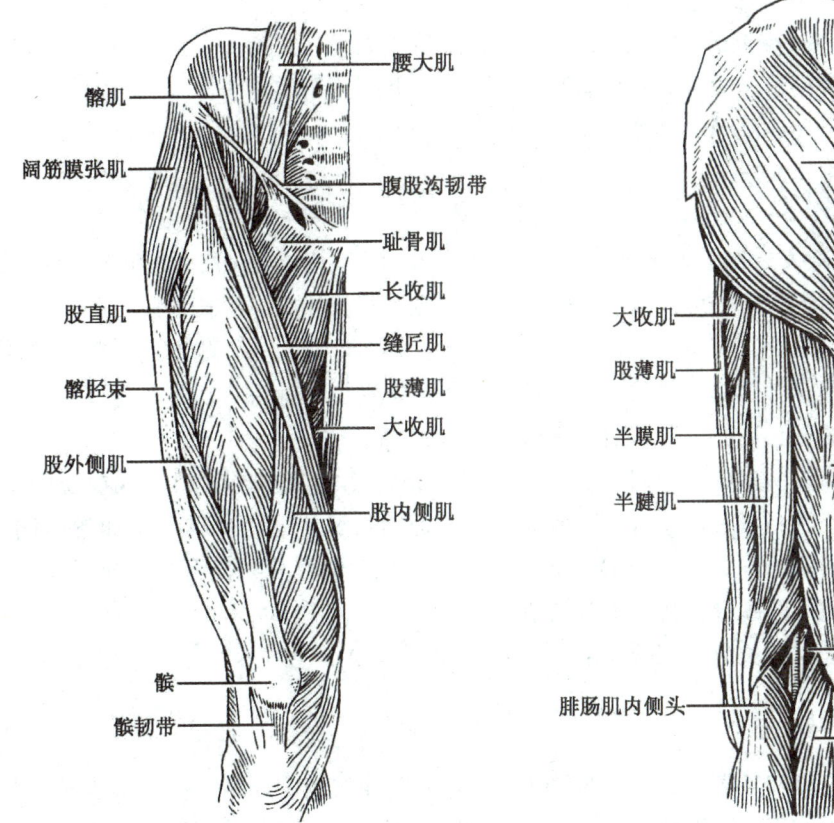

图1-3-69 髋肌和大腿肌前群　　图1-3-70 髋肌和大腿肌后群(浅层)

臀大肌 gluteus maximus 位于臀部皮下,由于直立姿势的影响,故大而肥厚,形成特有的臀部膨隆。该肌起自髂骨外面和骶、尾骨的后面,肌束斜向下外,止于股骨的臀肌粗隆和髂胫束。臀大肌肌束肥厚,其外上1/4部深面无重要血管和神经,故为肌肉注射的常用部位。

作用：使髋关节后伸和旋外，对维持人体直立姿势有重要作用。

（二）大腿肌

大腿肌位于股骨周围，可分为前群、后群和内侧群。前群有缝匠肌和股四头肌；内侧群也称内收肌群，包括耻骨肌、长收肌、股薄肌、短收肌和大收肌；后群有股二头肌、半腱肌和半膜肌。

1. 股四头肌 quadriceps femoris（图 1-3-69） 是全身中体积最大的肌。起端有 4 个头，即股直肌、股内侧肌、股外侧肌和股中间肌，其中股直肌位于大腿前面，起自髂前下棘；股内、外侧肌分别位于股直肌的内、外侧，起自股骨粗线的内、外侧唇；股中间肌位于股直肌的深面，在股内、外侧肌之间，起自股骨体前面。4 个头向下形成一个腱，包绕髌骨的前面和两侧缘，并向下延续为髌韧带，止于胫骨粗隆。

作用：主要为伸膝关节，其中股直肌还可以屈髋关节。当小腿屈曲时叩击髌韧带，可引出膝跳反射（伸小腿动作）。

2. 股二头肌 biceps femoris（图 1-3-70） 位于大腿后面外侧。该肌有长、短两头，长头起自坐骨结节，短头起自股骨粗线，两头合并，止于腓骨头。

作用：主要可屈膝关节、伸髋关节。

（三）小腿肌

小腿肌（图 1-3-71、72）位于胫骨和腓骨周围，可分为前群、外侧群和后群。前群位于小腿骨前方，自胫侧向腓侧依次为胫骨前肌、拇长伸肌、趾长伸肌，胫骨前肌作用为使足背屈、内翻，其余两肌作用与名称一致，并使足背屈；外侧群位于腓骨的外侧，有腓骨长肌和腓骨短肌，使足外翻和跖屈；后群位于小腿骨后方，可分为浅层的小腿三头肌和深层的趾长屈肌、胫骨后肌和拇长屈肌。

小腿三头肌 triceps surae（图 1-3-72）由腓肠肌和比目鱼肌构成。腓肠肌位于小腿骨后方的浅层，腓肠肌有内、外侧 2 个头，分别起自股骨内、外侧髁后上面的两侧。比目鱼肌位于腓肠肌的深面，起自胫、腓骨上端的后面。3 个头会合组成小腿三头肌，向下移行为一个粗大的跟腱，止于跟骨结节。

作用：主要是屈膝关节和屈踝关节（跖屈），对维持人体直立姿势也有重要作用。

（四）足肌

足肌可分足背肌和足底肌。足背肌较弱小，是使趾伸的肌。足底肌的配布情况与手掌的肌近似，主要作用在于维持足弓。

五、头颈肌

头颈肌按其所在部位，可分为头肌和颈肌。

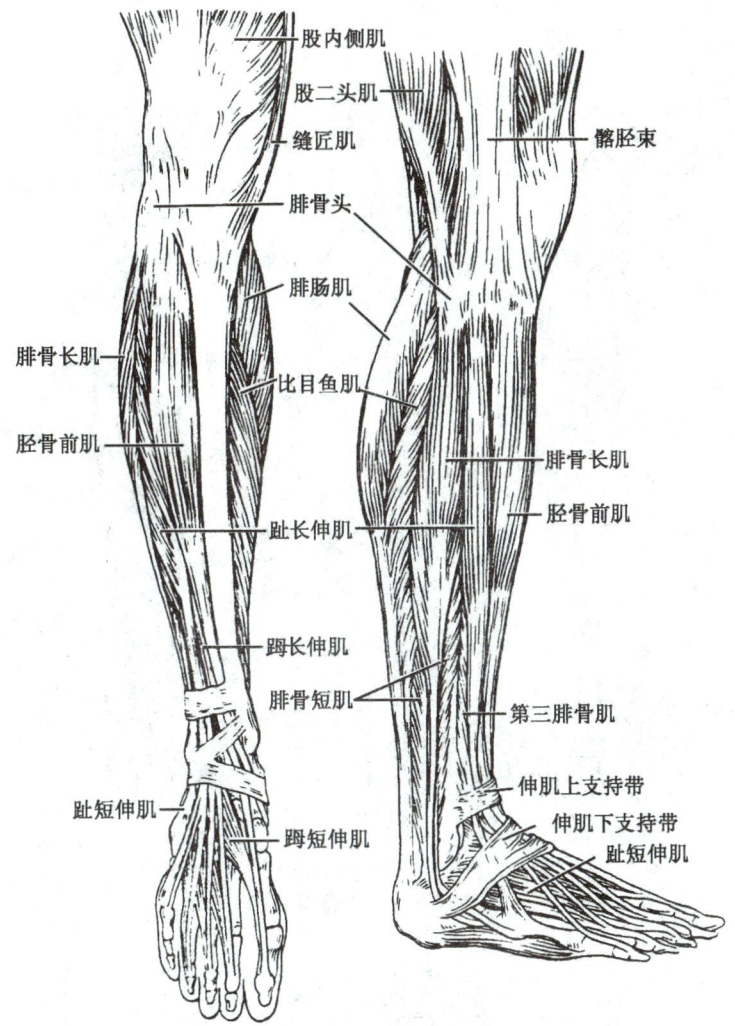

图 1-3-71 小腿肌前群和外侧群

(一) 头肌

头肌（图 1-3-73、74）可分为面肌和咀嚼肌两部分。面肌均与表情有关，又称表情肌，主要包括枕额肌、眼轮匝肌、口轮匝肌和颊肌；咀嚼肌均与咀嚼动作有关，包括咬肌、颞肌、翼外肌和翼内肌。

1. 枕额肌 occipitofrontalis 覆盖于颅盖外面，阔而薄，由两个肌腹以及中间的帽状腱膜组成。枕腹起自枕骨，止于帽状腱膜，可向后牵拉腱膜；额腹起自帽状腱膜，止于额部皮肤，收缩时可扬眉、皱额。

2. 眼轮匝肌 orbicularis oculi 肌纤维环绕于眼裂周围，呈扁椭圆形。

作用：使眼裂闭合。

3. 口轮匝肌 orbicularis oris 肌纤维环绕口裂。

作用：使口裂闭合。

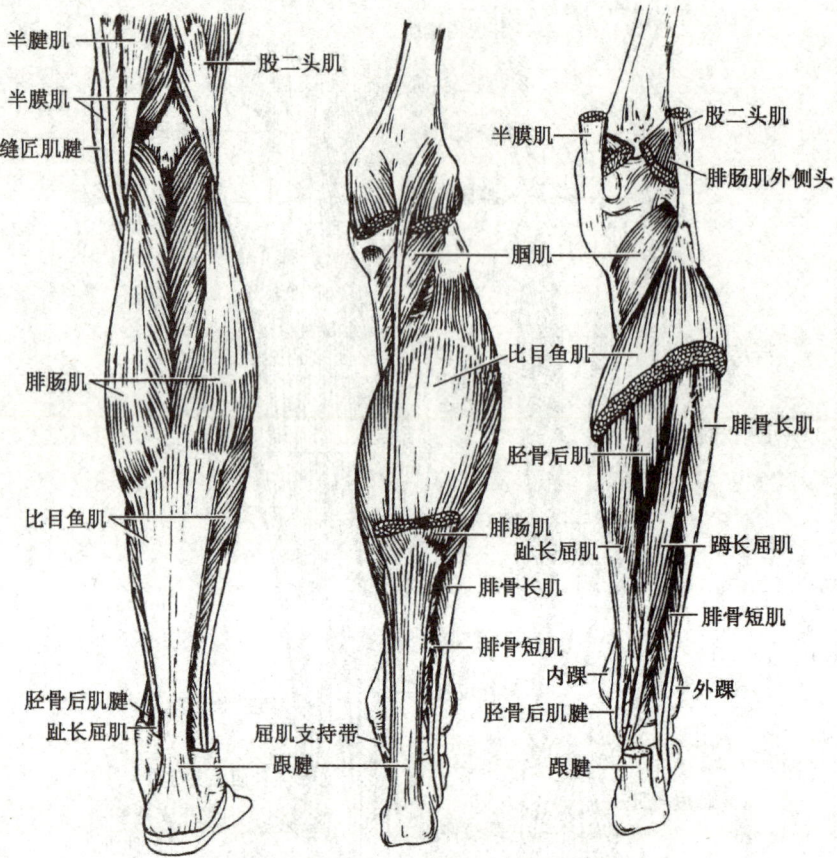

图 1-3-72 小腿肌后群

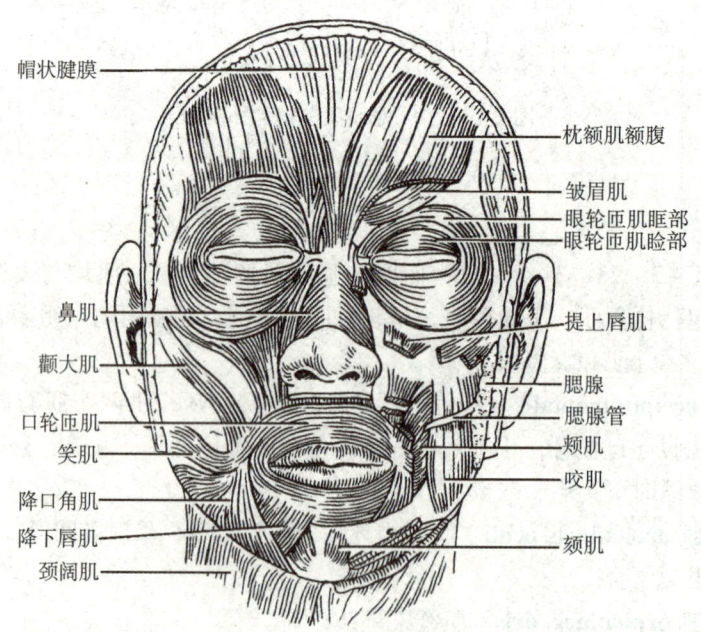

图 1-3-73 头肌（前面）

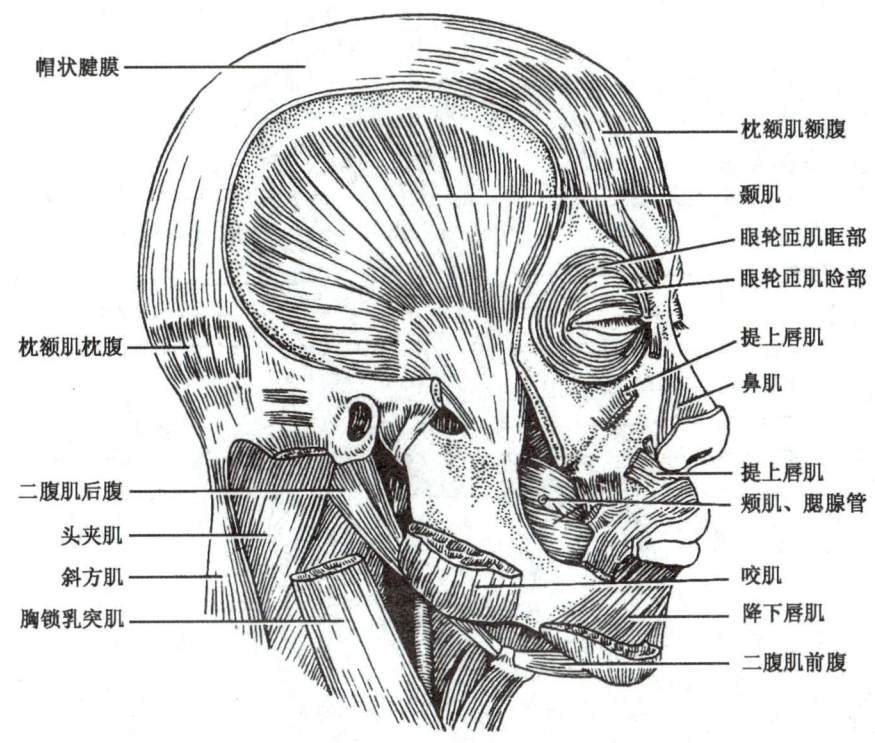

图 1-3-74 头肌（侧面）

4. 咬肌 masseter 呈长方形，起自颧弓，向后下止于下颌角外面。

5. 颞肌 temporalis 呈扇形，起自颞窝骨面，肌束向下，通过颧弓的内侧，止于下颌骨冠突。

咬肌和颞肌的作用：主要是上提下颌骨，使上、下颌牙咬合。

（二）颈肌

颈肌（图 1-3-75）按其位置可分为颈浅肌群、颈中肌群和颈深肌群。颈浅肌群主要有颈阔肌、胸锁乳突肌；颈中肌群包括舌骨上肌群（二腹肌、茎突舌骨肌、下颌舌骨肌和颏舌骨肌）和舌骨下肌群（胸骨舌骨肌、肩胛舌骨肌、胸骨甲状肌和甲状舌骨肌）；颈深肌群包括前斜角肌、中斜角肌和后斜角肌。

胸锁乳突肌 sternocleidomastoid 斜列于颈部两侧，为颈部一对强有力的肌肉。该肌起自胸骨柄前面和锁骨的胸骨端，肌束斜向后上方，止于颞骨的乳突。

作用：两侧收缩，使头向后仰；单侧收缩，使头屈向同侧，面转向对侧。

小儿肌性斜颈 俗称歪脖子病，一侧胸锁乳突肌病变使肌挛缩时，可引起斜颈。胸锁乳突肌最主要的作用是维持头正常的位置、端正姿势以及使头在水平方向上从一侧转向另一侧。胎儿可因产伤等原因造成单侧胸锁乳突肌挛缩，出现小儿肌性斜颈畸形。

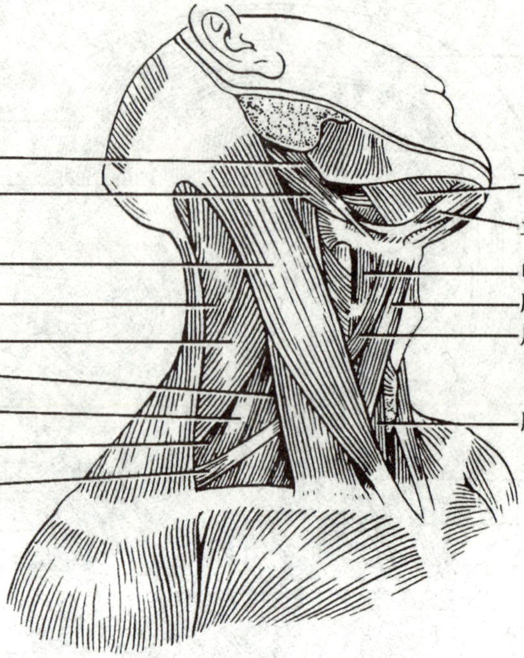

图 1-3-75 颈肌（侧面观）

复习思考题

1. 名词解释：翼点、胸骨角、肋弓、腹股沟韧带。
2. 简述肩关节的特点。
3. 膈肌三个裂孔及通过的结构。
4. 简述腹前外侧壁肌肉的层次。

第四章 内 脏 学

第一节 总 论

内脏 viscera 包括消化、呼吸、泌尿和生殖系统，它们的主要功能是进行物质代谢和繁殖后代。内脏器官大部分位于胸腔、腹腔和盆腔内，小部分位于头颈部，并借助一定的管道与外界相通。内脏器官可分为中空性器官和实质性器官两大类。中空性器官内部均有空腔，它们的壁一般分四层结构，由内向外依次为黏膜、黏膜下组织、肌织膜和外膜；肌层一般排列为内环、外纵两层。实质性器官多属于腺体性器官，在其上多形成凹陷的门，有血管、淋巴管、神经和功能性管道等出入，如肾门、肝门等。

为了从体表确定内脏各器官的正常位置，通常在胸腹部体表画出若干标志线和分区，这对描述器官的正常位置、临床诊断和病理检查等都有重要的实用价值。

一、胸部标志线（图 1-4-1）

1. 前正中线　沿身体前面正中所做的垂线。

2. 胸骨线　通过胸骨两侧缘所做的垂线。

3. 锁骨中线　通过锁骨中点所做的垂线。由于此线通过男性乳头，故可将此线称为乳头线。

4. 胸骨旁线　通过胸骨线与锁骨中线之间的中点所做的垂线。

5. 腋前线　通过腋窝前缘（腋前襞）所做的垂线。

6. 腋后线　通过腋窝后缘（腋后襞）所做的垂线。

7. 腋中线　通过腋前、后线之间中点所做的垂线。

8. 肩胛线　通过肩胛骨下角所做的垂线。

9. 后正中线　沿身体后面正中所做的垂线。

二、腹部标志线和分区（图 1-4-2）

（一）腹部的标志线

1. 上横线　通过两侧肋弓最低点（第 10 肋最低点）所做的水平线。

2. 下横线　通过两侧髂结节所做的水平线。

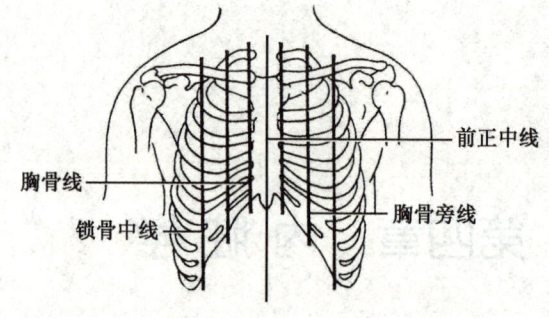

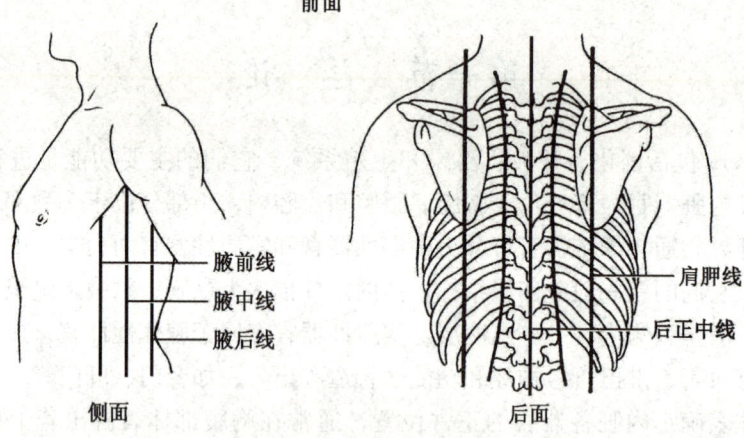

图1-4-1 胸部标志线

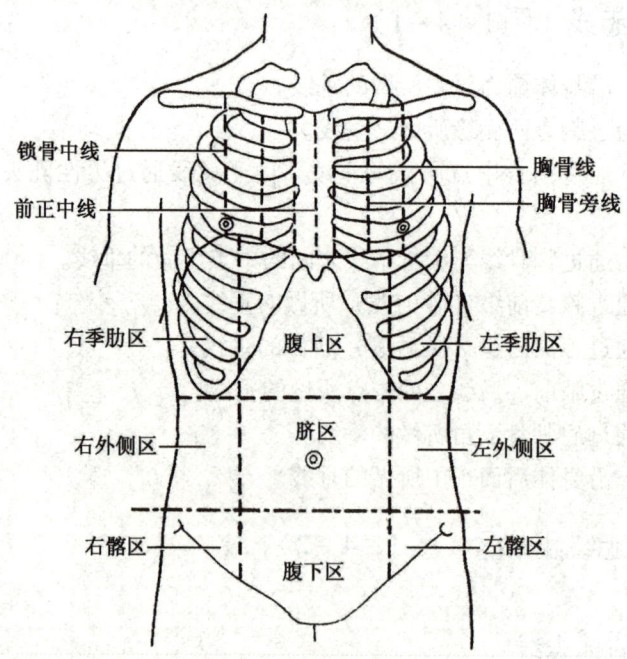

图1-4-2 腹部标志线和分区

3. 垂直线 通过两侧腹股沟韧带中点所做的垂线。

（二）腹部的分区

1. 三部九区划分法 由以上两条横线和两条垂直线将腹部分为三部九区。其中，上、下横线将腹部分为上、中、下三部。再由两条垂直线把每一部再分为三个区，即腹上部分成中间的腹上区和左、右季肋区；腹中部分成中间的脐区和左、右腹外侧区（腰区）；腹下部分成中间的耻区（腹下区）和左、右腹股沟区（髂区）。

2. 四区划分法 以通过脐的水平线和垂直线，将腹部分为左上腹、右上腹、左下腹和右下腹4个区。这种方法简单方便，临床中常采用。

第二节 消化系统

学习目标

1. 掌握消化系统的组成；消化管各段的位置和形态结构；肝和胆囊的形态和位置，输胆管道的组成及开口部位。
2. 熟悉舌的形态结构；胰的形态、位置及胰管的开口部位。
3. 了解消化管的一般构造；牙的形态、结构和出牙与牙式；大唾液腺的名称、位置及腺管开口部位；腹膜的一般概念。

消化系统 digestive system 由消化管和消化腺两部分组成（图1-4-3）。

消化管 digestive canal 是从口腔至肛门，粗细不等且弯曲的管道，全长约9m，包括口腔、咽、食管、胃、小肠（又分十二指肠、空肠及回肠）和大肠（又分盲肠、阑尾、结肠、直肠和肛管）等部分。临床上通常把从口腔到十二指肠的一段，称为上消化道；空肠到肛门的一段，称为下消化道。

消化腺 digestive gland 是分泌消化液的腺体，包括大消化腺和小消化腺两种。其中大消化腺是肉眼可见、独立存在的器官，如大唾液腺、肝和胰等。小消化腺是分布于消化管壁内的腺组织，与所在消化管同名，如食管腺、胃腺和肠腺等。

消化系统的主要功能是从外界摄取食物，在消化管内进行消化，吸收其中的营养物质，排出剩余的食物残渣。此外，口腔、咽等还与呼吸、发音、语言和味觉等功能有关。

一、消化管

（一）消化管的一般结构

消化管的大部分管壁由内向外分为黏膜、黏膜下组织、肌织膜和外膜4层结构（图

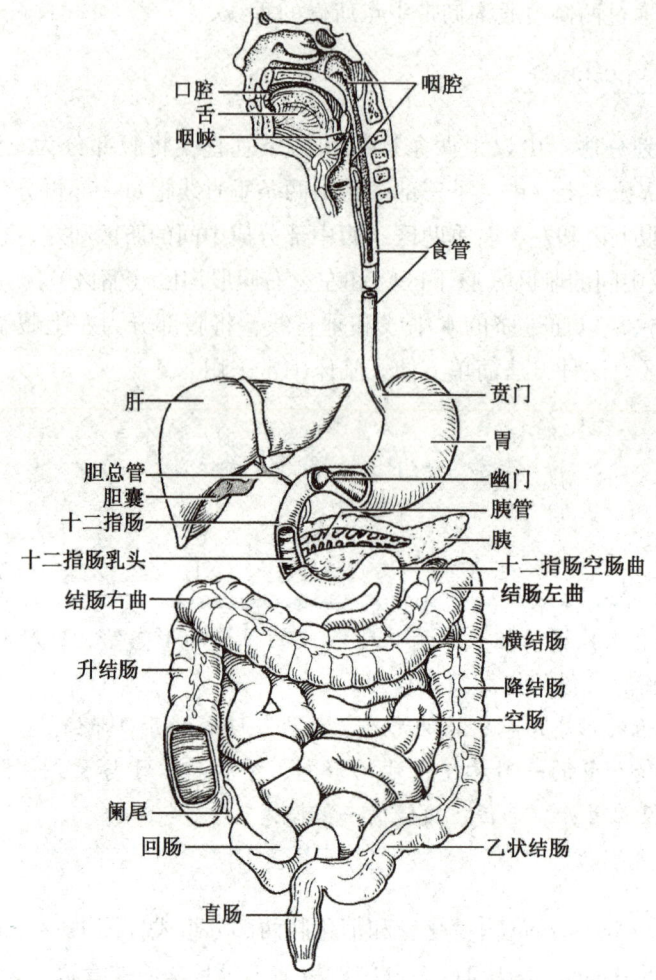

图 1-4-3 消化系统模式图

1-4-4)。

1. 黏膜 位于最内层,由黏膜上皮、固有膜和黏膜肌层构成,具有保护、吸收和分泌等功能。

2. 黏膜下组织 位于黏膜与肌织膜之间,由疏松结缔组织构成,内含丰富的血管、淋巴管和神经丛等。

3. 肌织膜 位于外膜深面。除口腔、咽、食管上部和肛门周围的肌肉属于骨骼肌外,多由平滑肌构成。一般分为环形排列的内层肌纤维和纵行排列的外层肌纤维。两层肌肉交替收缩,引起消化管有节律的蠕动,促进消化,推送内容物逐渐下移。

4. 外膜 位于最外层。由薄层结缔组织构成,腹腔内大部分消化管外膜有一层间皮,与结缔组织共同构成浆膜。浆膜可分泌浆液,减少器官之间的摩擦。

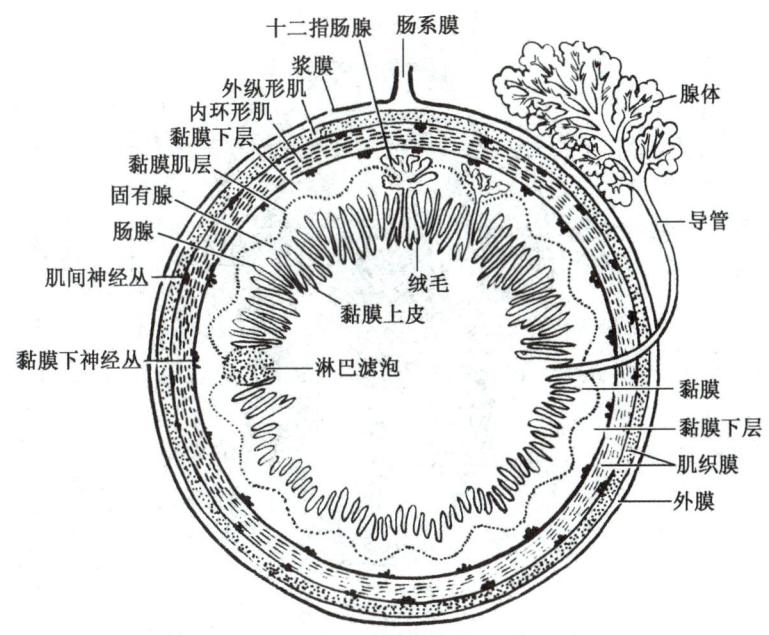

图1-4-4 消化管结构模式图（横切面）

（二）口腔

口腔 oral cavity 为消化管的起始部，具有咀嚼食物、感受味觉、初步消化食物和辅助发音功能。以上、下牙弓为界，口腔可分为前外方的口腔前庭和后内方的固有口腔两部，当上、下牙咬合时，口腔前庭能通过最后一颗磨牙后方的间隙与固有口腔相通，临床上对牙关紧闭的病人可经此间隙插管或注入营养物质。

1. 口腔壁 口腔前壁为口唇，侧壁为颊，上壁为腭，下壁为口腔底。口腔向前以口裂通体外，向后经咽峡通咽。

（1）口唇 lip 由皮肤、口轮匝肌及黏膜构成，分上唇和下唇。

（2）颊 cheek 由皮肤、颊肌和黏膜等构成。

（3）腭 palate （图1-4-5） 分为硬腭和软腭两部分。腭的前2/3以骨质为基础，表面覆以黏膜，称为硬腭；腭的后1/3由骨骼肌和黏膜构成，称为软腭。软腭后缘游离，中央有一下垂的突起，称腭垂。由腭垂向两侧各有两条弓形的黏膜皱襞，其前方的一条向下连于舌根，称腭舌弓；后方的一条向下连于咽侧壁，称腭咽弓。

（4）咽峡 isthmus of fauces （图1-4-5） 是口腔通咽腔的门户，由腭垂，左、右腭舌弓和舌根共同围成。

2. 口腔内和口腔旁结构

（1）牙 teeth 是人体最坚硬的器官，嵌入上、下颌骨牙槽内，分别排列成上牙弓和下牙弓，用以咬切和磨碎食物，并有辅助发音功能。

①牙的形态和构造：每个牙都分为牙冠、牙颈和牙根三部分。牙冠是暴露于牙龈以外的部分；牙根是嵌入牙槽内的部分；牙颈为牙冠与牙根之间稍细的部分，外包有

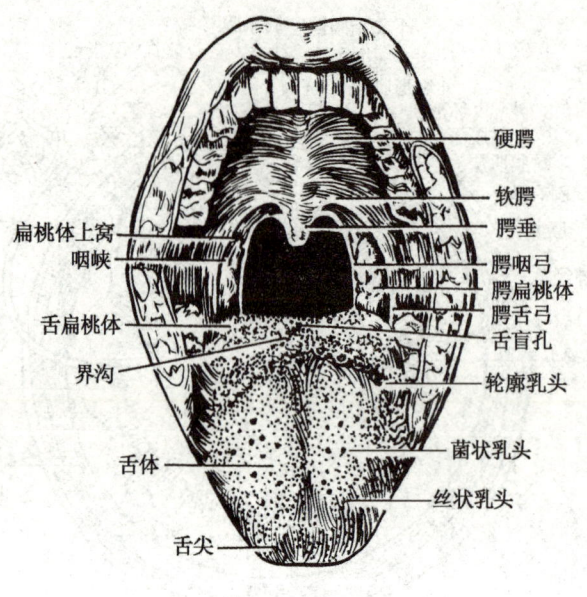

图1-4-5 口腔

牙龈。

牙（图1-4-6）主要由牙质构成。在牙冠部牙质表面包有一层白色、光亮的釉质，其钙化程度最高，也是人体中最坚硬的物质。而在牙根部牙质的表面包有一层牙骨质。牙的内部有空腔，称为牙腔。牙腔内的血管、神经和结缔组织等构成牙髓。

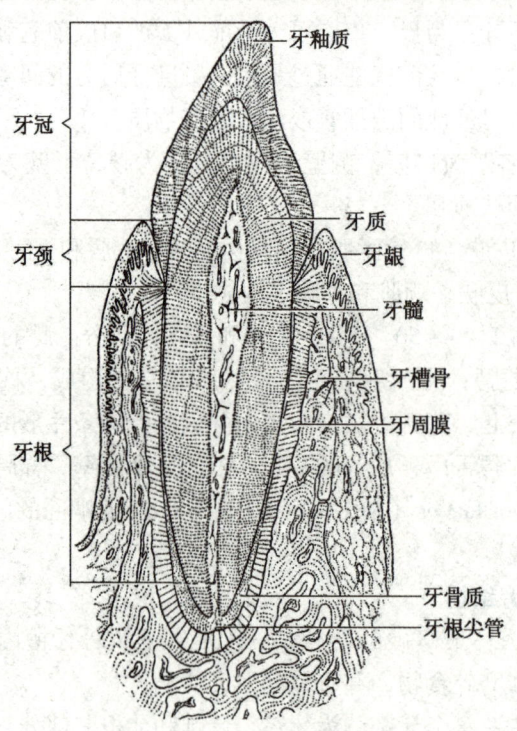

图1-4-6 牙的形态和构造

②出牙和牙的数目及排列（图1-4-7）：人的一生中出两次牙。第1次出的牙为乳牙，在生后6个月始，至2~3岁出齐。乳牙共20个。上、下颌乳牙左右各5个，由前向后依次为切牙2个，尖牙1个，磨牙2个。第2次出的牙为恒牙，自6~7岁乳牙先后脱落始，至12岁左右，除第3磨牙外共出恒牙28个。上、下颌恒牙左右各7个，由前向后依次为切牙2个，尖牙1个，前磨牙2个，磨牙2个。第3磨牙生出较晚，约在18~30岁萌出，又称"智牙"，有的人可终生不出。因此，恒牙28~32个均属正常。

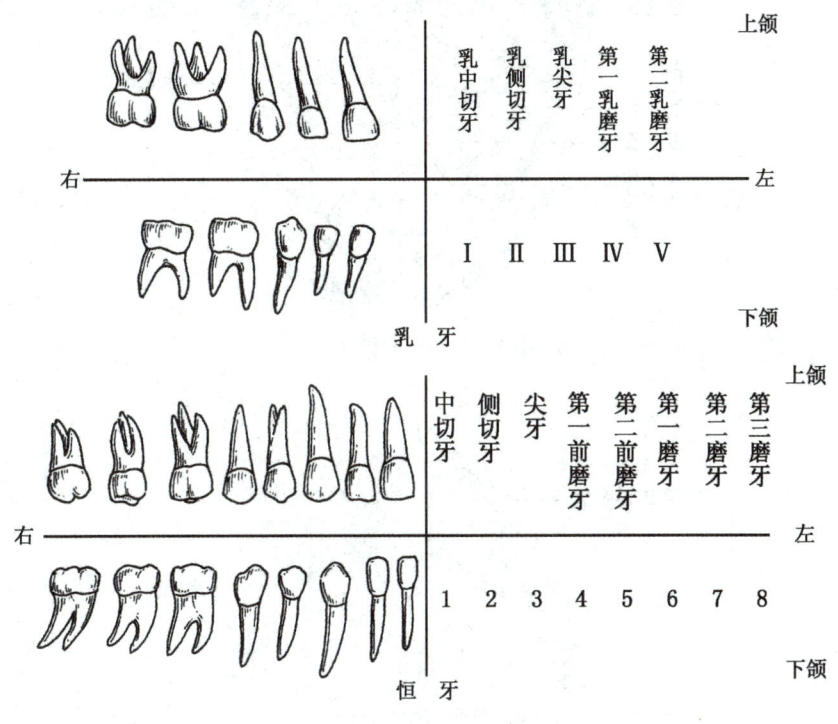

图1-4-7 牙的分类

(2) 舌 tongue 是口腔中能随意运动的器官，位于口腔底，以骨骼肌为基础，表面覆以黏膜构成。舌具有感觉、协助咀嚼、吞咽食物和辅助发音等功能。

①舌的形态：舌上面有一条"人"字形界沟，将舌分为后1/3的舌根和前2/3的舌体，舌体的前端称为舌尖。舌下面正中有一纵行的黏膜皱襞，称为舌系带。在舌系带根部的两侧各有一小的黏膜隆起，称为舌下阜，阜的顶端有下颌下腺管和舌下腺管的共同开口。由舌下阜向后外侧延伸的黏膜隆起，称为舌下襞，此襞深面有舌下腺（图1-4-8）。

②舌黏膜：舌上面的黏膜表面有许多小突起，称为舌乳头。按其形态可分为丝状乳头、菌状乳头和轮廓乳头等（图1-4-9）。丝状乳头数量最多，体积最小，呈白色丝绒状，具有一般感觉功能。菌状乳头数量较少，为红色圆形的小突起，散布于丝状乳头之间，内含味蕾，司味觉。轮廓乳头最大，有7~11个，排列于界沟前方，乳头中部隆起，周围有环形浅沟，沟壁内含有味蕾，亦司味觉。

③舌肌：为骨骼肌，可分为舌内肌和舌外肌。舌内、外肌共同协调运动，既可改变

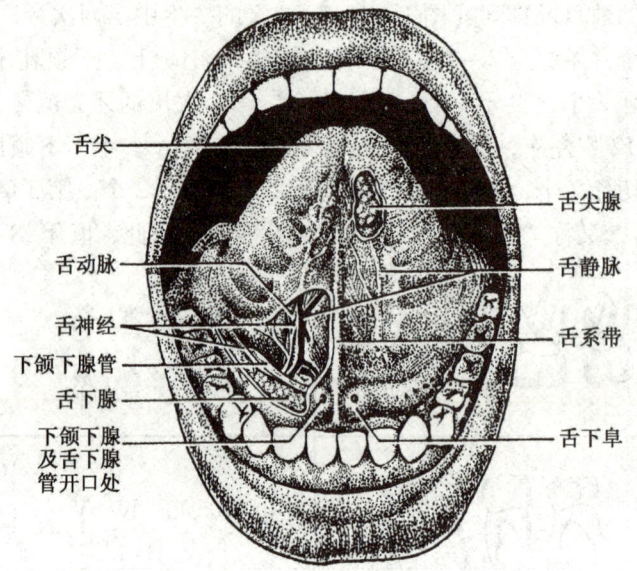

图 1-4-8 舌的下面

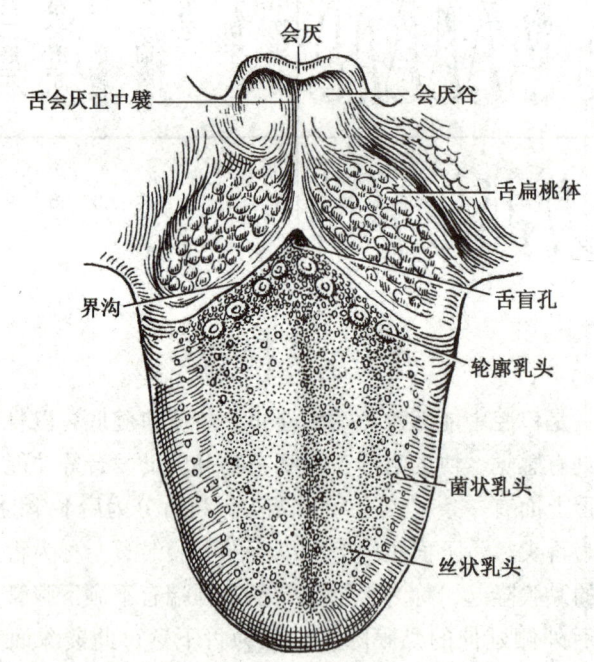

图 1-4-9 舌背

舌的形态和位置,又可以使舌的运动灵活。

(3) **大唾液腺** 在口腔周围有 3 对大唾液腺,即腮腺、下颌下腺和舌下腺(图 1-4-8、10)。其分泌物有湿润口腔黏膜、调和食物及分解淀粉等作用。

①腮腺 parotid gland:为最大的一对,略呈三角形,位于耳郭的前下方。从腮腺前缘发出腮腺管,紧贴咬肌表面前行,至咬肌前缘处转向内侧,穿过颊肌,开口于平对上

颌第 2 磨牙的颊黏膜上。

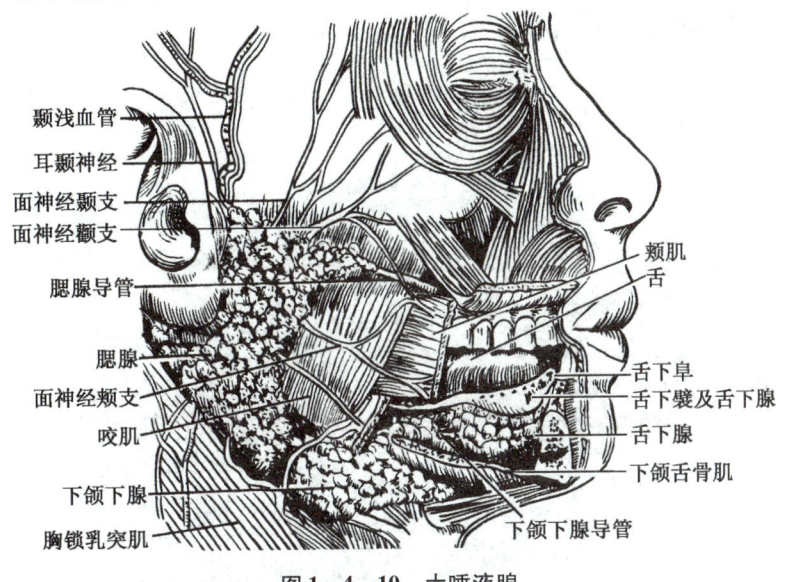

图 1-4-10 大唾液腺

②下颌下腺 submandibular gland：呈卵圆形，位于下颌骨体的内侧，其腺管开口于舌下阜。

③舌下腺 sublingual gland：呈杏核状，位于口腔底舌下襞的深面，其腺管常与下颌下腺汇合开口于舌下阜；另一些舌下腺小管直接开口于舌下襞。

（三）咽

1. 咽的形态和位置 咽 pharynx 为上宽下窄、前后略扁的漏斗形肌性管道，是消化和呼吸的共同通道。咽上起自颅底，下至第 6 颈椎下缘水平与食管相连，咽的前方与鼻腔、口腔和喉腔相通，后方与上 6 个颈椎相邻。

2. 咽的分部和结构 咽自上而下可分为鼻咽、口咽和喉咽三部分（图 1-4-11）。

（1）鼻咽 nasopharynx 位于鼻腔的后方，向前借鼻后孔与鼻腔相通。在其侧壁上各有一咽鼓管咽口，空气可经此口进入中耳的鼓室。该口的后上方有一半环形的隆起，称咽鼓管圆枕，在圆枕的后方有一深窝，称咽隐窝，此窝为鼻咽癌的好发部位。

（2）口咽 oropharynx 位于口腔的后方，向前借咽峡与口腔相通。在其侧壁上，腭舌弓和腭咽弓之间的凹陷，称扁桃体窝，窝内容纳腭扁桃体。腭扁桃体是淋巴器官，具有防御功能。

（3）喉咽 laryngopharynx 位于喉的后方，向前借喉口与喉腔相通。喉咽下接食管。

（四）食管

1. 食管的位置 食管 esophagus 是一前后略扁的肌性管道，上端在平第 6 颈椎椎体下缘处续于咽，下端至第 11 胸椎左侧连于胃，全长约 25cm。食管在颈部沿脊柱的前方和气管的后方下行入胸腔，在胸部先行于气管与脊柱之间（稍偏左），继经左主支气管之后，再沿胸主动脉右侧下行，至第9胸椎平面斜跨胸主动脉的前方至其左侧，然后穿膈的食管裂孔至腹腔，续行于胃的贲门（图1-4-11、12）。

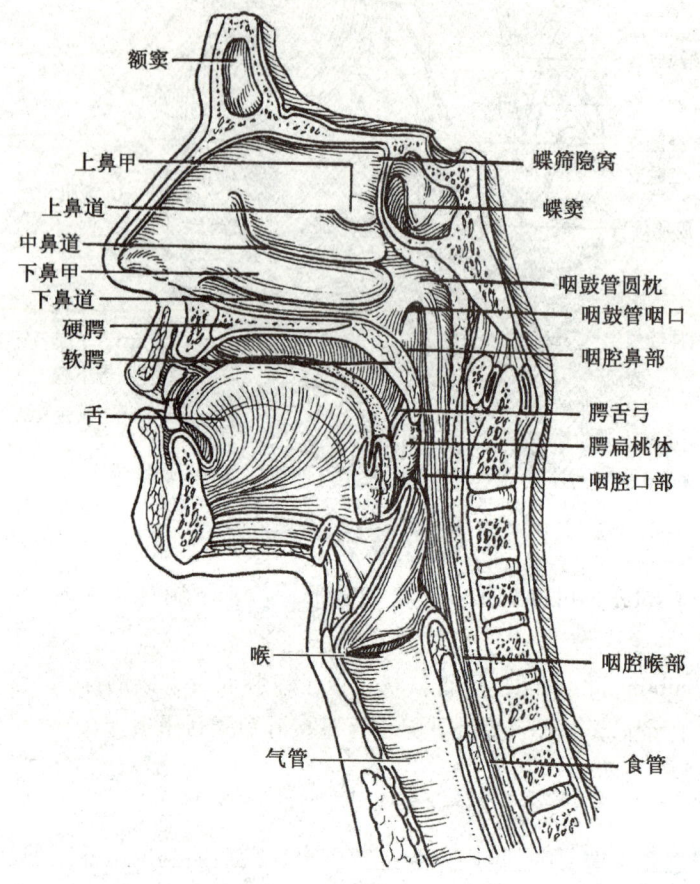

图1-4-11 头部正中矢状切面

2. 食管的狭窄 食管全长有3个生理性狭窄（图1-4-12）。

（1）**第1个狭窄** 位于咽与食管相续处，距中切牙约15cm。

（2）**第2个狭窄** 位于左主支气管后方，距中切牙约25cm。

（3）**第3个狭窄** 位于食管穿过膈的食管裂孔处，距中切牙约40cm。

这些狭窄是食管异物易滞留的部位，也是肿瘤的好发部位。

（五）胃

胃 stomach 是消化管中最膨大的部分。食物由食管入胃，混以胃液，经初步消化后，再逐渐被输送至十二指肠。

1. 胃的形态和分部 胃的形态和大小随内容物的多少而不同，还可因年龄、性别、体型的不同而有差异。胃有两口、两壁、两缘，可分为四部（图1-4-13）。两口：入口为食管与胃相连处，称为贲门；出口为胃与十二指肠相续处，称为幽门。两壁：胃前壁朝向前上方；胃后壁朝向后下方。两缘：上缘称为胃小弯；下缘称为胃大弯。四部：

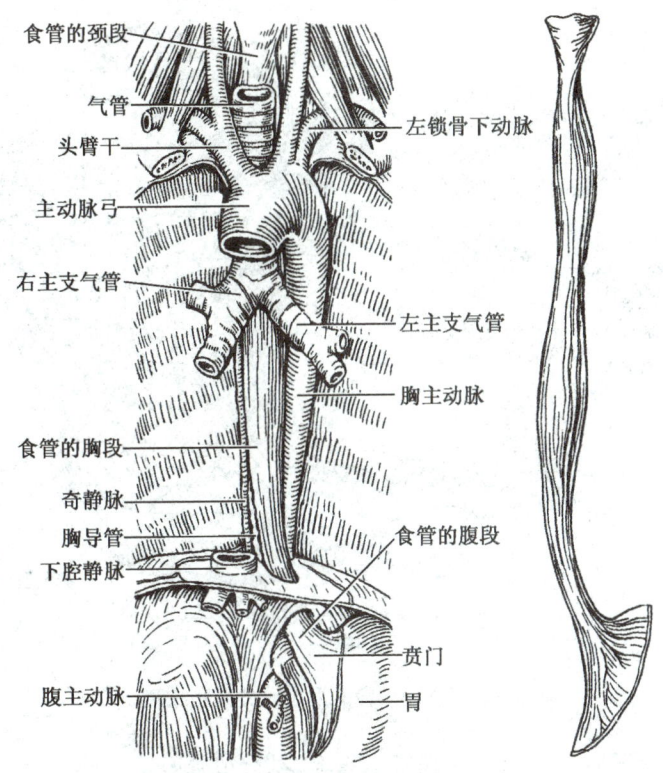

图 1-4-12　食管的位置及狭窄

胃近贲门的部分，称贲门部；自贲门向左上方膨出的部分，称为胃底；胃的中间大部分为胃体；近于幽门的部分，称为幽门部。幽门部中紧接幽门呈管状的部分，称为幽门管；幽门管左侧稍膨大部分，称为幽门窦。胃小弯和幽门部是胃溃疡的好发部位。

2. 胃的位置　胃在中等充盈时，其大部分位于左季肋区，小部分位于腹上区。贲门位于第 11 胸椎左侧，幽门位于第 1 腰椎右侧。当胃特别充盈时，胃大弯可降至脐以下。

3. 胃壁的组织结构　胃壁由内向外，可分为黏膜、黏膜下组织、肌织膜和外膜四层结构。

（1）**黏膜**　新鲜的胃黏膜为淡红色，胃内空虚时，黏膜形成许多皱襞，当充满食物胃扩张时，大部分皱襞消失。用放大镜观察黏膜表面可见有许多小凹，称为胃小凹，它是胃腺的开口处（图 1-4-13）。在胃幽门处，黏膜形成环形皱襞，称为幽门瓣。

胃黏膜上皮为单层柱状上皮，能分泌黏液，保护黏膜。上皮向下凹陷形成管状的胃腺，伸入由结缔组织构成的固有膜中。在胃底和胃体部的腺体，称为胃底腺，是胃腺的主要腺体，由主细胞（胃酶细胞）、壁细胞（泌酸细胞）和颈黏液细胞组成（图 1-4-14、15）。主细胞主要分布于腺的体部和底部，分泌胃蛋白酶原，在盐酸的作用下，变为胃蛋白酶，消化蛋白质。壁细胞主要分布于腺的颈部和体部，分泌盐酸。此外，壁

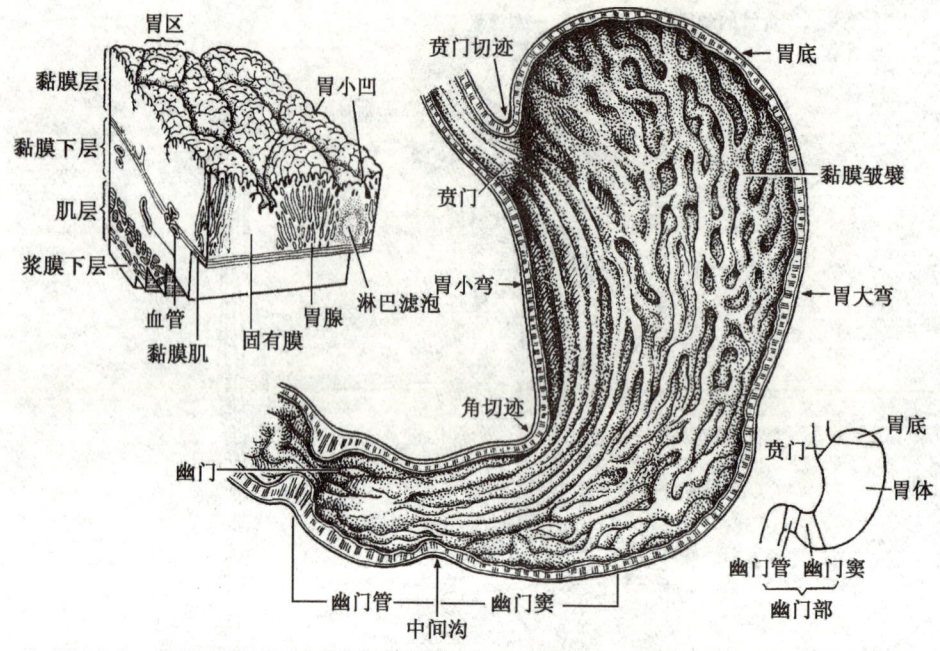

图1-4-13 胃的形态、分部和黏膜

细胞还可分泌内因子,能与食物中的维生素 B_{12} 结合成复合物,使维生素 B_{12} 不被肠管内的酶破坏,并能促进回肠吸收维生素 B_{12},供红细胞生成需要。颈黏液细胞分布于腺的颈部,分泌含酸性黏多糖的可溶性黏液。

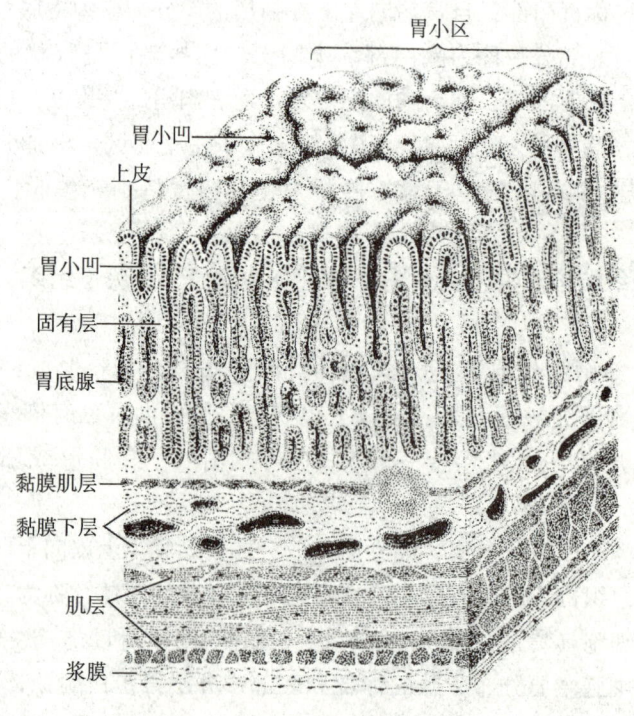

图1-4-14 胃底部切片图

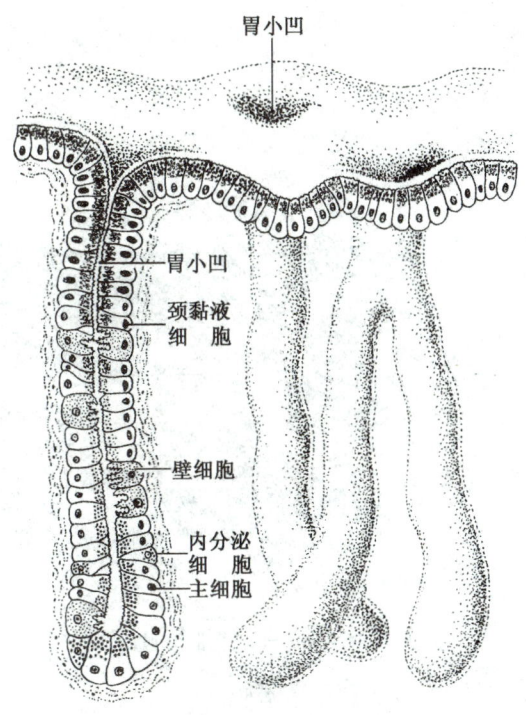

图 1-4-15 胃底腺结构模式图

(2) **黏膜下组织** 由疏松结缔组织构成，含有丰富的血管、淋巴管和神经。

(3) **肌织膜** 胃壁的肌层很发达，由内斜、中环和外纵三层平滑肌构成。环形平滑肌在幽门处特别增厚，形成幽门括约肌。

(4) **外膜** 由浆膜组成。

（六）小肠

1. **小肠的分部** 小肠 small intestine 是消化管中最长的一段，也是食物消化吸收最重要的场所。上端起于幽门，下端与盲肠相连。小肠全长约 5~7m，由上而下可分为十二指肠、空肠和回肠三部分（图 1-4-16）。

(1) **十二指肠 duodenum** 为小肠的起始段，约 25cm，相当于十二个横指并列的距离。位于腹后壁第 1~3 腰椎的高度，呈"C"字形包绕胰头，可分为上部、降部、水平部和升部（图 1-4-16）。上部左侧与幽门相连接的一段肠壁较薄，黏膜面光滑无环状皱襞，称为十二指肠球 duodenal bulb，是十二指肠溃疡的好发部位。在降部的左后壁上有一纵行的黏膜皱襞，其下端为十二指肠大乳头 major duodenal papilla，有胆总管和胰管的共同开口，胆汁和胰液由此流入十二指肠内。

(2) **空肠和回肠** 位于腹腔的中部和下部，周围为大肠所环抱。空肠 jejunum 上端起于十二指肠升部末端，回肠 ileum 下端借回盲口与盲肠连通。空肠与回肠之间无明显界限，空肠约占空、回肠全长的上 2/5，回肠约占空、回肠全长的下 3/5。

2. **小肠壁的组织结构** 小肠壁由内向外可分为黏膜、黏膜下组织、肌织膜和外膜四层结构（图1-4-17）。

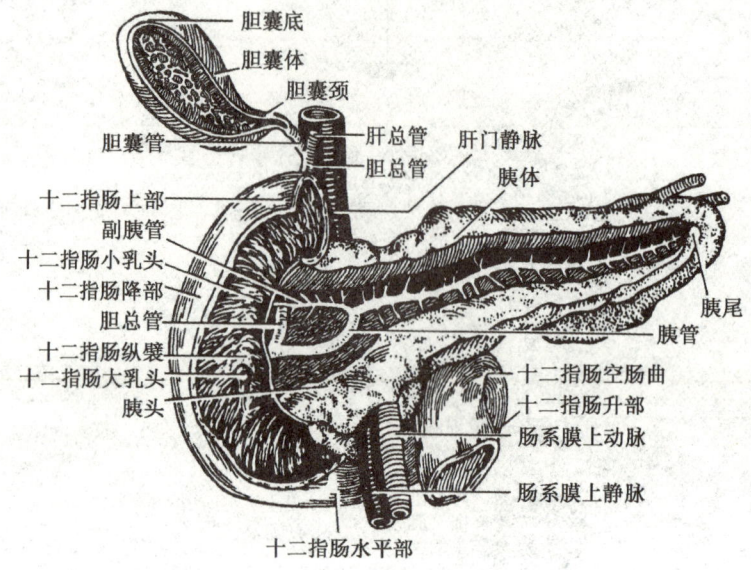

图1-4-16 十二指肠和胰

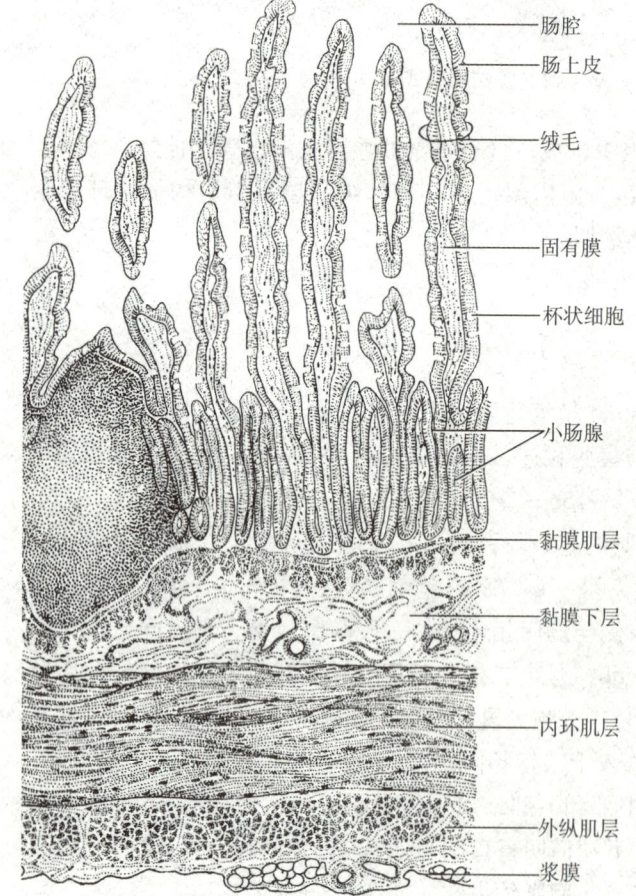

图1-4-17 空肠切片图

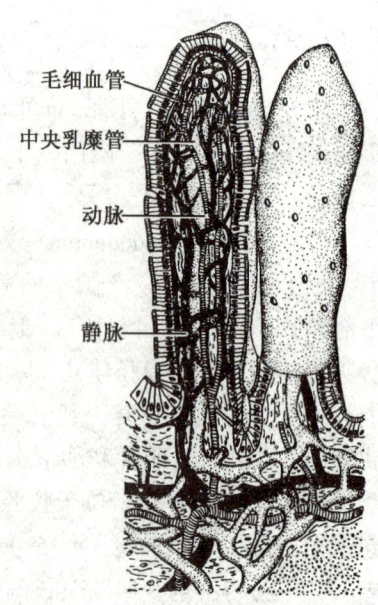

图1-4-18 绒毛结构模式图

(1) 黏膜　由单层柱状上皮、固有膜及黏膜肌层构成。黏膜表面具有许多环状皱襞和肠绒毛，加上黏膜上皮游离面的纹状缘（即细胞表面密集排列的微绒毛），增加了小肠与食物的接触面积，有利于营养物质的吸收。肠绒毛 villus 是由上皮和固有膜向肠腔突出而成。肠绒毛表面为上皮。中轴为固有膜结缔组织，内含 1~2 根较粗的毛细淋巴管，称中央乳糜管，其起端在绒毛顶端，呈盲管状，在乳糜管周围有毛细血管网（图 1-4-18）。固有膜中还有散在的平滑肌纤维，与绒毛的长轴平行，由于它的收缩，使绒毛产生伸缩性运动，以利于营养物质的吸收及输送。经小肠上皮吸收的氨基酸和葡萄糖等进入毛细血管，吸收的脂肪微粒等则进入中央乳糜管。

小肠黏膜内的淋巴滤泡位于黏膜固有膜内，可分为孤立淋巴滤泡和集合淋巴滤泡。集合淋巴滤泡是由许多孤立淋巴滤泡汇集而成。空肠有孤立淋巴滤泡，而回肠除有孤立淋巴滤泡外，还有集合淋巴滤泡。这些淋巴组织是小肠壁内的防御装置，肠伤寒时，细菌常侵犯回肠集合淋巴滤泡，发生黏膜溃疡、坏死，有时可引起肠出血或肠穿孔。

(2) 黏膜下组织　由疏松结缔组织构成，内含丰富的血管、淋巴管和神经丛等。

(3) 肌织膜　由内环、外纵两层平滑肌构成。

(4) 外膜　大部分为浆膜，但十二指肠的大部分为纤维膜。

（七）大肠

大肠 large intestine 起自右髂窝内的回肠末端，终于肛门，全长约 1.5m，略呈方框形，围绕在空、回肠的周围。根据大肠的位置和特点，可分为盲肠、阑尾、结肠、直肠和肛管（图 1-4-3、19、21）。大肠的主要功能为吸收水分、维生素和无机盐，并将食物残渣形成粪便，排出体外。

1. 盲肠和阑尾

(1) 盲肠 cecum（图 1-4-19）　是大肠的起始部，长约 6~8cm，下端为膨大的盲端，上续升结肠，一般位于右髂窝内。在其后上方有回肠末端的开口，此口称为回盲口。回盲口处有回盲瓣。在回盲口的下方约 2cm 处，有阑尾的开口。

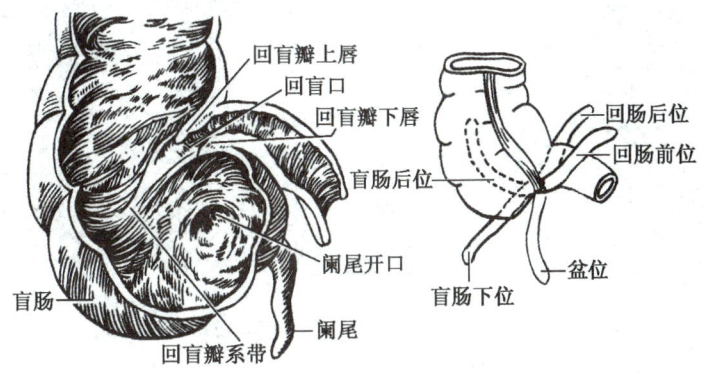

图 1-4-19　盲肠和阑尾

(2) 阑尾 vermiform appendix（图 1-4-19）　形似蚯蚓，又称蚓突。上端连通盲肠，下端则以盲端游离，长约 7~9cm。阑尾根部的体表投影位置相对比较恒定，大多在脐与右髂前上棘连线的中、外 1/3 交界处，此点称麦克伯尼（Mc Burney）点，简称麦氏点。急性阑尾炎时该处可有压痛。

2. 结肠、直肠和肛管

（1）结肠 colon 为介于盲肠和直肠之间的肠管。按其所在位置和形态，结肠又可分为升结肠、横结肠、降结肠和乙状结肠四部分（图 1-4-3）。升结肠起自盲肠上端，沿腹后壁右侧上升，至肝右叶下面转向左移行为横结肠。横结肠呈弓状向左行，至脾前端转折向下，移行为降结肠。降结肠沿腹后壁左侧下降，至左髂嵴处移行为乙状结肠。乙状结肠呈"乙"字形弯曲，向下进入盆腔，至第3骶椎水平续于直肠。

（2）直肠 rectum 位于盆腔，上端平第3骶椎处接乙状结肠，下端至盆膈处续于肛管。直肠后面与骶骨和尾骨相邻；直肠前面，在男性邻膀胱、前列腺、精囊等，在女性邻子宫和阴道。

直肠侧面观，可见有两个弯曲，上段与骶骨前面的曲度一致，形成一凸向后的弯曲，称直肠骶曲；下段绕过尾骨尖前面转向后下方，形成一凸向前的弯曲，称直肠会阴曲（图 1-4-20）。

（3）肛管 anal canal 为大肠的末段，长约 3~4cm，上端于盆膈处与直肠相连，下端开口于肛门。肛管处的环形平滑肌特别增厚，形成肛门内括约肌；肛门内括约肌的周围有环形的骨骼肌，称肛门外括约肌，可随意括约肛门（图 1-4-20、21）。

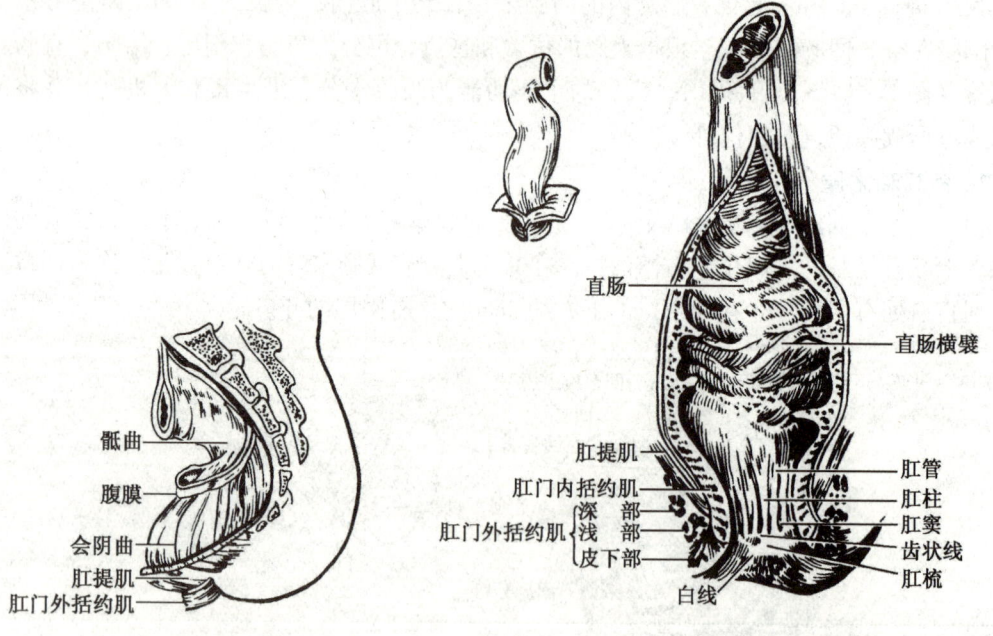

图 1-4-20　直肠的位置和弯曲　　　图 1-4-21　直肠和肛管的构造

二、消化腺

(一) 肝

肝 liver 是人体中最大的消化腺，也是最大的腺体，重约 1350g，成年人约相当于体重的 1/50。呈棕红色，质软而脆，受暴力打击易破裂出血。

1. 肝的形态和位置

(1) 肝的形态　肝呈楔形，可分为上、下两面，前、后两缘，左、右两叶（图 1-4-22）。肝的上面隆凸，与膈相贴，肝的下面凹凸不平，与许多内脏相邻。肝的前缘（也称下缘）锐利，后缘钝圆。在肝的上面，可以镰状韧带为界，将肝分为肝左叶和肝右叶。肝右叶大而厚，左叶小而薄。肝下面中间部位为肝门 porta hepatis，有肝门静脉、肝固有动脉、肝左管、肝右管、淋巴管和神经等出入。

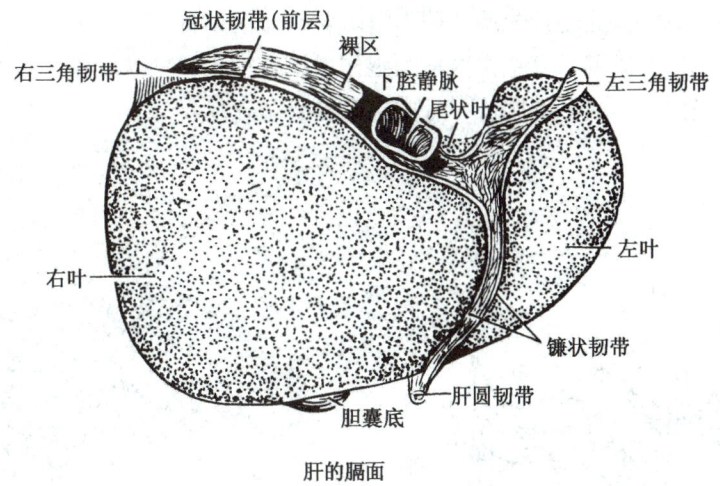

肝的膈面

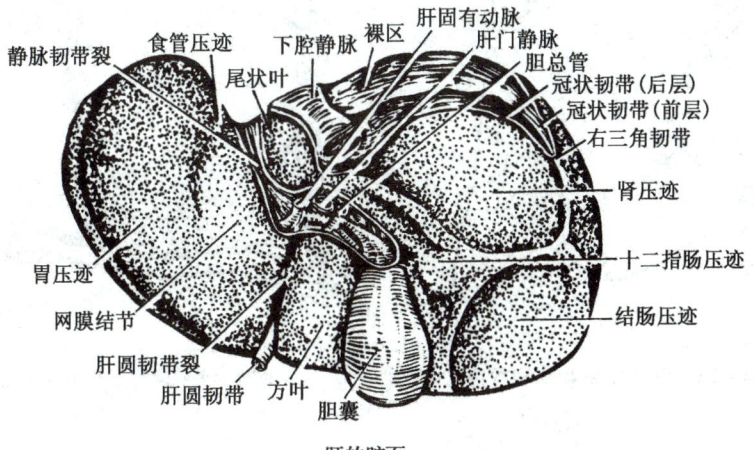

肝的脏面

图 1-4-22　肝的外形

(2) 肝的位置 肝的大部分位于右季肋区和腹上区，小部分可达左季肋区（图1-4-23）。在成年人，右肋弓下缘不应触及肝脏，否则认为肝大。但在腹上区，剑突下3~5cm范围内，触及肝下缘尚属正常。由于小儿的肝脏体积相对较大，所以肝的下缘可低于右肋弓下2~3cm。

2. 肝的组织结构

肝表面大部分覆盖着浆膜，浆膜深面又有一层较为致密的纤维膜包绕。纤维膜在肝门处增厚，随血管深入肝的实质，将肝脏分隔成许多肝小叶 hepatic lobule。人肝小叶周围的结缔组织少，故肝小叶界限不明显。

(1) 肝小叶（图1-4-24） 是肝结构和功能的基本结构单位，为多角形棱柱体，横切面呈多边形，长约2mm，宽约1mm。肝小叶中央有一条沿长轴贯行的静脉，称为中央静脉。中央静脉的管壁只由一层内皮细胞围成，管壁上有许多肝血窦的开口。

肝细胞以中央静脉为中心向四周呈放射状排列，形成肝细胞板。肝细胞板由一层多边形的肝细胞组成，彼此吻合成网，网内空隙含有血液，称为肝血窦。肝血窦是扩大了的毛细血管，也连接成网，窦壁由内皮细胞构成，外被少量网状纤维。在两个相邻的肝细胞之间，胞膜凹陷形成毛细胆管，近中央静脉处呈盲端。

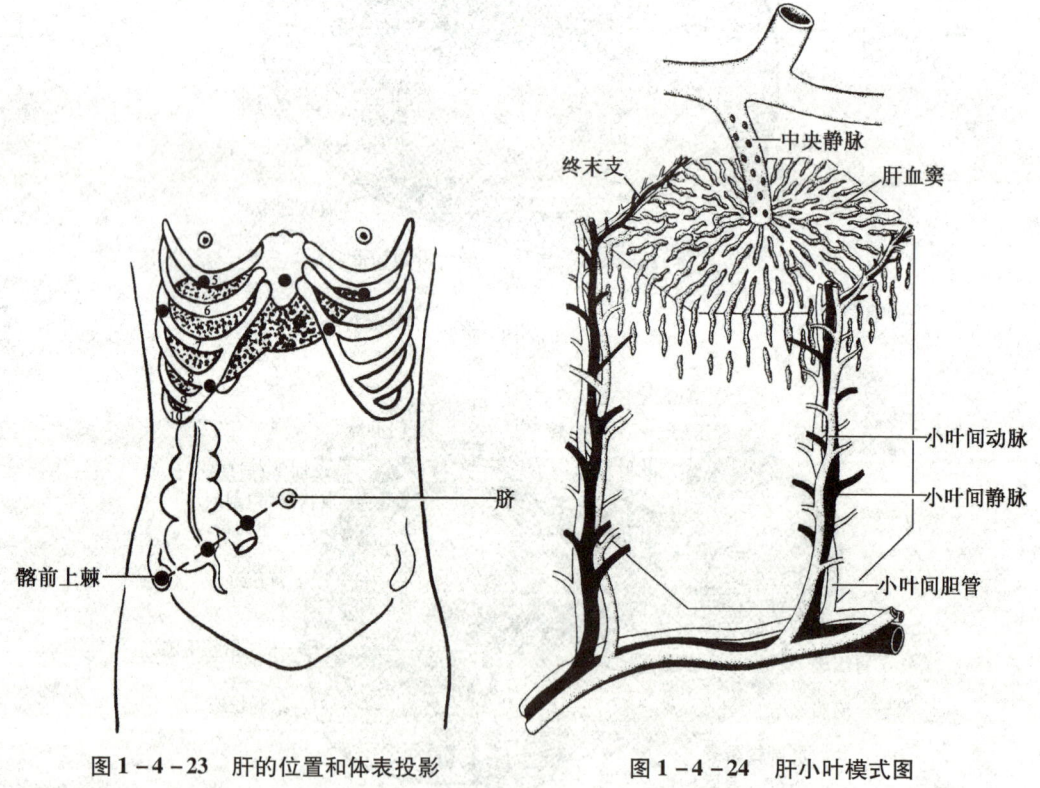

图1-4-23 肝的位置和体表投影　　图1-4-24 肝小叶模式图

(2) 门管区 位于肝小叶之间，由结缔组织及其中所含的小叶间动脉、小叶间静脉和小叶间胆管组成（图1-4-25）。

(3) 肝的血管 肝的血液供应丰富，有两个来源，即肝门静脉和肝固有动脉。

①肝门静脉：是肝脏的功能血管，主要汇集来自消化管道的静脉，血液内含丰富的营养物质，输入肝内供肝细胞加工和贮存。肝门静脉入肝后经多次分支形成小叶间静脉。小叶间静脉又不断分支，将血液输入肝血窦。肝血窦的血液从肝小叶周边向小叶中央流动，与肝细胞进行物质交换后，流入中央静脉。中央静脉汇入小叶下静脉，小叶下静脉再汇合成肝静脉，最后注入下腔静脉。

②肝固有动脉：是肝的营养动脉，随肝门静脉入肝后，反复分支，形成小叶间动脉。小叶间动脉的血液一部分供应小叶间组织的营养，另一部分则与肝门静脉血液共同进入肝血窦，故肝血窦的血液是混合性的。

(4) 胆汁的排出途径　肝细胞分泌的胆汁流入毛细胆管，由小叶中央流向小叶边缘，继而汇入小叶间胆管，再经肝左、右管出肝。

3. 肝的主要功能　肝的功能很复杂，其主要功能如下：

(1) 分泌胆汁　肝细胞分泌胆汁，协助肠道内脂肪的消化和吸收，并促进脂溶性维生素的吸收。成人的肝每日可分泌胆汁 500～1000mL。

(2) 参与物质代谢　肝几乎参与体内的一切代谢过程，人们称它为物质代谢的"中枢"。它是肝内糖、脂类、蛋白质等合成与分解、转化与运输、贮存与释放的重要场所，也与激素和维生素的代谢密切相关。

(3) 排泄吞噬功能　肝脏可以通过生物转化作用对非营养性物质（包括有毒物质）进行排泄；对进入体内的细菌、异物进行吞噬，以保护机体。

4. 胆囊和输胆管道

(1) 胆囊 gallbladder　位于肝右叶下面，略呈鸭梨形，可分为底、体、颈、管四部分（图1-4-26）。胆囊底为凸向前下方的盲端，其体表投影相当于右侧腹直肌外侧缘与右肋弓相交处。当胆囊发炎时，此处可有压痛。胆囊有贮存和浓缩胆汁的功能。

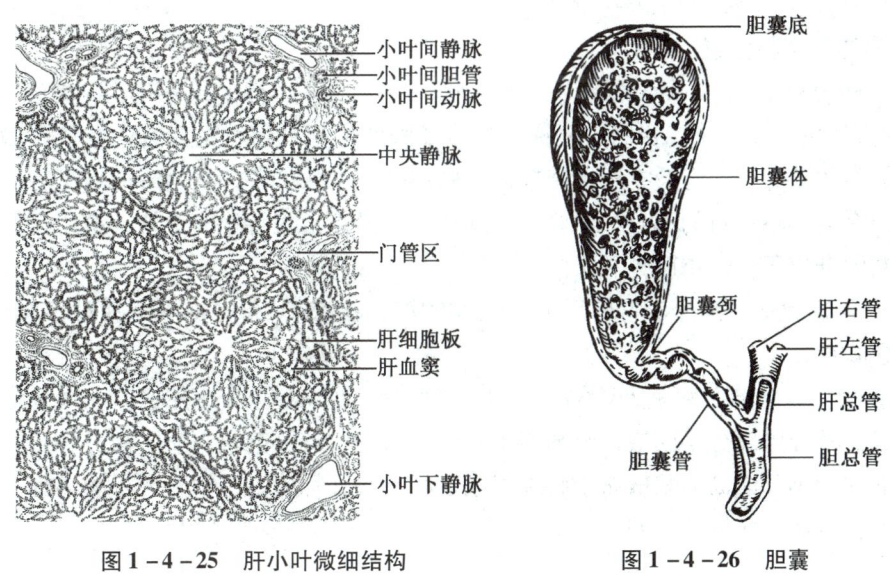

图1-4-25　肝小叶微细结构　　　图1-4-26　胆囊

(2) 输胆管道　包括肝左管、肝右管、肝总管、胆囊管及胆总管。

肝内小叶间胆管逐渐汇合成肝左管和肝右管,两管出肝门后即汇合成肝总管。肝总管长约3cm,末端与位于其右侧的胆囊管汇合,共同形成胆总管(图1-4-27)。胆总管长约4cm,向下经十二指肠上部的后方,至胰头与十二指肠降部之间,进入十二指肠降部的左后壁,在此与胰管汇合,形成略膨大的肝胰壶腹 ampulla hepatopancreatica,开口于十二指肠大乳头。在肝胰壶腹的壁内有环形平滑肌,称肝胰壶腹括约肌。此肌有控制胆汁排出和防止十二指肠内容物返流入胆总管和胰管的作用。

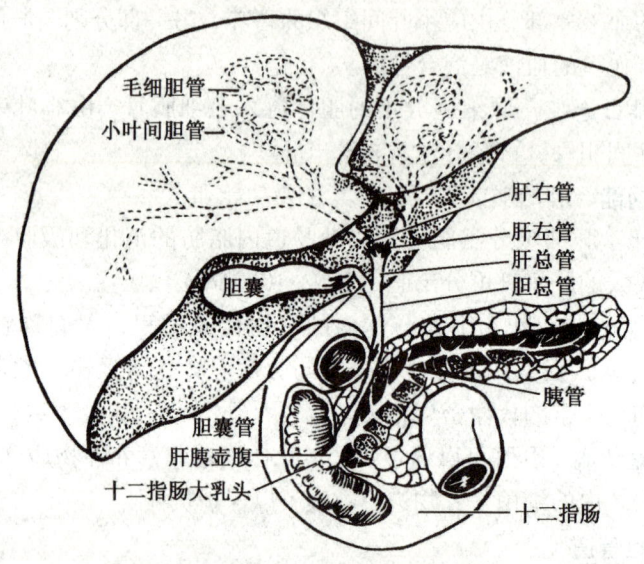

图1-4-27 输胆管道模式图

(二) 胰

1. 胰的形态和位置

(1) **胰的形态** 胰 pancreas 为长棱柱状,可分为头、体、尾三部分(图1-4-16)。胰头较宽大,被十二指肠所环抱;胰体是胰的中间大部分,自右向左依次横跨下腔静脉、腹主动脉、左肾及左肾上腺前面;胰尾是左端狭细部,抵达脾门后下方。在胰的实质内有与长轴平行的胰管。胰管起自胰尾部,沿途汇集各小叶导管,最后与胆总管合并,共同开口于十二指肠大乳头。

(2) **胰的位置** 胰位于胃的后方,位置较深,在第1、2腰椎水平横贴于腹后壁,前面有腹膜覆盖。

2. 胰的主要功能 胰是人体第二大消化腺,重约100g,由外分泌部和内分泌部两部分组成。外分泌部分泌胰液,经胰管排入十二指肠,有分解蛋白质、糖类和脂肪的功能。胰的内分泌部成岛屿状散布于胰腺腺泡之间,故又称胰岛,主要分泌胰岛素,直接进入血液,可调节血糖的代谢。

三、腹膜

(一) 腹膜的配布和功能

腹膜 peritoneum 为薄而光滑呈半透明状的一层浆膜，由单层扁平上皮和少量结缔组织构成（图1-4-28）。

腹膜分为两部分：即衬贴于腹、盆壁内表面的壁腹膜及覆盖于腹、盆腔脏器表面的脏腹膜。脏、壁腹膜互相移行，共同形成一个不规则的巨大潜在性间隙称腹膜腔，内有少量的浆液。在男性，腹膜腔为一密闭的腔。在女性，腹膜腔则可借输卵管腹腔口，经输卵管、子宫和阴道与外界相通，由于这种解剖特点，女性腹膜腔感染的概率远大于男性。

脏腹膜很薄且紧附于脏器表面。壁腹膜较厚，它与腹、盆壁之间还有一层疏松结缔组织，称腹膜外组织。

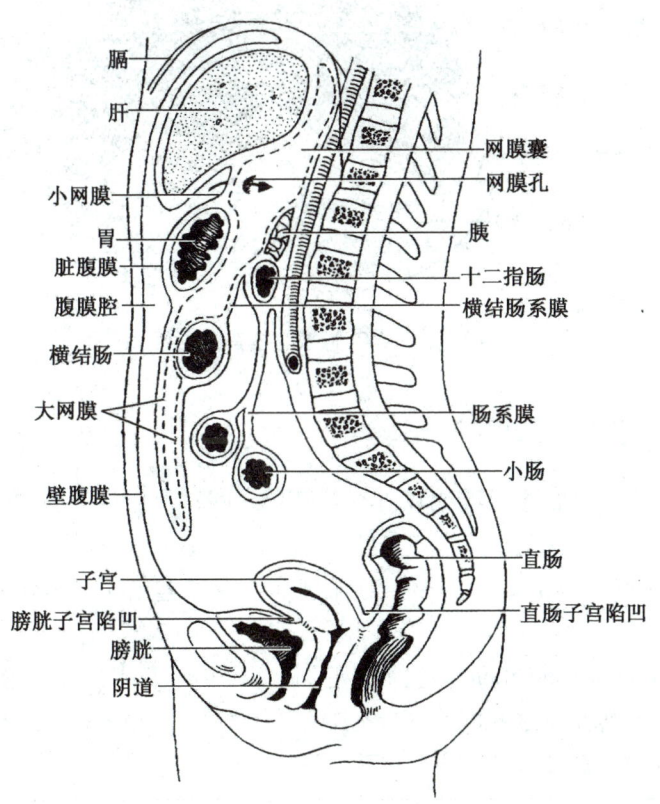

图1-4-28　腹膜（正中矢状面，女性）

(二) 腹膜的功能

腹膜能分泌少量浆液，有润滑和减少脏器间摩擦的作用。腹膜还有吸收的功能。对脏器有支持和固定位置的作用。由于腹膜的易粘连性，可促进损伤的修复和防止腹腔炎症的扩散，但也往往是术后肠粘连并发症的重要原因。

（三）腹膜与腹盆腔脏器的关系

根据脏器被腹膜覆盖的情况，可将腹、盆腔内器官分为腹膜内位器官、腹膜间位器官和腹膜外位器官三类（图1-4-28、29）。

1. 腹膜内位器官 凡脏器表面几乎均被腹膜覆盖者，称为腹膜内位器官，此类脏器活动度较大。如胃、十二指肠上部、空肠、回肠、脾及卵巢等。

2. 腹膜间位器官 脏器的三面或表面大部分被腹膜覆盖者，称为腹膜间位器官。如肝、胆囊、升结肠、降结肠、子宫及充盈膀胱等。

3. 腹膜外位器官 脏器仅有一面或表面小部分被腹膜覆盖者，称为腹膜外位器官，此类脏器活动度最小。如肾、肾上腺、输尿管、十二指肠降部和下部及空虚膀胱等。

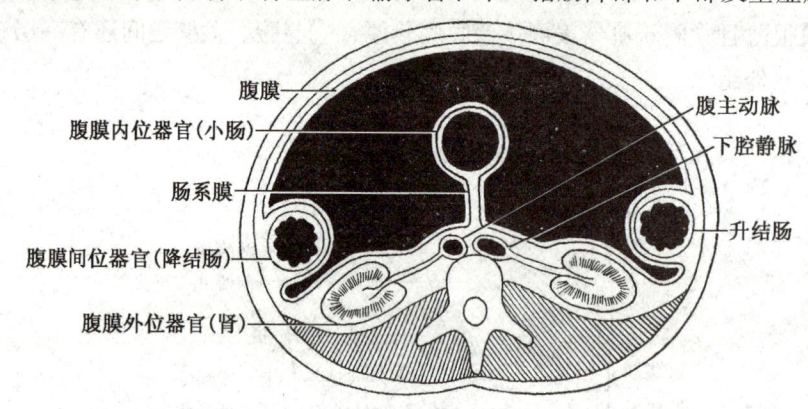

图1-4-29 腹膜与器官的关系

（四）腹膜形成的结构

腹膜从腹、盆壁移行于脏器或在脏器与脏器之间，形成许多腹膜结构，包括网膜、系膜、韧带、窝、凹和沟等。

1. 网膜 网膜 omentum 是指与胃相连的腹膜结构，包括小网膜和大网膜等（图1-4-30）。

（1）**小网膜 lesser omentum** 是自肝门移行至胃小弯和十二指肠上部之间的双层腹膜结构。连于肝和胃小弯之间的称肝胃韧带，连于肝与十二指肠上部之间的称肝十二指肠韧带，其右侧缘为游离缘，后方有网膜孔通网膜囊。

（2）**大网膜 greater omentum** 是连于胃和横结肠之间的四层腹膜结构，疏薄呈筛状，含有多少不等的脂肪及吞噬细胞，前两层自胃大弯起始，向下经横结肠和小肠前方，然后返折向上构成后两层连于横结肠。四层腹膜常融合在一起，有包围炎性病灶和限制脓液扩散的作用，是腹膜腔内的重要防御装置。

（3）**网膜囊 omental bursa** 是位于小网膜、胃后方与腹后壁之间扁窄的腹膜间隙，是腹膜腔的一部分，又称小腹膜腔。

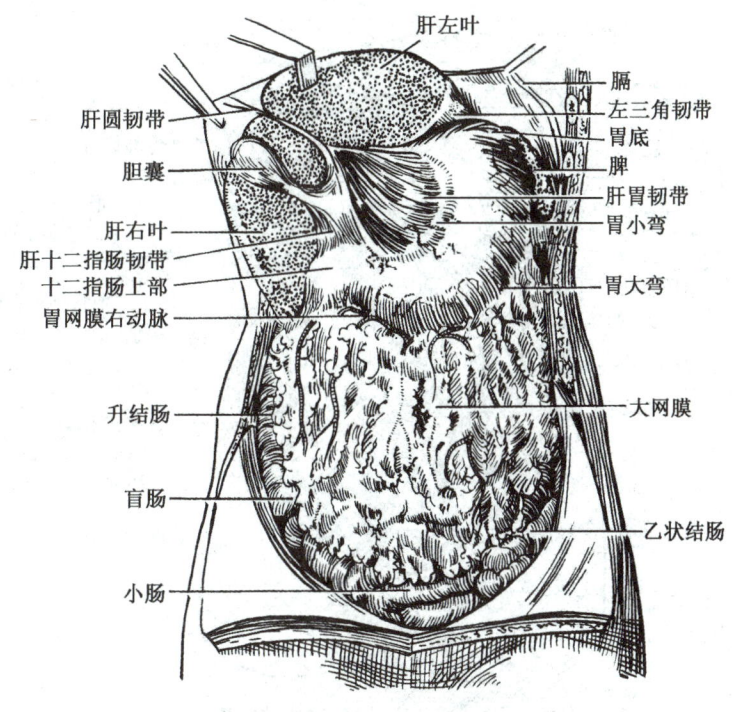

图 1-4-30 网膜

2. 系膜 系膜是指将肠管固定于腹后壁的双层腹膜结构（图 1-4-31）。两层中有到达器官的神经、血管和淋巴管通过。包括肠系膜、阑尾系膜、横结肠系膜、乙状结肠系膜。其中，肠系膜最长，呈扇形连于空、回肠。其根部从第 2 腰椎左侧至右骶髂关节前方。由于小肠系膜长，因此，空、回肠活动性大，有利于食物在肠腔内充分消化和吸收，但也是发生肠扭转的因素之一。

3. 韧带 韧带是指连于脏器与腹壁之间或连于相邻脏器之间的腹膜结构，有悬吊和固定脏器的作用，亦为双层腹膜构成。在肝、肾和脾等器官周围均有许多韧带连接。如肝上面有镰状韧带和冠状韧带，下面有肝十二指肠韧带和肝胃韧带；脾的周围有从脾门连于胃大弯的脾胃韧带，脾门连于左肾的脾肾韧带；结肠左曲与膈之间的膈结肠韧带；子宫两侧有子宫阔韧带等。

4. 盆腔内的腹膜陷凹 腹膜在盆腔脏器间形成的一些较大而恒定的凹陷。在男性，膀胱与直肠之间有深而大的直肠膀胱陷凹。在女性，直肠与子宫之间有直肠子宫陷凹，膀胱与子宫之间有较浅的膀胱子宫陷凹。男性的直肠膀胱陷凹，女性的直肠子宫陷凹，为立位或坐位时腹膜腔的最低点，当腹膜腔积液时，液体可积聚在这些最低部位（图 1-4-28、32）。

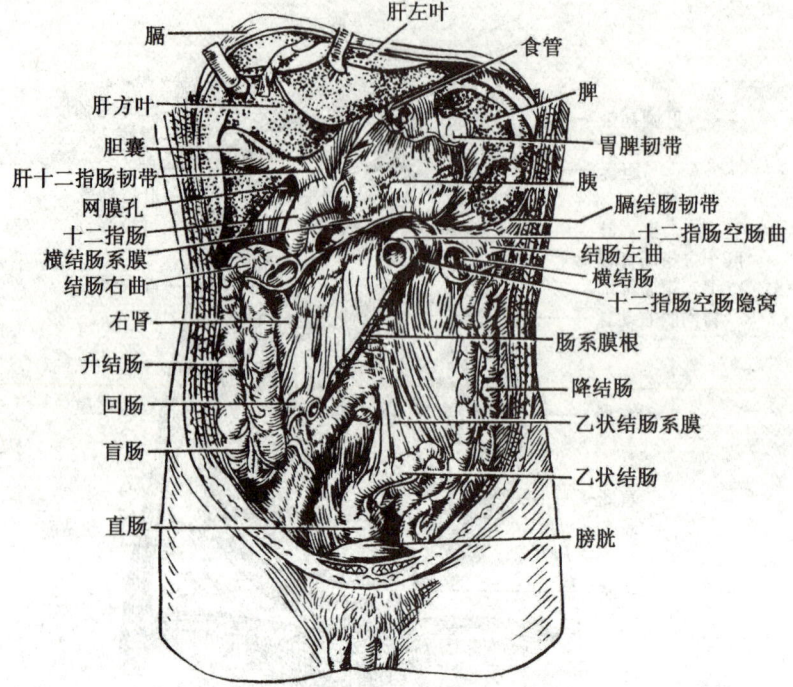

图 1-4-31 腹膜形成的结构

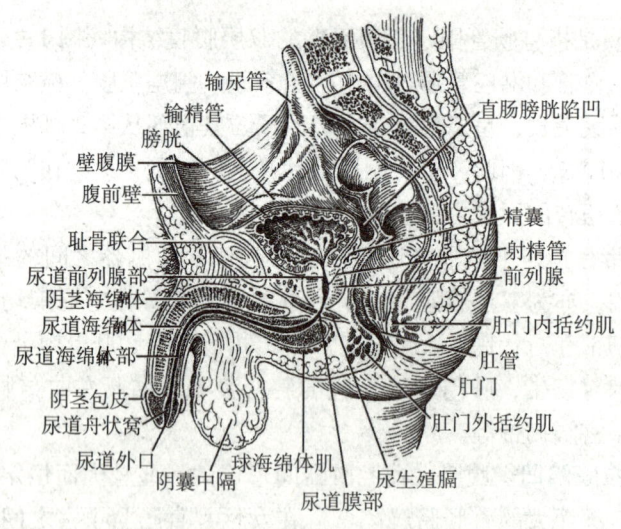

图 1-4-32 盆腔正中矢状面（男性）

复习思考题

1. 名词解释：上消化道　咽峡　肝门　十二指肠大乳头　腹膜腔
2. 简述胃的位置、外形和分部。
3. 简述肝产生的胆汁经何途径流至小肠内。

4. 试比较胃底腺细胞的特点。
5. 试比较胃壁和小肠壁结构的异同。

第三节 呼吸系统

学习目标

1. 掌握呼吸系统的组成；气管的位置及左、右主支气管的区别；肺的形态和位置。
2. 熟悉上、下呼吸道的概念；喉的位置和组成。
3. 了解鼻腔及鼻旁窦的概念；肺内支气管和支气管肺段的概念；胸膜和纵隔的概念。

呼吸系统 respiratory system 由鼻、咽、喉、气管、主支气管和肺组成。肺由肺内各级支气管和肺泡构成。肺泡是气体交换的场所。呼吸道是指鼻、咽、喉、气管和各级支气管。临床上通常把鼻、咽、喉合称为上呼吸道，把气管和各级支气管合称为下呼吸道（图1-4-33）。

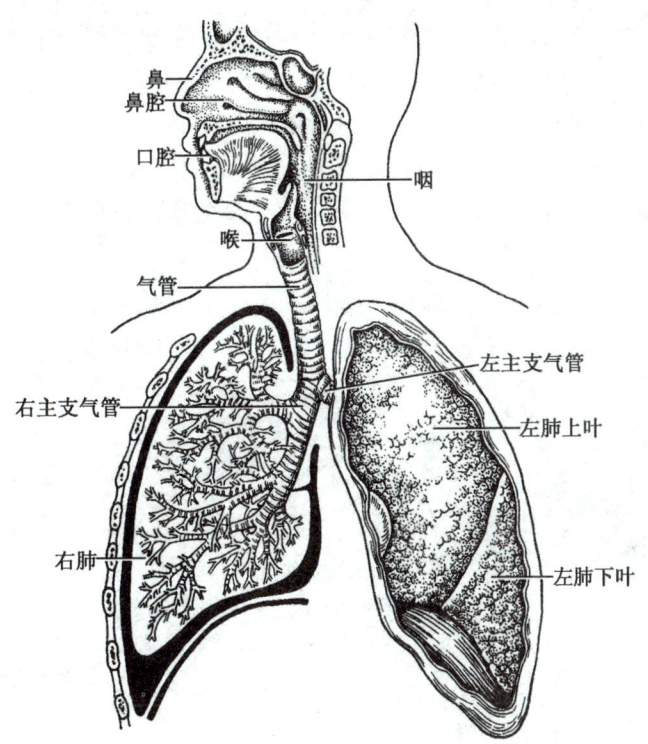

图1-4-33 呼吸系统模式图

呼吸系统的主要功能是进行气体交换，即从体外吸入氧气，同时将体内的二氧化碳排出体外。此外，鼻有嗅觉功能，喉有发音功能。

一、肺外呼吸道

（一）鼻

鼻 nose 是呼吸道的起始部，又是嗅觉器官。鼻可分为外鼻、鼻腔和鼻旁窦三部分。

1. 外鼻 外鼻 external nose 以骨和软骨为支架，表面被覆皮肤。软骨部表面的皮肤较厚，活动度较差，富含皮脂腺和汗腺，为痤疮、酒渣鼻及疖肿的好发部位。

外鼻的上端为鼻根，下端为鼻尖，两者之间为鼻背（也称鼻梁）。鼻尖两侧膨隆部分为鼻翼。在平静呼吸的情况下，鼻翼无明显活动，在呼吸困难时可出现鼻翼扇动。

2. 鼻腔 鼻腔 nasal cavity 是以骨和软骨为基础，内衬黏膜和皮肤的空腔。鼻中隔将鼻腔分为左、右两个腔，各腔向前以鼻前孔通外界，向后经鼻后孔通鼻咽部。每侧鼻腔又以鼻阈 nasal limen 为界分为鼻前庭和固有鼻腔两部分。

（1）**鼻前庭** 为鼻腔的前下部，由鼻翼和鼻中隔的前下部所围成，其内衬皮肤，生有鼻毛，借以过滤、净化空气。鼻前庭皮肤富有皮脂腺和汗腺，是疖肿的好发部位。由于缺少皮下组织，皮肤直接与软骨膜紧密相连，故发生疖肿时疼痛明显。

（2）**固有鼻腔** 为鼻腔的后上部，由上、下、内侧和外侧四壁围成。上壁为筛板，邻颅前窝；下壁为腭，即口腔的顶；内侧壁为鼻中隔，主要由筛骨垂直板、犁骨和鼻中隔软骨覆以黏膜构成。鼻中隔常偏向一侧，尤以偏向左侧者居多。鼻中隔黏膜的前下部血管丰富而位置表浅，易破裂出血，称易出血区（little 区）。约90%的鼻腔出血发生于此。鼻腔的外侧壁凹凸不平，自上而下有突向内下的上鼻甲、中鼻甲和下鼻甲。各鼻甲下方的裂隙，分别称上鼻道、中鼻道和下鼻道，是鼻旁窦和鼻泪管的开口。（图1-4-34）。

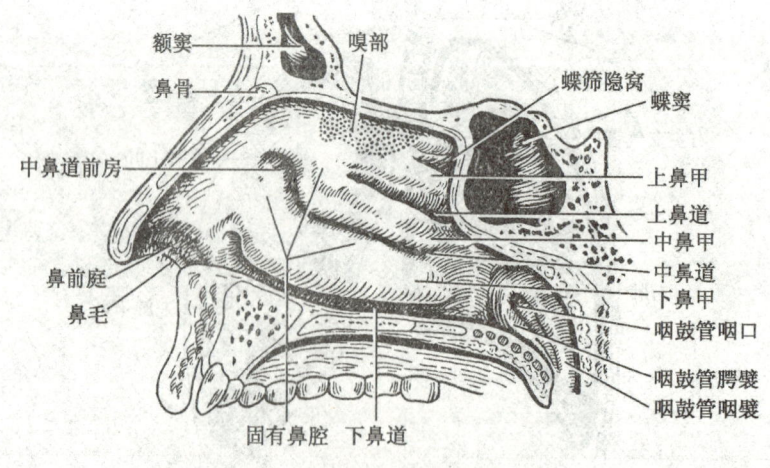

图1-4-34 鼻甲与鼻道（右侧）

（3）**鼻黏膜的结构特征** 鼻黏膜被覆于固有鼻腔的内表面，黏膜的下方为软骨、骨或骨骼肌。鼻黏膜分成两部分。

①嗅区：位于上鼻甲内侧面及其相对的鼻中隔部分，黏膜较薄，范围较小，活体呈淡黄色或苍白色，有嗅觉功能。

②呼吸区：是除嗅区以外的鼻腔黏膜，黏膜较厚，富含血管、黏液腺和纤毛，活体呈淡红色，对吸入的空气有加温、湿润和净化作用。黏膜内有丰富的静脉丛，易受物理、化学和炎症刺激充血，导致鼻塞。

3. 鼻旁窦 鼻旁窦是鼻腔周围颅骨内一些与鼻腔相通的含气空腔，内衬黏膜，并与鼻黏膜相延续，故鼻腔的炎症，可蔓延至鼻旁窦。鼻旁窦按其所在骨的位置有上颌窦、额窦、筛窦和蝶窦4对（图1-4-35），均开口于鼻腔。

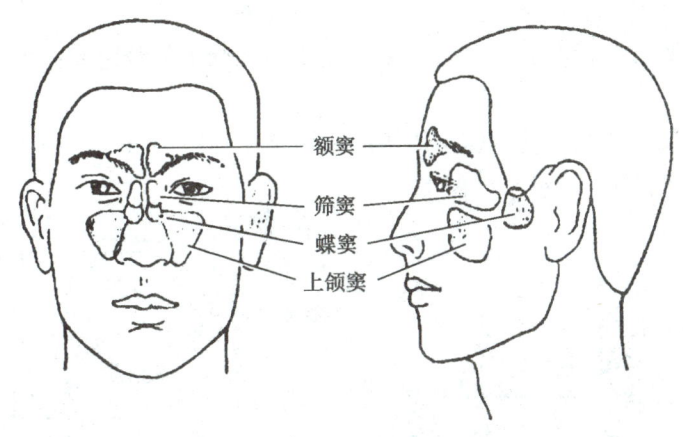

图1-4-35 鼻旁窦

鼻旁窦的发育 额窦、上颌窦和蝶窦出生时很小。随着乳牙的萌出额窦迅速增大。上颌窦在乳牙萌出时开始增大，在恒牙萌出时迅速增大。蝶窦则在2~3岁才快速发育。筛窦在出生前才刚刚开始发育。

鼻炎（Rhinitis） 是鼻腔黏膜的炎症，通常由病毒、细菌或各种过敏原引起。鼻炎引起鼻腔黏膜水肿，可导致鼻腔阻塞性通气困难；鼻腔黏膜分泌过多而出现流涕以及返吸（即将鼻腔黏液向后吸入咽，然后经口腔排出）。

鼻窦炎（Sinusitis） 是鼻窦黏膜的非特异性炎症，常继发于上呼吸道感染或急性鼻炎。脏水、异物、病菌等的侵入也可使鼻旁窦黏膜受到感染化脓，形成鼻窦炎。脓液堆积，堵塞鼻窦口，常形成引流不畅。鼻窦炎分为急性和慢性两类。急性化脓性鼻窦炎多继发于急性鼻炎，以鼻塞、多脓涕、头痛为主要特征。由于各黏膜水肿，各鼻旁窦窦口被堵塞，说话时常伴有鼻音。慢性化脓性鼻窦炎常继发于急性化脓性鼻窦炎，症状类似急性鼻窦炎，但无全身症状，以多脓涕为主要表现，可伴有轻重不一的鼻塞、头痛及嗅觉障碍。慢性鼻窦炎病程长，反复发作，经久不愈，可致鼻旁窦内肉芽组织生成。

（二）咽（见消化系统）

（三）喉

喉 larynx 既是呼吸通道，又是发音器官。喉位于颈前区的中部，上连舌骨，下接气管，后面与喉咽相连。成人的喉约平对第 4～6 颈椎。喉位置的高低，依性别、年龄不同而有差异，女性高于男性，小孩高于成人。喉可随吞咽或发音动作而上、下移动。

喉是复杂的管状器官，由喉软骨、喉的连结、喉肌和黏膜构成。

（1）**喉软骨**　喉软骨是喉的支架，主要有不成对的甲状软骨、会厌软骨、环状软骨和成对的杓状软骨（图 1-4-36）。

（2）**喉的连结**　包括喉软骨之间以及喉软骨与舌骨、气管之间的关节、弹性圆锥和韧带。

（3）**喉肌**　属骨骼肌，其主要功能是通过作用于环甲关节和环杓关节，使声带紧张或松弛，使声门裂开大或缩小（图 1-4-36）。

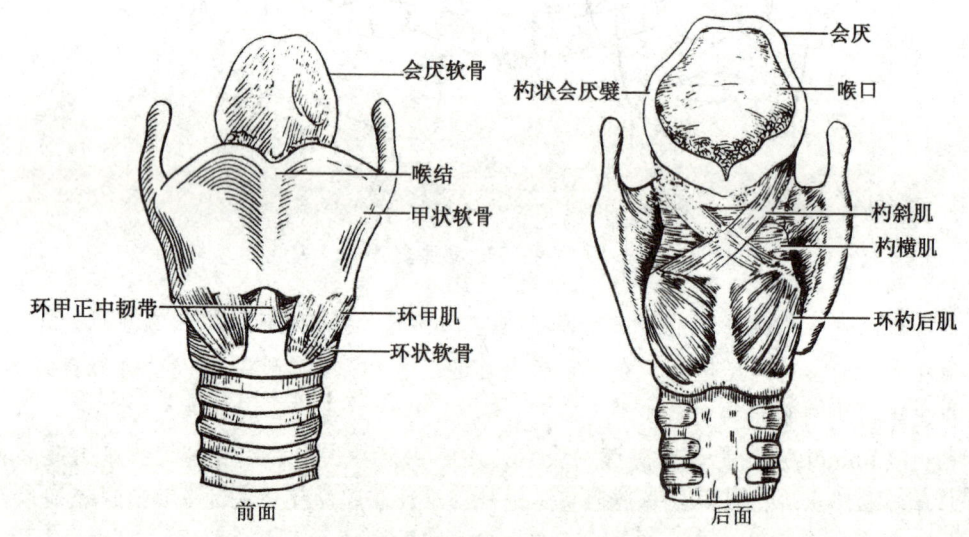

图 1-4-36　喉软骨和喉肌

（4）**喉腔和喉黏膜**　喉的内腔称喉腔，向上经喉口通喉咽，向下通气管。喉腔内衬黏膜，喉腔的黏膜与咽和气管的黏膜相延续。喉腔两侧壁的中部可见上、下两对呈矢状位的黏膜皱襞。上方的一对称前庭襞或室襞，在活体时呈粉红色，其间的裂隙称前庭裂。下方的一对称声襞，在活体时颜色较白。两侧声襞及杓状软骨底部之间的裂隙称声门裂，声门裂是喉腔最狭窄的部位。声襞及其所覆盖的声韧带和声带肌三者共同组成声带（图 1-4-37）。

发音（voice production）　发音的过程涉及声门裂的开、闭和气体的呼出。呼气时，气体从声门裂冲出，引起声带的振动而产生声波。这种由于声带振动产生的声波所形成的声音称为原音。原音经喉腔、咽腔、鼻腔、鼻旁窦和口腔的修饰，才最后形成我

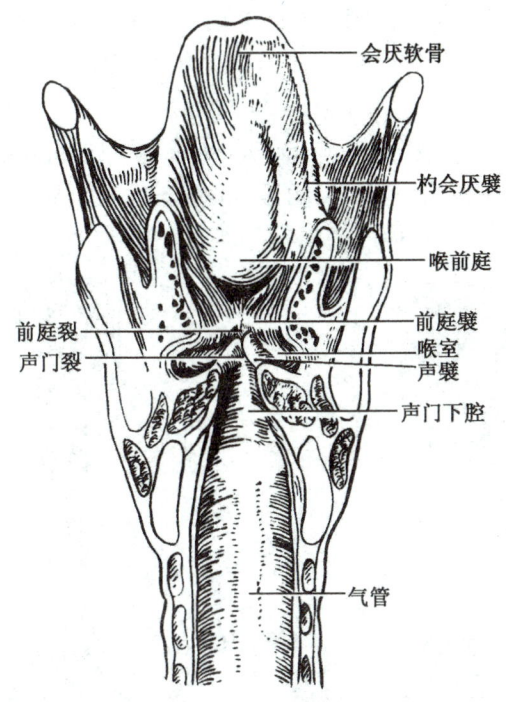

图1-4-37 喉的冠状切面（后面观）

们听到的声音。其中，口腔，特别是舌和牙对原音的修饰作用尤为重要。音调的高低取决于声带的张力和呼出气流的速度。声带的张力越大，呼出的气流速度越快，声带振动的频率则越高，音调也就越高。音量的大小与声带的长度、张力和呼出的气流量有关。声带越长，张力越小，呼出的气流量越大，声带的振幅则越大，音量也就越大。男性由于在青春期受激素的影响而使甲状软骨前角向前生长而明显突出，导致声带较长，张力较低，因此男性的声音大多洪亮而低沉。女性的声带一般较男性短，故女性的声音大多音调较高。长时间的声带振动易引起声带水肿、声带振动困难，从而产生正常振动频率和振幅的改变，导致声音嘶哑。经常性的长时间声带振动可引起声带息肉，也会产生声带振动困难而导致声音嘶哑。

喉腔以前庭裂和声门裂平面分为上、中、下三部分。前庭裂平面以上的部分称喉前庭。

前庭裂和声门裂之间的部分称喉中间腔，其向两侧突出的隐窝称喉室。声门裂平面以下的部分称声门下腔，声门下腔的黏膜下组织较疏松，炎症时容易发生水肿。小儿的喉腔狭小，喉水肿容易引起喉阻塞，造成呼吸困难。

（四）气管和主支气管

气管和主支气管是连于喉和肺之间的管道，由"C"形的气管软骨以及连接各气管软骨之间的结缔组织和平滑肌构成，内衬黏膜。它们的后壁缺少软骨，由平滑肌和结缔组织封闭，称膜壁。

1. 气管 气管 trachea 位于食管前方，上端于第 6 颈椎下缘平面接环状软骨，经颈部正中，下行入胸腔。气管在平第 4 胸椎下缘水平分为左、右主支气管，分叉处称气管杈。

2. 主支气管 左、右主支气管 primary bronchus 是气管分出的第 1 级支气管。左主支气管细长，走向较水平。右主支气管粗短，走向较垂直，故误入气管的异物多坠入右主支气管或右肺内（图 1-4-38）。

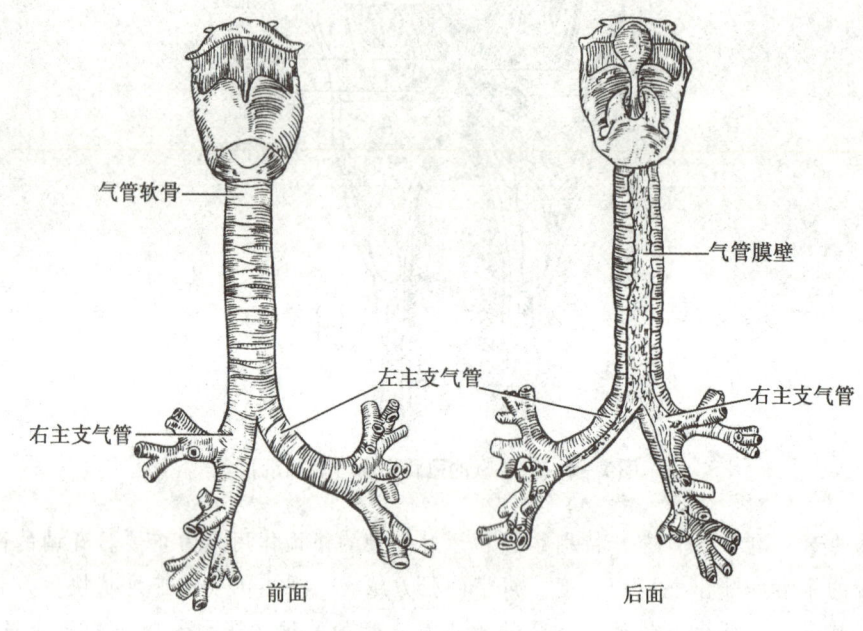

图 1-4-38 气管与主支气管

二、肺

（一）肺的位置、形态和分叶

1. 肺的位置 肺 lung 位于胸腔内，纵隔的两侧，膈的上方，左、右各一。

2. 肺的形态和分叶 由于膈穹隆右侧下方有肝向上隆起以及心脏位置偏左，故右肺较宽短，左肺较细长（图 1-4-39）。

肺表面有脏胸膜被覆，光滑而润泽。幼儿的肺呈淡红色，成人的肺因吸入的尘埃沉积而呈暗红色或深灰色，甚至有散在的黑斑。

肺近似半圆锥形，有一尖、一底、两面和三缘。肺尖圆钝，经胸廓上口突入颈根部。肺底邻接膈，稍向上凹。肋面邻接肋和肋间肌；内侧面朝向纵隔，亦称纵隔面，其中部有一长圆形凹陷，称肺门 hilum of lung，为主支气管、肺血管、淋巴管和神经出入的部位。出入肺门的诸结构被结缔组织包绕，总称为肺根。肺的前缘和下缘锐薄，而后缘钝圆。左肺前缘下部有心切迹，切迹下方的舌状突起称左肺小舌。

左肺由斜裂分为上、下二叶；右肺除有相应的斜裂外，尚有一水平裂，故右肺被分为上、中、下三叶。

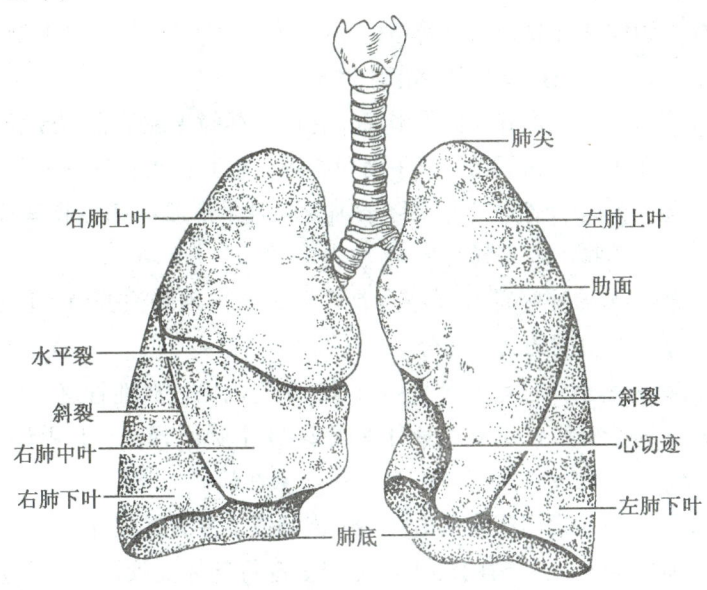

图 1-4-39 气管、主支气管和肺

(二) 肺的基本组织结构

肺由表面的浆膜（即胸膜脏层）和深部的肺组织两部分组成。肺组织分为实质和间质两部分，实质即肺内的各级支气管和大量肺泡，间质为肺内的结缔组织、血管、淋巴管和神经等。主支气管从肺门入肺后反复分支呈树状，称为支气管树。肺内的叶支气管（右肺3支、左肺2支）、段支气管、小支气管、细支气管和终末细支气管称为肺的导气部。终末细支气管以下的分支为肺的呼吸部，包括呼吸性细支气管、肺泡管、肺泡囊和肺泡。每一个细支气管连同以下各级分支和肺泡组成一个肺小叶，呈锥体形，尖端朝向肺门，底朝向肺的表面（图1-4-40）。

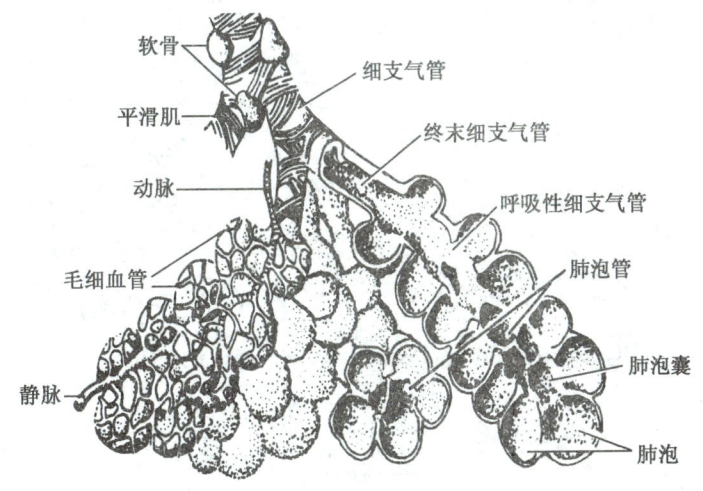

图 1-4-40 肺小叶模式图

1. 肺的导气部　肺的导气部是支气管进入肺内后连续性分支的气体通道。组成管壁的黏膜、黏膜下组织和外膜，随着管道的不断分支，管径渐细，管壁渐薄，管壁结构内容也逐渐地变化，因此三层结构便逐渐不明显。

细支气管和终末细支气管的环形平滑肌，在内脏神经支配下收缩或舒张，来调节进入肺泡的气流量。在正常情况下吸气时平滑肌松弛，管腔扩大；呼气末平滑肌收缩，管腔变小。病理情况下，由于细支气管及终末细支气管平滑肌痉挛性收缩致使管腔变窄，引起呼吸困难，出现哮鸣，即支气管哮喘。

2. 肺的呼吸部　肺的呼吸部共同特点是管壁开始出现肺泡开口，因此肺的呼吸部是肺组织执行气体交换功能的结构部分。

（1）**呼吸性细支气管**　它是肺导气部和呼吸部之间的过渡性管道。

（2）**肺泡管**　每个呼吸性细支气管分支成 2～3 个肺泡管，它是由许多肺泡围成的管道。

（3）**肺泡囊**　与肺泡管相连续，由众多肺泡围成，并有共同开口。

（4）**肺泡**　肺泡是支气管树的终末部分，是进行气体交换的主要场所。每个肺约含有肺泡3亿～4亿个。肺泡壁很薄，内表面覆以薄的单层上皮，有基膜（图1-4-41、42）。相邻肺泡紧密相贴，其间仅隔以薄层结缔组织，即肺泡隔。

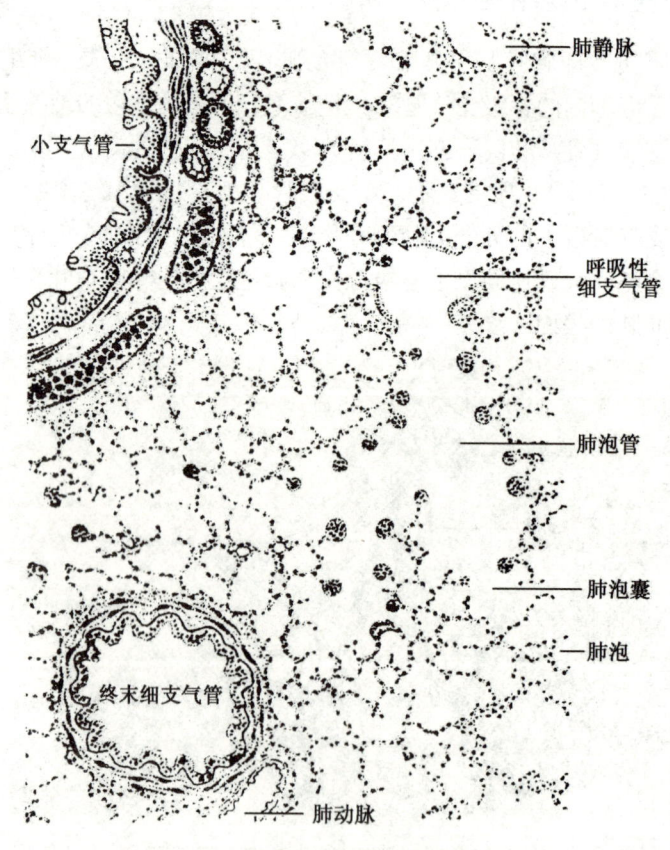

图 1-4-41　肺的组织结构

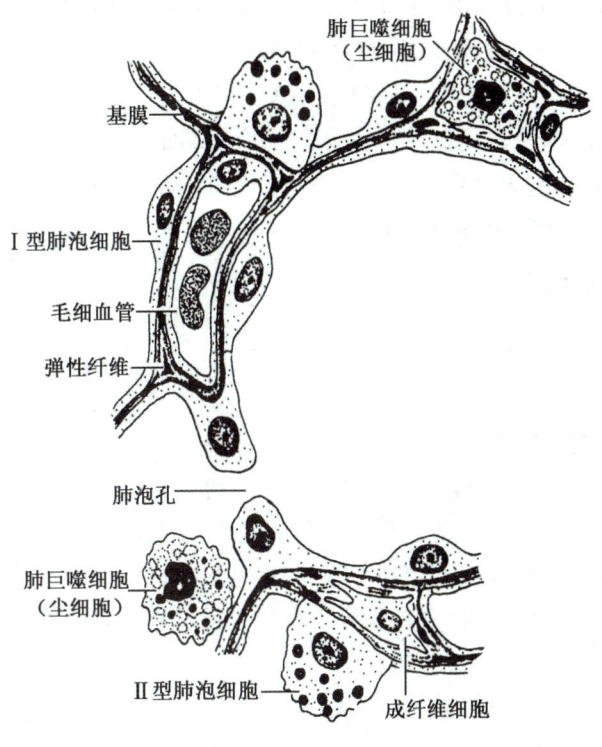

图 1-4-42 肺泡及肺泡孔模式图

①肺泡上皮：肺泡上皮由Ⅰ型和Ⅱ型两种细胞组成。

Ⅰ型肺泡细胞：覆盖肺泡内表面大部分。Ⅰ型肺泡细胞扁平，表面光滑，细胞核扁圆形，含核部分略厚，其余部分很薄。胞质内细胞器很少，有很多吞饮小泡。主要作用是提供一个完整而最薄的面，有利于气体通过。

Ⅱ型肺泡细胞：细胞呈立方体或圆形，镶嵌于Ⅰ型肺泡细胞之间。光镜下观察，细胞核圆形，胞质着色较浅，呈泡沫状。电镜下观察，细胞游离面有少量的微绒毛，胞质内粗面内质网和高尔基复合体等细胞器发达，还有许多大小不一的分泌颗粒，故Ⅱ型肺泡细胞实际上是一种分泌细胞。其分泌物进入肺泡腔，在肺泡上皮的表面铺展成一层薄膜，称表面活性物质，有降低肺泡的表面张力及稳定肺泡形态的作用，可促进已伸展的肺泡复原。

②肺泡隔：相邻两肺泡之间薄层的结缔组织构成肺泡隔。有丰富的连续型毛细血管形成毛细血管网，包绕肺泡，利于肺泡内 O_2 与血液中的 CO_2 进行气体交换。肺泡隔内含较多弹性纤维，使肺泡具有弹性，老年人由于弹性纤维退化或炎症等病变破坏弹性纤维，使肺泡的弹性减弱，引起肺泡渐扩大，肺的换气功能降低，导致肺气肿。

③肺泡孔：相邻肺泡之间有小孔相通，每个肺泡可以有一个或多个肺泡孔，直径在 $10\sim15\mu m$，是沟通相邻肺泡腔的通道。当某个终末细支气管或呼吸性细支气管阻塞时，可通过肺泡孔建立侧支通气，防止肺泡萎陷。但是，当肺部感染时，病菌同样可以经肺泡孔扩散，使炎症蔓延。

④气-血屏障：肺泡与血液间气体分子交换所通过的结构，称为气-血屏障 blood-air barrier。气-血屏障依次由下列结构组成：肺泡内表面的液体层、Ⅰ型肺泡上皮细胞及其基膜、薄层结缔组织、毛细血管基膜与内皮。有的部位的肺泡上皮与毛细血管内皮之间几乎无结缔组织存在，两层基膜直接相贴而融合。气-血屏障相当薄，总厚度约 $0.5 \sim 0.7 \mu m$，有利于气体交换；但当间质性肺炎时，肺泡隔结缔组织水肿，炎症细胞浸润，可导致肺气体交换功能障碍。

三、胸膜和纵隔

（一）胸膜

胸膜 pleura 为被覆于胸廓内面、膈上面、纵隔侧面和肺表面的浆膜，可分为脏、壁两层。脏胸膜（胸膜脏层）被覆在肺的表面，与肺实质紧密结合，并伸入到左、右肺斜裂和右肺水平裂中；壁胸膜覆于胸廓各壁的内面，可分为胸膜顶、肋胸膜、膈胸膜、纵隔胸膜四部。胸膜的脏、壁两层在肺门周围相互移行，围成两个完全封闭的胸膜腔（图1-4-43）。正常人胸膜腔内为负压，并有少量浆液，可减少呼吸时两层胸膜之间的摩擦。

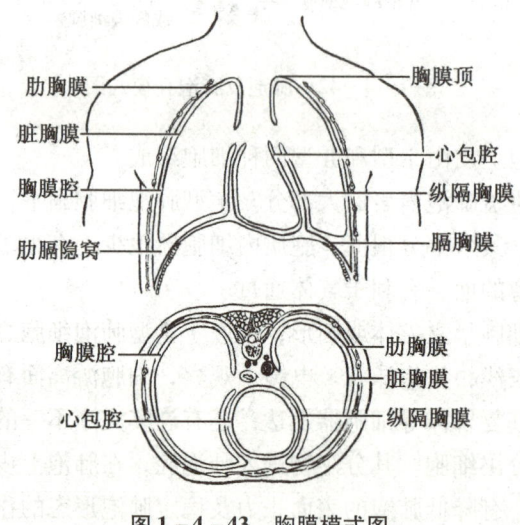

图1-4-43 胸膜模式图

（二）纵隔

纵隔 mediastinum 是左、右纵隔胸膜之间所有器官结构的总称。它的前界为胸骨，后界为胸椎体，两侧界为纵隔胸膜，上界至胸廓上口，下界达膈，呈矢状位，上窄下宽，显著偏左。通常以胸骨角平面将其分为上纵隔和下纵隔。下纵隔又以心包为界，分为前纵隔、中纵隔和后纵隔（图1-4-44）。纵隔内有胸腺、心包、心和连接心的大血管、气管、主支气管、食管、主动脉胸部、胸导管、奇静脉以及淋巴结等。

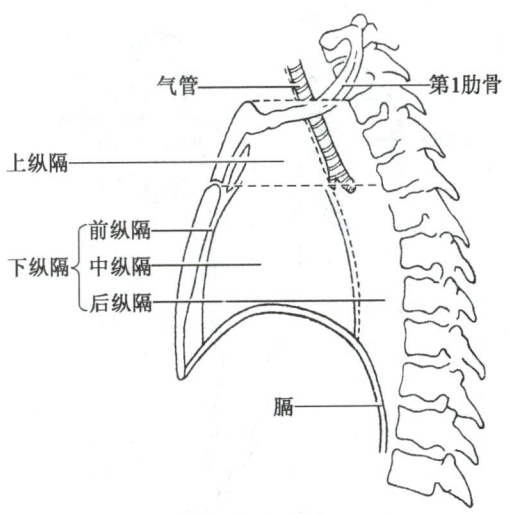

图 1-4-44 纵隔分部示意图

复习思考题

1. 名词解释：上呼吸道　声门裂　胸膜腔　肺门。
2. 简述肺的位置、外形，以及左右肺的区别。
3. 比较左、右主支气管的区别。
4. 哪些关节和骨骼肌参与呼吸运动？请说明它们在呼吸运动中的作用。
5. 以一前面观的视角画一简图，说明胸壁（包括膈）、胸膜（胸膜腔）、肺和心之间的相互关系。

第四节　泌尿系统

学习目标

1. 掌握泌尿系统的组成和功能。
2. 掌握肾的形态、位置、内部构造和被膜。
3. 熟悉输尿管的位置、分部和狭窄。
4. 熟悉膀胱的形态、位置和膀胱壁的构造。
5. 了解男、女尿道的主要区别。

泌尿系统 urinary system 由肾、输尿管、膀胱和尿道四部分组成（图1-4-45）。尿液在肾内形成，经过输尿管到膀胱暂时储存，最终由尿道排出体外。

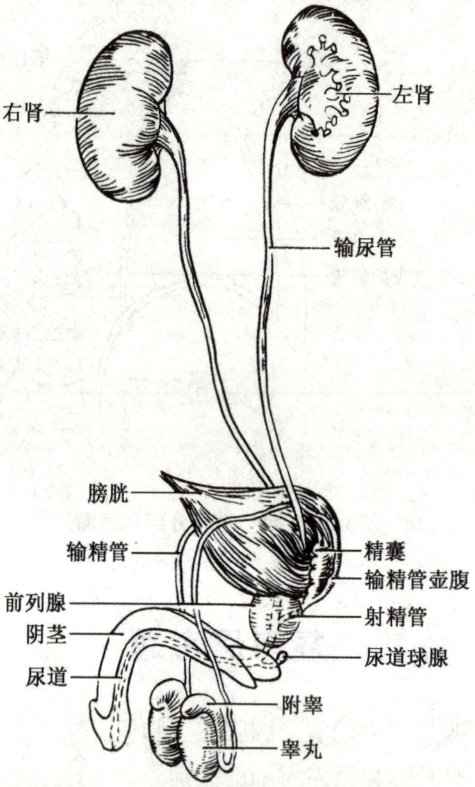

图 1-4-45 男性泌尿生殖系统

一、肾

(一) 肾的位置和形态

肾 kidney 位于腹后壁上部，脊柱的两侧，是腹膜外位器官。左肾上端约平第 11 胸椎下缘，下端约平第 2 腰椎下缘；右肾比左肾约低半个椎体的高度。左第 12 肋斜越左肾后面的中部，右第 12 肋斜越右肾后面的上部。临床上常将竖脊肌外侧缘与第 12 肋之间的夹角称为肾区（脊肋角），在某些肾脏疾病患者，叩击或触压该区常可引起疼痛。

肾是成对的实质性器官，新鲜的肾呈红褐色，表面光滑，质地柔软。肾形似前后略扁的蚕豆，可分上、下两端，前、后两面，内、外侧两缘。其中外侧缘隆凸，内侧缘中部凹陷，有肾盂、肾血管、淋巴管和神经等出入，称为肾门。进出肾门的结构被结缔组织包裹成束，称肾蒂。由肾门深入肾实质内的腔隙称为肾窦，窦内容纳肾盏、肾盂、肾血管及脂肪组织等。

(二) 肾的内部结构

在肾的额状切面上，肾实质可分为皮质和髓质两部分（图 1-4-46）。肾皮质 renal

cortex 位于浅层，富含血管，在新鲜标本上呈红褐色。肾髓质 renal medulla 位于深部，色泽较淡，由 15~20 个肾锥体组成。肾锥体基底朝向皮质，尖端朝向肾窦，称肾乳头。肾乳头顶端有许多乳头孔，开口于肾小盏。肾小盏位于肾窦内，每肾约有 7~8 个，呈扁平漏斗状包绕肾乳头。相邻 2~3 个肾小盏汇合成一个肾大盏，每肾有 2~3 个肾大盏。肾大盏再汇合成一个扁平漏斗形的肾盂，肾盂出肾门后逐渐变细，移行为输尿管。

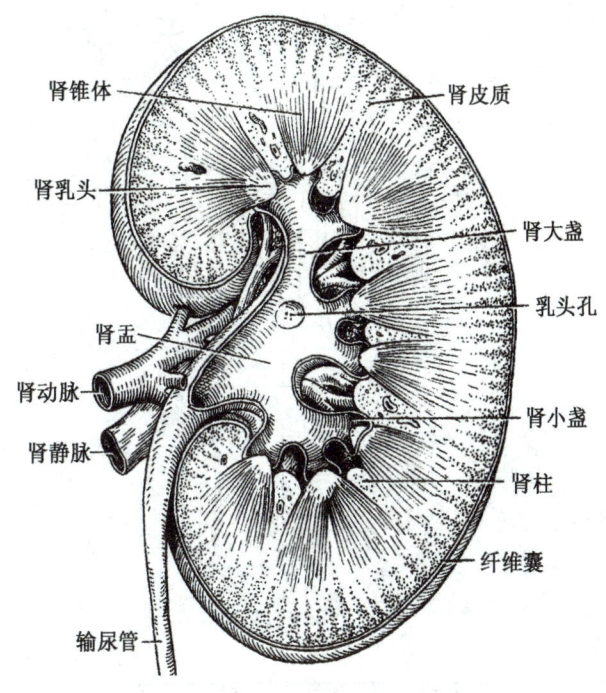

图 1-4-46　右肾额状切面

（三）肾的被膜

肾的表面有三层被膜包绕，自内向外依次为纤维囊、脂肪囊和肾筋膜。纤维囊紧贴肾实质的表面，正常状态下容易从肾表面剥离。但在某些病理状态下，它与肾实质紧密粘连而不易剥离。

（四）肾的组织结构

肾实质由大量肾单位 nephron 和集合管组成，其间有少量结缔组织、血管和神经等构成肾间质（图 1-4-47）。

1. 肾单位　是肾的结构和功能的基本单位，每侧肾约有 100 万个肾单位。由肾小体和肾小管两部分组成。

（1）**肾小体**　是肾单位的起始部，膨大呈球形，位于肾皮质内。由血管球和肾小囊组成。

①血管球（又称肾小球）：是肾小囊中一团蟠曲的毛细血管。一条入球微动脉从血管极进入肾小囊后，分出 4~5 个分支，每支再分支成几条相互吻合的毛细血管襻，然

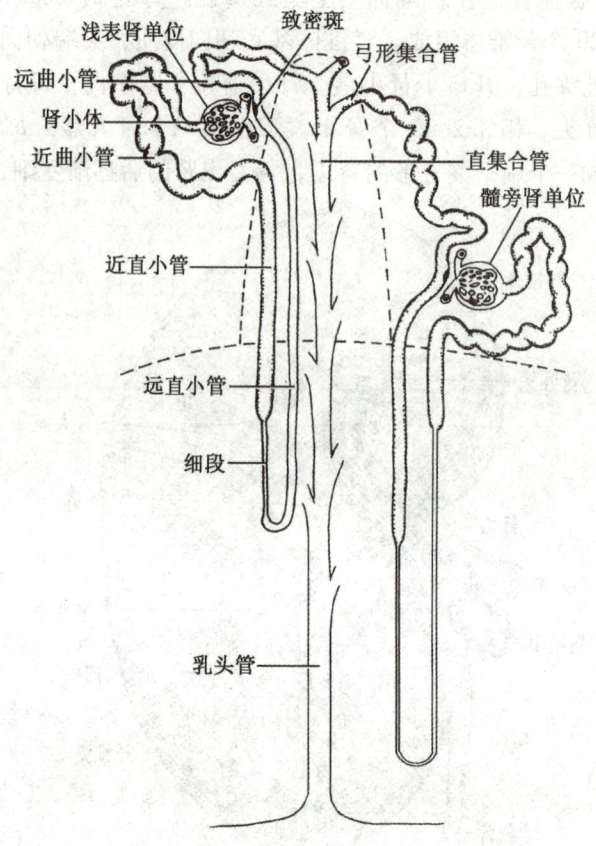

图1-4-47 泌尿小管结构模式图

后汇成出球微动脉,从血管极离开肾小囊(图1-4-47、48)。入球微动脉比出球微动脉粗,故血管球内的血压较毛细血管高。电镜下,血管球的毛细血管壁仅由一层有孔的内皮细胞及其外面的基膜组成。

②肾小囊:为肾小管起端膨大凹陷而成的杯状双层囊,包裹血管球。肾小囊两层间的腔隙称肾小囊腔,与近曲小管腔相通。肾小囊的外层(壁层)为单层扁平上皮,在尿极处与近曲小管上皮相延续;肾小囊的内层(脏层)由一层多突起的足细胞构成。电镜下可见足细胞发出较大的初级突起,初级突起再发出较小的、指状的次级突起,次级突起包绕血管球毛细血管襻。相邻的次级突起相互嵌合成栅栏状,相嵌突起间有宽约25nm的裂隙称裂孔,裂孔上有厚约4~6nm的裂孔膜封闭(图1-4-49)。

肾小体类似一个滤过器,以过滤方式形成滤液。血管球血管内血压较高,血浆内的部分物质经血管球有孔的内皮细胞、基膜及足细胞裂孔膜而滤入肾小囊腔,这三层结构合称为滤过膜或滤过屏障(图1-4-49)。滤入肾小囊腔的滤液称原尿。滤过膜对水、电解质、葡萄糖、尿素等小分子物质具有高度通透性,而大分子的蛋白质则难以通过。在病理情况下,若滤过膜受损伤,导致滤过孔增大或负电荷丧失,都可能引起蛋白尿和血尿的出现。

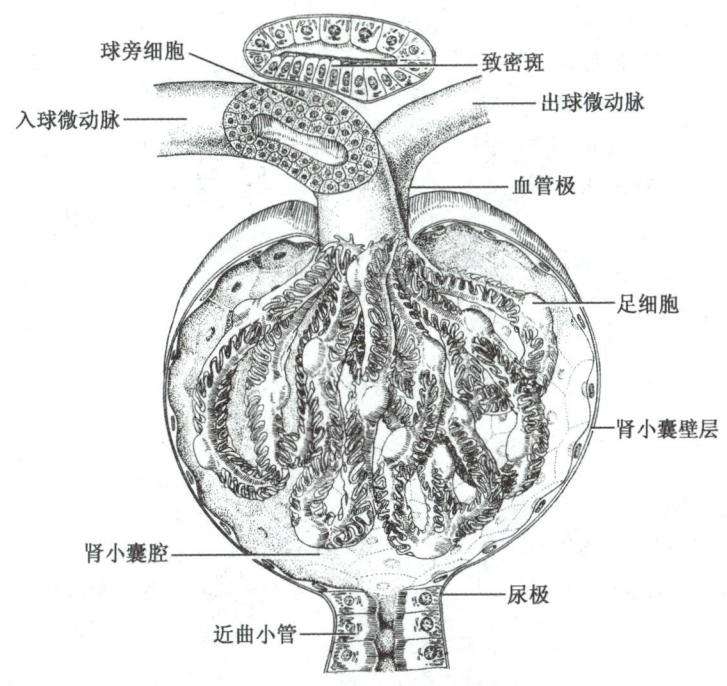

图1-4-48 肾小体和球旁复合体模式图

(2) 肾小管 是由单层上皮围成的长而弯曲的小管道，可分为近端小管、细段和远端小管三部分。肾小管有重吸收原尿中的某些成分和排泌等作用。

紧连肾小体的一段肾小管弯曲盘绕于肾小体周围，称为近端小管曲部（近曲小管），然后下行至髓质，形成近端小管直部。直部在髓质内突然变细，称为细段。接着管道折转上行，又骤然变粗，成为远端小管直部。近端小管直部、细段、远端小管直部，在髓质内形成"U"字形的襻状结构，称髓襻。远端小管直部在髓质内上行，回到皮质，靠近肾小体，再度弯曲盘绕，成为远端小管曲部（远曲小管）。

2. 集合管系 是一些直的小管，可分为弓形集合小管、直集合管和乳头管三段（图1-4-47）。弓形集合小管很短，位于皮质内，一端与远曲小管相连，另一端延续为直集合管。直集合管下行进入髓质，沿途不断汇合其他弓形集合小管，至肾乳头处改称乳头管，开口于乳头孔。集合管能进一步吸收水和无机离子，使原尿进一步浓缩。

3. 球旁复合体 又称肾小球旁器，包括球旁细胞和致密斑等（图1-4-48）。①球旁细胞位于入球微动脉进入肾小体处，由入球微动脉管壁的平滑肌细胞转化为上皮样细胞而成，能合成和分泌肾素。②致密斑也位于肾小体血管极，是由远曲小管靠近肾小体侧的上皮细胞变高变窄、细胞核密集而形成的一个椭圆形隆起，它是一种化学感受器，通过感受远端小管内原尿中钠离子浓度的变化来调节肾素的分泌。

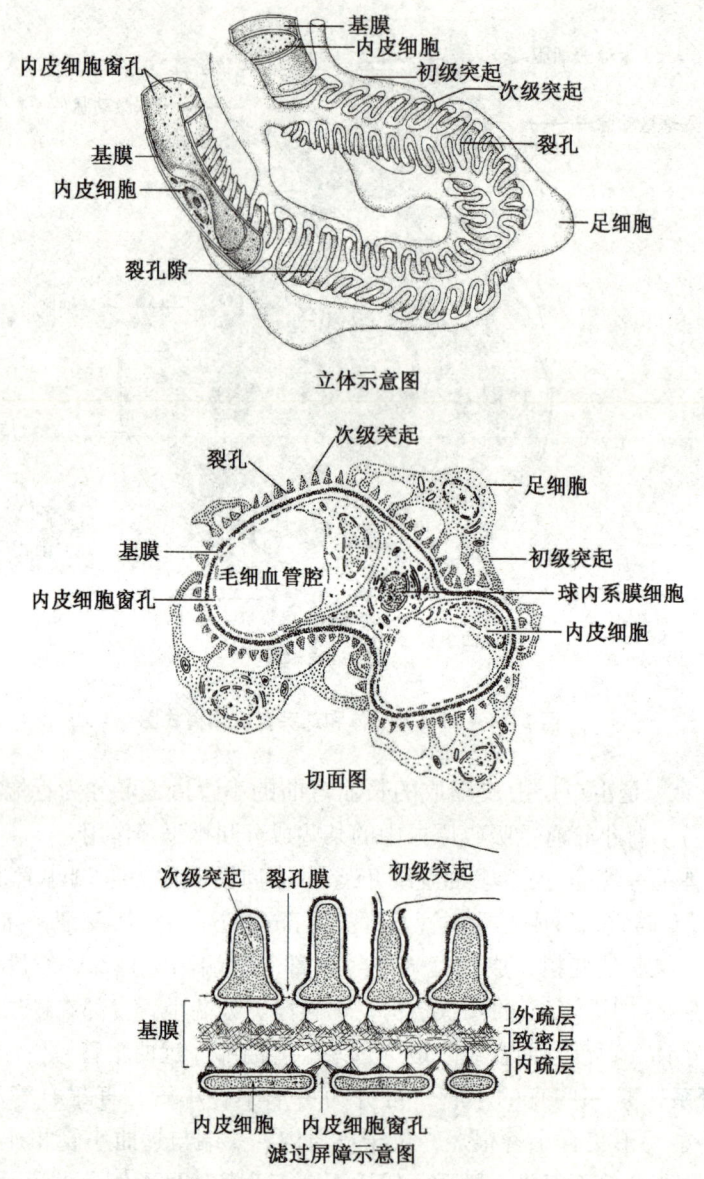

图 1-4-49 肾小球毛细血管、基膜和足细胞超微结构模式图

肾实质的结构简要归纳如下：

肾的内分泌功能研究证明，肾能分泌多种生物活性物质参与调节机体的生理功能活动：①分泌肾素、前列腺素、激肽等，通过肾素-血管紧张素-醛固酮系统和激肽-缓激肽-前列腺素系统来调节血压。慢性肾病时，这些活性物质的分泌可出现异常，引起血压升高。②分泌促红细胞生成素，促进骨髓造血。肾功能不全时，促红细胞生成素合成减少，可引起贫血。③分泌 $1,25-(OH)_2-D_3$，调节体内的钙磷代谢，维持骨骼的正常结构与功能。此外，肾也是多种内分泌物质降解与灭活的场所，参与激素代谢的调节。如胰岛素、甲状旁腺激素、胰高血糖素、生长激素、降钙素等许多激素，均在肾

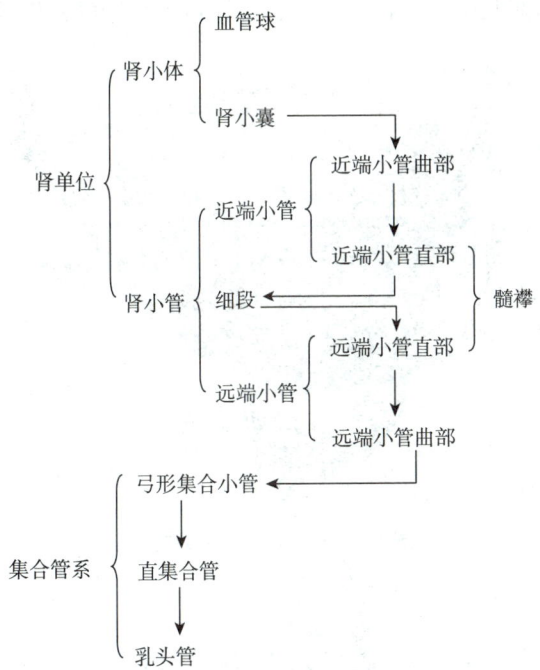

近端小管细胞降解和清除。当肾功能不全时,这些激素的生物半衰期明显延长,导致体内积蓄,并引起代谢紊乱。故肾是维持人体生命和正常功能所必需的重要器官。

二、输尿管

输尿管 ureter 是一对细长的肌性管道,上端续于肾盂,下端终止于膀胱,成人输尿管长约 25~30cm(图 1-4-45)。

输尿管位于腹膜的后方,沿腰大肌前面向内下方斜行,越过小骨盆上缘进入盆腔,继而走向前内侧,向内下斜穿膀胱壁,以输尿管口开口于膀胱。在小骨盆上缘处,右输尿管跨过右髂外动脉起始部的前方;左输尿管跨过左髂总动脉末端的前方。

根据输尿管的位置和行程,可将输尿管分为三段,即腹段、盆段和壁内段。输尿管全长有三处生理性狭窄:第一处在输尿管起始处;第二处在小骨盆上口处,即跨过髂血管处;第三处在斜穿膀胱壁处。这些狭窄是尿路结石常见的嵌顿阻塞部位。

三、膀胱

膀胱 urinary bladder 是贮存尿液的囊状器官,伸缩性很大,其大小、形态和位置随尿液充盈程度、年龄、性别的差异而有所不同。成年人膀胱的平均容量约为 300~500mL,最大容量可达 800mL。

膀胱位于骨盆腔前部,在耻骨联合的后方,空虚时不超过耻骨联合上缘。空虚的膀胱呈三棱锥体形,锥体的尖称为膀胱尖,朝向前上方;锥体的底称为膀胱底,近似三角形,朝向后下方,其上外侧角有输尿管穿入(图 1-4-50)。在膀胱底内面,位于左、右输尿管口和尿道内口之间的三角形区域,称为膀胱三角(图 1-4-51)。此区无论膀胱充盈或空虚，黏膜都保持平滑状态，是膀胱结核和肿瘤的好发部位。

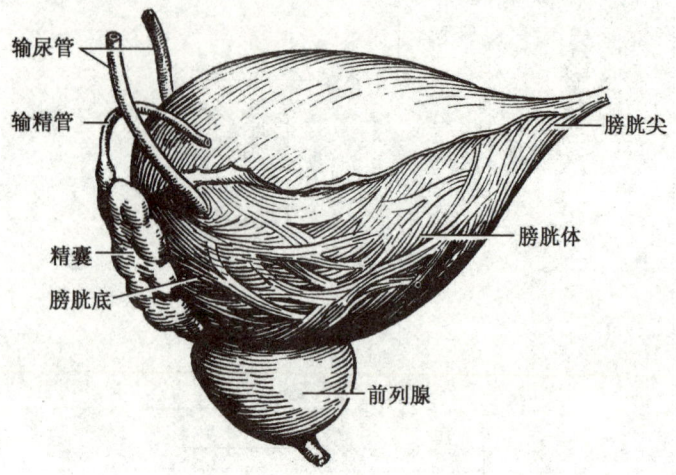

图 1-4-50 膀胱（侧面观）

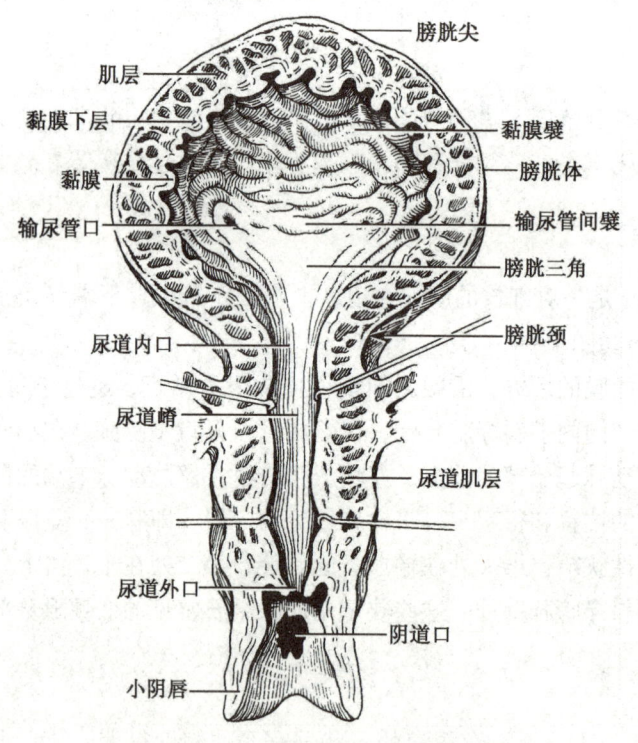

图 1-4-51 女性膀胱和尿道冠状面

四、尿道

尿道 urethra 上端起自膀胱的尿道内口，向下穿过尿生殖膈，下端开口于尿道外口。男性尿道既有排尿功能，又有排精作用，将在生殖系统中叙述，本章只叙述女性尿道。

女性尿道（图 1-4-51）比男性尿道短、宽而且较直，长约 3~5cm，直径约

8mm，位于耻骨联合后下方与阴道前壁之间，尿道外口开口于阴道前庭。在尿生殖膈内，环绕尿道和阴道的骨骼肌称为尿道阴道括约肌。由于女性尿道的上述结构特点，容易发生逆行性尿路感染，故女性应当特别注意外阴卫生。

复习思考题

1. 简述肾的形态、位置和被膜。
2. 男性肾盂结石要排出体外，需要经过哪些器官？通过哪些狭窄部位？
3. 什么是膀胱三角？有何临床意义？

第五节 生殖系统

 学习目标

1. 掌握男性和女性生殖系统的组成和功能。
2. 掌握睾丸的形态、结构和附睾的形态及位置。
3. 掌握输精管的分部及各部的位置；输精管结扎的部位；精索的组成和位置。
4. 掌握男性尿道的分部及三个狭窄、三个扩大和两个弯曲。
5. 掌握子宫的位置和形态结构；卵巢的位置和形态；输卵管的位置和分部。
6. 熟悉精囊的位置和射精管的合成及其开口部位。
7. 熟悉前列腺的形态、位置及毗邻。尿道球腺的位置及开口部位。
8. 熟悉女性乳房的位置和形态结构。

生殖系统包括男性生殖系统和女性生殖系统，它们均由内、外生殖器两部分组成。内生殖器位于体内，由生殖腺、生殖管道和附属腺组成，外生殖器露于体外，为性的交接器官。

一、男性生殖系统

男性的生殖腺是睾丸，它是产生精子和分泌男性激素的器官；生殖管道（输精管道）包括附睾、输精管、射精管和尿道；附属腺包括精囊、前列腺和尿道球腺。睾丸产生的精子先贮存于附睾内，射精时经输精管、射精管和尿道排出体外。附属腺的分泌液与精子共同组成精液，并供给精子营养和有利于精子的活动。男性外生殖器包括阴囊和阴茎（图1-4-52）。

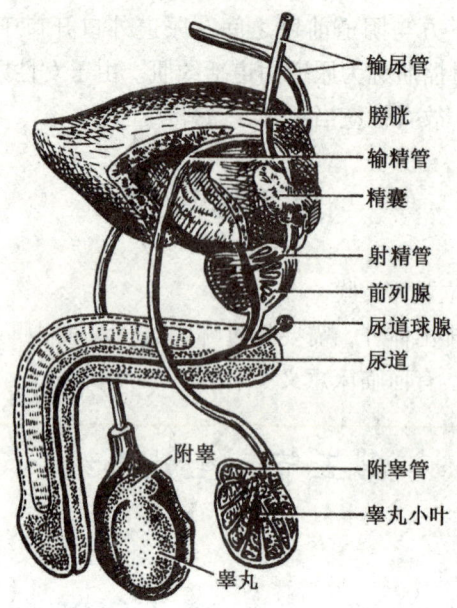

图1-4-52 男性生殖器

(一) 男性内生殖器

1. 睾丸

(1) *睾丸的位置和形态* 睾丸 testis 位于阴囊内,左、右各一,呈微扁的椭圆形,表面光滑,可分为内侧、外侧两面,前、后两缘和上、下两端(图1-4-52、53)。前缘游离,后缘和上端有附睾贴附,睾丸的血管、神经和淋巴管经后缘出入。睾丸随着性成熟而迅速生长,到老年随着性功能的衰退而逐渐萎缩变小。

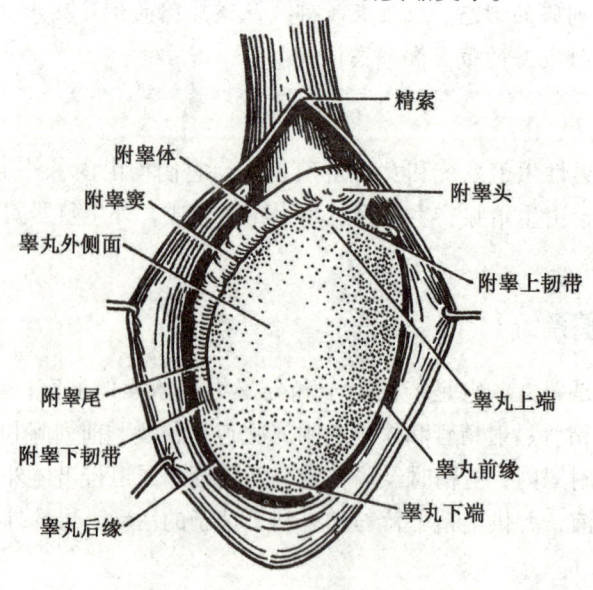

图1-4-53 右侧睾丸和附睾

隐睾症 隐睾症是指婴儿出生2个月后，单侧或双侧睾丸没有下降到阴囊内的畸形状态，可分为真性隐睾和假性隐睾两种。假性隐睾是指在阴囊内摸不到睾丸，但在阴囊上方或腹股沟部可摸到睾丸；而真性隐睾，睾丸位置过高，常位于腹腔内。

(2) **睾丸的结构** 睾丸表面有一层致密结缔组织膜，称为白膜。白膜在睾丸后缘的上部增厚并突入睾丸内，形成睾丸纵隔。从纵隔发出许多睾丸小隔，呈放射状伸入睾丸实质内，将其分隔成许多睾丸小叶。每个睾丸小叶内含2~4条盘曲的精曲小管，也称生精小管。精曲小管在近睾丸纵隔处变成短而直的精直小管，精直小管进入纵隔，相互吻合形成睾丸网。从睾丸网发出12~15条睾丸输出小管，穿出睾丸后缘的上部，进入附睾头部（图1-4-54）。

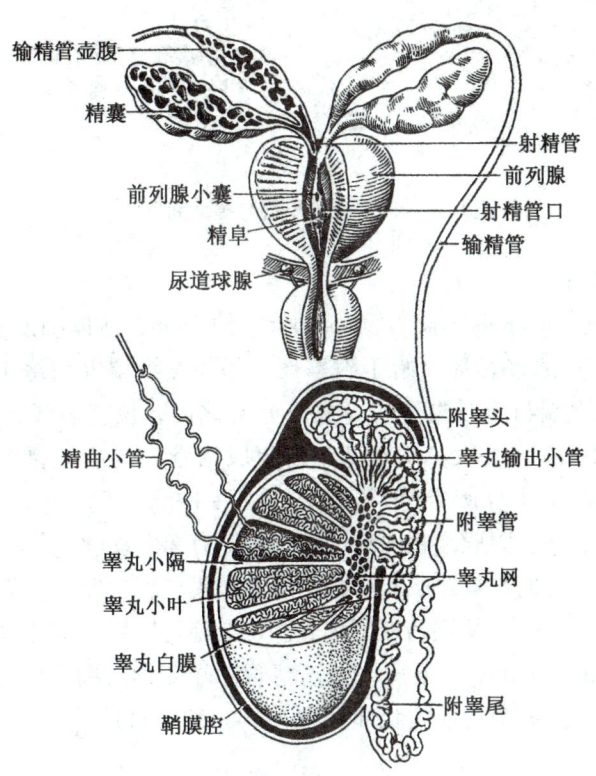

图1-4-54 睾丸和附睾结构及排精径路模式图

精曲小管的管壁由生精上皮构成，是产生精子的部位。生精上皮由生精细胞和支持细胞组成。青春期后，自精曲小管基底部至腔面，生精细胞依次有精原细胞、初级精母细胞、次级精母细胞、精子细胞和精子五个发育阶段。精曲小管之间富含血管和淋巴管的疏松结缔组织，称睾丸间质，内含睾丸间质细胞，能分泌雄激素（图1-4-55）。

2. 附睾 epididymis 呈新月形，紧贴睾丸的上端和后缘，分为头、体、尾三部。附睾尾末端弯向后上移行为输精管（图1-4-53、54）。附睾有贮存精子的作用，并促进精子进一步成熟，同时也是结核的好发部位。

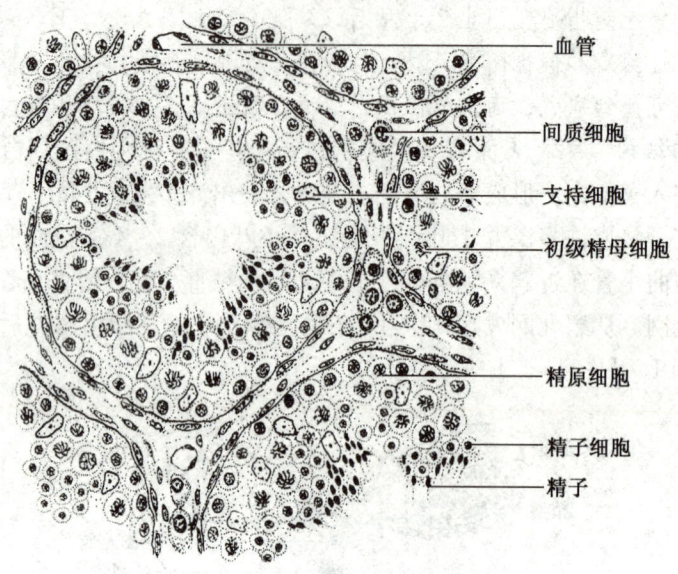

图1-4-55 生精小管与睾丸间质

3. 输精管和射精管

（1）**输精管 ductus deferens** 长约50cm，管径约3mm，活体触摸呈坚实的圆索状。输精管全长分为四部：①睾丸部：始于附睾尾，最短，沿睾丸后缘上行至睾丸上端。②精索部：介于睾丸上端与腹股沟管浅（皮下）环之间，位置表浅，易触摸。③腹股沟管部：位于腹股沟管内的一段。④盆部：自腹股沟管深（腹）环至膀胱底的后面，最长，在膀胱底的后面膨大形成输精管壶腹。（图1-4-52、54）。

输精管在自睾丸上端至腹股沟管内口的行程中，有睾丸动脉、蔓状静脉丛、神经丛和淋巴管等与之伴行，它们被提睾肌和筋膜构成的被膜包裹，形成一条柔软的圆索状结构，称为精索 spermatic cord。精索的皮下部表浅，是施行输精管结扎术的部位。

（2）**射精管 ejaculatory duct** 很短，为输精管末端变细与精囊的排泄管汇合而成，穿经前列腺实质，开口于尿道的前列腺部（图1-4-52、54）。

4. 附属腺

（1）**精囊 seminal vesicle** 是一对长椭圆形的囊状器官，又称精囊腺，位于膀胱底与直肠之间，输精管末端的下外侧。精囊的排泄管与输精管末端汇合成射精管，其分泌物参与精液的组成（图1-4-54）。

（2）**前列腺 prostate** 实质性器官，位于膀胱下方，直肠的前方，形似前后稍扁的栗子（图1-4-52、54）。前列腺后面紧贴直肠，直肠指诊可触及前列腺。前列腺实质有尿道贯穿，中年以后前列腺内腺组织逐渐退化，结缔组织增生，常形成前列腺肥大，可压迫尿道，引起排尿困难。前列腺的分泌物是精液的主要组成部分。

（3）**尿道球腺 bulbourethral gland** 是一对较小的球形腺体，位于尿道膜部的后外侧，以其细长的排泄管开口于尿道球部（图1-4-52、54）。

(二) 男性外生殖器

1. 阴茎 penis　可分为头、体和根三部分。阴茎头与体交界处有一环状沟称阴茎颈，临床上称为冠状沟。阴茎头尖端有尿道外口。

阴茎主要由两条阴茎海绵体和一条尿道海绵体构成，外包筋膜和皮肤。阴茎海绵体位于背侧，左、右各一，互相紧密结合；尿道海绵体位于腹侧，有尿道贯穿其全长。海绵体由许多海绵体小梁和腔隙构成，腔隙与血管相通。当腔隙充血时，阴茎即变粗变硬而勃起。阴茎的皮肤在阴茎颈处游离向前，然后折向内后方，再附于阴茎颈，形成双层环形皱襞，包绕阴茎头，称为阴茎包皮（图1-4-56）。包皮过长容易导致阴茎头发炎，也可能诱发阴茎癌。

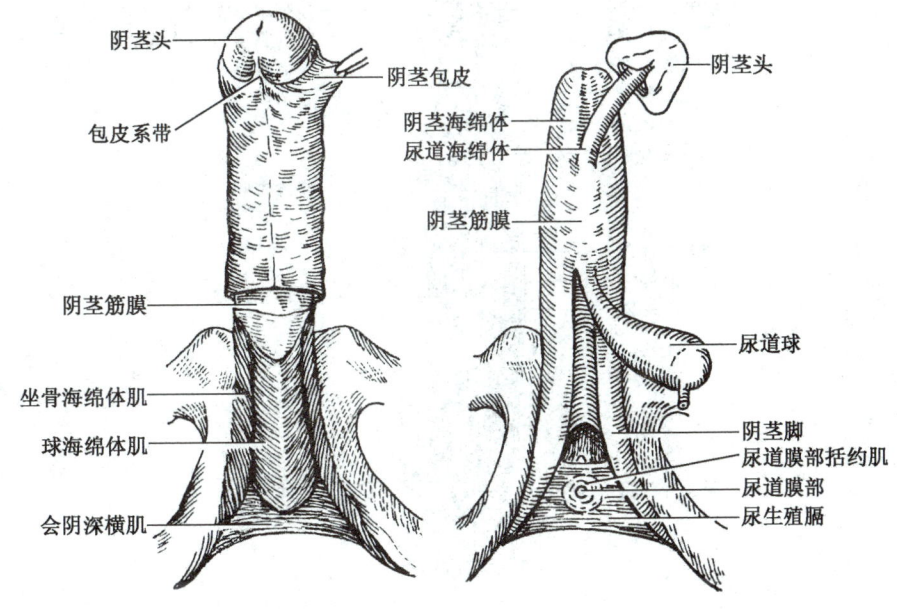

图1-4-56　阴茎的外形和结构

2. 阴囊 scrotum　位于阴茎的后下方，为一囊袋状结构。阴囊壁由皮肤和肉膜组成，肉膜属于浅筋膜，内含平滑肌纤维，可随外界温度的变化而舒缩，以调节阴囊壁的厚度，保持阴囊内温度的相对恒定，有利于精子的发育。

(三) 男性尿道

男性尿道具有排尿和排精的功能，起于膀胱的尿道内口，终于阴茎头的尿道外口。成人长约16~22cm，管径平均为5~7mm，全长可分为前列腺部、膜部和海绵体部三部分（图1-4-57）。

（1）**前列腺部**　为尿道穿过前列腺的部分，管腔中部扩大呈梭形。此部后壁有射精管和前列腺排泄管的开口。

（2）**膜部**　为尿道穿过盆底尿生殖膈的部分，长度最短，管腔狭窄。其周围有尿道膜部括约肌环绕,该肌属骨骼肌,受意识支配。

(3) 海绵体部 为尿道通过阴茎尿道海绵体的部分,最长。

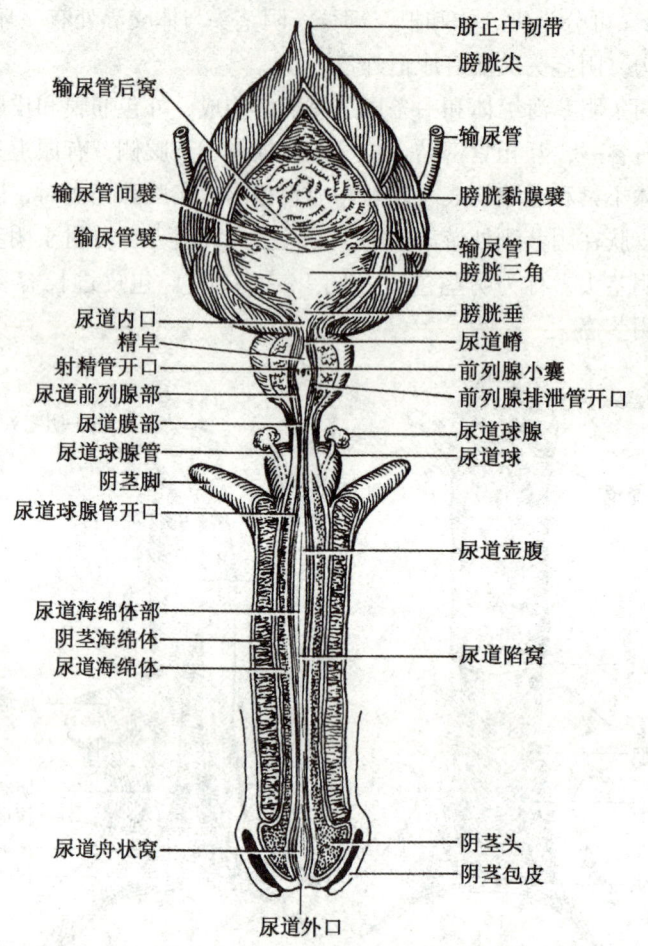

图1-4-57 膀胱和男性尿道额状切面(前面观)

二、女性生殖系统

女性的生殖腺是卵巢,它产生卵子并分泌女性激素;生殖管道包括输卵管、子宫和阴道;附属腺为前庭大腺。卵泡发育成熟后,卵子突破卵巢表面至腹膜腔,在输卵管外侧端的引导下进入输卵管。卵子如果受精,受精卵则由输卵管移至子宫,植入子宫内膜发育成胎儿。分娩时,胎儿经阴道娩出。女性外生殖器即女阴(图1-4-58、60、62)。

(一)女性内生殖器

1. 卵巢

卵巢 ovary 左、右各一,紧贴盆腔侧壁,在髂内、外动脉起始部的夹角卵巢窝内。

卵巢呈扁卵圆形，大小、形状随年龄而异。幼年时较小，表面光滑。性成熟期体积最大，以后由于多次排卵，表面留有瘢痕，故凹凸不平。50岁左右停经后逐渐萎缩（图1-4-58、59、60）。

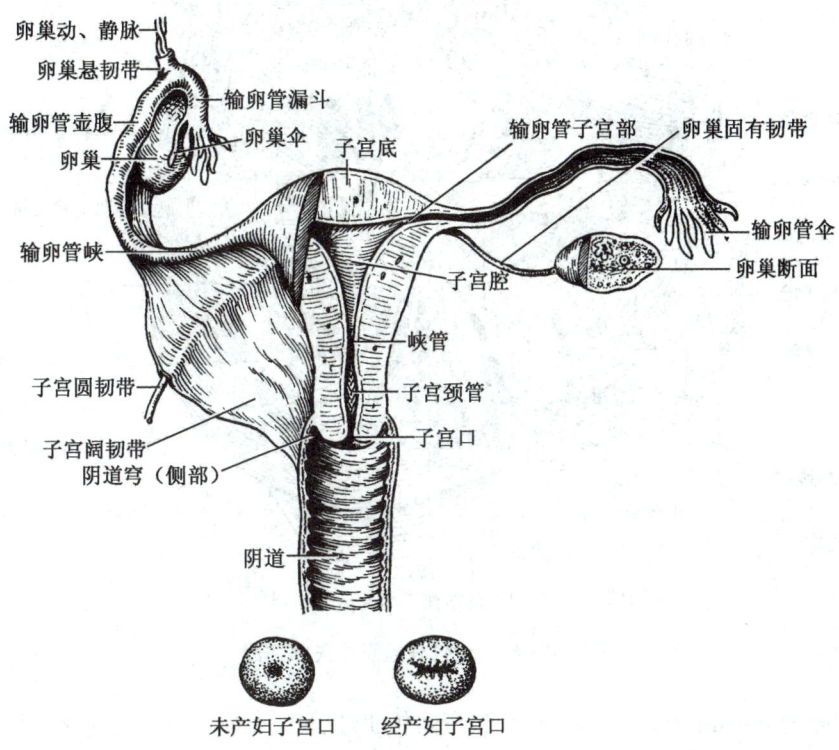

图1-4-58 女性内生殖器（前面）

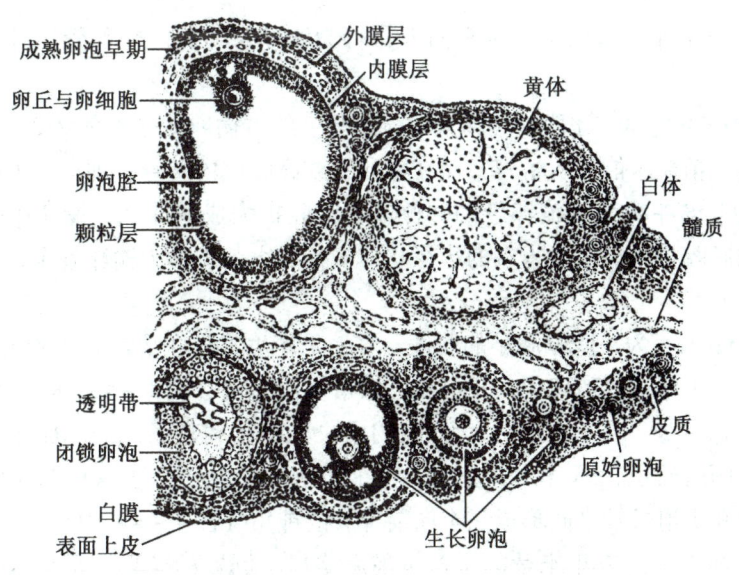

图1-4-59 卵巢的组织结构

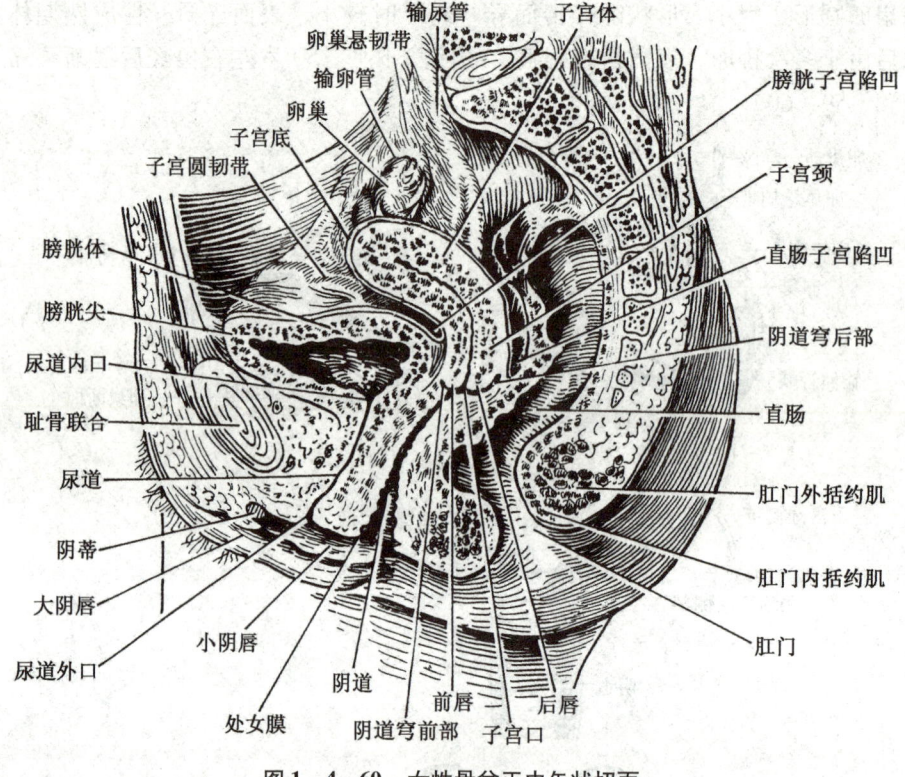

图 1-4-60 女性骨盆正中矢状切面

2. 输卵管 uterine tube 为一对细长弯曲的肌性管道，连于子宫底两侧，长约 10～14cm。由内侧向外侧分为下列四部（图 1-4-58、60）：

(1) **输卵管子宫部** 位于子宫壁内，很短，其内侧端以输卵管子宫口通子宫腔，外侧续连于输卵管峡。

(2) **输卵管峡部** 短而窄，水平向外移行为输卵管壶腹。输卵管结扎术多在此部进行。

(3) **输卵管壶腹部** 此段管腔膨大成壶腹状，约占输卵管全长的 2/3。卵子通常在此部受精。若受精卵未能移入子宫，而在输卵管或腹膜腔内发育，即称宫外孕。

(4) **输卵管漏斗部** 为输卵管的外侧端，管腔扩大成漏斗状，漏斗中央有输卵管腹腔口，与腹膜腔相通。漏斗末端的边缘有许多指状突起，称为输卵管伞，是手术时识别输卵管的标志。

3. 子宫 uterus 为一壁厚腔小的肌性器官，是产生月经和孕育胎儿的场所。子宫的形态、结构、大小和位置随年龄、月经和妊娠情况而变化（图 1-4-58、60）。

(1) **子宫的位置** 子宫位于小骨盆腔的中央，膀胱和直肠之间。成年女性子宫的正常姿势为前倾前屈位，即身体直立时，整个子宫向前倾倒，子宫体与子宫颈之间前屈、子宫长轴和阴道长轴之间形成一个向前开放的钝角（图 1-4-60）。

(2) **子宫的形态** 成年未孕的子宫呈前后略扁、倒置的梨形，可分为底、体、颈三部分。顶部圆凸的部分称子宫底；下端圆柱状的部分称子宫颈；底与颈之间的部分称子宫体。子宫的内腔可分为上部的子宫腔和下部的子宫颈管。

知识链接

子宫峡部——进行剖宫产的部位

在子宫颈与子宫体相接处称子宫峡部，非妊娠期长约1cm，妊娠末期可延至7~11cm，壁薄，为产科进行剖宫产的常用部位。

(3) **子宫壁的结构** 子宫壁由外向内分为外膜、肌层和内膜（图1-4-61）。①外膜：大部分为浆膜，只有子宫颈为纤维膜。②肌层：很发达，由平滑肌和结缔组织构成，内有丰富的血管。③内膜：又称黏膜，由单层柱状上皮和固有层构成。固有层较厚，为增殖能力较强的结缔组织，含大量低分化的基质细胞、血管和子宫腺。其动脉弯曲呈螺旋状，称螺旋动脉。

子宫内膜可分为浅部较厚的功能层和深部较薄的基底层。自青春期开始，功能层出现周期性的剥脱、出血、修复和增生。基底层不发生周期性脱落，但有增生修复功能层的作用。

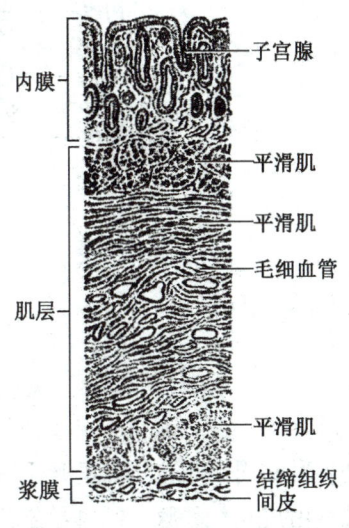

图1-4-61 子宫壁的组织结构

4. **阴道 vagina** 为前后略扁的肌性管道，位于膀胱和尿道的后方，直肠的前方。阴道上端围绕子宫颈，二者间形成环状的阴道穹；阴道下端以阴道口开口于阴道前庭。处女的阴道口周缘有处女膜附着（图1-4-58、60、62）。

（二）女性外生殖器

女性外生殖器又称女阴，包括阴阜、大阴唇、小阴唇和阴蒂等（图1-4-62）。

1. **阴阜 mons pubis** 是位于耻骨联合前面的皮肤隆起，皮下富有脂肪。
2. **大阴唇 greater lip of pudendum** 是大腿内侧一对纵行隆起的皮肤皱襞。
3. **小阴唇 lesser lip of pudendum** 位于大阴唇的内侧，为一对较薄的皮肤皱襞。两侧小阴唇之间的裂隙，称阴道前庭，前部有尿道外口，后部有阴道口。
4. **阴蒂 clitoris** 位于耻骨联合的前下方，由两个阴蒂海绵体构成。阴蒂头富有感觉神经末梢，感觉敏锐。

附1：女性乳房

乳房 mamma 为成对的器官，男性乳房不发达，女性乳房于青春后期开始发育生长，妊娠和哺乳期的乳房有分泌活动，老年妇女乳房萎缩。

乳房位于胸前部，胸大肌的表面。成年未哺乳女子的乳房呈半球形，紧张而富有弹性。乳房的中央有乳头，成年未妊娠妇女的乳头通常在第4肋间隙或第5肋与锁骨中线

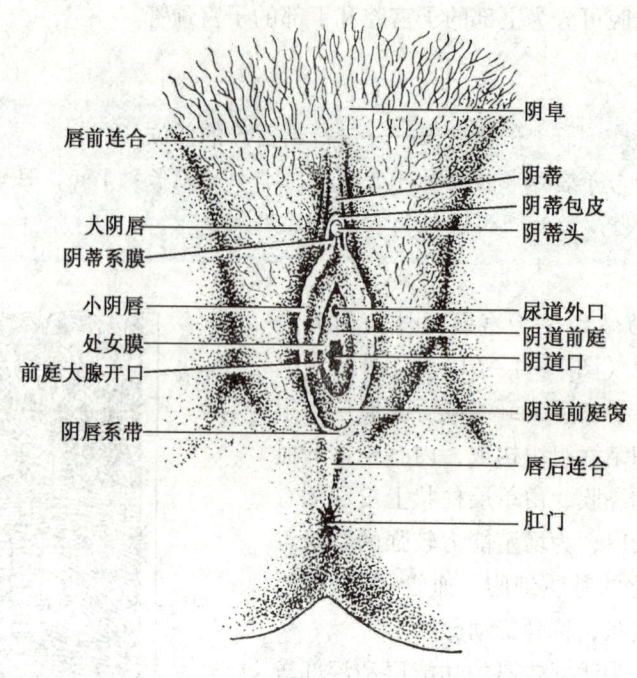

图 1-4-62 女性外生殖器

相交处。乳头周围颜色较深的环形区域，称乳晕。

乳房由皮肤、乳腺、纤维结缔组织和脂肪组织构成。乳腺被纤维结缔组织分割为 15~20 个乳腺叶，以乳头为中心呈放射状排列。每个乳腺叶有一条输乳管，开口于乳头（图 1-4-63）。

乳房表面的皮肤与深部的胸肌筋膜之间连有结缔组织束称为乳房悬韧带，可支持和固定乳房。患乳腺癌时，浸润乳房悬韧带而使其缩短，进而牵拉皮肤向内凹陷，类似橘皮，临床称橘皮样变，为乳腺癌早期常有的体征。

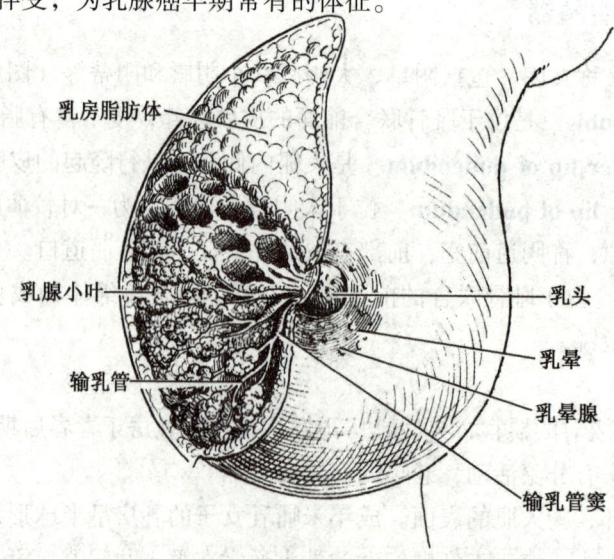

图 1-4-63 女性乳房（右半剥去皮肤）

附2：会阴

会阴 perineum 有广义和狭义之分。狭义的会阴是指肛门和外生殖器之间的软组织。广义的会阴则是指封闭骨盆下口的全部软组织。此区呈菱形，其前界为耻骨联合下缘，后界为尾骨尖，两侧界为耻骨、坐骨和骶结节韧带。以两坐骨结节之间的连线可将会阴分为前、后两部分（图1-4-64）：前部为尿生殖区（尿生殖三角），在男性有尿道通过，在女性有尿道和阴道穿过；后部为肛区（肛门三角），有肛管穿过。

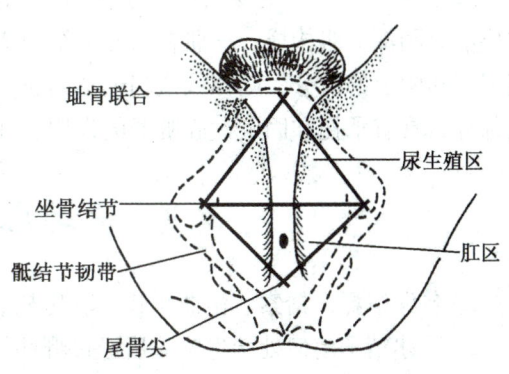

图1-4-64 会阴的界限

会阴的结构可分为浅、深两层。

（1）会阴浅层 由皮肤、浅筋膜和浅层肌构成。会阴浅层肌在尿生殖区有会阴浅横肌、球海绵体肌和坐骨海绵体肌，在肛区有肛门外括约肌（图1-4-65）。

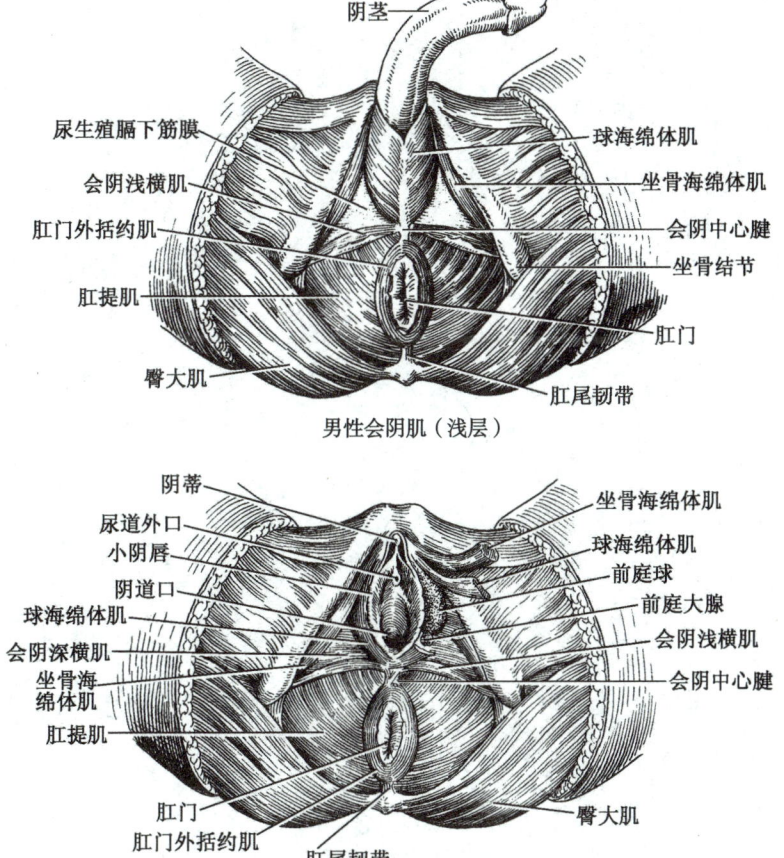

图1-4-65 会阴浅层

(2) 会阴深层 主要结构为尿生殖膈和盆膈,它们共同封闭骨盆下口。尿生殖膈主要由会阴深横肌构成,该肌在男性围绕尿道膜部的部分,称为尿道括约肌;在女性围绕尿道和阴道的部分,则称尿道阴道括约肌。盆膈主要由肛提肌构成,封闭骨盆下口的大部分,具有承托和固定盆腔脏器的作用,并能协助括约肛门和缩小阴道口。

复习思考题

1. 名词解释:精索、精曲小管、乳房悬韧带。
2. 简述精子由何处产生?先后经过哪些结构排出体外?
3. 简述输精管分哪几部分?临床上常在何处进行结扎?
4. 简述输卵管分哪几部分?受精和结扎各在何处?
5. 卵巢位于何处?形态有何变化?
6. 子宫分哪几部分?

第五章 循环系统

学习目标

1. 掌握循环系统的组成和功能；体、肺循环的概念和途径；心的位置、外形；心各腔的结构及交通；主动脉的起始和分段；主动脉弓的分支；颈外动脉的主要分支和分布；上、下肢动脉主干；腹腔干、肠系膜上动脉、肠系膜下动脉的主要分支和分布；上、下腔静脉系的组成、主要属支和收纳范围。颈外静脉、头静脉、贵要静脉、肘正中静脉、大隐静脉和小隐静脉的起始、走行位置和注入部位。肝门静脉的位置、组成、属支及收纳范围；胸导管的组成、走行位置、接纳的淋巴干及注入部位；脾的位置、形态和功能。

2. 熟悉心传导系统的组成和功能；左、右冠状动脉的起始分支和分布；心的体表投影；心包的组成和意义；肺动脉的起源及其分支；肺静脉的起源及汇入部位；颈总动脉、锁骨下动脉、髂总动脉的分支和分布；奇静脉的位置和收纳范围；肝门静脉的位置及其与上、下腔静脉系的交通；腹腔成对脏器静脉回流的特点；淋巴系统的组成；右淋巴导管的组成和收纳范围。

3. 了解心壁的构造；心的静脉；髂内、外静脉、肾静脉、肝静脉的起始、走行和注入部位；颈外侧深淋巴结群、腋淋巴结群、下颌下淋巴结群、腹股沟深淋巴结群的位置、收纳范围和回流。

循环系统 circulatory 是一套密闭的管道系统，包括心血管系统和淋巴系统两部分。心血管系统由心、动脉、毛细血管和静脉组成，血液在其中循环流动；淋巴系统包括淋巴管道、淋巴器官和淋巴组织。淋巴液沿淋巴管道向心流动最后注入静脉，故淋巴管道常被看作是静脉的辅助管道（图1-5-1）。

循环系统的主要功能是物质运输，即将消化系统吸收的营养物质和肺吸入的氧以及激素等运送到全身器官的组织和细胞，同时将组织和细胞的代谢产物如二氧化碳、尿素等运送到肾、肺、皮肤等器官并排出体外，以保证身体新陈代谢的正常进行；此外，循环系统对维持身体内环境理化因素的相对稳定以及机体防御功能的实现等均有重要作用。

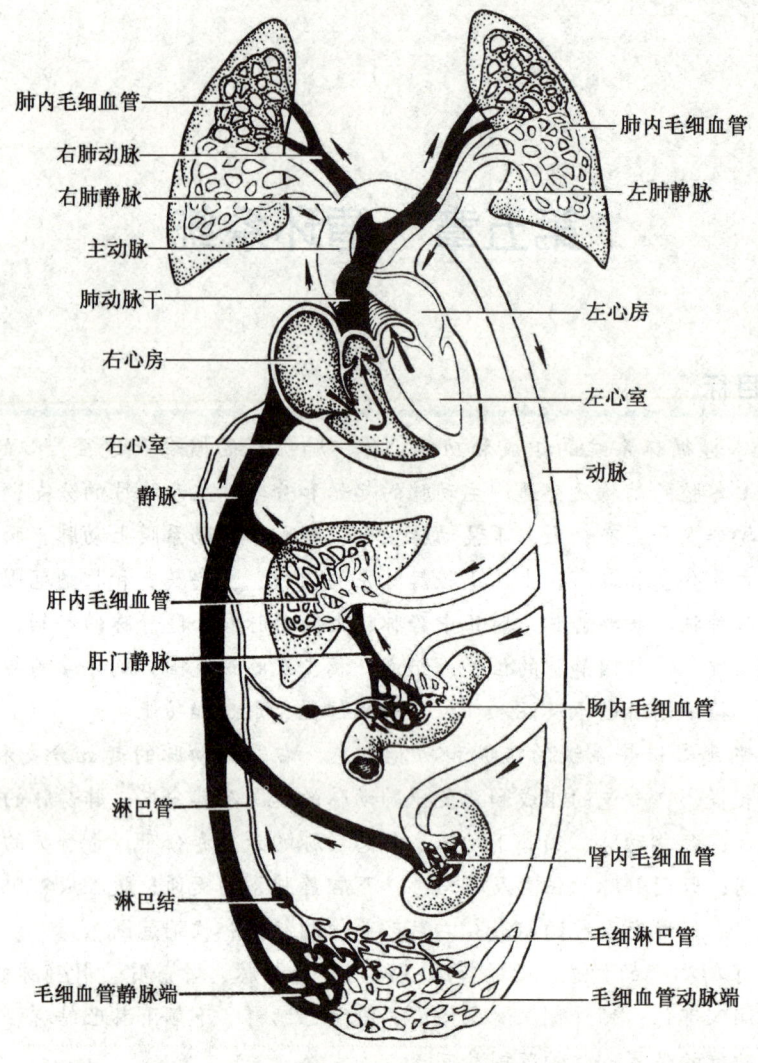

图 1-5-1 循环系统示意图

第一节 心血管系统

一、概述

(一) 心血管系统的组成和主要功能

1. 心 heart 是中空的肌性器官,是连接动、静脉的枢纽和心血管系统的"动力泵"。心内部被房间隔和室间隔分为互不相通的左、右两半,每半又分为心房和心室,故心有四个腔:左心房、左心室、右心房和右心室。同侧心房和心室借房室口相通。心房接受静脉,心室发出动脉。在房室口和动脉口处均有瓣膜,它们颇似阀门,可顺流而开启，遇逆流而关闭，保证血液定向流动。

2. 动脉 artery　是运送血液离心的管道，管壁较厚，根据管径的粗细可分为大、中、小三种动脉。大动脉弹力纤维丰富，心室射血时，管壁被动扩张；心室舒张时，管壁弹性回缩，推动血液继续向前流动。中、小动脉，特别是小动脉平滑肌可在神经体液调节下收缩或舒张以改变管腔大小，从而影响局部血流量和血流阻力。动脉在行程中不断分支，愈分愈细，最后移行为毛细血管。

3. 毛细血管 capillary　是连接动、静脉末梢间相互交织成网状的微细血管。毛细血管分布广泛，除软骨、角膜、晶状体、毛发、牙釉质和被覆上皮外，遍布全身各处。毛细血管数量多，管壁薄，通透性大，管内血流缓慢，是血液与组织、细胞间进行物质交换的场所。

4. 静脉 vein　是引导血液回心的管道，起始于毛细血管的静脉端，在向心回流过程中不断接纳属支，越合越粗，最后注入心房。

（二）血液循环途径

血液由心室射出，经动脉、毛细血管和静脉返回心房，周而复始的过程称血液循环。人体的血液循环可分为体循环和肺循环两部分，这两个循环是同步进行的（图 1-5-1）。

1. 体循环（大循环）systemic circulation　血液由左心室射出，经主动脉及其分支到达全身毛细血管，与周围的组织、细胞进行物质和气体交换，再通过各级静脉，最后经上、下腔静脉及心冠状窦返回右心房，这一循环途径称体循环（大循环）。体循环的主要特点是行程长、流经范围广，主要功能是实现物质交换。

2. 肺循环（小循环）pulmonary circulation　血液由右心室射出，经肺动脉干及其各级分支到达肺泡毛细血管网进行气体交换，再经肺静脉进入左心房，这一循环途径称肺循环（小循环）。肺循环主要特点是行程较短，只通过肺，进行气体交换，主要使静脉血转变成氧饱和的动脉血。

（三）血管壁的种类及形态学结构特点

全身血管根据其功能、构造和血流方向不同分为动脉、静脉和毛细血管三类。动脉是从心室出发，运血到全身器官的管道，静脉是导血回心房的管道，而毛细血管则是连于小动脉、小静脉间的细小血管。

1. 血管壁的一般结构　除毛细血管外，血管壁从腔面向外依次分为内膜、中膜和外膜。

（1）**内膜**　由内皮和内皮下层组成。内皮细胞的长轴基本与血流方向一致。内皮下层为薄层结缔组织，在有些动脉的内皮下层深部，还有一层由弹性蛋白组成的内弹性膜，膜上有许多小孔。

（2）**中膜**　其厚度及组成成分因血管种类而异。大动脉以弹性膜为主，中动脉以平滑肌为主，静脉以结缔组织为主。

(3) **外膜** 由疏松结缔组织组成。

2. 动脉

(1) **大动脉** 包括主动脉、头臂干、颈总动脉、锁骨下动脉和髂总动脉等，主要特征是中膜厚，有 40~70 层弹性膜。弹性膜之间有环形平滑肌、少量胶原纤维和弹性纤维（图1-5-2）。

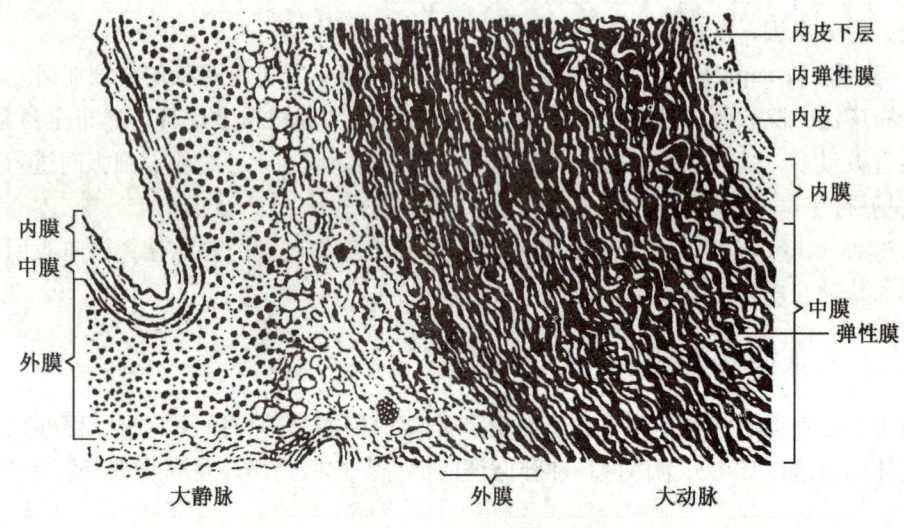

图1-5-2 大动、静脉构造

(2) **中动脉** 除大动脉以外，凡在解剖学中有名称的动脉大多属中动脉。其管壁特征主要是中膜，由 10~40 层环形平滑肌组成，其间有一些弹性纤维和胶原纤维。在内膜与中膜之间，以及中膜与外膜之间，分别有内弹性膜和外弹性膜。

(3) **小动脉和微动脉** 管径在1mm以下的动脉称小动脉。较大的小动脉有明显的内弹性膜，中膜有几层环形平滑肌。微动脉的管径一般小于 0.3mm，中膜由 1~2 层环形平滑肌组成（图1-5-3）。

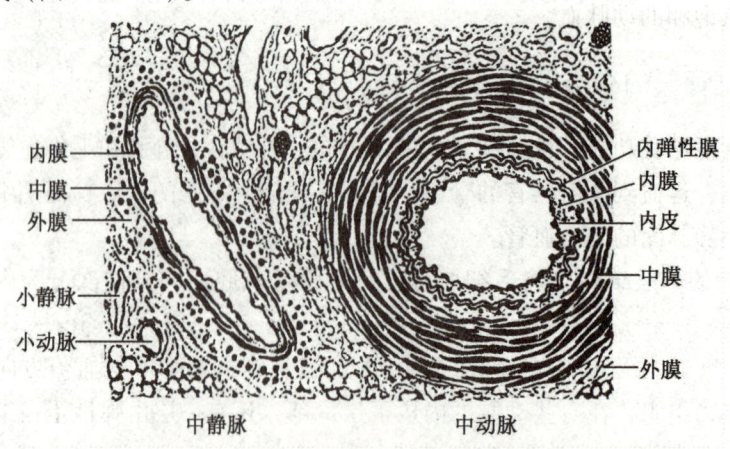

图1-5-3 中小动、静脉构造

3. 静脉 与伴行的动脉相比,静脉管腔大,管壁薄而柔软,弹性较差。在切片上,管壁常呈塌陷状。静脉管壁的 3 层结构不如动脉明显,平滑肌和弹性组织不如动脉丰富,结缔组织成分较多。

4. 静脉瓣 管径大于 2mm 的静脉常有瓣膜。瓣膜由内膜向管腔突起而成,表面为内皮,内部为含弹性纤维的结缔组织。静脉瓣的游离缘朝向血流的方向,可防止血液逆流(图 1-5-4)。

5. 毛细血管 毛细血管是血液与周围组织内的细胞进行物质交换的主要部位,其分布广泛并相互吻合成网。管壁薄,由一层内皮细胞和基膜组成。管径细,一般为 6~8 μm,血窦可达 40μm,根据毛细血管的超微结构特点,可将其分为 3 种类型。

(1) 连续毛细血管 内皮细胞内有大量吞饮小泡,细胞间有紧密连接,基膜完整。连续毛细血管分布在结缔组织、肌组织、中枢神经系统以及肺等处,参与构成机体内部的一些屏障结构。

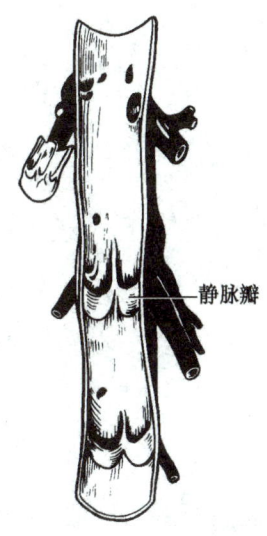

图 1-5-4 静脉瓣

(2) 有孔毛细血管 在内皮细胞的胞质部分有许多小孔,小孔上可有隔膜覆盖。有孔毛细血管的通透性较大,主要分布在胃肠黏膜、内分泌腺和肾血管球等处(图 1-5-5)。

(3) 血窦 又称窦样毛细血管,主要分布在肝、脾、骨髓和某些内分泌腺等处。血窦腔大,形态不规则。内皮细胞上常有小孔,相邻细胞之间的间隙较大,通透性大。

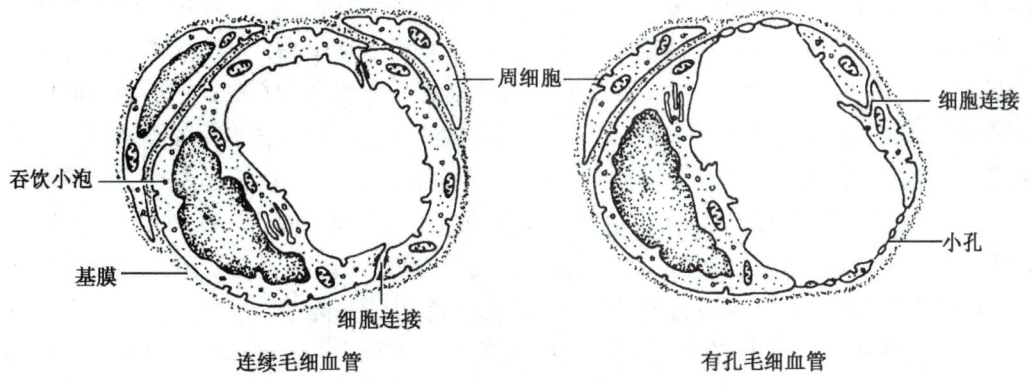

图 1-5-5 毛细血管结构模式图

二、心

(一) 心的位置和外形

1. 心的位置 心位于胸腔中纵隔内,外面围着心包,约 1/3 在身体正中线右侧,

2/3 在正中线左侧。前方平对向胸骨体和第 2~6 肋软骨；后方平对第 5~8 胸椎；两侧与纵隔胸膜、胸膜腔和肺相邻；上方与出入心的大血管相连；下方邻膈（图 1-5-6）。

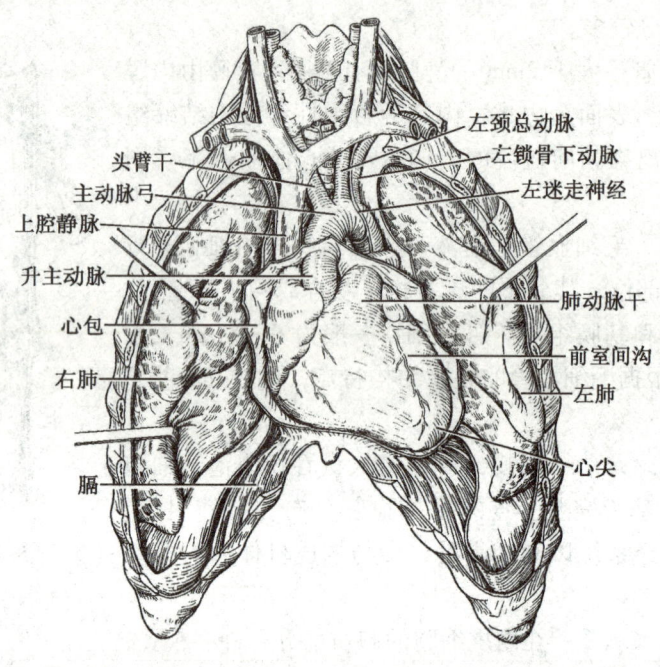

图 1-5-6 心的位置

2. 心的外形 心近似倒置的、前后稍扁的圆锥体，稍大于本人拳头。心可分为一尖、一底、二面、三缘，表面尚有三条沟（图 1-5-7、图 1-5-8）。心尖 cardiac apex 圆钝、游离，由左心室构成，朝向左前下方，与左胸前壁接近，故在左侧第 5 肋间隙锁骨中线内侧 1~2cm 处可扪及心尖搏动。心底 cardiac base 朝向右后上方，大部由左心房，小部分由右心房组成。上、下腔静脉分别从上、下注入右心房；左、右肺静脉分别从两侧注入左心房。心底后面隔心包后壁与食管、迷走神经和胸主动脉等毗邻。心的胸肋面（前面），朝向前上方，约 3/4 由右心室和右心房，1/4 由左心室构成。该面大部分隔心包被胸膜和肺遮盖，小部分隔心包与胸骨体下部和左侧第 4~6 肋软骨邻近，故在左侧第 4 肋间隙紧贴胸骨左侧缘处进行心内注射，一般不会伤及胸膜和肺。膈面（下面）几乎呈水平位，隔心包与膈毗邻。心的下缘锐利，接近水平位，由右心室和心尖构成；右缘垂直向下由右心房构成；左缘钝圆绝大部分由左心室构成，仅上方一小部分由左心耳参与。

心表面有三条沟可作为心腔在表面的分界。冠状沟（房室沟），几乎呈额状位，近似环形，前方被肺动脉干所中断，冠状沟是心房和心室在表面的分界标志。在心室的胸肋面和膈面各自有一条自冠状沟向心尖延伸的浅沟，分别称为前室间沟和后室间沟。前、后室间沟是左、右心室在表面的分界标志。后室间沟和冠状沟的交叉处称房室交点，是解剖和临床上常用的一个标志。

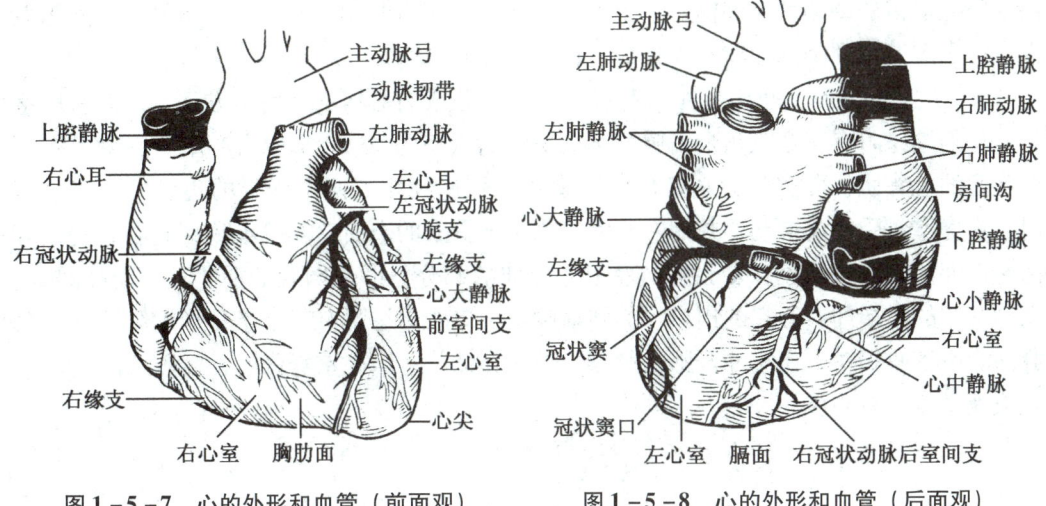

图1-5-7 心的外形和血管（前面观）　　图1-5-8 心的外形和血管（后面观）

（二）心的各腔

心有四个腔，即右心房、右心室、左心房和左心室。左、右心房间有房间隔，左、右心室间有室间隔，因此左半心与右半心互不相通。但右心房与右心室之间，左心房与左心室之间，均借房室口相通。

1. 右心房 right atrium（图1-5-9）　是心腔最右侧的部分，其向左前方突出的部分称右心耳。按血流方向右心房有三个入口：上部有上腔静脉口，下部有下腔静脉口，在下腔静脉口与右房室口之间有冠状窦口。右心房的出口为右房室口。在房间隔下部右侧有一卵圆形浅窝，称卵圆窝，为胎儿时期卵圆孔闭合后的遗迹，房间隔缺损多发生于此处。在胎儿发育过程中，左、右心房间的隔膜上有孔，称卵圆孔。一般出生后逐

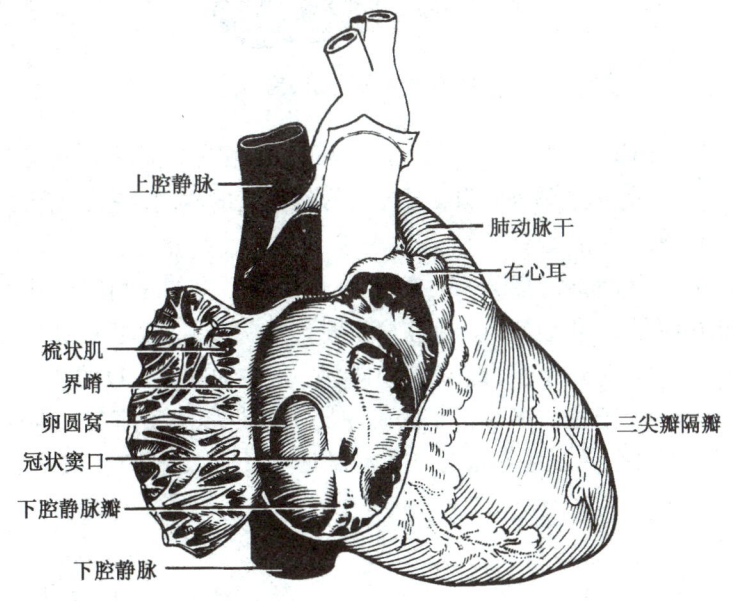

图1-5-9 右心房

渐封闭，遗留的凹陷称卵圆窝。如出生后1年左右仍未封闭，左、右心房的动、静脉血混合，出现一系列临床症状，就形成一种先天性心脏病。

2. 右心室 right ventricle（图1-5-10） 位于右心房的左前下方。入口即右房室口，口的周缘附有三个三角形瓣膜，称右房室瓣（三尖瓣），垂向右心室。室壁上有三个突起的乳头肌，乳头肌尖端有数条腱索，分别连到相邻两个瓣膜的边缘。心室收缩时，右房室瓣受血流推动，封闭右房室口，由于腱索的牵引，瓣膜不致翻向右心房，可防止血液向右心房逆流。右心室向左上方延伸的部分，形似倒置的漏斗，称动脉圆锥。动脉圆锥的上端即右心室的出口，称肺动脉口，口的周缘附有三个半月形瓣膜，称肺动脉瓣。心室收缩时，血流冲开肺动脉瓣，进入肺动脉；当心室舒张时，瓣膜关闭，可防止血液逆流入右心室。

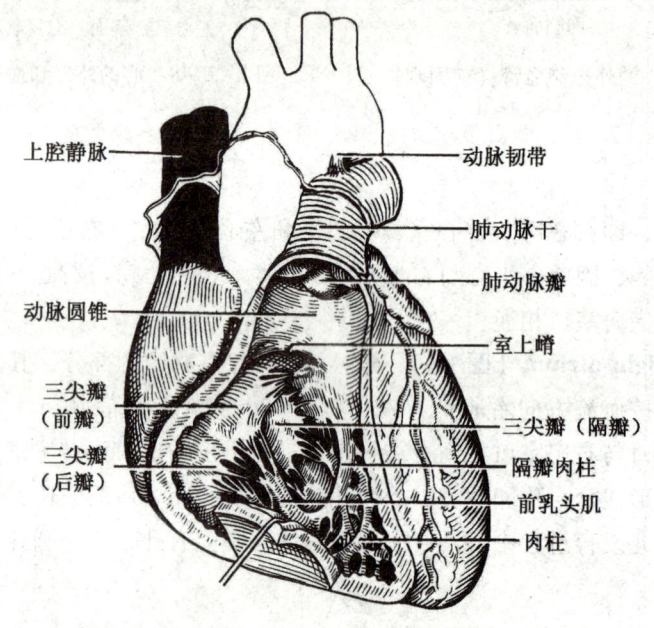

图1-5-10 右心室

3. 左心房 left atrium（图1-5-11） 位于右心房的左后方，其向右前方突出的部分称左心耳。入口是4个肺静脉口，位于左心房后壁的两侧，左、右各两个，出口为左房室口。

4. 左心室 left ventricle（图1-5-12） 位于右心室的左后方。其入口即左房室口，口的周缘附有两个三角形瓣膜，称左房室瓣（二尖瓣），瓣膜边缘也有数条腱索连到两个乳头肌尖端。出口位于左心室的前内侧部，称主动脉口，口的周缘附有三个半月形瓣膜，称主动脉瓣。心室收缩时，血流使左房室瓣封闭左房室口，同时冲开主动脉瓣，血液进入主动脉；当心室舒张时，主动脉瓣封闭主动脉口，防止血液逆流入左心室。

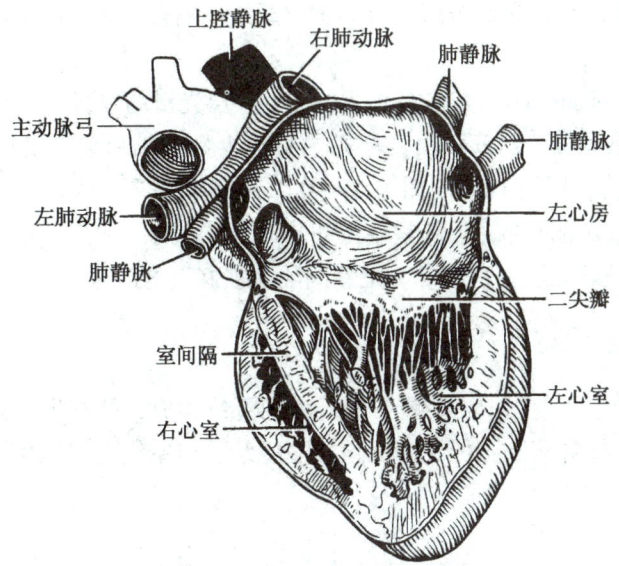

图 1-5-11 左心房和左心室

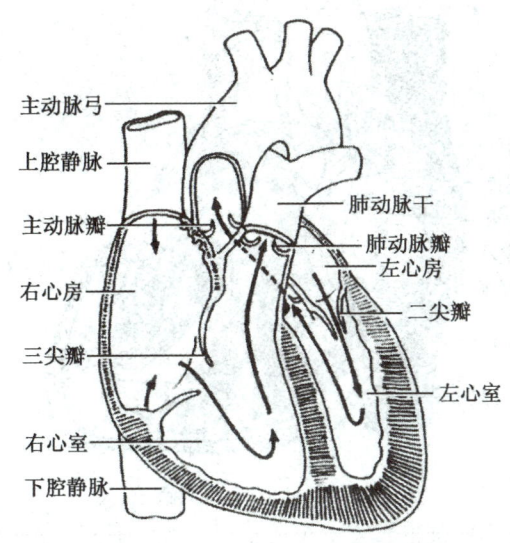

图 1-5-12 各腔血流方向示意图

（三）心的构造

1. 心壁的构造 心壁由心内膜、心肌和心外膜构成。

(1) **心内膜 endocardium** 是衬于心房和心室壁内面的一层光滑的薄膜，与血管的内膜相连续。心内膜在房室口和动脉口处折叠形成瓣膜。

心内膜为风湿性疾病易侵犯部位，易引起结缔组织增生，使瓣膜变形，造成瓣膜闭锁不全或粘连狭窄。

(2) **心肌 myocardium** 由心肌纤维构成。心室肌比心房肌厚，尤以左心室肌最厚。

心房肌与心室肌不连续，它们被房室口周围的纤维环隔开，因此心房肌和心室肌不同时收缩。

(3) **心外膜 epicardium** 是包在心肌外面的一层光滑的浆膜，即浆膜心包的脏层。

2. 房间隔和室间隔 房间隔由两层心内膜夹少量心肌和结缔组织构成，厚约 1~3 mm，卵圆窝处最薄，厚约 1mm（图 1-5-9）。室间隔较厚，由心肌和心内膜构成。其下部主要是心肌构成的肌部，上部紧靠主动脉口下方，有一卵圆形较薄的部分，面积约为 $0.8cm^2$，此处缺乏心肌，称膜部，是室间隔缺损好发的部位。

（四）心传导系统

心传导系统位于心壁内，由特殊分化的心肌纤维构成，能产生兴奋和传递冲动，以维持心正常的节律性舒缩。心传导系统包括窦房结、房室结、房室束及其分支（图 1-5-13）。

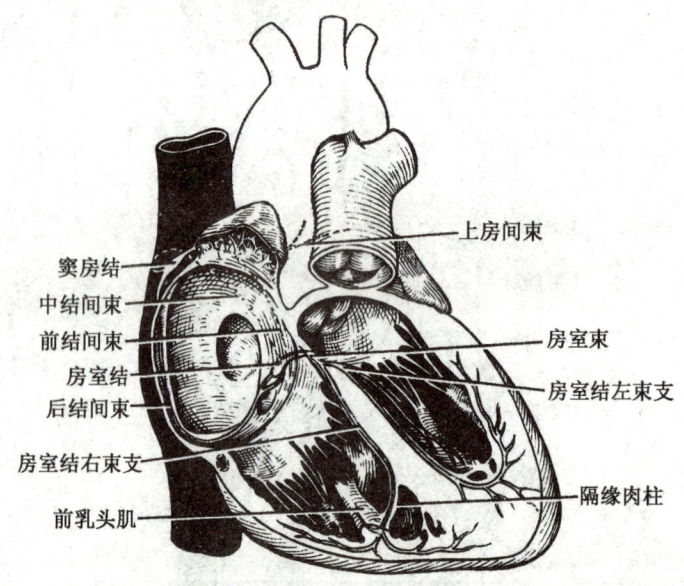

图 1-5-13　心传导系统

1. 窦房结 sinuatrial node 位于上腔静脉与右心耳之间的心外膜深面，呈椭圆形，是心的正常起搏点。

2. 房室结 atrioventricular node 位于房间隔下部右侧心内膜深面，冠状窦口前上方的心内膜深面。房室结呈扁椭圆形，它发出房室束入室间隔。房室结主要功能是将窦房结传来的兴奋发生短暂延搁再传向心室，保证心房收缩后再开始心室收缩。

3. 房室束 atrioventricular bundle 房室束又称希氏（His）束，自房室结发出入室间隔，在室间隔的上部分为左束支和右束支，分别沿室间隔左、右侧心内膜深面下行到左、右心室。左束支在下行中又分为前支和后支，分别分布到左心室的前壁和后壁。左、右束支在心室的心内膜深面分散成许多细小的分支，交织成网，称心内膜下支（Purkinje 纤维网），并与心室肌相连。房室束、左右束支和 Purkinje 纤维网的功能是将心房传来的兴奋迅速传播到整个心室。

心的自动节律性兴奋由窦房结开始，一方面传到心房肌，使心房收缩；另一方面传到房室结，再经房室束、左右束支、心内膜下支（Purkinje 纤维网），至心室肌，使心室也开始收缩，如此一先一后，使心不断地有节律地搏动。如果心传导系统功能失调，就会出现心律失常。

（五）心的血管

1. 动脉 心壁的营养由左、右冠状动脉供应（图 1-5-7、8）。

（1）**左冠状动脉 left coronary artery** 起自升主动脉起始部的左侧，经左心耳与肺动脉干起始部之间左行，立即分为前室间支和旋支。前室间支沿前室间沟下行，绕过心尖右侧，至后室间沟下部与后室间支吻合。前室间支分布于左室前壁、室间隔前 2/3 和右室前壁的一部分；旋支沿冠状沟左行，绕过心左缘至膈面，分支分布于左心房和左心室的侧壁和后壁。

左冠状动脉分支分布到左心房、左心室、室间隔前上 2/3 和右室前壁的一部分。

（2）**右冠状动脉 right coronary artery** 起自升主动脉起始部的右侧，经右心耳与肺动脉干起始部之间右行，绕心右缘至冠状沟后部分为两支：一支较粗，称后室间支，沿后室间沟下行，至后室间沟下部，与前室间支末梢吻合；另一支较细，继续向左行，分布于左室后壁。

右冠状动脉分支分布到右心房、右心室、室间隔后下 1/3 和左室后壁的一部分，还发分支到窦房结和房室结。

2. 静脉 心的静脉大部分都汇集于冠状窦。冠状窦位于冠状沟后部左心房与左心室之间的沟内，经冠状窦口注入右心房。冠状窦的属支有三条。

（1）**心大静脉** 起自心尖，沿前室间沟上行至冠状沟，向左行绕到心的膈面，注入冠状窦。

（2）**心中静脉** 起自心尖，沿后室间沟上行，注入冠状窦。

（3）**心小静脉** 行于右冠状沟内，绕心右缘至冠状沟后部，向左行注入冠状窦。

（六）心包

心包 pericardium 为包裹心和出入心的大血管根部的纤维浆膜囊，可分为纤维心包和浆膜心包两部分（图 1-5-14）。

1. 纤维心包 fibrous pericardium 为心包外层，是纤维结缔组织囊，上部与出入心的大血管外膜相移行，下部附于膈中心腱。

2. 浆膜心包 serous pericardium 可分为脏、壁两层。脏层覆盖于心肌表面，即心外膜；壁层贴在纤维心包内面。脏、壁两层在出入心的大血管根部相互移行，两层之间的腔隙称心包腔，内有少量浆液，起润滑作用，可减少心搏动时的摩擦。

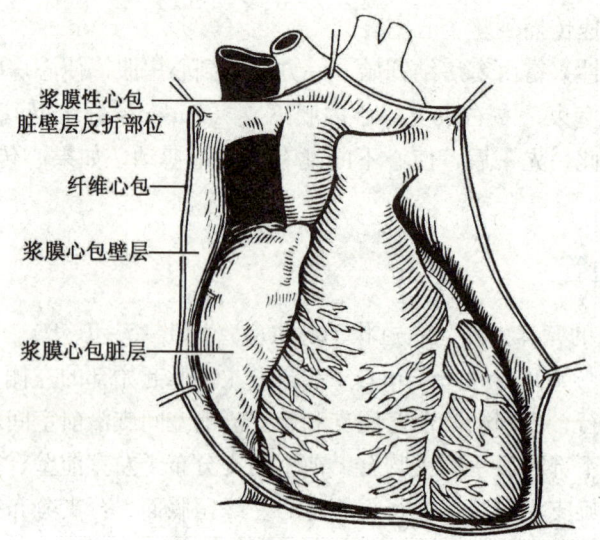

图 1-5-14 心包

（七）心的体表投影

心在胸前的体表投影可用四点及其连线来确定（图 1-5-15）。

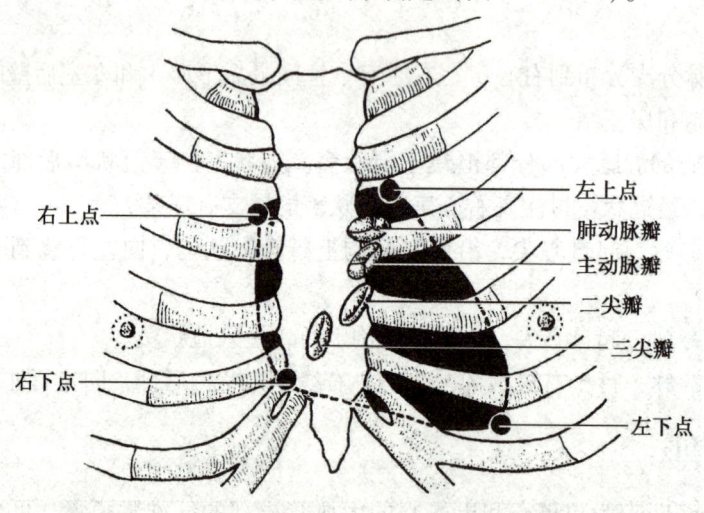

图 1-5-15 心的体表投影

1. **左上点** 在左侧第 2 肋软骨下缘，距胸骨左缘约 1.2cm 处。
2. **右上点** 在右侧第 3 肋软骨上缘，距胸骨右缘约 1.0cm 处。
3. **左下点** 在左侧第 5 肋间隙，距前正中线 7~9cm（或锁骨中线内侧 1~2cm 处），即心尖部位。
4. **右下点** 在右侧第 6 胸肋关节处。

左上点、右上点的连线为心上界；左下点、右下点的连线为心下界；右上、下点连线为心右缘，略向右凸；左上、下点连线是心左界，略向左凸。了解心在胸前壁的投影，对临床诊断有实用意义。

法洛四联症（tetralogy of Fallot）又称发绀四联征，是联合的先天性心脏血管畸形，本病包括室间隔缺损，肺动脉口狭窄，主动脉右位（骑跨于缺损的心室间隔上）和右心室肥厚，其中前两种畸形为基本病变，本病是最常见的紫绀型先天性心脏血管病。本病主要表现为青紫（发绀）多见于毛细血管丰富的浅表部位，如唇、指（趾）甲床、球结膜等。因血氧含量下降，活动耐力差，稍一活动，如啼哭、情绪激动、体力劳动、寒冷等，即可出现气急及青紫加重。患儿多有蹲踞症状，每于行走、游戏时，常主动下蹲片刻。年长儿常诉头痛、头昏，与脑缺氧有关。患儿体格发育多落后，心前区可稍隆起，胸骨左缘第 2~4 肋间常听到 Ⅱ-Ⅲ 级喷射性收缩杂音，一般以第 3 肋间最响，其响度取决于肺动脉狭窄程度。法洛四联征常见并发症为脑血栓、脑脓肿及亚急性细菌性心内膜炎。

三、肺循环的血管

（一）肺循环的动脉

肺动脉干 pulmonary trunk 短而粗，起自右心室肺动脉口，经升主动脉前方向左后上方斜行，至主动脉弓下方分为左、右肺动脉。

1. 左肺动脉　走行到左肺门处分为上、下两支，分别进入左肺上、下叶。

2. 右肺动脉　走行到右肺门处分为两支：一支到右肺上叶；另一支再分两支，分别进入右肺中、下叶。

（二）肺循环的静脉

肺静脉左、右各两条，分别称左肺上静脉、左肺下静脉和右肺上静脉、右肺下静脉。它们起自肺门，注入左心房。

四、体循环的血管（图 1-5-16）

（一）体循环的动脉

1. 主动脉 aorta　为体循环的动脉主干，可分为升主动脉、主动脉弓和降主动脉三部分（图 1-5-16、17）。

（1）升主动脉 ascending aorta　起自左心室主动脉口，向右前上方斜行，至胸骨角水平续于主动脉弓。在升主动脉起始处发出左、右冠状动脉。

（2）主动脉弓 aortic arch　接升主动脉，弓形弯向左后方，至第 4 胸椎下缘水平，移行为降主动脉。在主动脉弓凸侧，自右向左发出头臂干、左颈总动脉和左锁骨下动脉。头臂干 brachiocephalic trunk 向右上方斜行，至右胸锁关节后方分为右颈总动脉和右锁骨下动脉。

（3）降主动脉 descending aorta　上接主动脉弓，沿脊柱前方下行，穿膈的主动脉裂

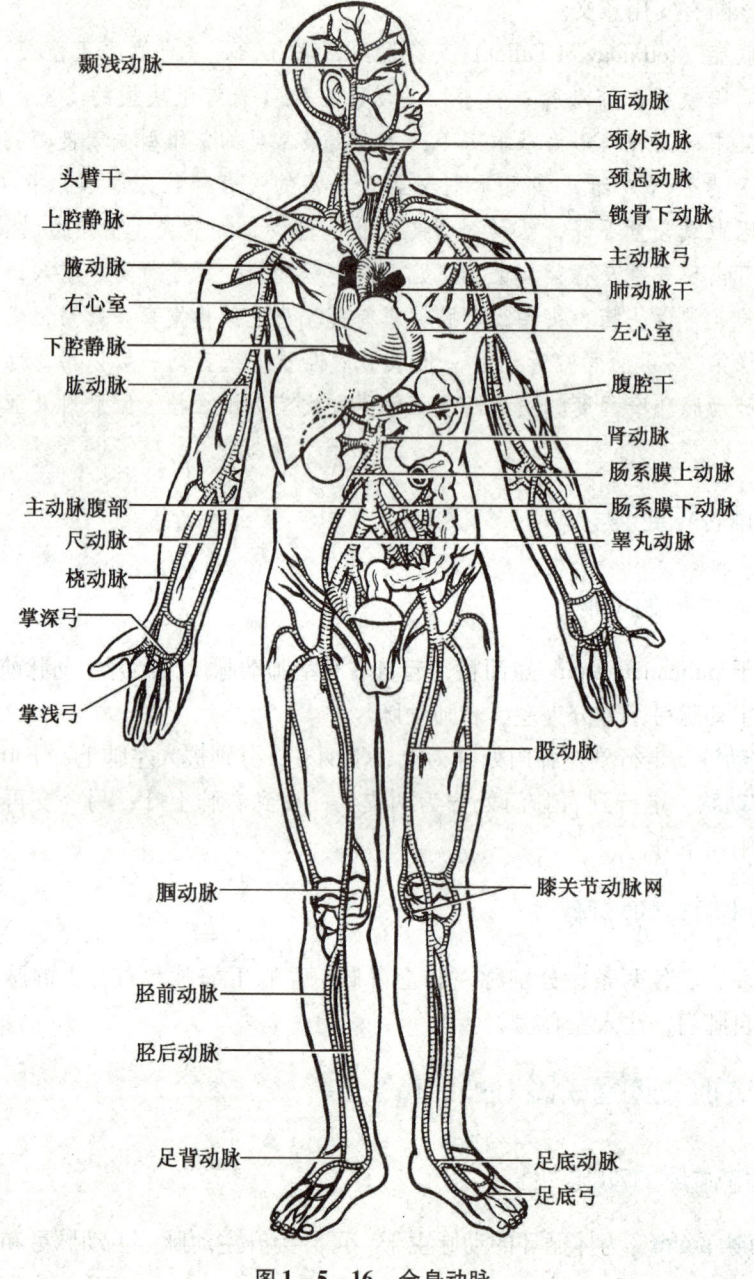

图 1-5-16 全身动脉

孔,至第 4 腰椎处分为左、右髂总动脉。降主动脉以主动脉裂孔为界,分为胸主动脉和腹主动脉。

2. 头颈部的动脉

(1) 颈总动脉 common carotid artery 是头颈部的动脉主干,左、右各一,右侧起自头臂干,左侧起自主动脉弓。两侧颈总动脉均沿气管、喉的两侧上升,至甲状软骨上缘处分为颈外动脉和颈内动脉(图 1-5-16、18)。

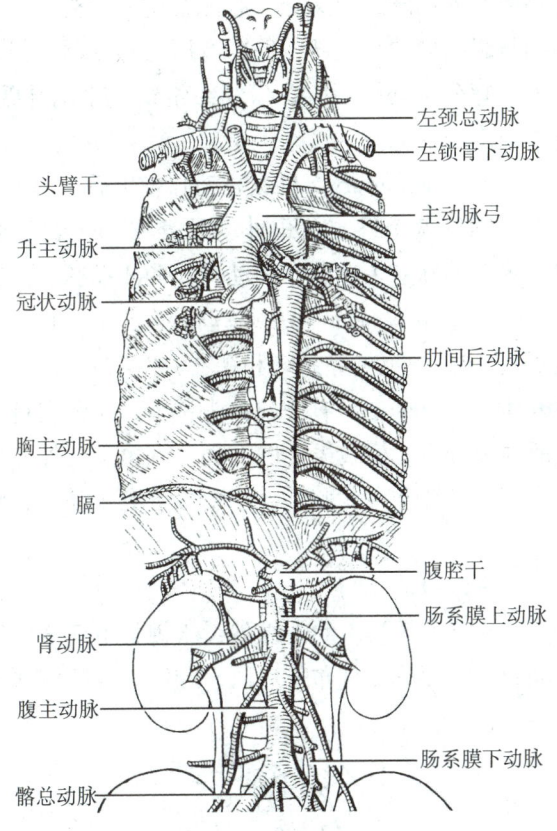

图 1-5-17　主动脉及其分支

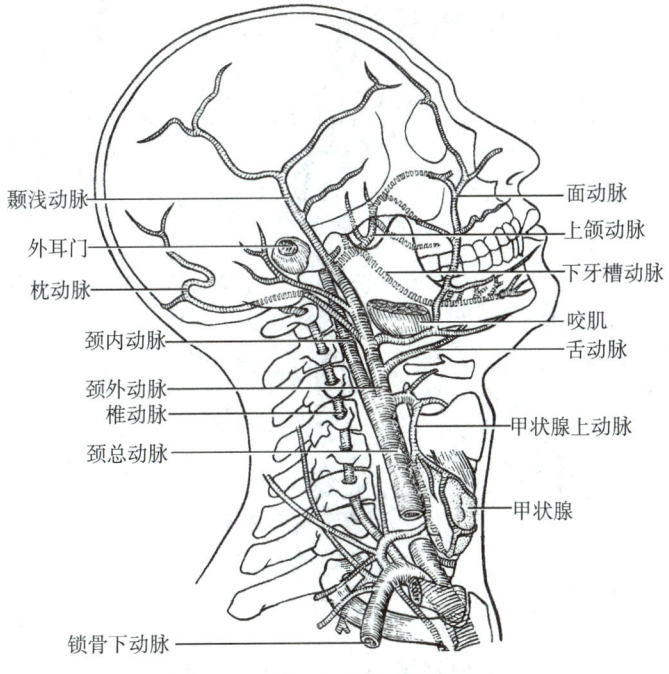

图 1-5-18　颈总动脉及其分支

在颈总动脉分为颈内、外动脉的分叉处,有两个重要结构,即颈动脉窦和颈动脉小球。颈动脉窦为颈内动脉起始处的膨大部,壁内有压力感受器,能感受血压的变化。颈动脉小球位于颈内、外动脉分叉处的后方,借结缔组织连于动脉壁上,是化学感受器,能感受血液中二氧化碳浓度的变化。

(2) *颈外动脉* external carotid artery　自颈总动脉发出后,向上穿腮腺至下颌头稍下方,分为颞浅动脉和上颌动脉两个终支。颈外动脉分支分布到颈部、头面部和脑膜等处。其主要分支有甲状腺上动脉、舌动脉、面动脉、颞浅动脉、上颌动脉等。

(3) *颈内动脉* internal carotid artery　由颈总动脉发出后,向上经颅底颈动脉管入颅腔,主要营养脑和视器(详见中枢神经系统和视器)。

3. 锁骨下动脉 subclavian artery　右侧起自头臂干,左侧起自主动脉弓,经胸廓上口至颈根部,穿斜角肌间隙外行,横过第1肋上面,到第1肋外缘处移行为腋动脉。锁骨下动脉的分支分布到脑、脊髓和甲状腺等。主要分支有椎动脉、胸廓内动脉、甲状颈干等。

4. 上肢的动脉(图1-5-16、19)

(1) *腋动脉* axillary artery　于第1肋外缘处续于锁骨下动脉,经腋窝至背阔肌下缘处移行为肱动脉。腋动脉的主要分支分布于肩肌、胸肌、背阔肌和乳房。

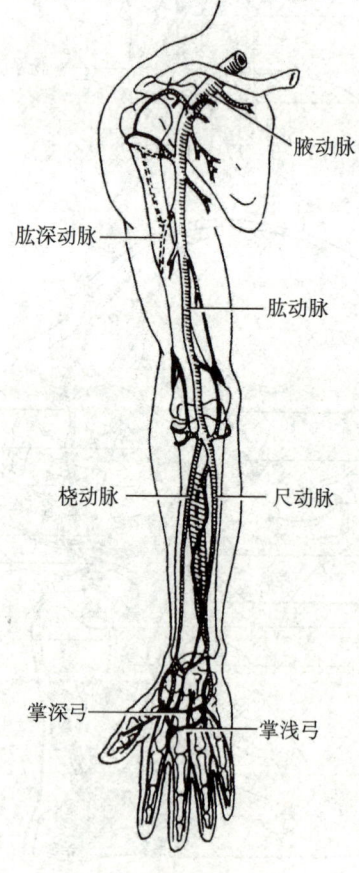

图1-5-19　上肢的动脉

(2) **肱动脉 brachial artery** 是腋动脉的直接延续，沿肱二头肌内侧沟与正中神经伴行向下，至肘窝分为桡动脉和尺动脉。肱动脉在肘窝稍上方肱二头肌腱的内侧位置表浅，可摸到搏动，是测量血压时的听诊部位。

(3) **桡动脉 radial artery** 自肱动脉分出后，与桡骨平行下降至桡骨下端，绕桡骨茎突下方转至手背，再穿第1掌骨间隙进入手掌深部，在此处发出较大的拇主要动脉，分布到拇指两侧缘和示指桡侧缘。桡动脉终支与尺动脉掌深支吻合，构成掌深弓。桡动脉在腕掌侧处发出掌浅支与尺动脉终支吻合成掌浅弓。桡动脉主干发出分支营养前臂桡侧诸肌。桡动脉下段在腕上方位置表浅，并贴近骨面，是临床重要的切脉部位。

(4) **尺动脉 ulnar artery** 由肱动脉分出后，伴随尺神经下行，经豌豆骨外侧入手掌。尺动脉主要分支为骨间总动脉，短而粗，在前臂骨间膜上缘处分为前、后两支，分别走行在骨间膜前面和后面，分支营养前臂前、后群深层肌。

(5) **掌浅弓和掌深弓** 掌浅弓由尺动脉终支与桡动脉的掌浅支吻合而成，位于掌腱膜与屈指肌腱之间。自掌浅弓凸缘发出4个分支，一支供应小指尺侧缘；另三支为指掌侧总动脉，行至掌指关节附近，再各分为两支，供应第2～5指的相对缘。手指出血时可在手指两侧压迫止血。掌深弓由桡动脉终支与尺动脉的掌深支吻合而成，位于屈指肌腱与骨间掌侧肌之间，由弓的凸侧发出三条掌心动脉，行至掌指关节附近，分别加入相应的指掌侧总动脉。

5. 胸部的动脉

胸主动脉 thoracic aorta 在第4胸椎下缘左侧续于主动脉弓，下降到第12胸椎前方穿膈的主动脉裂孔，移行为腹主动脉，其分支有壁支和脏支两种（图1-5-17）。

(1) **壁支** 主要为肋间后动脉，共有9对，位于第3～11肋间隙（第1、2肋间的动脉为锁骨下动脉的分支），与肋间后静脉和肋间神经伴行，分支分布于胸壁和腹壁大部。还有一对走行在第12肋下缘称肋下动脉。

(2) **脏支** 细小，主要有支气管支、食管支和心包支。

6. 腹部的动脉

腹主动脉从膈的主动脉裂孔处续接胸主动脉，沿脊柱前左侧下降，至第4腰椎高度分为左、右髂总动脉。腹主动脉的分支有壁支和脏支两种（图1-5-16、17）。

(1) **壁支** 包括腰动脉和膈下动脉。腰动脉，共4对，分布于腹后壁、脊髓及其被膜；膈下动脉，左右各1支，在腹主动脉起始端的前壁发出，分布于膈下面，并发分支至肾上腺。

(2) **脏支** 数量多且粗大，也分为成对的脏支和不成对的脏支两种。成对脏支包含有肾上腺中动脉、肾动脉、睾丸动脉（男性）或卵巢动脉（女性），不成对脏支有腹腔干、肠系膜上动脉和肠系膜下动脉。

①肾上腺中动脉 middle suprarenal artery：分布到左、右肾上腺。

②肾动脉 renal artery：平对第1腰椎高度，起自腹主动脉两侧，横行向外分4～5支进入肾门。右肾动脉较左侧略长，位置亦较低。肾动脉在入肾门之前分支至肾上腺。

③睾丸动脉 testicular artery：细而长，在肾动脉稍下方起自腹主动脉，沿腰大肌前

面斜向下外走行,跨过输尿管前面,经腹股沟管降入阴囊,分布到睾丸和附睾。在女性则为卵巢动脉 ovarian artery,行至小骨盆侧缘处进入卵巢悬韧带内,经子宫阔韧带两层之间分布于卵巢和输卵管。

④腹腔干 celiac trunk:为一短干,在膈的主动脉裂孔稍下方起自腹主动脉前壁,随即分为胃左动脉、肝总动脉和脾动脉三大支(图1-5-20)。

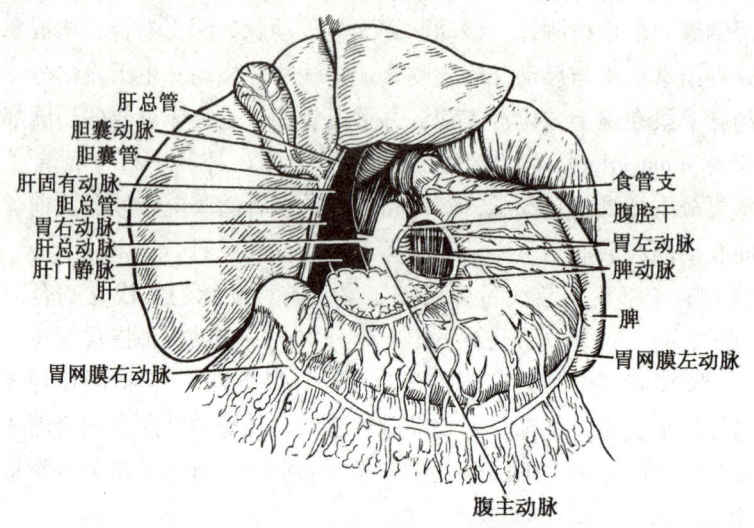

图1-5-20 腹腔干及其分支(前面观)

胃左动脉 left gastric artery 较细小,发出后沿腹后壁行向左上达胃的贲门,急转向右,沿胃小弯向右走行,与胃右动脉吻合,沿途分布于食管下段、贲门及胃小弯附近的胃壁。

肝总动脉 common hepatic artery 自腹腔干分出后,行向右前方,分为肝固有动脉和胃十二指肠动脉。肝固有动脉在肝十二指肠韧带内上行至肝门,分为左、右两支,分别进入肝左、右叶。右支在进入肝门前发出胆囊动脉分布到胆囊。肝固有动脉起始部发出胃右动脉沿胃小弯向左,与胃左动脉吻合,沿途分支分布于十二指肠上部和胃小弯侧的胃壁。胃十二指肠动脉经幽门后面下降,至幽门下缘处分为胃网膜右动脉和胰十二指肠上动脉。前者在大网膜两层间沿胃大弯左行,与胃网膜左动脉吻合,沿途分支营养胃和大网膜;后者走行于胰头与十二指肠降部之间,分支营养胰头和十二指肠降部,并与胰十二指肠下动脉吻合。

脾动脉 splenic artery 为腹腔干最粗大的分支,沿胰体上缘向左行,到脾门处分数支入脾外,沿途发出许多小支分布到胰。脾动脉在近脾门处还发出3~5条胃短动脉分布于胃底;另外还发出胃网膜左动脉沿胃大弯右行与胃网膜右动脉吻合,沿途分支营养胃和大网膜。

⑤肠系膜上动脉 superior mesenteric artery:在腹腔干起始处的稍下方,平第1腰椎高度起自腹主动脉前壁,在胰头后方下行,经十二指肠水平部前面进入肠系膜根内,向右下行至右髂窝。肠系膜上动脉的主要分支有胰十二指肠下动脉、空肠动脉和回肠动

脉、回结肠动脉、右结肠动脉、中结肠动脉，分别营养胰、十二指肠、空肠、回肠、升结肠、横结肠、阑尾等结构（图1-5-21）。

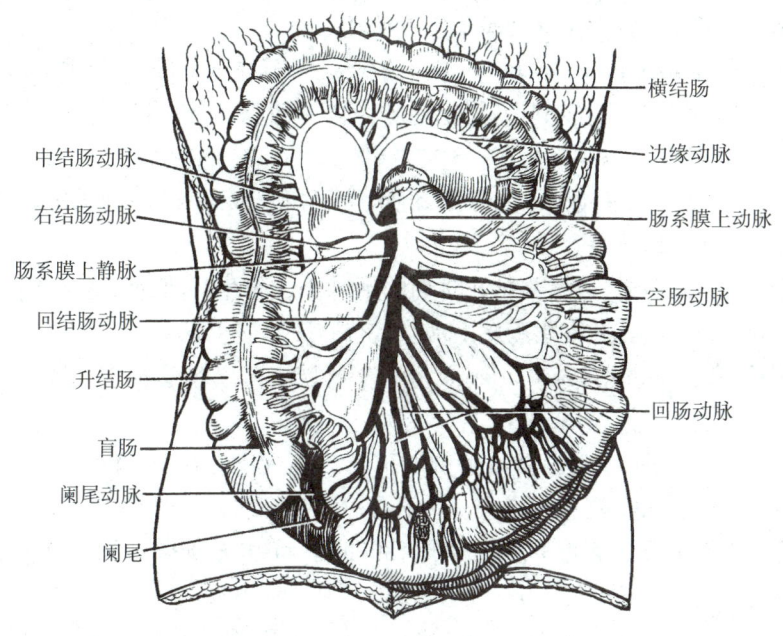

图1-5-21 肠系膜上动脉及其分支

⑥肠系膜下动脉：约平第3腰椎高度起自腹主动脉，向左下方走行至左髂窝，营养降结肠、乙状结肠和直肠上部等结构。肠系膜下动脉的主要分支有：左结肠动脉、乙状结肠动脉、直肠上动脉（图1-5-22）。

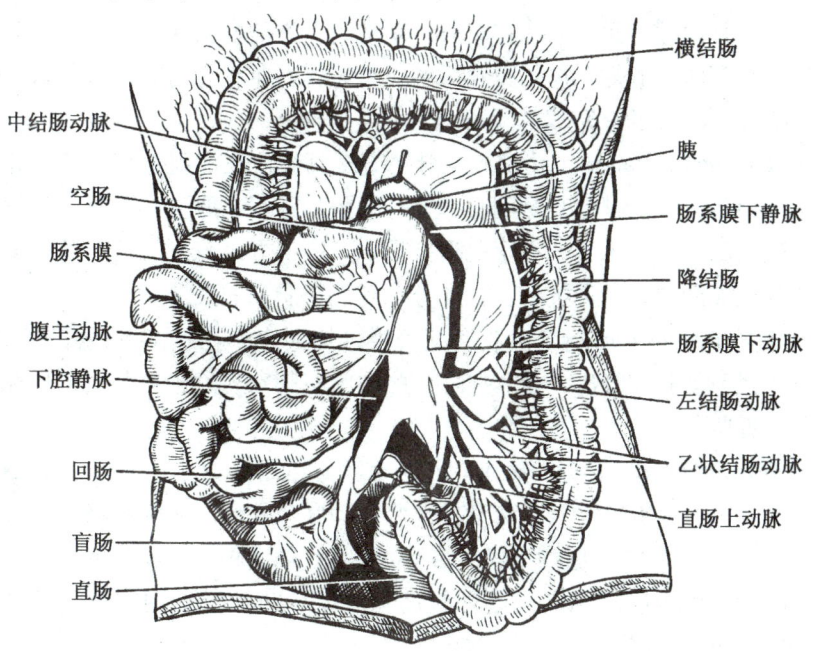

图1-5-22 肠系膜下动脉及其分支

7. 盆部的动脉

髂总动脉 common iliac artery 左、右各一，平第4腰椎高度自腹主动脉分出后，向下外斜行至骶髂关节处，分为髂内动脉和髂外动脉。

(1) **髂内动脉 internal iliac artery** 为一短干，下行进入盆腔，分为壁支和脏支。

1) 壁支：主要包括闭孔动脉、臀上动脉、臀下动脉。分布到盆壁、臀部及大腿内收肌群和髋关节。

2) 脏支：主要包括脐动脉、直肠下动脉、子宫动脉和阴部内动脉等。主要分布到盆腔内脏器官和外生殖器等。

①脐动脉 umbilical artery：是胎儿时期的动脉干，出生后其远侧段闭锁形成脐内侧韧带，近侧段管腔未闭，并发出膀胱上动脉，分布于膀胱上部。

②膀胱下动脉 inferior vesical artery：分布于膀胱底部、精囊和前列腺。在女性分布到膀胱和阴道。

③子宫动脉 uterine artery：沿盆腔侧壁下行，进入子宫阔韧带底部两层腹膜之间，在子宫颈外侧处从输尿管前上方跨过，达子宫颈两侧缘约2cm处分上、下两支。上支沿子宫侧缘迂曲上行，分支营养子宫、输卵管和卵巢，并与输卵管动脉吻合；下支分布于子宫颈及阴道。

④直肠下动脉 inferior rectal artery：分布于直肠下部，并与直肠上动脉和肛动脉吻合。

⑤阴部内动脉 internal pudendal artery：经梨状肌下孔出骨盆，绕坐骨棘后方，再经坐骨小孔进入坐骨直肠窝，分布于肛门、会阴和外生殖器。

(2) **髂外动脉 external iliac artery** 沿腰大肌内侧缘下降，经腹股沟韧带中点深面至股前部，移行为股动脉。髂外动脉在腹股沟韧带稍上方处发出腹壁下动脉，贴腹前壁内面、腹股沟管腹环内侧上行，进入腹直肌鞘，营养腹直肌，并与腹壁上动脉吻合。

8. 下肢的动脉（图1-5-23、24）

(1) **股动脉 femoral artery** 为髂外动脉的直接延续，在大腿上部位于缝匠肌与长收肌之间，向下向后经收肌腱裂孔至腘窝，移行为腘动脉。在股上部，股动脉位于股静脉外侧、股神经内侧，位置表浅，在腹股沟韧带中点稍下方可触到股动脉的搏动。股动脉的主要分支为股深动脉，后者进一步分支分布到大腿肌和髋关节。

(2) **腘动脉 popliteal artery** 由股动脉直接延续而来，在腘窝中线深部下行，至腘肌下缘，分为胫前动脉和胫后动脉。此外，腘动脉在腘窝内发出数条关节支和肌支，营养膝关节及邻近肌。

(3) **胫前动脉 anterior tibial artery** 由腘动脉分出后，穿小腿骨间膜至小腿前群肌之间下行，至踝关节前方移行为足背动脉，胫前动脉分支供应小腿前群肌。

(4) **胫后动脉** 是腘动脉的延续，在小腿后面浅、深两层肌之间下行，经内踝后方至足底，分为足底内侧动脉和足底外侧动脉。胫后动脉分支供应小腿后群肌，足底内、外侧动脉供应足底肌。

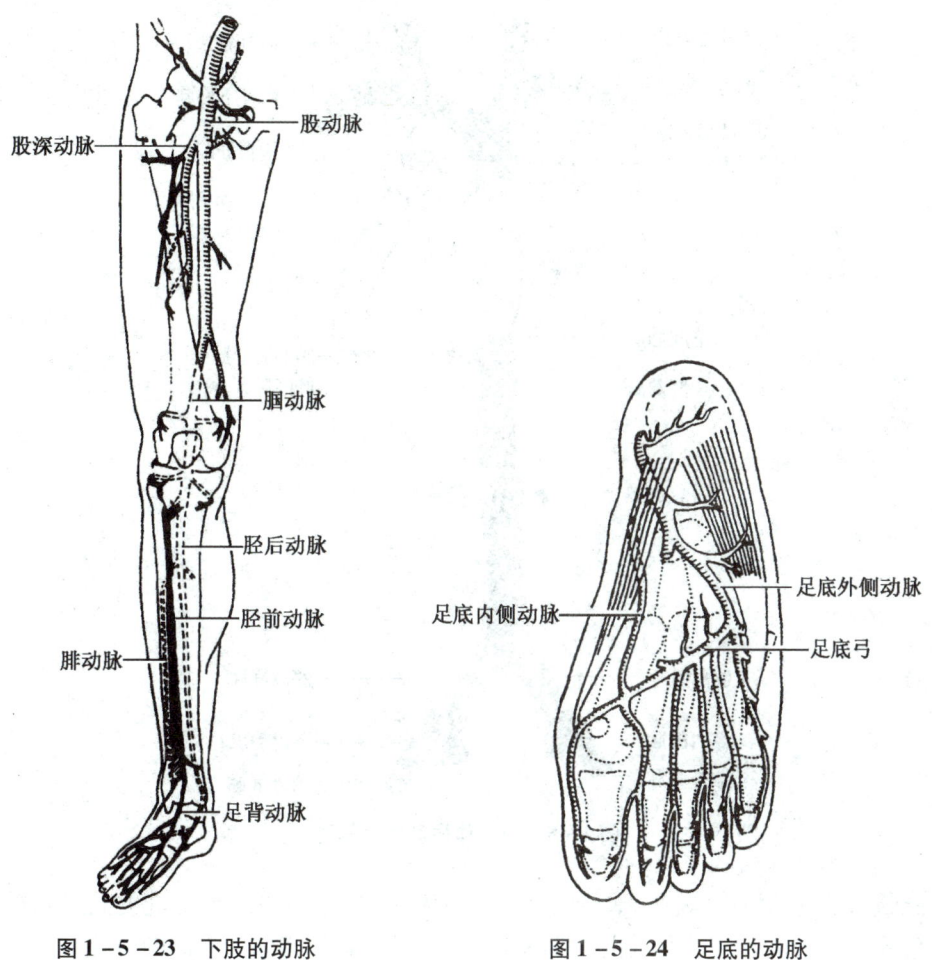

图 1-5-23 下肢的动脉　　　　图 1-5-24 足底的动脉

(二) 体循环的静脉

体循环的静脉包括上腔静脉系、下腔静脉系和心静脉系。

1. 上腔静脉系

上腔静脉 superior vena cava 为上腔静脉的主干，借各级属支收纳头、颈、上肢、胸壁和部分胸腔脏器（心除外）的静脉血。上腔静脉由左、右头臂静脉汇合而成，注入右心房。在其入心之前有奇静脉注入。头臂静脉又称无名静脉，左右各一，由颈内静脉和锁骨下静脉在胸锁关节后方汇合而成。两静脉汇合处所形成的夹角称为静脉角（图1-5-25）。

(1) 头颈部的静脉

①颈内静脉 internal jugular vein：是颈部最大的静脉干，为头颈部静脉回流的主干。上端在颅底的颈静脉孔处接续于乙状窦，降至胸锁关节后方与锁骨下静脉汇合成头臂静脉。其颅外的主要属支有面静脉和下颌后静脉，面静脉起自内眦静脉，与面动脉伴行，至下颌角下方与下颌后静脉的前支汇合，向下注入颈内静脉。面静脉通过内眦静脉，经

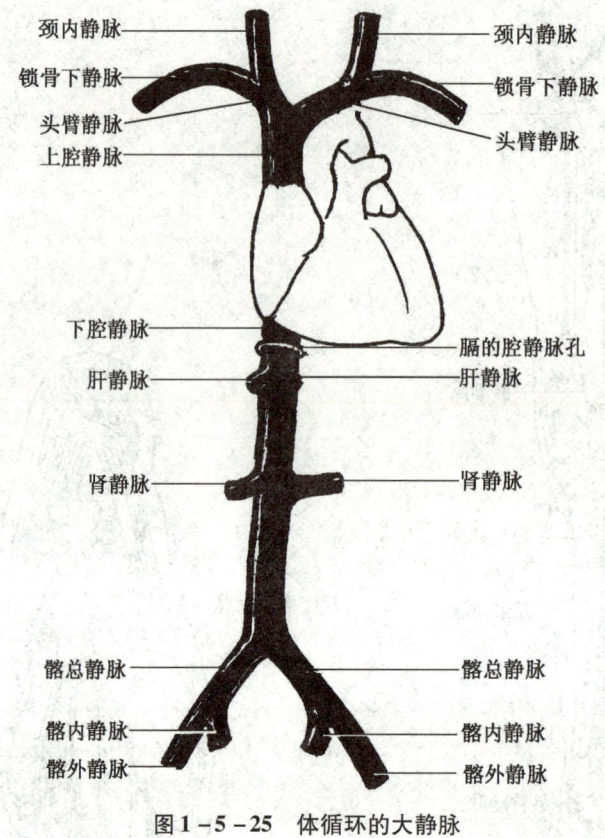

图 1-5-25 体循环的大静脉

眼上静脉与颅内的海绵窦相交通。面静脉一般无静脉瓣,因此,面部(尤其以鼻根至两侧口角的危险三角区内)发生化脓性感染时,可蔓延至海绵窦,引起颅内感染。下颌后静脉由颞浅静脉和上颌静脉在腮腺实质内汇合而成,分为前、后两支,分别汇入面静脉和颈外静脉。

②锁骨下静脉 subclavian vein:是腋静脉的延续,其主要属支是颈外静脉。

颈外静脉为颈部最粗大的浅静脉。由下颌后静脉的后支与耳后静脉汇合而成,沿胸锁乳突肌表面斜行向下,在锁骨中点上方处穿过深筋膜注入锁骨下静脉。正常人站位或坐位时,颈外静脉常不显露,但是当心脏疾病或上腔静脉阻塞引起颈外静脉回流不畅时,静脉末端的瓣膜不能防止血逆流,在体表可见静脉充盈的轮廓,称颈静脉怒张。由于锁骨下静脉与附近肌肉的筋膜结合紧密,位置较固定,管腔较大,临床常取锁骨下静脉作为导管插入的部位。

(2) 上肢的静脉 分深静脉和浅静脉两种,两者之间有丰富的吻合,最后都汇集入腋静脉(图 1-5-26)。

①深静脉均与同名动脉伴行,其收集范围与它所伴行的动脉的分布区域大致一致,名称也相同。最后汇合成腋静脉 axillary vein。

②浅静脉位于皮下,起于手指,上行至手背形成手背静脉网,自手背静脉网向上有两条较为恒定的浅静脉主干。

头静脉 cephalic vein 起自手背静脉网桡侧，渐绕至前臂掌侧面，沿前臂和臂的桡侧上行，最后经三角肌胸大肌沟，穿深筋膜注入腋静脉或锁骨下静脉。

贵要静脉 basilic vein 起自手背静脉网尺侧，至前臂转至掌侧面，沿前臂尺侧上行，经过肘窝至臂中部穿深筋膜注入肱静脉或腋静脉。

肘正中静脉 median cubital vein 位于肘窝部，是连接头静脉与贵要静脉之间的短干。临床上常在手背静脉网、前臂和肘部前面的浅静脉取血、输液和注射药物。

(3) 胸部的静脉　胸部静脉以奇静脉为主干，主要有半奇静脉、副半奇静脉及其属支。

奇静脉 azygos vein：在右膈脚处起自右腰升静脉，沿胸椎椎体右侧上行，至第4胸椎椎体高度向前，绕右肺根上方，注入上腔静脉。奇静脉沿途主要收集右侧肋间后静脉、食管静脉、支气管静脉和半奇静脉的血。

奇静脉向上注入上腔静脉，向下借右腰升静脉连于下腔静脉，是沟通上腔静脉系和下腔静脉系的重要通道之一。当上腔静脉或下腔静脉阻塞时，该通道可成为重要的侧支循环途径。

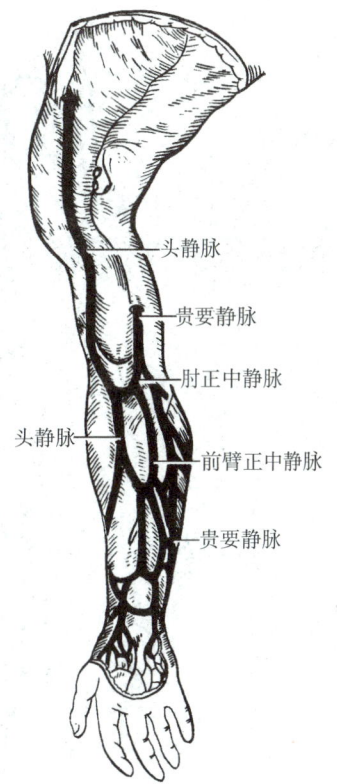

图 1-5-26　上肢浅静脉

2. 下腔静脉系

下腔静脉为下腔静脉系的主干，由左、右髂总静脉在第5腰椎椎体右前方汇合而成，沿腹主动脉右侧上行，经肝的腔静脉沟，穿膈的腔静脉孔至胸腔，注入右心房。下腔静脉收集下半身的静脉血。

(1) 下肢的静脉　与上肢静脉一样分为浅、深两种静脉，两者之间的交通支较多。受重力影响下肢静脉回流较困难，因而下肢静脉比上肢静脉瓣膜丰富（图1-5-27）。

①深静脉与同名动脉伴行，最后汇入股静脉。股静脉经腹股沟韧带深面延续为髂外静脉。

②浅静脉主要有大隐静脉和小隐静脉。

大隐静脉 great saphenous vein 为人体最长的浅静脉。起自足背静脉弓的内侧，经内踝前方，沿小腿和大腿内侧上行，至腹股沟韧带中点下方注入股静脉。该静脉在内踝前方的位置表浅而恒定，是临床输液和注射的常用部位。

小隐静脉 small saphenous vein 起自足背静脉弓外侧，经外踝后方沿小腿后面上行至腘窝处，穿深筋膜注入腘静脉。大隐静脉和小隐静脉是静脉曲张的好发部位。

(2) 盆部的静脉

①髂内静脉：收受盆腔脏器和盆壁的静脉血。盆腔内静脉的特点是在脏器周围或壁内形成广泛的静脉丛，如膀胱静脉丛、直肠静脉丛等。直肠静脉丛围绕直肠两侧及后方，向上汇合成直肠上静脉，经肠系膜下静脉注入门静脉；向下经肛静脉、阴部内静脉

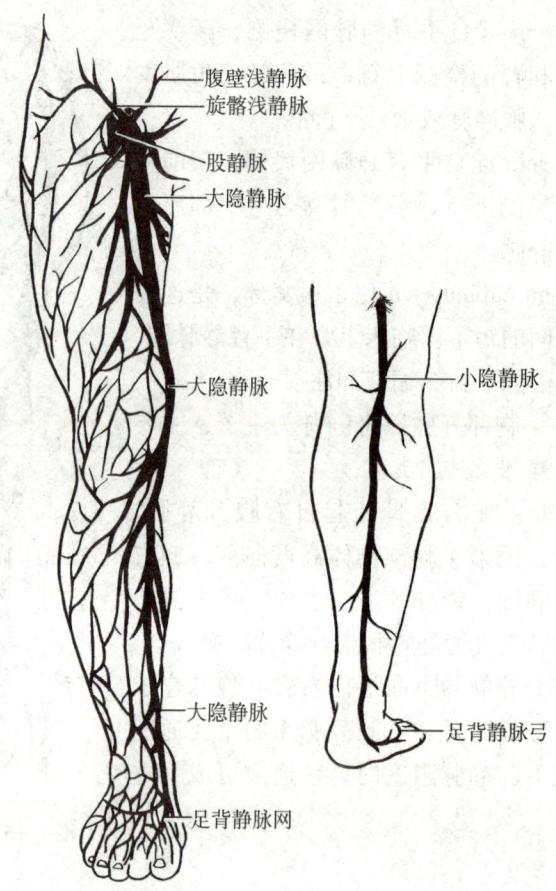

图1-5-27 下肢的浅静脉

汇入髂内静脉。

②髂外静脉：是股静脉的延续，收集下肢及腹前壁的静脉血。

③髂总静脉：由髂内静脉和髂外静脉在骶髂关节前方汇合而成。

(3) 腹部的静脉　其主干是下腔静脉，属支分为壁支和脏支两种。壁支和成对脏器的静脉以及肝静脉直接注入下腔静脉；不成对脏器（肝除外）的静脉先汇入肝门静脉入肝，再经肝静脉汇入下腔静脉，即为肝门静脉系。

1) 壁支：有四对腰静脉。每侧腰静脉间有一条纵行支串联，称腰升静脉。左、右腰升静脉向上分别注入半奇静脉和奇静脉，再回流入上腔静脉。

2) 脏支

①肾静脉 renal vein 注入下腔静脉。左肾静脉较长。

②睾丸静脉 testicular vein 起自睾丸和附睾，组成蔓状静脉丛，此丛的静脉向上汇合成一个干，右侧以锐角注入下腔静脉；左侧以直角注入左肾静脉。在女性称为卵巢静脉，起自卵巢，向上的回流途径与睾丸静脉相似。

③肝静脉 hepatic vein 有2~3条，肝内的小叶下静脉逐级汇合，最后汇合成肝静脉。它们在肝的后缘（第二肝门或第三肝门）注入下腔静脉，收集肝门静脉和肝固有

动脉运输到肝内的血液。

（4）肝门静脉系　由肝门静脉及其属支共同组成，主要收纳不成对腹腔器官（除肝外）的静脉血，将其运送到肝。肝门静脉不同于一般静脉，是介于起始端和末端毛细血管之间的静脉干，且无静脉瓣，血液可在其内双向流动，当肝门静脉内压力升高时，血液可以发生逆流（图1-5-28）。

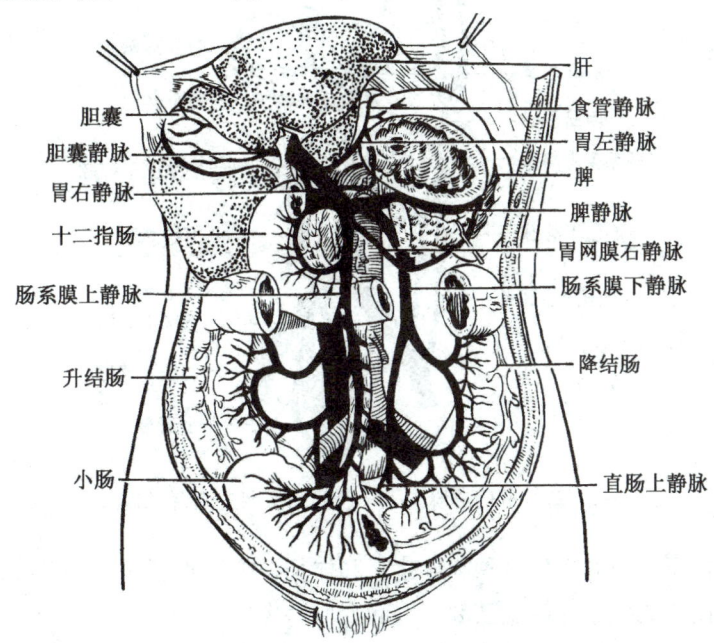

图1-5-28　肝门静脉及其分支

肝门静脉 hepatic portal vein 为一短而粗的静脉干，由肠系膜上静脉和脾静脉在胰头后方汇合而成，上行进入肝十二指肠韧带内，沿肝固有动脉及胆总管后方上行至肝门，分为左、右两支入肝。在肝内反复分支，最后终于肝血窦（图1-5-29）。肝门静脉的主要属支有：

肠系膜上静脉与同名动脉伴行，收集同名动脉分布区的静脉血。

脾静脉伴脾动脉的下方横行向右，除收纳同名动脉分支供应区的静脉血外，还接纳肠系膜下静脉的汇入。

肠系膜下静脉与同名动脉伴行，至胰头后方注入脾静脉或肠系膜上静脉，也可注入两静脉的汇合处。

胃左静脉与胃左动脉伴行，注入肝门静脉。胃左静脉在贲门处与食管静脉吻合。

附脐静脉起自脐周静脉网，沿肝圆韧带走行，注入肝门静脉。

肝门静脉与上、下腔静脉系间的吻合：①通过食管静脉丛与上腔静脉系吻合。②通过直肠静脉丛与下腔静脉系吻合。③通过脐周静脉网与上、下腔静脉系吻合。

在生理状态下，静脉血按正常方向回流到所属静脉系统。肝门静脉系与上、下腔静脉系之间的交通支细小，血流量少。当肝门静脉的血回流受阻（如肝硬化）时，肝门静脉系的血可经肝门静脉与上、下腔静脉之间的交通支，流回右心房，这种循环称为肝

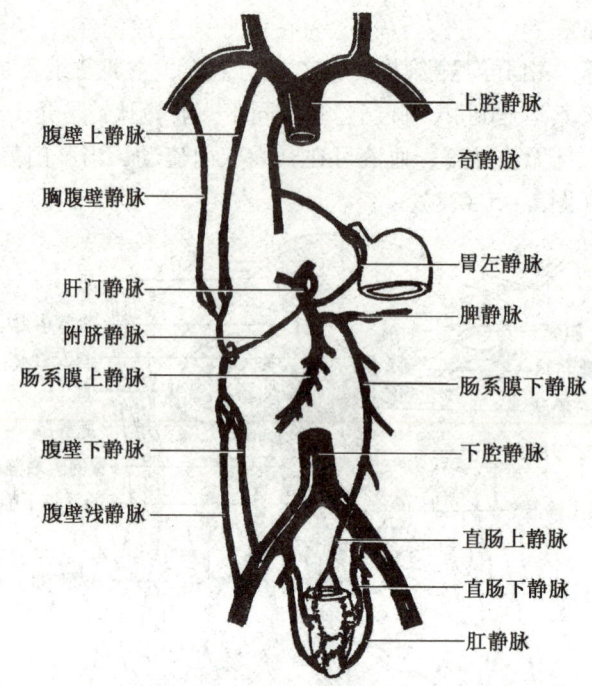

图 1-5-29 肝门静脉与上下腔静脉系间的吻合（模式图）

门静脉的侧支循环。因而产生多种临床症状和体征，如在食管下端及胃底、直肠黏膜或脐周出现静脉曲张或怒张，甚至破裂，引起呕血、黑便等。

全身主要动静脉小结：

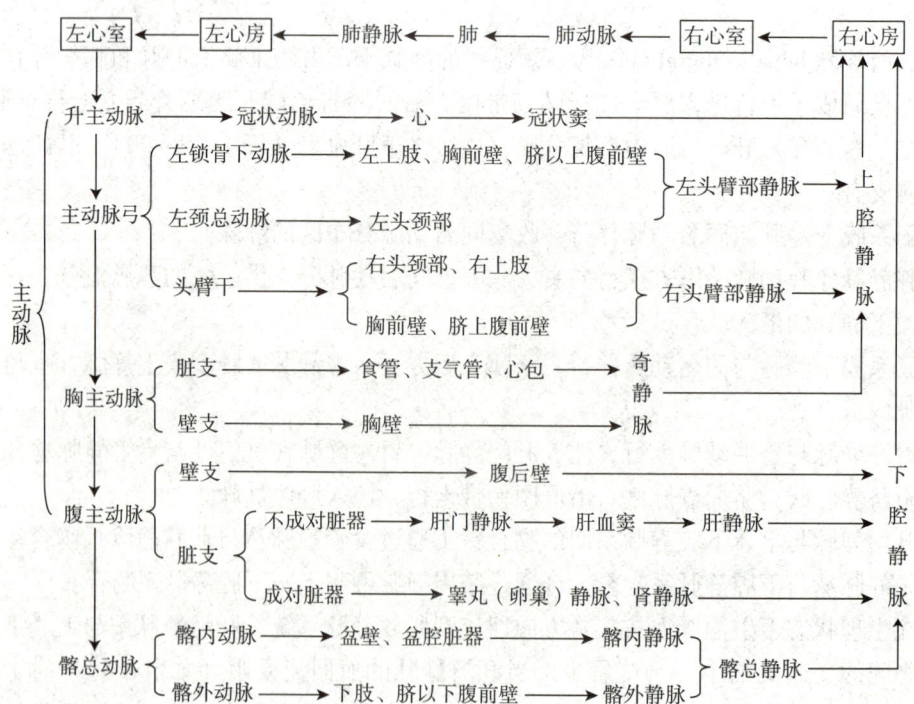

第二节 淋巴系统

一、淋巴系统的组成

淋巴系统 lymphatic system 由淋巴管道、淋巴器官和淋巴组织组成（图 1-5-30）。淋巴管道内流动着无色透明的液体，称为淋巴（或称淋巴液）。血液流经毛细血管动脉端时，其中有一部分液体物质从毛细血管渗出，进入组织间隙，形成组织液。组织液与细胞进行物质交换后，大部分在毛细血管静脉端被重吸收入小静脉；小部分进入毛细淋巴管成为淋巴。淋巴沿淋巴管向心流动，途中经过若干淋巴结，最后汇入静脉。故淋巴系统可看作是静脉系统的辅助部分。此外，各种淋巴器官还具有产生淋巴细胞、滤过淋巴液、产生抗体等功能。因此，淋巴系统又是人体重要的防御装置。

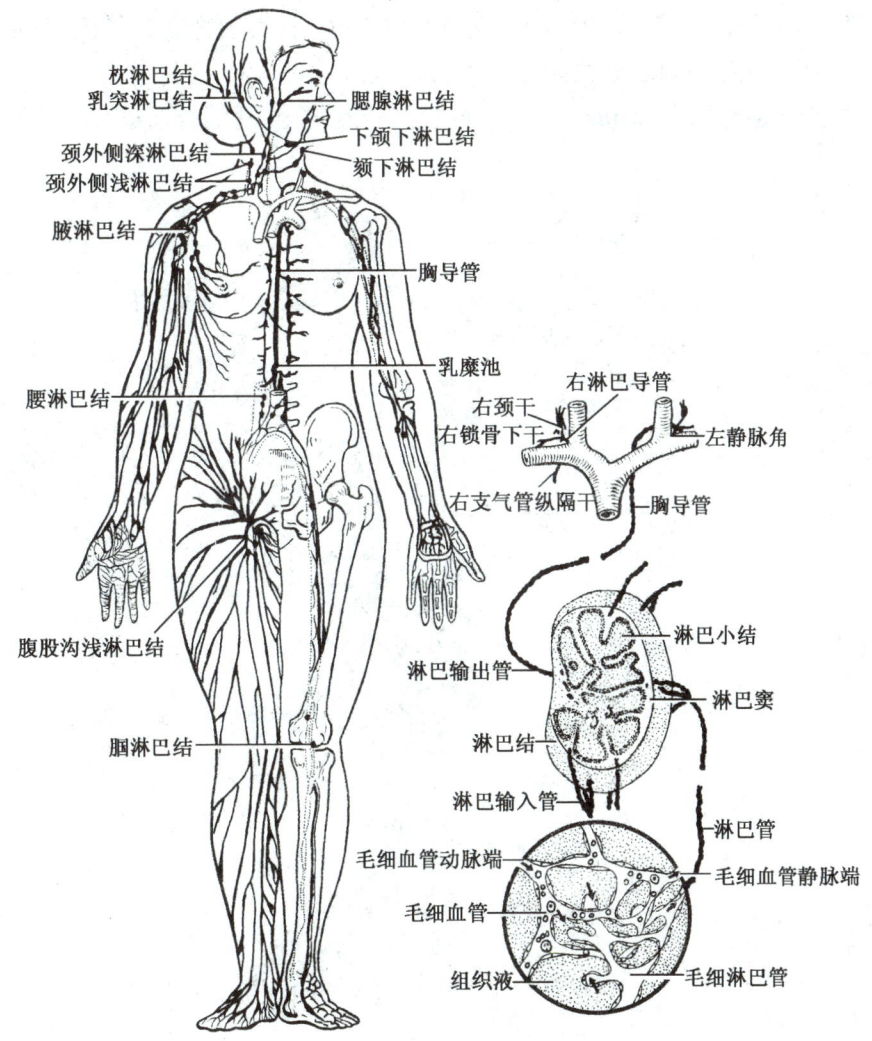

图 1-5-30 全身浅层淋巴管和淋巴结

（一）淋巴管道

淋巴管道根据结构和功能的不同，可分为毛细淋巴管、淋巴管、淋巴干和淋巴导管4种。

1. 毛细淋巴管 lymphatic capillary 为淋巴管道中最细小者，是淋巴管道的起始部。毛细淋巴管以膨大的盲端起于组织间隙。毛细淋巴管分布广泛，除脑、脊髓、上皮、角膜、晶状体、牙釉质、毛发、爪甲和软骨外，遍及全身各部。

毛细淋巴管由单层内皮细胞构成，无基膜和外周细胞，故其管壁有较大的通透性，一些不易透过毛细血管的大分子物质，如蛋白质、异物、细菌以及癌细胞等能较容易进入毛细淋巴管。因此癌细胞可经淋巴管道转移。

2. 淋巴管 lymphatic vessel 由毛细淋巴管汇合而成，其结构与静脉相似，但管壁薄，管径较细，有丰富的瓣膜，保证淋巴向心流动。在向心行程中，通常要经过一个或多个淋巴结。根据淋巴管的位置不同分为浅、深两种。浅淋巴管位于皮下，深淋巴管与深部血管伴行。浅、深淋巴管之间有吻合支相连。

3. 淋巴干 lymphatic trunk 由全身浅、深淋巴管共同汇合而成，全身共有九条（图1-5-31）：

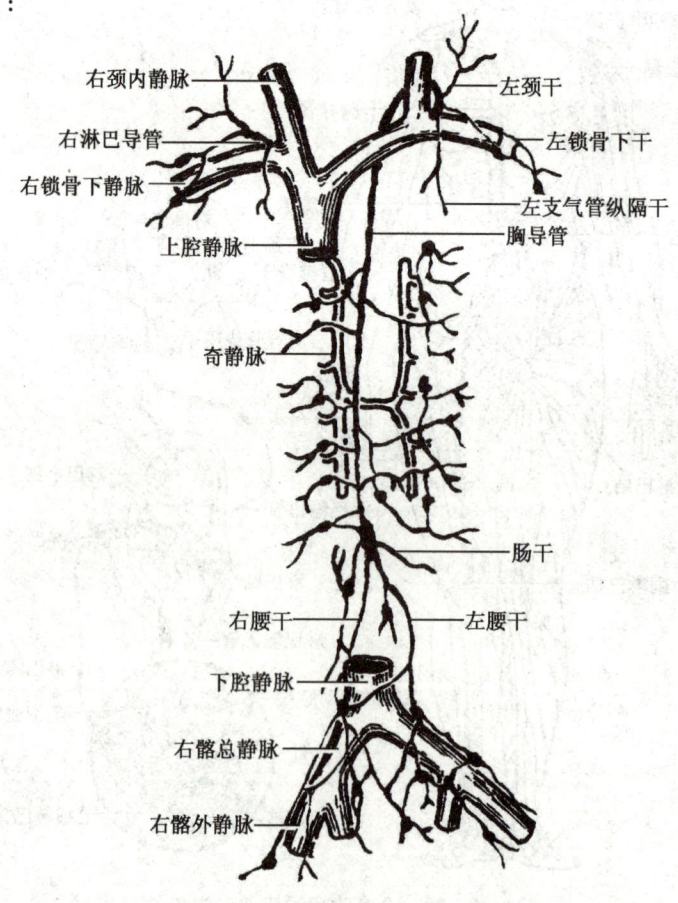

图1-5-31 淋巴干及淋巴导管

(1) **左、右颈干** 收集头颈部的淋巴。

(2) **左、右锁骨下干** 收集上肢和部分胸壁的淋巴。

(3) **左、右支气管纵隔干** 收集胸腔脏器和部分胸腹壁的淋巴。

(4) **左、右腰干** 收集下肢、盆部和腹腔内成对脏器及部分腹壁的淋巴。

(5) **肠干** 收集腹腔内不成对脏器的淋巴。

4. 淋巴导管 lymphatic duct 共两条，即胸导管和右淋巴导管（图1-5-31）。两者由9条淋巴干汇集而成。其中左颈干，左锁骨下干，左支气管纵隔干，左、右腰干和肠干汇集成胸导管，注入左静脉角；右颈干、右锁骨下干和右支气管纵隔干汇集成右淋巴导管，注入右静脉角。

(1) **胸导管** 是全身最粗大的淋巴管道，起始于第1腰椎前面的乳糜池。乳糜池由左、右腰干和肠干汇合而成，常略膨大。胸导管起始后，向上经膈的主动脉裂孔入胸腔，初始行于主动脉与奇静脉之间，继而在食管后方上行至第5胸椎高度转向左侧，出胸廓上口达左颈根部，弓形向外注入左静脉角。胸导管在注入静脉之前还接纳左颈干、左锁骨下干和左支气管纵隔干。胸导管通过上述六条淋巴干收受全身3/4区域的淋巴。

(2) **右淋巴导管** 为一短干，由右颈干、右锁骨下干和右支气管纵隔干汇合而成，注入右静脉角。右淋巴导管主要收纳身体右上1/4区域的淋巴。

淋巴的生成及循环途径：

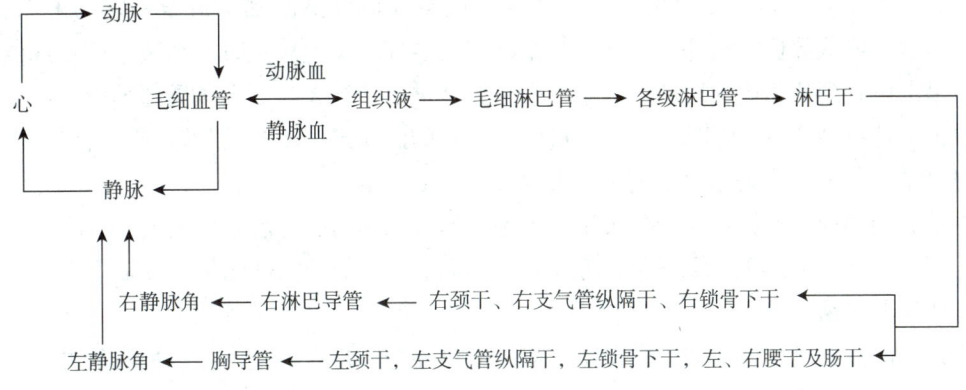

（二）淋巴器官

淋巴器官主要由淋巴结、脾、腭扁桃体和胸腺等组成。下面主要阐述淋巴结和脾。

1. 淋巴结

(1) **淋巴结的形态和位置** 淋巴结为圆形或椭圆形小体。淋巴结一般成群分布，存在于较隐蔽的部位，如腋窝、腹股沟等处；也可以在胸、腹腔中，多位于大血管的周围和内脏器官的门附近。淋巴结上有淋巴管道相连。淋巴结一侧隆凸；另一侧向内凹陷，称门。输入淋巴管自凸侧进入，输出淋巴管自门穿出（图1-5-32）。

(2) **淋巴结的功能**

①滤过淋巴液：当淋巴液流入淋巴结后，淋巴窦内的巨噬细胞能将淋巴液内的抗原物质通过吞噬、处理，从而起滤过淋巴液的作用。

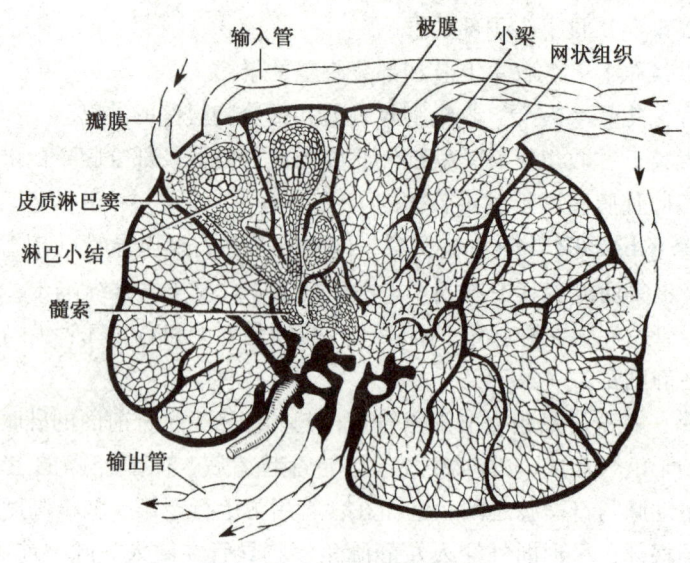

图 1-5-32 淋巴结模式图

②参与免疫应答：抗原物质进入淋巴结后，首先被巨噬细胞吞噬、处理，并传递给淋巴细胞，激活淋巴细胞，使其增殖转化为 B 细胞和 T 细胞，引发体液免疫和细胞免疫。

(3) **全身重要的淋巴结群** 人体某器官或某部位的淋巴都引流至一定的淋巴结，称为该器官或该部位的局部淋巴结。当某器官或某部位发生病变时，细菌、病毒或癌细胞可沿淋巴管到达相应的局部淋巴结，引起局部淋巴结肿大。如果该局部淋巴结不能阻截或消灭这些细菌、病毒时，则病变可沿淋巴管的流向进一步扩散和转移。所以了解局部淋巴结的位置、收集范围及其引流去向具有重要意义。

①头颈部的淋巴结群：多分布于头、颈交界处和颈内、外静脉周围。

下颌下淋巴结位于下颌下腺附近，收纳颜面、口腔等处的淋巴管，其输出管引流入颈外侧深淋巴结。

颈外侧浅淋巴结位于胸锁乳突肌浅面，沿颈外静脉排列，主要收纳颈浅部淋巴，其输出管注入颈外侧深淋巴结。

颈外侧深淋巴结沿颈内静脉排列，其下部的一些淋巴结延伸向外称为锁骨上淋巴结。此群淋巴结直接或间接收纳头颈部各淋巴结的输出管。患鼻咽癌时，癌细胞常先侵入颈外侧深淋巴结上部。患胃癌或食道癌时，癌细胞可经胸导管上行，经颈干逆流转移到左锁骨上淋巴结，引起该淋巴结肿大。颈外侧深淋巴结收纳头颈部诸淋巴结的淋巴管，其输出管汇成颈干。

②上肢的淋巴结群：上肢淋巴管都直接或间接注入腋淋巴结。腋淋巴结位于腋窝内，数目较多，可分为：胸肌淋巴结、肩胛下淋巴结、外侧淋巴结、中央淋巴结和尖淋巴结 5 群，收纳上肢、胸前外侧壁和乳房的淋巴。

③下肢的淋巴结：腹股沟浅淋巴结分为上、下两群，上群与腹股沟韧带平行排列，接受腹前壁下部、臀部、会阴和外生殖器的淋巴；下群沿大隐静脉上端纵行排列，收纳

除足外侧缘和小腿后外侧以外的下肢浅淋巴，其输出管注入腹股沟深淋巴结。腹股沟深淋巴结位于股静脉根部周围，收纳腹股沟浅淋巴结的输出管及下肢深淋巴。

淋巴结炎是由淋巴结所属引流区域的急、慢性炎症累及淋巴结所引起的非特异性炎症，如上肢、乳腺、胸壁、背部和脐以上腹壁的感染引起腋部淋巴结炎；下肢、脐以下腹壁、会阴和臀部的感染，可以发生腹股沟部淋巴结炎；头、面、口腔、颈部和肩部感染，引起颌下及颈部的淋巴结炎。根据起病缓急、病程长短，淋巴结炎可分为急性和慢性淋巴结炎。急性淋巴结炎具有局部红、肿、热、痛等急性炎症特点，起病急，常伴发热，肿大的淋巴结柔软、有压痛，表面光滑，无粘连，肿大至一定程度即停止。通过及时抗感染治疗后红肿可消退。病情加重时也可发展成脓肿，伴有全身感染症状。慢性淋巴结炎病程长，症状轻，淋巴结较硬，可活动，压痛不明显，最终淋巴结可缩小或消退。

2. 脾（图1-5-33）

（1）**脾的位置和形态** 脾 spleen 位于左季肋区，与第9~11肋相对，其长轴与第10肋一致，在肋弓下不能被触及。脾为实质性脏器，质软而脆，故左季肋部受暴力打击时易导致脾破裂。脾呈椭圆形，分为膈、脏两面，前、后两端和上、下两缘。膈面平滑圆凸，与膈相贴；脏面凹陷，近中央处为脾门，是神经血管出入之处。上缘较锐，有2~3个切迹，称脾切迹，是脾肿大时的触诊标志。

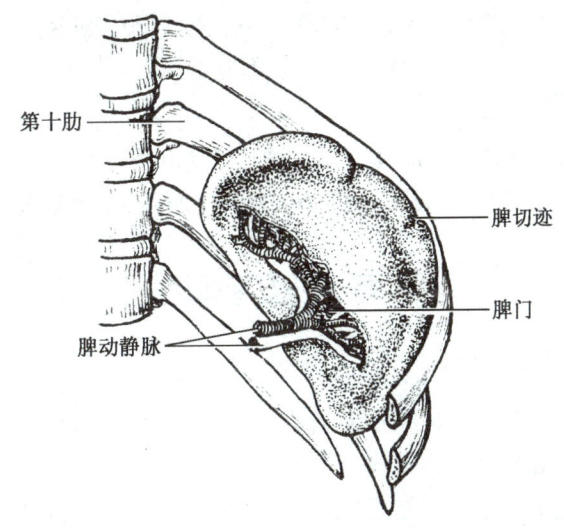

图1-5-33 脾的形态位置

（2）**脾的功能**

①滤过血液：脾窦内外的巨噬细胞可吞噬和清除血液中的细菌等异物、衰老死亡的红细胞和血小板。当脾功能亢进时，可引起血细胞或血小板减少。

②造血：胚胎早期的脾有造血功能，成年后，脾仍保留造血的潜能，当严重失血或贫血时，脾可以恢复造血功能。

③免疫应答：当T、B细胞受抗原刺激时，可产生相应的免疫应答。

④储存血液：红髓可储存红细胞和血小板，在机体需要时，脾可借平滑肌的收缩，将它们输入血液循环，以应急需。

二、淋巴系统的主要功能

（一）辅助组织液回流入静脉

组织液主要是毛细血管的渗出液。毛细血管动脉端渗出量多于毛细血管静脉端回收量，毛细淋巴管收纳部分组织液为淋巴，使渗出和回收达到平衡，避免组织水肿的发生。

（二）过滤淋巴（液）

淋巴管道上有许多淋巴结，当淋巴流动经过淋巴结时，可起过滤作用。若有细菌、异物通过淋巴结时，进行吞噬，减少病菌感染扩散的危险，起一定的防御作用；若癌细胞通过时，可起一定阻拦作用，癌细胞在淋巴结内分裂增殖，从而可引起淋巴结肿大。当癌细胞穿过肿大的淋巴结后，可向其他组织、器官转移。

（三）产生淋巴细胞

淋巴器官和淋巴组织均可产生淋巴细胞。淋巴细胞参与机体的免疫反应。

（四）产生血细胞

脾为重要的淋巴器官之一。胎儿时期，脾可产生各种血细胞，出生后只能产生淋巴细胞。此外，脾可贮存血液，当急需时，脾收缩将贮存的血液输入血液循环中。

复习思考题

1. 名词解释：
   体循环　动脉　房室口　动脉圆锥　窦房结　静脉角　乳糜池　卵圆窝（心脏）。
2. 心位于何处？心各腔室有哪些出入口？
3. 心的传导系包括哪些？正常起搏点是何结构？
4. 主动脉弓上缘有哪几分支？
5. 说出颈外动脉、腹腔干、肠系膜上动脉和肠系膜下动脉的主要分支。
6. 上肢和下肢的动脉主干各有哪些？
7. 上肢的浅静脉、下肢的浅静脉各有哪几条？起自何处？注入何处？
8. 睾丸静脉曲张为何多发生在左侧？
9. 说出肝门静脉的位置、组成、属支、收纳范围及侧支循环途径。
10. 胸导管起自何处？如何走行？注入何处？收纳哪些部位的淋巴？
11. 从肘正中静脉注入药物，经哪些主要途径到达阑尾？

第六章　内分泌系统

> **学习目标**
> 1. 掌握内分泌系统的组成，激素的意义；各内分泌腺的位置。
> 2. 熟悉各内分泌腺的形态、结构和功能。

内分泌系统包括全身各部的内分泌腺 endocrine glands 和内分泌组织，是神经系统以外的另一重要调节系统。其功能是对机体的新陈代谢、生长发育、生殖活动等进行体液调节（图1-6-1）。

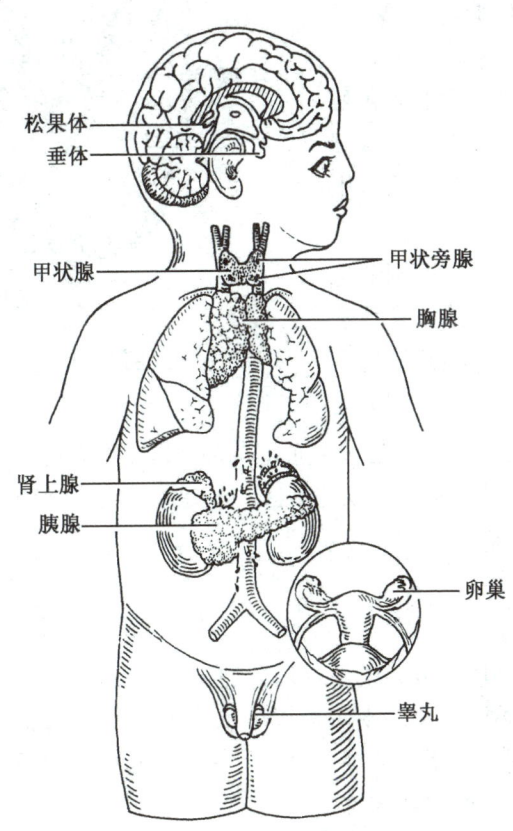

图1-6-1　全身内分泌腺

内分泌腺又称无管腺。其分泌的物质称激素 hormone，直接进入血液或淋巴，随血液循环运送到全身各处，作用于特定器官或组织。内分泌腺又称内分泌的器官，包括甲状腺、肾上腺、垂体、松果体等；而内分泌组织仅为一些细胞团，分散存在于其他器官之内，如胰腺内的胰岛、睾丸内的间质细胞、卵巢内的卵泡和黄体等；内分泌腺有丰富的血液供应和内脏神经分布，其结构和功能活动有显著的年龄变化。

内分泌系统与神经系统关系密切。一方面内分泌系统受神经系统的控制和调节，神经系统通过对内分泌腺的作用，间接地调节人体各器官的功能，这种调节称神经体液调节；另一方面内分泌系统也可影响神经系统的功能，如甲状腺分泌的甲状腺素可影响脑的发育和正常功能。

一、甲状腺

甲状腺 thyroid gland 是人体最大的内分泌腺，棕红色，质柔软，呈"H"形，分为左、右两个侧叶，中间以峡部相连（图1-6-2）。侧叶位于喉下部和气管上部的侧面，峡部一般位于第 2~4 气管软骨环的前方。有的从峡部向上伸出一个锥状叶，长者可达舌骨。甲状腺外有纤维囊包裹。囊外还有颈深筋膜包绕。甲状腺借筋膜固定于喉软骨上，故吞咽时甲状腺可随喉上、下移动。

甲状腺分泌甲状腺素，可调节机体的基础代谢，并影响机体正常生长发育，尤其是对骨骼和神经系统的发育较为重要。甲状腺素分泌过剩成人

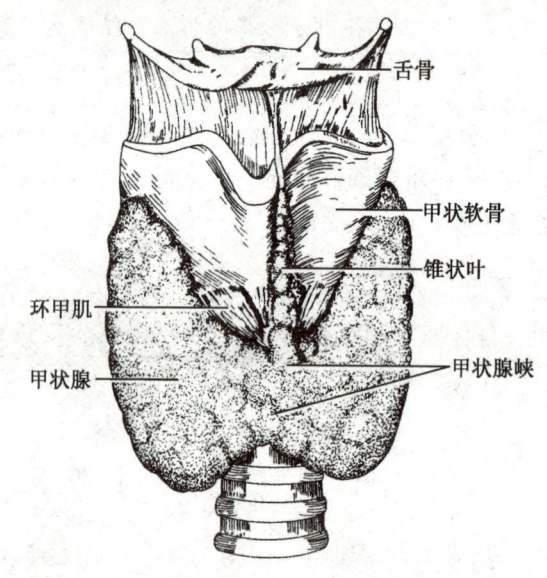

图 1-6-2　甲状腺图

可出现甲亢；分泌不足，小儿引起呆小症，成人引起黏液性水肿等。缺碘时可以引起甲状腺组织增生而导致腺体增大。在某些地区，土地或饮水中缺碘，如不能得到适当的补充，可引起地方性甲状腺肿。

二、甲状旁腺

甲状旁腺 parathyroid gland 是两对扁椭圆形小体，棕黄色，形状大小似黄豆（图1-6-3）。一般有上、下两对。上一对多位于甲状腺侧叶后面中部附近，下一对常位于甲状腺下动脉进入腺体附近。甲状旁腺多附于甲状腺侧叶后面的纤维囊上，有时也可埋于甲状腺组织内，临床手术时寻找困难。

甲状旁腺分泌甲状旁腺素，能调节机体内钙和磷的代谢，维持血钙平衡。甲状腺手术时，应注意保留甲状旁腺。甲状旁腺素分泌不足时，可引起血钙浓度下降，出现手足

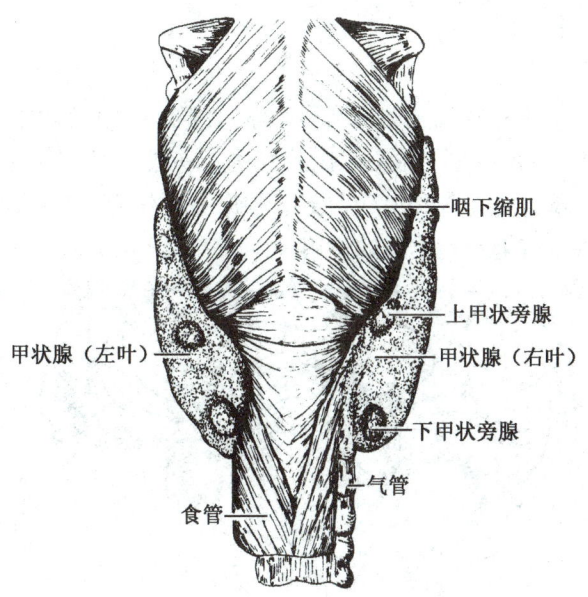

图 1-6-3 甲状腺和甲状旁腺

搐搦症，甚至死亡。

三、肾上腺

肾上腺 suprarenal gland 是成对器官，呈黄色，位于肾的上内方，与肾共同包在肾筋膜内。左侧近似半月形，右侧呈三角形。肾上腺外包被膜，腺实质由表层的皮质和内部的髓质构成。皮质分泌肾上腺皮质激素，有调节水盐代谢和糖、蛋白质代谢的作用。此外，还可分泌性激素。髓质分泌肾上腺素和去甲肾上腺素，能使心跳加快、心脏收缩力加强、小动脉收缩，从而维持血压和调节内脏平滑肌活动，对机体代谢也起一定作用。

四、垂体

垂体 hypophysis 是人体最复杂的内分泌腺，所产生的激素不但与骨骼和软组织的生长有关，且可影响其他的内分泌腺（如甲状腺、肾上腺、性腺）活动。垂体是一椭圆形小体，呈灰红色，位于蝶骨体上面的垂体窝内，上端借漏斗连于下丘脑，外包以坚韧的硬脑膜（图1-6-4）。根据发生和结构特点，垂体可分为前方的腺垂体和后方的神经垂体两部分。

通常所称的垂体前叶是以腺垂体为主，垂体后叶是以神经垂体为主。垂体前叶分泌多种激素，促进机体的生长发育和影响其他内分泌腺的活动。垂体后叶无分泌功能，只贮存和释放由下丘脑运来的抗利尿激素和催产素，其功能是使血压升高、尿量减少和子宫平滑肌收缩。

五、松果体

松果体 pineal body 为一灰红色的椭圆形小体，位于背侧丘脑的上后方，以柄附于第三脑室顶的后部（图1-6-4）。儿童期比较发达，一般7岁以后开始退化，成年后松果体部分钙化形成钙斑，可在X线片上见到，临床上可作为颅片定位的一个标志。

松果体分泌的激素有抑制性成熟的作用。

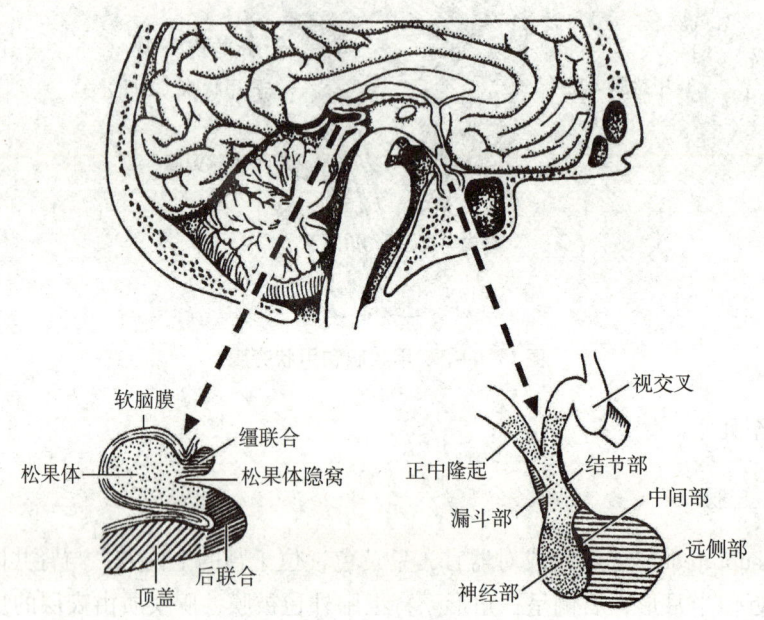

图1-6-4 垂体和松果体

六、胸腺

胸腺 thymus 位于胸骨柄后方，上纵隔前部，有的人胸腺可向上突入颈根部。胸腺分为大小不对称的左、右两叶，每叶多呈扁长条状，质软（图1-6-5）。新生儿和幼儿的胸腺相对发达，性成熟后最大，重达25~40g。以后逐渐萎缩退化，成人胸腺常被脂肪组织所代替。胸腺是个淋巴器官，兼有内分泌功能，可分泌胸腺素和促胸腺生长激素，使骨髓产生的淋巴干细胞转化为具有免疫活性的T淋巴细胞，再经血液迁入淋巴结和脾，参与机体的免疫反应。

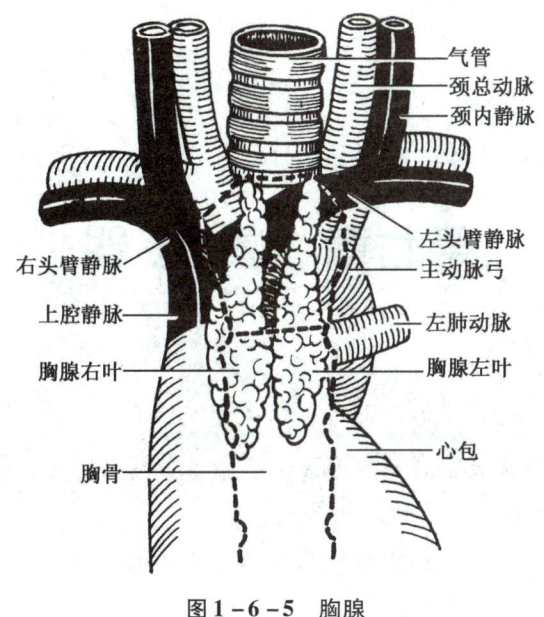

图1-6-5 胸腺

复习思考题

1. 名词解释：激素。
2. 临床上遇见甲状腺肿大时主要应考虑哪些疾病，作甲状腺次全切术时，为什么要避免损伤甲状旁腺？
3. 呆小症、肢端肥大症产生的原因？

第七章 感觉器

 学习目标

1. 掌握眼球壁各层的主要结构特点，前庭蜗器的分部，声波的空气传导过程，皮肤的层次及主要结构特点。
2. 熟悉眼球内容物的组成与结构特点，外耳道的结构特点，鼓室的位置与交通。
3. 了解眼副器的组成与功能，内耳的结构与功能，皮肤的附属器。

感觉器 sensory organ 由感受器及其附属器构成，是机体接受刺激的装置。感受器接受刺激后，把刺激转变为神经冲动，该冲动经感觉神经传入中枢神经系统，到达大脑皮质，产生相应的感觉。

感觉器种类繁多，有的结构简单，如接受痛觉的感受器，仅为游离神经末梢；有的则较为复杂，除神经末梢外，还有复杂的附属器，专门感受特定刺激，如视器、前庭蜗器。

第一节 视 器

视器 visual organ 即眼，能感受光波的刺激，由眼球及眼副器两部分组成。

一、眼球

眼球 eyeball 位于眶的前部，是视器的主要部分，后端由视神经连于间脑。眼球由眼球壁和眼球内容物组成（图 1-7-1）。

（一）眼球壁

眼球壁由外向内依次分为眼球纤维膜、眼球血管膜和视网膜三层。

1. 眼球纤维膜 fibrous tunic of eyeball 由坚韧的致密结缔组织构成，具有保护眼球内容物和维持眼球形状的作用。可分为角膜和巩膜两部分。

（1）角膜 cornea 占纤维膜的前 1/6，无色透明，曲度较大，有屈光作用。角膜无

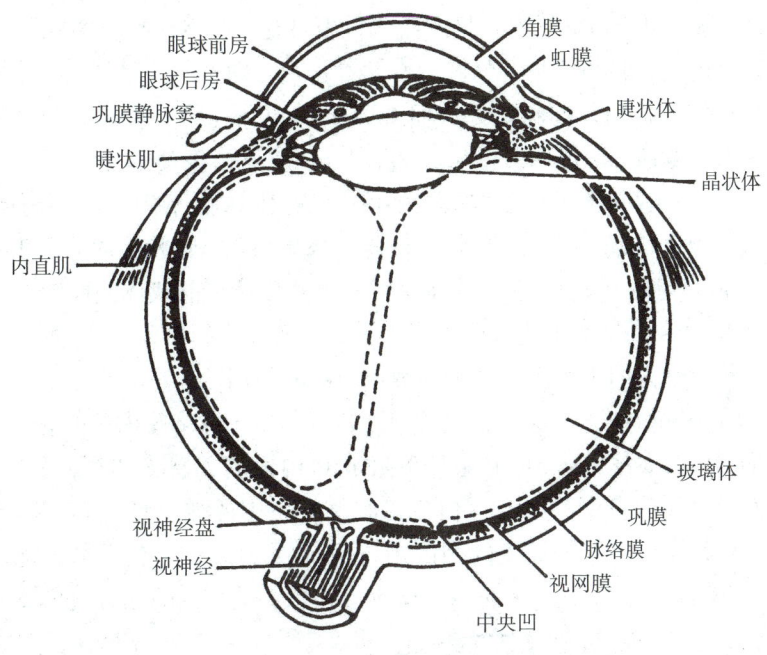

图1-7-1 眼球的构造

血管，富有感觉神经末梢，感觉敏锐。

(2) **巩膜 sclera** 占眼球纤维膜的后5/6，为白色坚韧不透明的膜。巩膜前方与角膜相接处深面有一环形的巩膜静脉窦 sinus venous sclerae。巩膜后方有视神经穿出，并与视神经的鞘膜相延续。

2. 眼球血管膜 vascular tunic of eyeball 在眼球纤维膜内面，含有大量的血管和色素细胞，呈棕黑色。此膜由前向后分为虹膜、睫状体和脉络膜三部分（图1-7-2）。

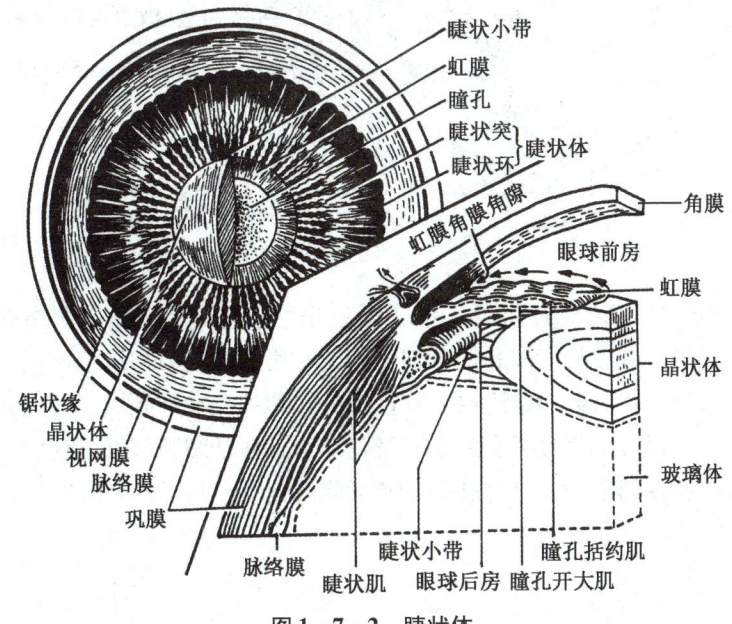

图1-7-2 睫状体

(1) 虹膜 iris 位于角膜后方,呈圆盘状,中央有一圆孔,称为瞳孔 pupil。在虹膜与角膜交界处,构成虹膜角膜角。虹膜内有两种排列方向不同的平滑肌,一种以瞳孔为中心向四周呈放射状排列,称瞳孔开大肌 dilator pupillae;另一种环绕瞳孔周围呈环形排列,称为瞳孔括约肌 sphincter pupillae,它们分别使瞳孔开大和缩小。

(2) 睫状体 ciliary body 位于虹膜的外后方,是眼球血管膜的增厚部分。睫状体前部有许多突起称为睫状突。突上有睫状小带与晶状体相连。睫状体内有平滑肌,称睫状肌 ciliary muscle,该肌收缩与舒张,牵动睫状小带,以调节晶状体的曲度。

(3) 脉络膜 choroid 续于睫状体后部,占眼球血管膜的后 2/3。此膜富有色素细胞和血管,有营养眼球内的组织和吸收眼内散射光线的作用。

3. 视网膜 retina 位于眼球血管膜的内面,其中贴于脉络膜内面的有感光作用,称视网膜视部 pars optica retinae;贴在虹膜和睫状体内面的无感光作用,称视网膜盲部。在视网膜后部中央稍偏鼻侧处,有一白色盘状结构,称视神经盘 optic disc,无感光作用,又名生理性盲点。在视神经盘的颞侧约 3.5mm 处,有一黄色区域,称黄斑 macula lutea。黄斑中央凹陷,称中央凹 fovea centralis,是感光最敏锐的地方(图 1-7-3)。

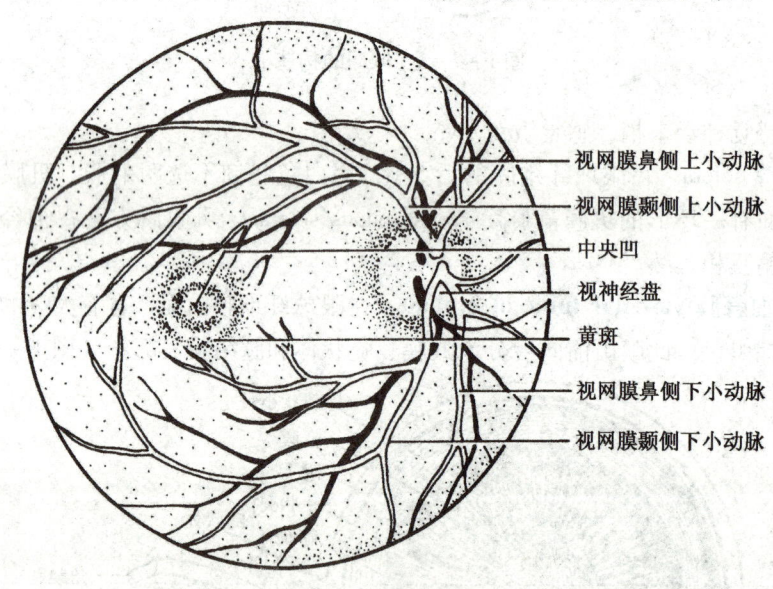

图 1-7-3 右侧眼底

视网膜分内、外二层(图 1-7-4),外层为色素上皮层,紧贴脉络膜,为单层上皮,细胞内含色素,有吸收光线和保护视细胞的作用。内层为神经细胞层,由三层神经细胞构成,由内向外依次为视细胞层、双极细胞层和神经节细胞层。视细胞有视锥细胞和视杆细胞两种。视锥细胞有感受强光和辨色能力,视杆细胞仅能感受弱光。神经节细胞的轴突向视神经盘处集中,穿过脉络膜和巩膜后构成视神经。

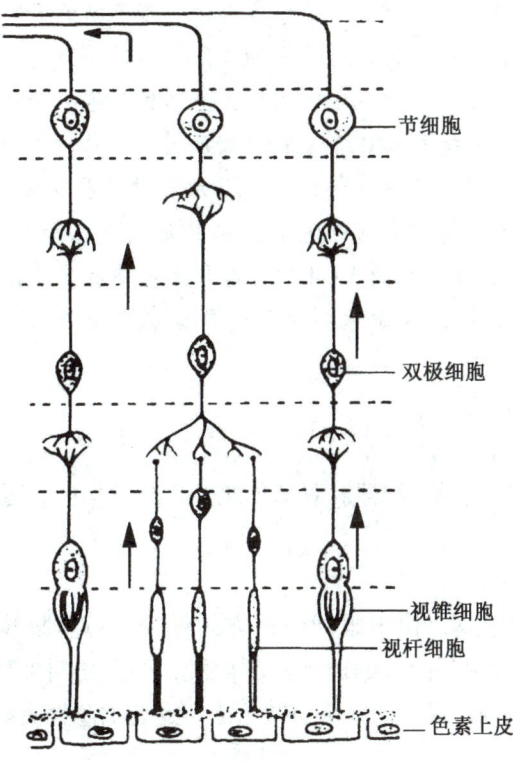

图 1-7-4 视网膜的结构示意图

（二）眼球内容物

眼球内容物包括房水、晶状体、玻璃体（图 1-7-1、2）。透明，无血管，具有屈光作用，与角膜共同组成眼的屈光系统。

1. 房水 aqueous humor　充满于眼房内的无色透明液体，由睫状体产生，除有屈光作用外，还具有营养角膜、晶状体以及维持眼内压的作用。

眼房是角膜与晶状体之间的空隙，被虹膜分隔为眼球前房和眼球后房。房水由睫状体产生后，从眼球后房经瞳孔到眼球前房，再经虹膜角膜角渗入巩膜静脉窦，最后汇入眼静脉。若房水循环障碍，则引起眼内压增高，临床上称为青光眼。

2. 晶状体 lens　位于虹膜和玻璃体之间，呈双凸透镜状，无色透明，富有弹性，无血管和神经。晶状体是眼球屈光系统中主要的调节结构。当视近物时，睫状肌收缩，睫状小带松弛，晶状体依其本身弹性变凸，屈光能力增强。视远物时，睫状肌舒张，睫状小带拉紧，晶状体变扁，折光力减弱。随年龄增长，晶状体逐渐硬化而失去弹性，调节功能减低，而成为老花眼。各种原因引起的晶状体混浊，临床上称为白内障。

3. 玻璃体 vitreous body　为无色透明且具有屈光作用的胶状物质，充满于晶状体与视网膜之间，具有屈光和支撑视网膜的作用。

近视（Myopia）在视力不良问题中居首位，尤其以学生群体常见。网络技术的发达，使电脑和手机成了我们生活的必备品，它们在给我们提供各种便利的同时，也对我们的健康产生了一定危害,这也是导致学生群体近视率持续升高的重要原因之一。而矫正近视的原则是:晚治不如早治,治疗不如预防。所以,若想更好地防治近视,就要培养健康的用眼习惯。在注视近物一段时间后,可通过眨眼、转动眼球、眺望远方来调节视力功能,也可做眼保健操和晶体操缓解眼部疲劳。晶体操的具体做法是:选择一个5米以外的绿色目标物,先远眺半分钟,使睫状肌松弛,晶状体凸度变平;再望向30厘米处的目标物,近看半分钟,使眼肌紧张,晶状体凸度增厚变大。如此交替看远近物体,每次10~15分钟,每日可做3~4次。晶体操能使晶状体得到充分伸展和收缩,以缓解或消除睫状肌的紧张,从而达到活跃、恢复眼睛的生理调节功能和改善视力的目的。

二、眼副器

眼副器包括眼睑、结膜、泪器和眼球外肌等。具有保护、运动和支持眼球的作用。

(一) 眼睑

眼睑 eyelids 俗称眼皮,位于眼球的前方,保护眼球。眼睑可分上睑和下睑,上、下睑之间的裂隙称为睑裂。睑裂的内侧角叫内眦,外侧角叫外眦。睑的游离缘称睑缘,生有睫毛(图1-7-5),睫毛的根部有睫毛腺,此腺的急性炎症临床上称为麦粒肿。

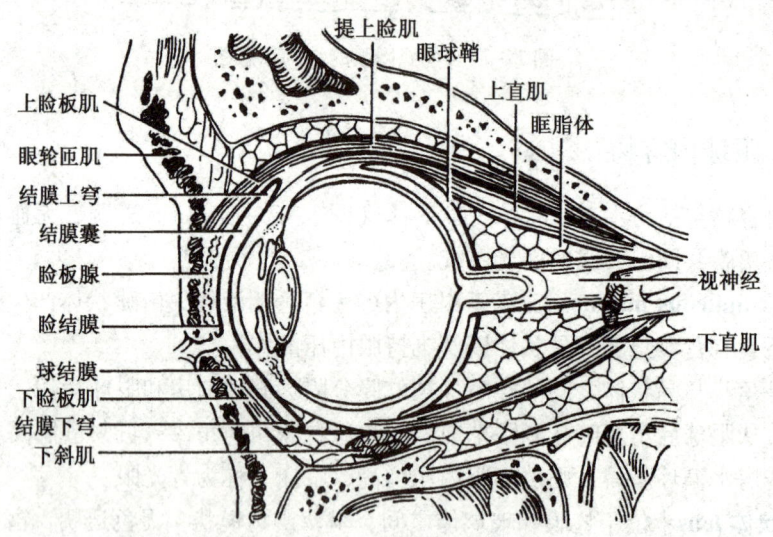

图1-7-5 眶(矢状切面)

眼睑自外向内由皮肤、皮下组织、肌层、睑板和结膜构成。眼睑的皮肤细薄,皮下组织疏松。肌层主要为眼轮匝肌和提上睑肌。睑板由致密结缔组织构成,呈半月形,分上睑板和下睑板。睑板内有许多睑缘呈垂直排列的睑板腺,开口于睑缘。睑板腺分泌物有润滑睑缘的作用。当睑板腺阻塞时,可形成睑板腺囊肿,亦称霰粒肿。

（二）结膜

结膜 conjunctiva 是一层薄而透明的黏膜，富有血管。按其所在部位可分为三部分（图 1-7-5），衬于上、下睑内面的叫睑结膜；覆于巩膜前部表面的称球结膜；介于球结膜与睑结膜之间的移行部分，分别形成结膜上穹和结膜下穹。闭眼时全部结膜形成一个囊状腔隙，称结膜囊 conjunctival sac，通过睑裂与外界相通。

（三）泪器

泪器 lacrimal apparatus 包括泪腺和泪道（图 1-7-6）。

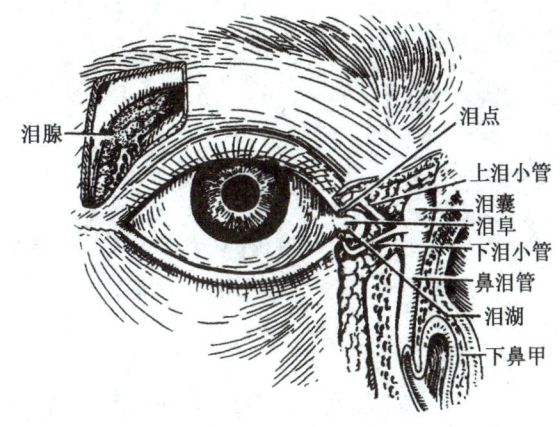

图 1-7-6　泪器

1. 泪腺 lacrimal gland　位于眼眶内眼球的外上方泪腺窝内，其排泄小管开口于结膜上穹外侧部。泪腺分泌的泪液具有冲洗结膜、湿润角膜和抑制细菌生长等作用。

2. 泪道 lacrimal duct　包括泪点、泪小管、泪囊和鼻泪管。上、下睑缘的内侧各有一个乳头状隆起，中央有一小孔，叫泪点 lacrimal punctum。泪小管 lacrimal ductule 为连接泪点与泪囊的小管，分为上泪小管和下泪小管，共同开口于泪囊。泪囊为一膜性囊，位于泪囊窝内，上端为盲端，下端移行为鼻泪管 nasolacrimal duct。鼻泪管为连接泪囊下端的膜性管道，位于骨性鼻泪管内，下端开口于下鼻道。

（四）眼球外肌

眼球外肌是配布在眼球周围的骨骼肌，包括运动眼球的上直肌、下直肌、内直肌、外直肌、上斜肌和下斜肌（图 1-7-7），以及使上睑上提的上睑提肌（图 1-7-5）。眼球的正常运动，是各肌的协同作用。

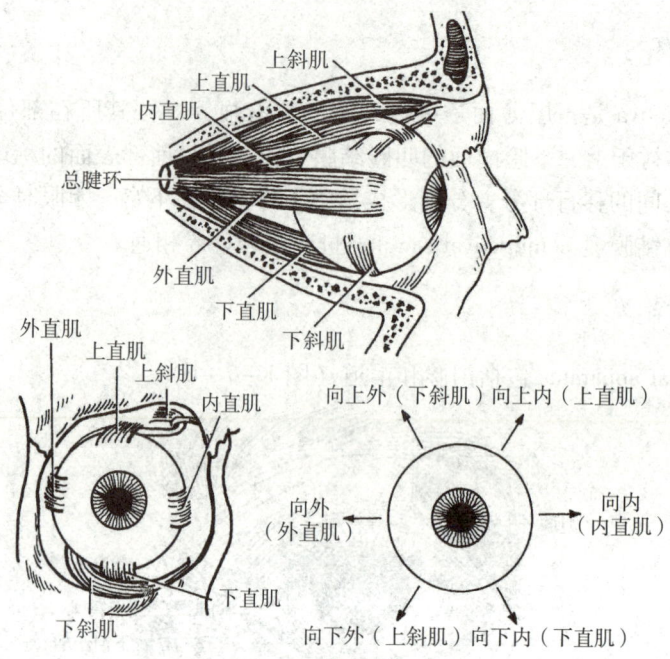

图 1-7-7 眼球外肌（右眼）

第二节　前庭蜗器

前庭蜗器 vestibulocochlear organ 又称耳，分外耳、中耳和内耳三部分（图 1-7-8）。外耳和中耳是收集和传导声波的结构，内耳有听觉和位置觉感受器。

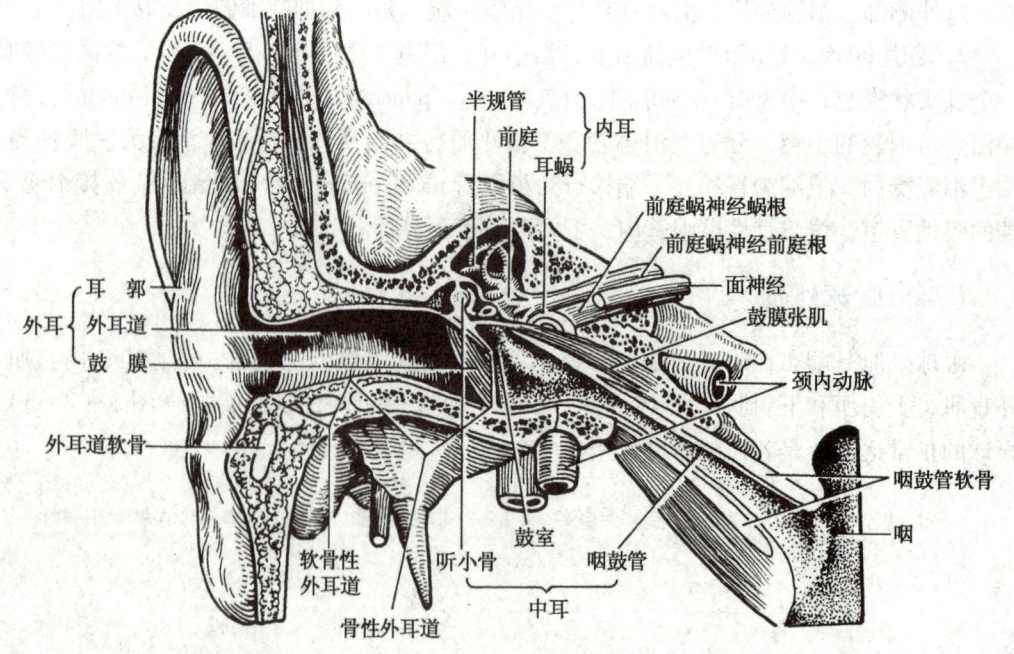

图 1-7-8　外耳、中耳和内耳

一、外耳

外耳 external ear 包括耳郭、外耳道和鼓膜三部分。

（一）耳郭

耳郭 auricle 主要由弹性软骨作支架，外覆皮肤而成。前外面凹凸不平，外耳门位于此面，后内面凸隆。耳郭皮下组织很少，但血管、神经丰富。耳郭下方小部分无软骨，含有结缔组织和脂肪，称耳垂，为临床常用的采血部位。

（二）外耳道

外耳道 external acoustic meatus 为外耳门至鼓膜之间的弯曲管道，长约 2.5cm，外侧 1/3 为软骨部，内侧 2/3 为骨部，两部交界处较狭窄。外耳道的皮肤较薄，富有毛囊、皮脂腺及耵聍腺，与软骨膜及骨膜紧密结合，故炎症时疼痛剧烈。

（三）鼓膜

鼓膜 tympanic membrane 位于外耳道与鼓室之间，为椭圆形半透明的薄膜，呈倾斜位，向前外与外耳道底成 45°角。鼓膜中心向内凹陷，为锤骨柄末端附着处，称鼓膜脐。鼓膜上方小部分薄而松弛，称松弛部，其余大部分为紧张部。在鼓膜中心的前下方有三角形的反光区，称光锥（图 1-7-9）。

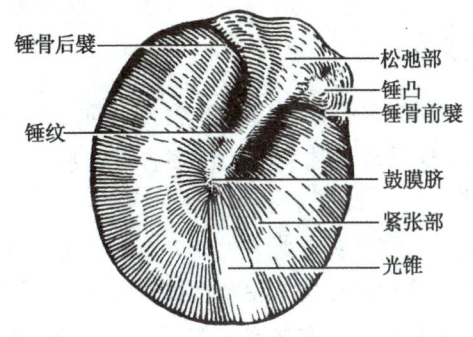

图 1-7-9 鼓膜

二、中耳

中耳 middle ear 包括鼓室、咽鼓管、乳突窦及乳突小房（图 1-7-8）。

（一）鼓室

鼓室 tympanic cavity 位于鼓膜与内耳之间，为颞骨岩部内不规则的含气小腔，形态不规则，外侧借鼓膜与外耳道为界，向前内下方经咽鼓管通咽腔，向后外上方与乳突小房相通。鼓室内的三块听小骨由外向内依次为锤骨、砧骨、镫骨（图 1-7-10），三骨借关节连接成听骨链。锤骨柄紧贴于鼓膜内面，镫骨底封闭前庭窗。当声波振动鼓膜时，三块听小骨连串运动，使镫骨的底部在前庭窗上摆动，将声波的振动传入内耳。

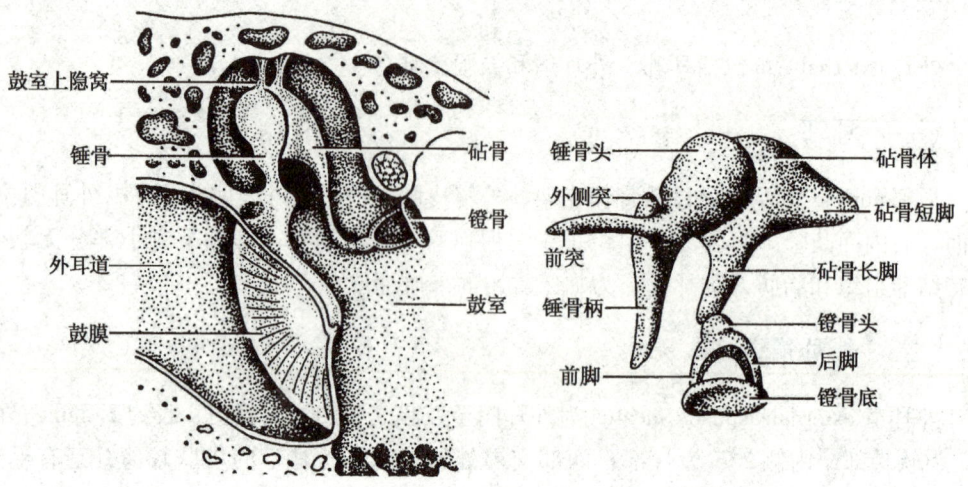

图1-7-10 听小骨

（二）咽鼓管

咽鼓管 auditory tube 是咽腔通鼓室的管道，空气沿咽鼓管进入鼓室，起到维持鼓室与外耳道压力平衡的作用，利于鼓膜正常振动。幼儿的咽鼓管较成人短而平，腔径相对较大，故咽部感染易沿此管侵入鼓室，引起中耳炎。

（三）乳突窦及乳突小房

乳突窦 mastoid antrum 为鼓室后方的较大腔隙，向前开口于鼓室，向后与乳突小房相通；乳突小房 mastoid cells 是颞骨乳突内的许多含气小腔，大小、形态不一，互相连通，向前经鼓室通乳突窦。

中耳炎（Otitis media） 中耳炎是指累及中耳内部分或全部结构的炎性病变，儿童好发。可分为非化脓性和化脓性两大类。主要的发病原因有：感冒后鼻部、咽部的炎症波及咽鼓管，造成咽鼓管咽口和管腔黏膜出现肿胀、充血，纤毛运动发生障碍，引起中耳炎，常见致病菌包括肺炎球菌、流感嗜血杆菌等；鼻涕内含有大量病毒和细菌，若捏住两侧鼻孔用力擤，在压力作用下使鼻涕通过鼻后孔到达咽鼓管，可引发中耳炎；游泳时若将水咽入口中，水可通过鼻咽部而进入中耳，引发中耳炎；由于婴幼儿的咽鼓管较为平直，且内径较宽，管腔较短，仰卧位喂养时，奶汁可经咽鼓管呛入中耳，引发中耳炎。吸烟包括吸二手烟，也会引起中耳炎。吸烟可引起全身性动脉硬化，血液黏度增加，使小血管痉挛，造成内耳供血不足，严重时可影响听力；长时间用耳机听高分贝音乐，也容易引起慢性中耳炎。

中耳的各部均衬以黏膜且互相连续，并经咽鼓管与咽腔黏膜相连续。因此，上述各部的感染可互相蔓延。

三、内耳

内耳 internal ear 位于颞骨岩部骨质内,在鼓室与内耳道底之间。内耳由构造复杂的管腔组成,故称迷路,是前庭蜗器的主要部分,内有位、听觉感受器。分为骨迷路和膜迷路两部分。骨迷路是颞骨岩部内的骨性隧道,膜迷路是套在骨迷路内的膜性囊管。膜迷路内含有内淋巴,膜迷路与骨迷路之间的间隙内充满外淋巴。内、外淋巴互不相通。

(一) 骨迷路

骨迷路 bony labyrinth 由骨质构成,分为耳蜗、前庭和骨半规管三部分(图1-7-11)。三者形状各异,但彼此依次相通。

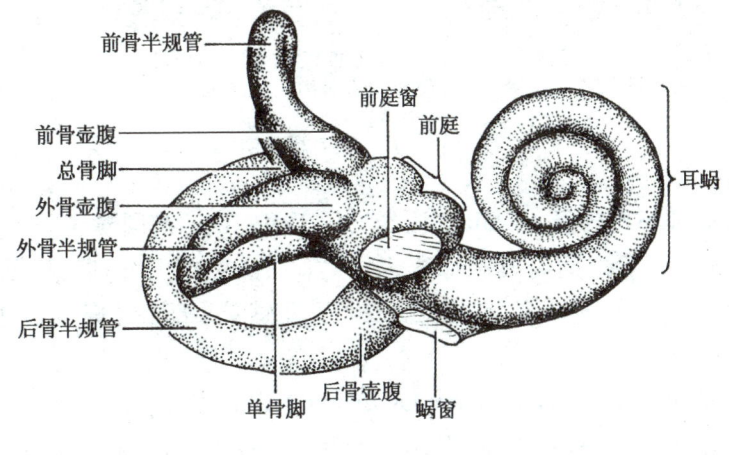

图1-7-11 骨迷路

1. 前庭 vestibule 位居骨迷路中部,略成椭圆形的空腔,其外侧壁即鼓室内侧壁,有前庭窗和蜗窗,前庭窗由镫骨底封闭,蜗窗被第二鼓膜封闭。前庭向前通耳蜗,向后通三个骨半规管。

2. 骨半规管 bony semicircular canals 呈"C"形,共有三个,相互垂直排列,按其位置分为前骨半规管、外骨半规管和后骨半规管。每个半规管均有两脚,其中有一脚膨大为骨壶腹,两脚都开口于前庭。

3. 耳蜗 cochlea 在前庭的前内方,形似蜗牛壳,由一骨性蜗螺旋管环绕蜗轴旋转两圈半构成。

自蜗轴发出骨螺旋板突入蜗螺旋管内,此板约达蜗螺旋管腔的一半,其缺损处由膜迷路(蜗管)填补封闭,因此将蜗螺旋管分为上部的前庭阶和下部的鼓阶。前庭阶和鼓阶在蜗顶相通。前庭阶通前庭窗,鼓阶通向蜗窗。

(二) 膜迷路

膜迷路 membranous labyrinth 是套在骨迷路内的膜性管和囊。可分为椭圆囊、球囊、膜半规管和蜗管(图1-7-12)。

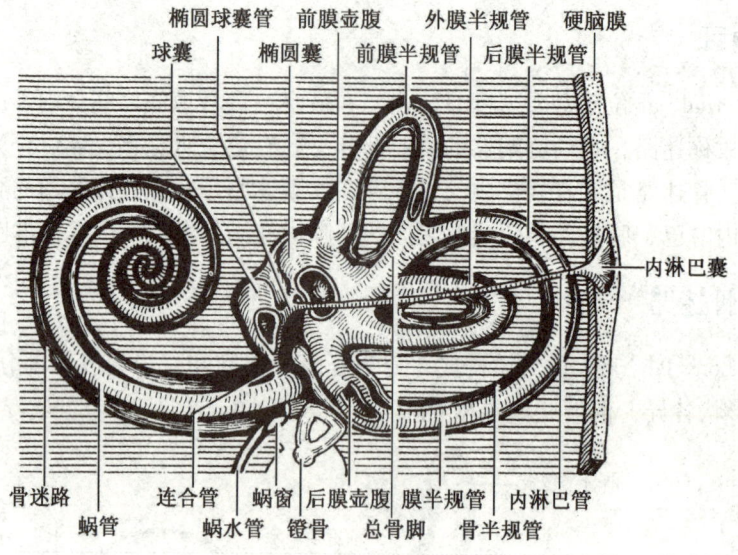

图 1-7-12　内耳模式图

1. 椭圆囊 utricle 和球囊 saccule　两者均位于前庭内,椭圆囊连通三个膜半规管,球囊与蜗管相通。两囊之间有椭圆球囊管相连。两囊腔壁上分别有椭圆囊斑 macula utriculi 和球囊斑 macula sacculi,是位觉感受器,能感受头部静止时位置觉和直线加速或减速运动的刺激。

2. 膜半规管 membranous semicircular ductus　在骨半规管内,形状和骨半规管相似,其中有一脚也膨大,称膜壶腹。膜壶腹壁上有壶腹嵴 crista ampullaris,也是位觉感受器,能感受头部旋转变速运动的刺激。

椭圆囊斑、球囊斑和三个壶腹嵴合称为前庭器。

3. 蜗管 cochlear ductus　在耳蜗内。横切面呈三角形,位于前庭阶和鼓阶之间,其下壁(基底膜)上有螺旋器 spiral organ,是听觉感受器,由支持细胞、毛细胞和盖膜组成(图 1-7-13、14)。

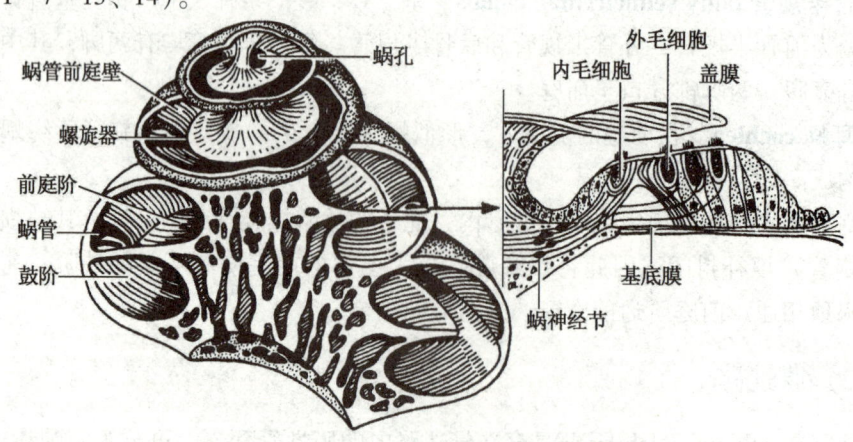

图 1-7-13　耳蜗切面示意图

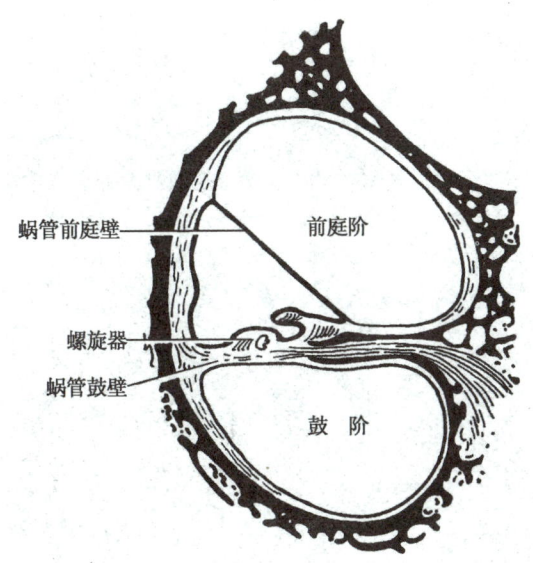

图 1-7-14 蜗管横切面

（三）声波的传导途径

声波的传导途径有空气传导和骨传导两种。

1. 空气传导 声波→外耳道→鼓膜→听骨链→前庭窗→前庭阶的外淋巴→蜗管的内淋巴→螺旋器→蜗神经→大脑皮质听觉中枢。

2. 骨传导 声波经颅骨传入内耳而引起听觉。

在正常情况下以空气传导为主，但在听力检查中可用到骨传导。

第三节 皮 肤

皮肤 skin 覆盖于人体表面，借皮下组织与深部的结构相连，有保护深部结构、感受刺激、调节体温、排泄和吸收等功能。当皮肤受到破坏，如大面积烧伤时，可以危及生命。

一、皮肤的微细结构

皮肤分表皮和真皮两层（图 1-7-15）。

（一）表皮

表皮 epidermis 位于皮肤表层，属于复层扁平上皮。根据上皮细胞的分化程度和结构特点，可将表皮由内向外分五层：基底层、棘细胞层、颗粒层、透明层和角质层。

1. 基底层 stratum basale 位于表皮的最深层，借基膜与深部的真皮相连。基底层是一层排列整齐的低柱状细胞，胞质中常含有黑色素。此层细胞有较强的分裂增殖能力。

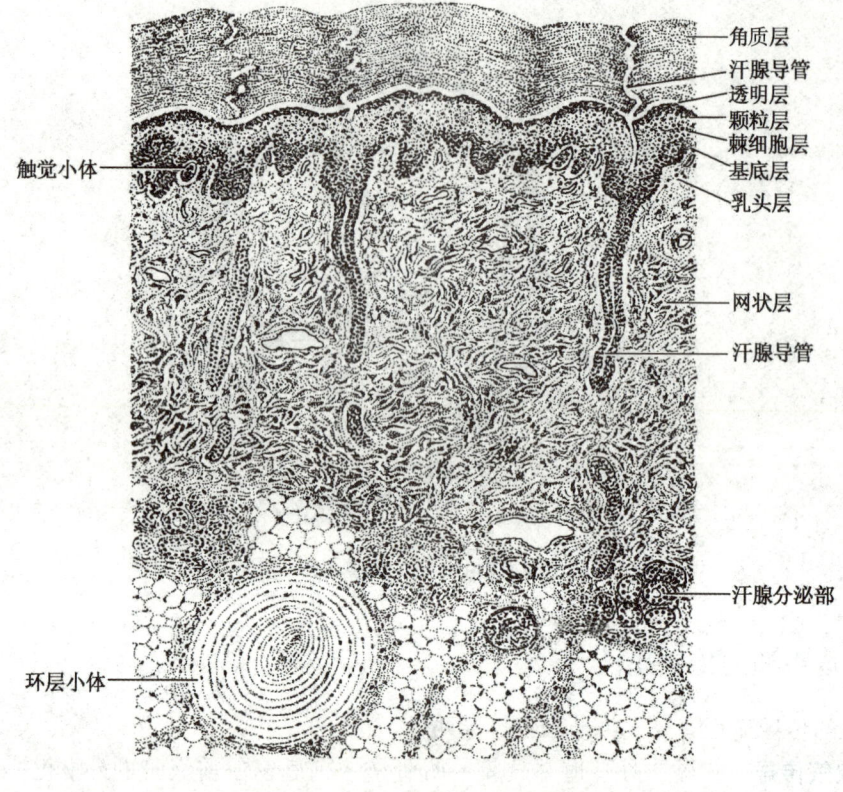

图 1-7-15 手指的皮肤（低倍镜）

2. 棘层 stratum spinosum　由4~10层多边形细胞构成。细胞表面有许多细小的棘状突起。

3. 颗粒层 stratum granulosum　由2~3层梭形细胞构成，胞质中有较大的透明角质颗粒。

4. 透明层 stratum lucidum　为数层扁平细胞，胞质呈均质透明状，细胞核已消失。

5. 角质层 stratum corneum　由数层或数十层扁平的角质细胞构成。细胞质内充满了角质蛋白。此层是皮肤的重要保护层，对酸、碱和摩擦有较强的抵抗力。角质层表层细胞不断脱落，形成皮屑。

（二）真皮

真皮 dermis 位于表皮深面，由致密结缔组织构成。真皮分为乳头层和网状层。

1. 乳头层 papillary layer　紧靠表皮，结缔组织呈乳头状突向表皮。乳头内含有丰富的毛细血管和感受器，如游离神经末梢、触觉小体等。

2. 网状层 reticular layer　较厚，在乳头层的深面，二者无明显分界。网状层的结构较致密，结缔组织纤维束互相交织成网，使皮肤具有较强的韧性和弹性。此层含有较多的小血管、淋巴管和神经，以及毛囊、皮脂腺、汗腺和环层小体等。

真皮的深面为皮下组织。皮下组织不属于皮肤结构，主要由结缔组织和脂肪组织构成，具有保温和缓冲作用。皮下组织厚薄程度，随年龄、性别、个体和身体部位而异。常用的皮下注射就注入此层，而皮内注射则是注入在真皮内。

二、皮肤的附属器

皮肤的附属器包括毛发、皮脂腺、汗腺和指（趾）甲（图1-7-16）。

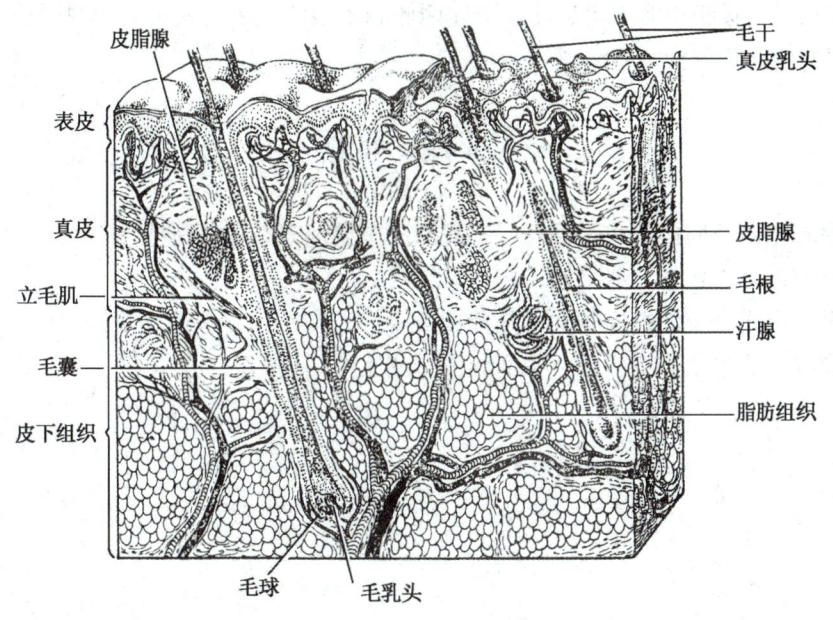

图1-7-16 皮肤的附属器模式图

（一）毛发

毛发 hair 分毛干和毛囊两部分。毛干露于体表，毛根埋入皮肤内，周围包有毛囊。毛囊由上皮组织和结缔组织构成。毛根和毛囊的下端都较膨大，底部凹陷，结缔组织突入其内，形成毛乳头。毛乳头对毛发的生长有重要作用，毛发的一侧附有斜行的平滑肌束，称竖毛肌，收缩时，可使毛发竖立。

（二）皮脂腺

皮脂腺 sebaceous gland 位于毛发和竖毛肌之间，其导管开口于毛囊。皮脂腺的分泌物叫皮脂，对皮肤和毛发有保护作用。

（三）汗腺

汗腺 sweat gland 是弯曲的管状腺，其分泌部位于真皮网状层内，盘曲成团；导管经真皮到达表皮，开口于皮肤表面。汗腺遍布于全身皮肤，以手掌和足底最多。汗腺分泌汗液，可以调节体温和排泄废物。

有的人腋窝、会阴等处分布有一种大汗腺，分泌物较浓稠，含有较多的脂类、蛋白质等，经细菌作用后，可发出特殊的臭味。

（四）指（趾）甲

位于手指和足趾远端的背面，由排列紧密的表皮角质层形成。甲的前部露于体表，称甲体；后部埋入皮肤内，称甲根；甲体的深面为甲床；甲根深部的上皮为甲母基，是指甲的生长点，拔指甲时不可破坏。甲体两侧和甲根浅面的皮肤皱襞，叫甲襞。甲襞和甲体之间的沟，称甲沟。

复习思考题

1. 眼球壁由外向内依次是哪三层？各层的主要形态结构有哪些？
2. 眼球内容物包括哪些结构？
3. 眼球屈光系统的组成和共性是什么？
4. 前庭蜗器包括哪三部分？各部分由哪些主要结构组成？

第八章 神经系统

学习目标

1. 掌握神经系统的组成及常用术语；脊髓的位置和外形；脊神经的组成、成分；脑的分部；脑干的位置、分部与外形；小脑的位置、分部与主要功能；间脑的分部、下丘脑的组成与功能；大脑半球的分叶；大脑皮质的主要沟回与功能定位；基底核的组成、内囊的位置与临床意义；脑神经的组成、成分；脑和脊髓的主要传导通路；交感神经和副交感神经的分布概况；脑和脊髓的被膜及硬膜外隙、蛛网膜下隙的概念。

2. 熟悉脊髓的内部结构与功能；31 对脊神经的主要分支和分布；脑干的内部结构与功能；背侧丘脑的分部；边缘系统的组成与功能；12 对脑神经的主要分支和分布；植物神经的概念和分布。脑室的组成与脑脊液的循环；脑和脊髓的主要动脉来源与分布。

3. 了解脊髓节段与椎骨的对应关系；锥体外系；内脏神经的概念与分类；交感与副交感神经的区别；脑和脊髓的静脉回流概况；血脑屏障的概念。

神经系统 nervous system 由脑、脊髓以及连于脑和脊髓的周围神经组成。神经系统在人体九大系统中起主导作用。其功能体现在三个方面：一是调节和控制其他系统的活动，使机体成为一个完整的统一体；二是维持机体与外环境间的统一，使人类能够适应环境、利于种族繁衍；三是大脑作为人类思维意识活动的物质基础，使人类能够主动去认识和改造客观世界。

第一节 概 述

一、神经系统的分类

（一）按位置和功能分类

1. 中枢神经系统 central nervous system 包括脑和脊髓（图 1-8-1）。脑位于颅

腔内，脊髓位于椎管内。脑与脊髓在枕骨大孔处相延续。中枢神经系统具有控制和调节整个机体活动的功能。

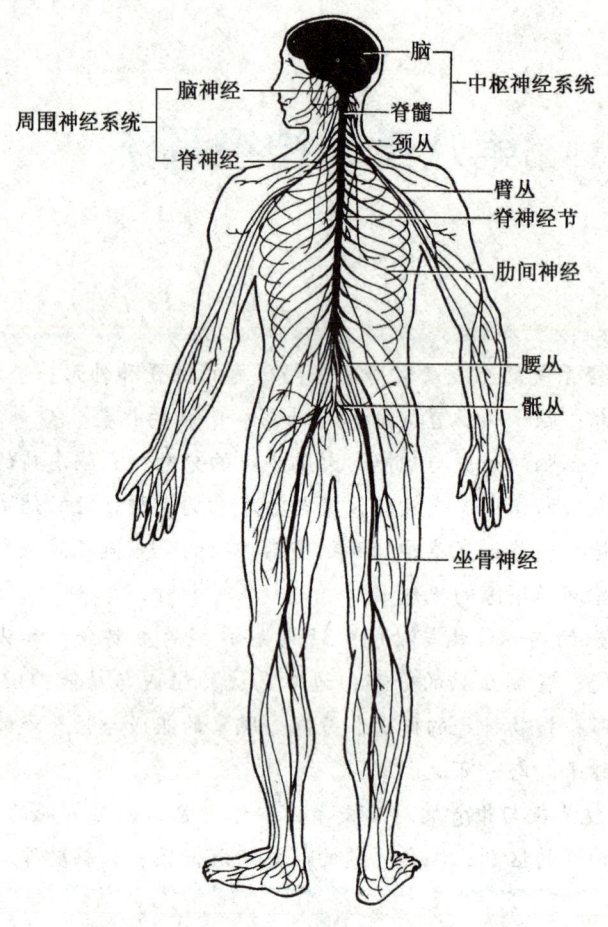

图 1-8-1　神经系统概观

2. 周围神经系统 peripheral nervous system　包括脑神经和脊神经（图 1-8-1）。脑神经共 12 对，与脑相连；脊神经共 31 对，与脊髓相连。

（二）按分布范围分类

1. 躯体神经系统 somatic nervous system　主要分布于体表和运动系统，管理皮肤的感觉和运动系统的感觉、运动。躯体神经系统又可分为中枢部和周围部。中枢部位于脑和脊髓；周围部有感觉（传入）神经和运动（传出）神经之分。

2. 内脏神经系统 visceral nervous system　主要分布于内脏、心血管、平滑肌和腺体，管理它们的感觉和运动。内脏神经系统也可分为中枢部和周围部。中枢部位于脑和脊髓；周围部由内脏感觉神经和内脏运动神经组成。内脏运动神经又可分为交感神经和副交感神经。

二、反射和反射弧

（一）反射

神经系统在调节机体的活动中，对内、外环境的各种刺激做出适宜的反应，称为反射 reflex，它是神经系统活动的基本方式。

（二）反射弧

反射活动的形态学基础，称反射弧 reflex arc。反射弧由 5 个基本部分构成，即感受器→传入神经→反射中枢→传出神经→效应器。当反射弧中任何一个环节发生障碍，就可出现反射的减弱或消失。

三、常用术语

（一）灰质和白质

1. 灰质 gray matter 中枢神经系统内，神经元的胞体和树突集聚的部位称灰质。新鲜标本上色泽灰暗。位于大脑和小脑表面的灰质，称为皮质 cortex。

2. 白质 white matter 中枢神经系统内，神经元的轴突集聚的部位称白质。轴突表面有髓鞘包裹，色泽亮白。位于大脑和小脑深部的白质，称为髓质 medulla。

（二）神经核和神经节

1. 神经核 nucleus 中枢神经系统深部，形态和功能相似的神经元胞体聚集成团或柱，称神经核。

2. 神经节 ganglion 周围神经系统内，功能相似的神经元胞体聚集形成的膨大，称神经节。

（三）纤维束和神经

1. 纤维束 fasciculus tract 中枢神经系统内，起止、行程和功能基本相似的神经纤维集聚成的束，称纤维束。

2. 神经 nerve 周围神经系统内，由神经纤维集合成粗细不等的集束，由不同数目的集束再集合成神经。

第二节 脊髓和脊神经

一、脊髓

（一）脊髓的位置和外形

1. 脊髓的位置 脊髓 spinal cord 位于椎管内。上端在枕骨大孔处与延髓相续，下端成年人一般平第1腰椎体下缘，新生儿可达第3腰椎下缘平面。

2. 脊髓的外形 脊髓呈前、后略扁的圆柱形，末端变细，称脊髓圆锥 conus medullaris。脊髓圆锥末端向下延续为一条无神经组织的细丝，称终丝 filum terminale。终丝下端附着于尾骨背面，具有固定脊髓的作用（图1-8-2）。终丝周围的神经根丝，称马尾 cauda equina。

成人脊髓长42~45cm，粗细不等，有两个梭形的膨大，分别为颈膨大（第5颈节~第1胸节），和腰骶膨大（第2腰节~第4骶节）。这两膨大的形成是由于这些脊髓节段神经元数量相对增多，与四肢的神经支配有关。脊髓表面可见六条纵行浅沟，分别为不成对的前正中裂、后正中沟，左右成对的前外侧沟与后外侧沟。前正中裂和后正中沟分别位于脊髓前、后正中线上。前正中裂和后正中沟的两侧，分别为成对的前外侧沟和后外侧沟。在前、后外侧沟内有脊神经的前根、后根的根丝附着。前外侧沟内的神经根丝构成31对前根 anterior root，后外侧沟内的神经根丝构成31对后根 posterior root。在后根上有一膨大的脊神经节 spinal ganglion。由前、后根汇合成1条脊神经，经椎间孔出椎管。

每对脊神经前、后根相连的1段脊髓，称1个脊髓节段。脊神经共31对，因此脊髓有31个节段（图1-8-3），即8个颈节（C）、12个胸节（T）、5个腰节（L）、5个骶节（S）和1个尾节（C_o）。

（二）脊髓的内部结构

脊髓主要由灰质和白质两部分组成，其中灰质位于脊髓内部，白质位于灰质周围，正中央的管腔称中央管 central canal，纵贯脊髓全长（图1-8-4）。

1. 灰质 在横切面上呈"H"形，其中央管的前后部灰质，称灰质连合 gray commissure，每侧灰质前部的扩大，称前角 anterior horn；后端窄细，称后角 posterior horn；前后角之间的区域，称中间带 intermediate zone。在胸1~腰3脊髓节段，前、后角之间中间带向外侧突出部，称侧角 lateral horn。前角、后角和侧角上下连续成柱状，故又分别称前柱、后柱和侧柱。

（1）前角 主要含有运动神经元，又称前角运动细胞，其轴突经前根和脊神经直接分布于躯干、四肢的骨骼肌，管理骨骼肌的运动。

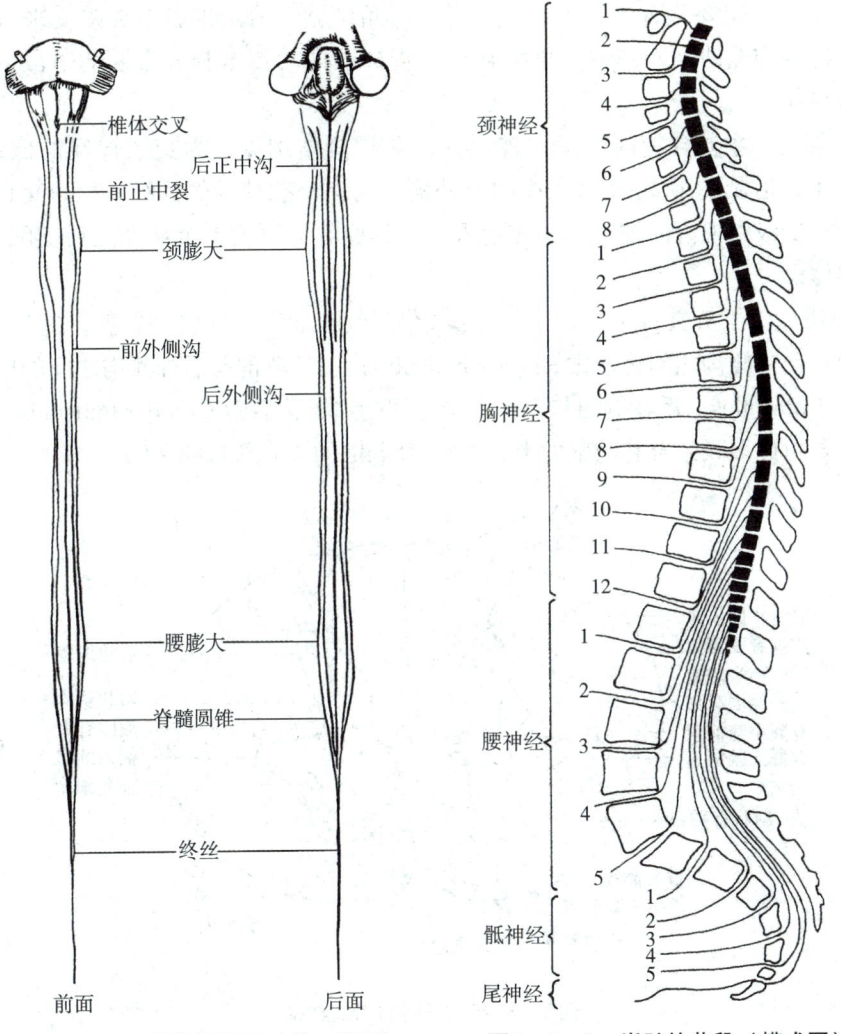

图 1-8-2 脊髓的外形（前、后面）

图 1-8-3 脊髓的节段（模式图）

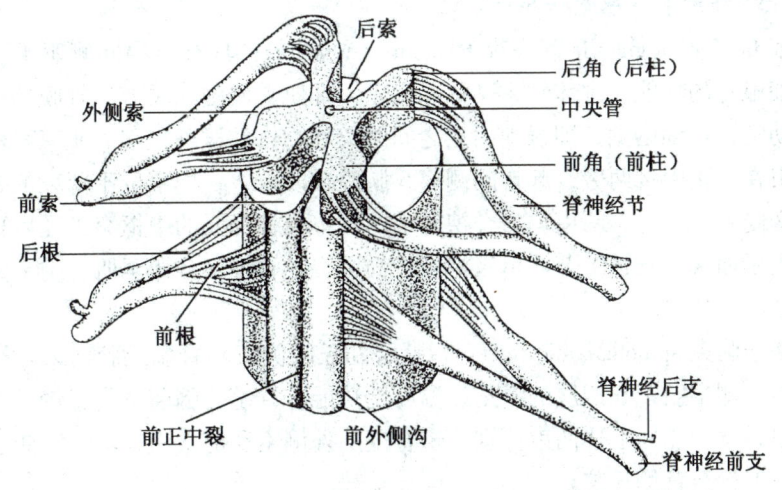

图 1-8-4 脊髓和脊神经

(2) 后角 主要含有中间神经元，又称后角细胞。后角细胞主要接受来自后根的各种感觉纤维神经冲动，并由后角细胞轴突将神经冲动传至脑或脊髓的节段内、节段间，起联络作用。

(3) 侧角 主要含有内脏运动神经元，又称侧角细胞，为交感神经的低级中枢。骶髓无侧角，但骶髓第2~4节段中间带外侧部为副交感神经的低级中枢。交感神经和副交感神经低级中枢内的轴突经相应前根、脊神经等，再换1个神经元后支配平滑肌、心肌和腺体。

2. 白质 位于灰质的周围部，每侧白质借脊髓表面纵沟分成3个索（图1-8-4）。前正中裂与前外侧沟之间称前索 anterior funiculus；前外侧沟与后外侧沟之间的白质称外侧索 lateral funiculus；后外侧沟与后正中沟之间的白质称后索 posterior funiculus。脊髓各索白质主要由许多联系脊髓与脑的上、下行纤维束构成（图1-8-5）。

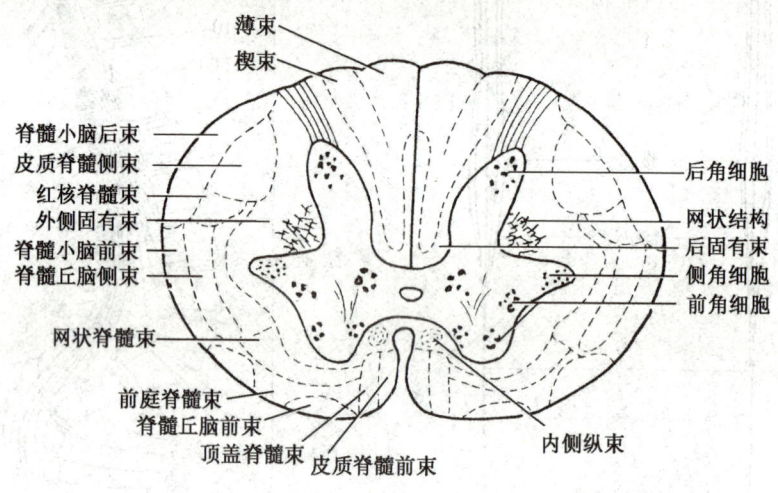

图1-8-5 脊髓的内部结构

(1) 上行纤维束（感觉传导束）

①薄束 fasciculus gracilis 和楔束 fasciculus cuneatus：具有传导同侧躯干、四肢的本体觉和精细触觉的功能。本体觉，又称深感觉，即肌、肌腱、关节、骨膜的位置觉、运动觉和震动觉；精细触觉，即辨别两点之间距离和物体的纹理粗细。薄束和楔束位于后索内，薄束在后正中沟两旁，起自同侧第5胸髓节段以下；楔束位于薄束的外侧，起自同侧第4胸髓节段以上。两束均为脊神经节内假单极神经元的中枢突，经后根入脊髓的同侧后索上延而成。脊神经节假单极神经元周围突随脊神经分布至肌、腱、关节和皮肤等处的感受器。

②脊髓丘脑束 spinothalamic tract：包括脊髓丘脑侧束和脊髓丘脑前束。脊髓丘脑侧束具有传导对侧半躯干和四肢的痛觉和温度觉功能；脊髓丘脑前束具有传导对侧半躯干和四肢的粗触觉功能。上述两束分别位于脊髓的外侧索和前索内，均为对侧后角细胞的轴突组成，上行至背侧丘脑。

(2) 下行纤维束（运动传导束） 主要为皮质脊髓束 corticospinal tract，包括皮质脊髓侧束和皮质脊髓前束。该两束分别位于脊髓外侧索后部及前索内侧部。皮质脊髓侧束由对侧大脑皮质运动神经元的轴突组成，在脊髓内下行可至脊髓下端，沿途陆续分支，间接或直接终止于前角细胞；皮质脊髓前束由同侧大脑皮质运动神经元的轴突组成，一般仅下行至上胸髓节段，沿途陆续分支，止于双侧前角细胞，间接或直接止于双侧颈部和上胸部的脊髓前角细胞。皮质脊髓束具有传导躯干和四肢的随意运动功能。

二、脊神经

脊神经 spinal nerves 共 31 对，即颈神经 8 对，胸神经 12 对，腰神经 5 对，骶神经 5 对和尾神经 1 对。每对脊神经借前根和后根连于脊髓。前根是运动性的，除有躯体运动纤维外，在胸 1~腰 3 前根内有内脏运动的交感神经纤维，在骶 2~4 前根内有内脏运动的副交感神经纤维。后根是感觉性的，除含有躯体感觉纤维外，在胸部和腰上部及第 2~4 骶后根内有内脏感觉纤维。脊神经具有前、后根纤维，即含有运动纤维和感觉纤维，故脊神经是混合性神经。

脊神经内有四种神经纤维：

躯体感觉纤维：细胞体位于脊神经节内，分布于皮肤、肌和关节。

内脏感觉纤维：细胞体位于脊神经节内，分布于内脏、心血管和腺体的感受器。

躯体运动纤维：细胞体位于脊髓前角，分布于骨骼肌，管理其运动。

内脏运动纤维：细胞体位于胸 1~腰 3 脊髓节段的侧角和骶 2~4 脊髓节段的中间带。经换神经元后，支配平滑肌和心肌的运动和控制腺体的分泌。

脊神经的前根和后根在椎间孔处合成脊神经干后立即分为前支、后支、交通支和脊膜支等 4 支。

（一）后支

后支 posterior branch 均较前支细、短，经相应横突之间或骶后孔等后行，呈节段性分布于枕、项、背和腰骶部的皮肤及脊柱两侧深部肌。

（二）前支

前支 anterior branch 较后支粗大，分布于躯干前外侧和四肢的肌肉和皮肤等。前支中，除第 2~11 胸神经前支单独构成肋间神经外，其余都分别交织成神经丛。主要的神经丛有颈丛、臂丛、腰丛和骶丛。

1. 颈丛 cervical plexus 由第 1~4 颈神经前支交织构成。颈丛位于胸锁乳突肌上部的深面（图 1-8-6）。其分支有皮支和肌支。皮支主要分布于枕部、耳部、颈前区和肩部等处的皮肤；肌支主要为膈神经。

膈神经 phrenic nerve：为混合性神经，是颈丛中最重要的分支，经胸廓上口入胸腔，沿心包两侧下降至膈（图 1-8-7）。其中的躯体运动纤维支配膈肌；感觉纤维分布至胸膜、心包以及膈下面的部分腹膜。右侧膈神经感觉纤维还分布到肝、胆囊和肝外胆道的浆膜。

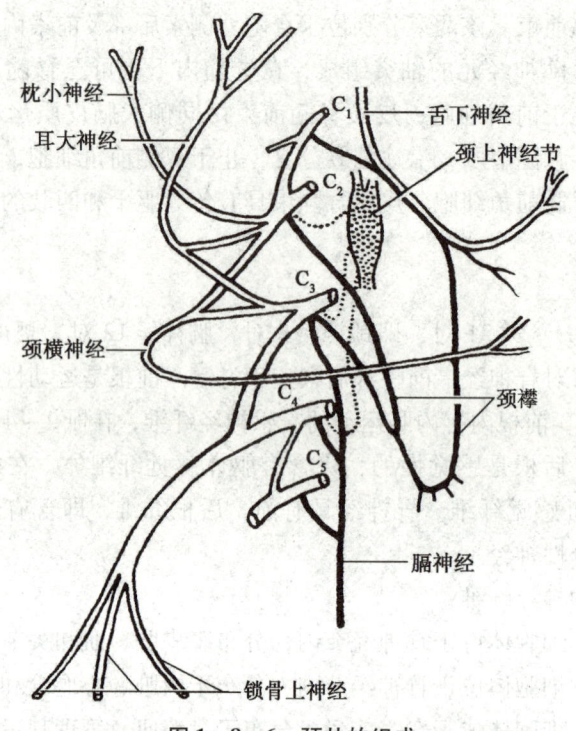

图 1-8-6 颈丛的组成

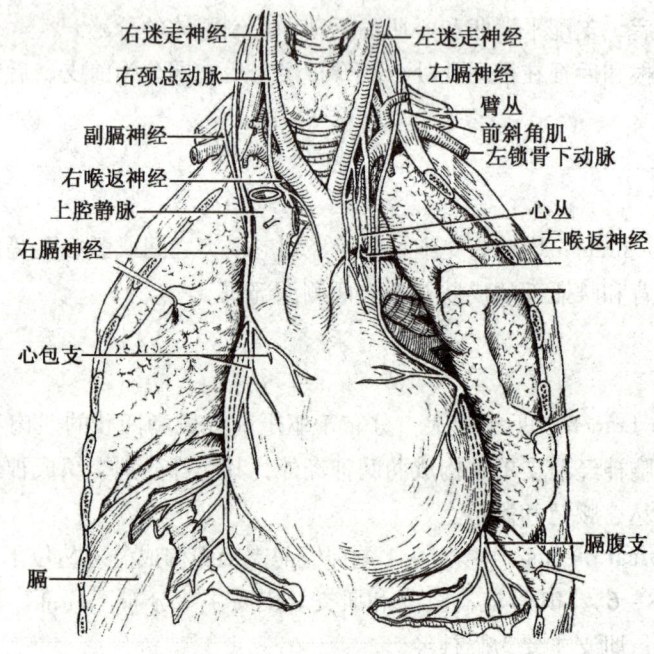

图 1-8-7 膈神经

2. 臂丛 brachial plexus　由第 5~8 颈神经前支和第 1 胸神经前支的大部分构成。臂丛经斜角肌间隙走出，向下行于锁骨下动静脉后上方，继而经锁骨后方进入腋窝（图

1-8-8)。臂丛的主要分支有尺神经、正中神经、肌皮神经、桡神经和腋神经等。

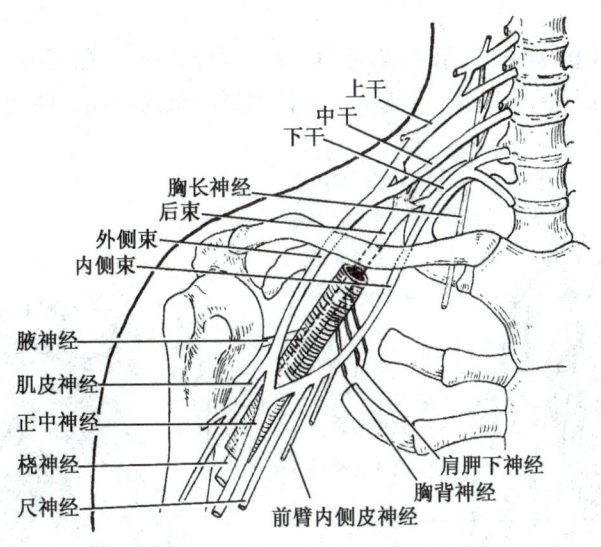

图1-8-8 臂丛组成模式图

(1) **尺神经** ulnar nerve　走行于臂和前臂的前内侧,至手掌(图1-8-9)。分支支配部分前臂前群肌和部分手部的肌肉及部分手部皮肤。

(2) **正中神经** median nerve　先走行于臂的前内侧,向下走行于前臂前面的中线,至手掌(图1-8-9)。分支支配部分前臂前群肌和部分手部肌肉及部分皮肤。

(3) **肌皮神经** musculocutaneous nerve　经肱二头肌深面,由其终支在肘关节稍下方浅出,走行于前臂外侧部(图1-8-9)。其肌支支配肱二头肌等,皮支支配前臂外侧皮肤。

(4) **桡神经** radial nerve　先走行于臂后,后绕至肘前,再转至前臂后面(图1-8-9)。沿途肌支支配肱三头肌和前臂后群的全部伸肌等,皮支分布于手部部分皮肤等。

(5) **腋神经** axillary nerve　较短小,由腋部转向后,肌支支配三角肌等,皮支支配肩部皮肤(图1-8-10)。

3. 胸神经前支　胸神经前支共12对,其中第1对大部分参加臂丛,第12对小部分参加腰丛,其余胸神经前支不参与神经丛的构成(图1-8-11)。第1~11对胸神经前支走行于相邻两肋之间,故称肋间神经 intercostal nerve;第12对胸神经前支走行于第12肋下方,故称肋下神经 subcostal nerve。上6对肋间神经支配相应的肋间肌、胸壁皮肤和壁胸膜;下5对肋间神经分支除支配相应的肋间肌、胸壁皮肤和壁胸膜之外,还与肋下神经一起向前下入腹壁,分支支配腹壁肌、腹壁皮肤和壁腹膜。

4. 腰丛 lumber plexus　由第12胸神经前支一小部分,第1~3腰神经前支和第4腰神经前支一部分组成(图1-8-12)。该丛位于腰大肌后方,腰椎横突前面,其主要分支为股神经。

股神经 femoral nerve:是腰丛的最大分支,在腰大肌和髂肌之间下行,经腹股沟韧带深面至大腿前面。其肌支支配大腿前群肌,皮支支配大腿前面、小腿和足内侧的皮肤(图1-8-13)。

5. 骶丛 sacral plexus 由第4腰神经前支一部分,第5腰神经前支及全部骶、尾神经的前支组成(图1-8-12)。该丛位于骶骨和梨状肌的前面,髂血管的后方,其主要分支为坐骨神经(图1-8-13)。

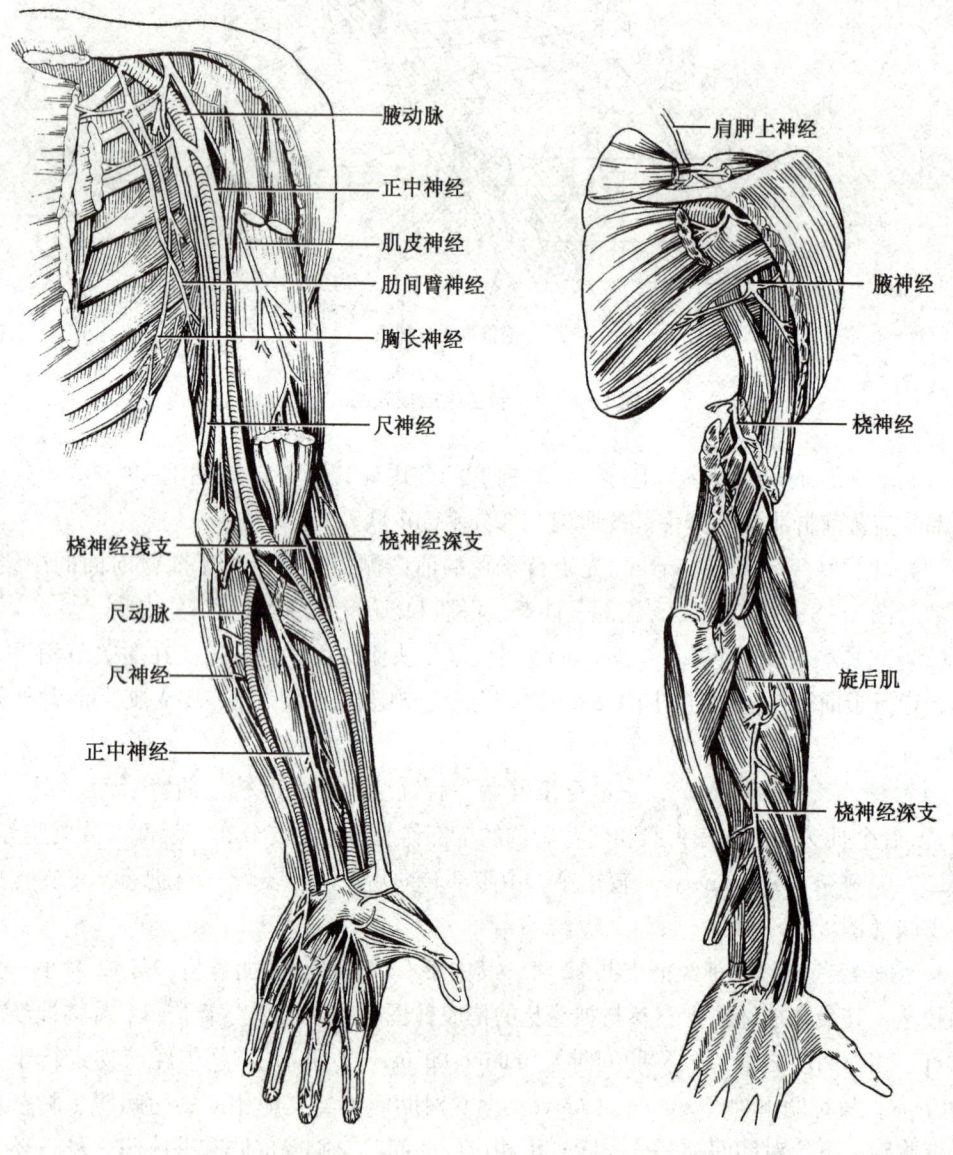

图1-8-9 左上肢前面神经　　图1-8-10 右上肢后面神经

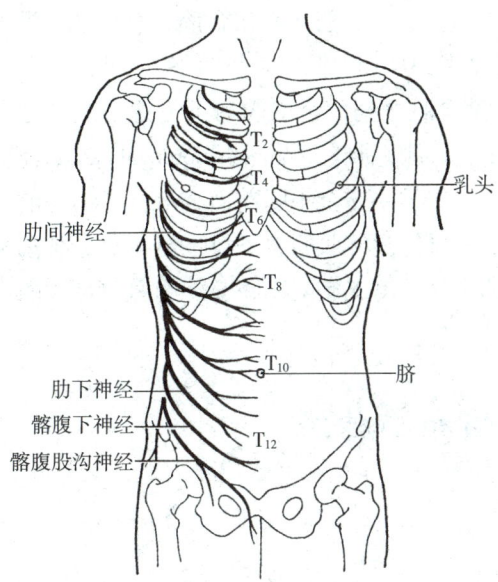

图1-8-11 胸神经前支的分布

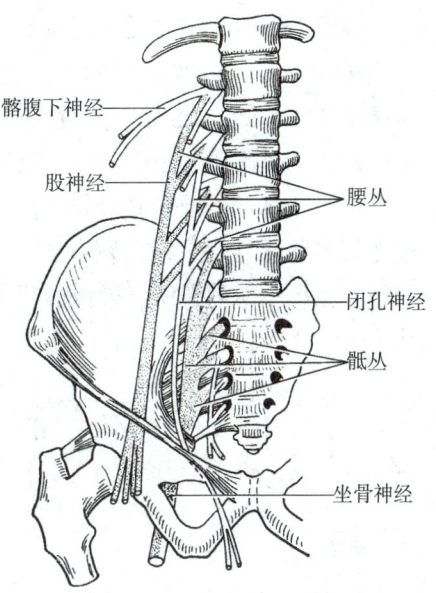

图1-8-12 腰丛和骶丛组成模式图

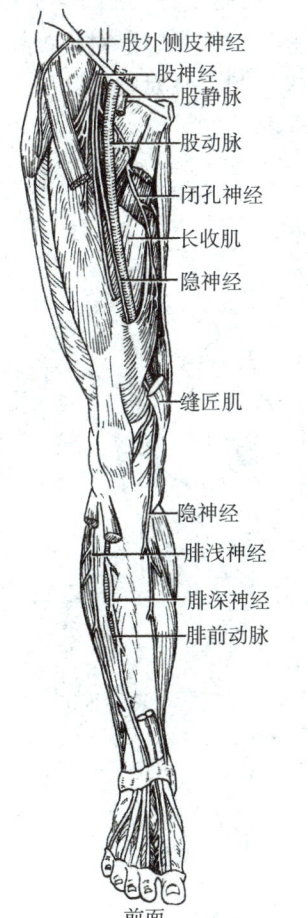

前面

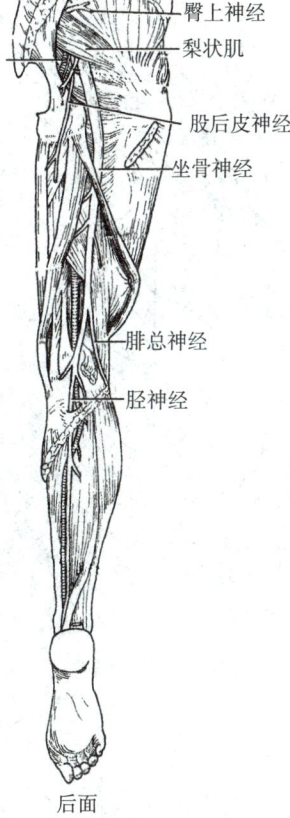

后面

图1-8-13 下肢的神经

坐骨神经 sciatic nerve：是全身最粗的神经，穿梨状肌下孔出盆腔，至臀部，沿大腿后方中线深面下行，一般在腘窝上角处分为胫神经和腓总神经两终支。胫神经 tibial nerve 沿腘窝中线下行，走行小腿后面浅、深层肌之间，经内踝后下方达足底，分支支配小腿后群肌、足底肌和小腿后面及足底皮肤。腓总神经 common peroneal nerve 经腘窝外上方下行，绕腓骨颈前穿腓骨长肌，分出二支，一支至小腿前面，走行于小腿前群肌间，过踝关节前面，达足背；另一支走行于小腿外侧群肌间，下行也至足背。腓总神经分支的肌支支配小腿前群肌、外侧群肌和足背肌；皮支支配小腿前外侧面和足背的皮肤等（图 1-8-13）。

第三节　脑和脑神经

一、脑

脑 brain 位于颅腔内（图 1-8-14、15），可分为端脑（大脑）、间脑、中脑、脑桥、延髓和小脑 6 个部分。通常将中脑、脑桥和延髓合称为脑干。12 对脑神经中，第Ⅰ对脑神经与端脑相连，第Ⅱ对脑神经与间脑相连，第Ⅲ、Ⅳ对脑神经与中脑相连，第Ⅴ、Ⅵ、Ⅶ、Ⅷ对脑神经与脑桥相连，第Ⅸ、Ⅹ、Ⅺ、Ⅻ对脑神经与延髓相连。

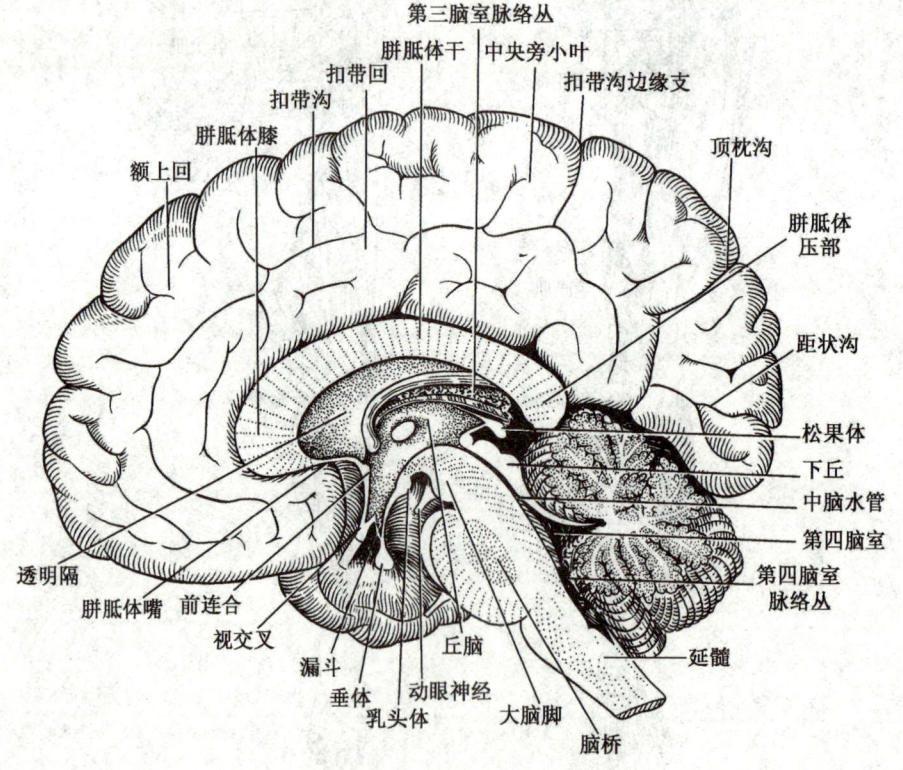

图 1-8-14　脑的正中矢状面

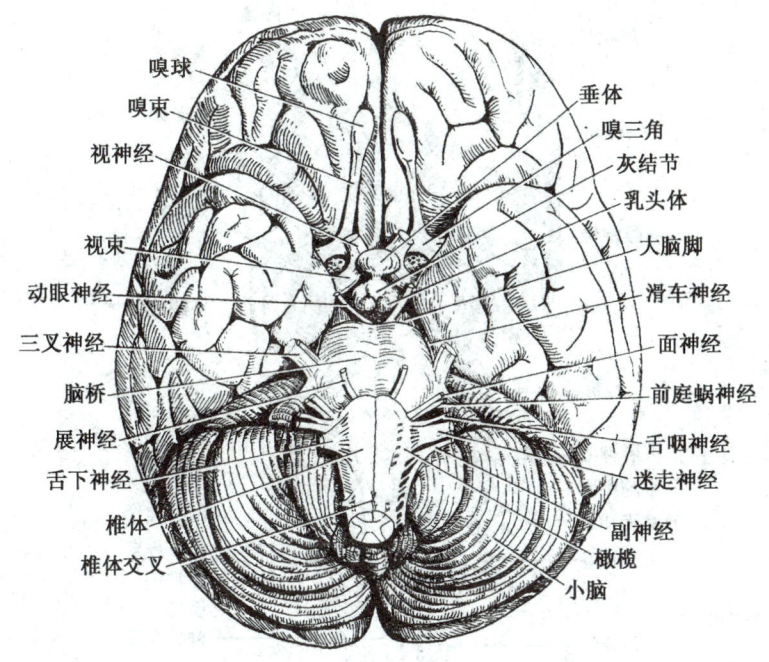

图 1-8-15 脑的底面

（一）脑干

脑干 brain stem 位于脊髓和间脑之间，自下向上依次为延髓、脑桥和中脑。脑桥和延髓的背侧有小脑。脑桥、延髓与小脑之间的室腔称第四脑室。第四脑室向上通中脑水管，向下与脊髓中央管相通。

1. 脑干的外形（图 1-8-16、17）

（1）延髓 medulla oblongata　形似倒置的锥体。延髓与脑桥之间腹侧面有一横沟，称延髓脑桥沟，为两者之间的分界线。

延髓腹侧面前正中裂两旁有一对纵行隆起，称锥体 pyramid，由皮质脊髓束纤维在此集中隆起而形成。在延髓与脊髓交界处、锥体的下方，左右锥体束中的大部分纤维左右交叉，称锥体交叉 decussation of pyramid。在锥体背外侧有卵圆形隆起，称橄榄 olive，其内有下橄榄核。橄榄与锥体之间的前外侧沟内有舌下神经根丝出脑。在橄榄的背侧，自上而下依次排列有舌咽神经、迷走神经和副神经的神经根丝。

延髓背侧面上部，脊髓中央管敞开，形成菱形窝的下部。在延髓下部，第四脑室底下方的两侧有隆起的薄束结节 gracile tubercle、楔束结节 cuneate tubercle。在楔束结节外上方有一隆起的小脑下脚 inferior cerebellar peduncle。薄束结节和楔束结节内有薄束核与楔束核，是脊髓后索中薄束和楔束向上延伸的终止核。小脑下脚主要由进入小脑的纤维构成。

（2）脑桥 pons　腹侧面膨隆宽阔，下借延髓脑桥沟与延髓为界。沟内从内侧向外侧，有展神经、面神经和前庭蜗神经根。腹侧面中线上的纵行浅沟称基底沟，容纳基底

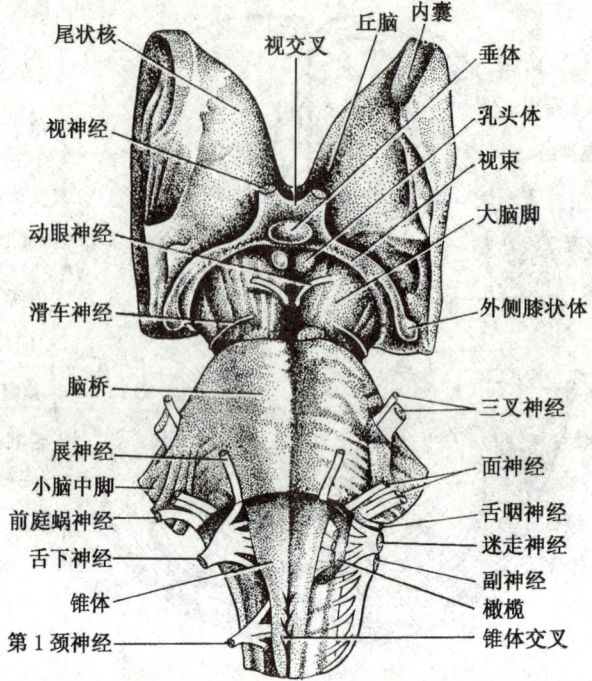

图 1-8-16 脑干的腹侧面

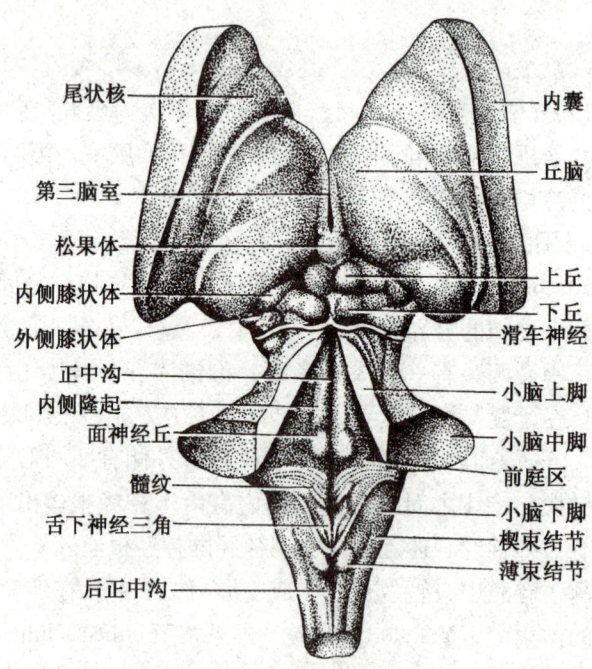

图 1-8-17 脑干的背侧面

动脉。脑桥向后外逐渐变窄,移行为小脑中脚 middle cerebellar peduncle,内由脑桥进入小脑的纤维束构成。在脑桥腹侧面与小脑中脚交界处,有粗大的三叉神经根。

脑桥背侧面形成菱形窝的上部。此窝的外上界为左、右小脑上脚 superior cerebellar

peduncle，它主要由小脑通向中脑的纤维束构成，脑桥和延髓背面之间以横行的髓纹为界。

菱形窝 rhomboid fossa 位于延髓上部背侧和脑桥背侧面，呈菱形凹陷，是第四脑室底。其上外侧界为小脑上脚，下外侧界为薄束结节、楔束结节和小脑下脚共同构成。

(3) 中脑 midbrain 腹侧面有一对纵行的粗大纤维束，称大脑脚，两侧大脑脚之间的凹陷称脚间窝 interpeduncular fossa。脚间窝内发出一对动眼神经根。

中脑背侧面有两对圆形隆起，称四叠体，其中上方一对为上丘 superior colliculus，是视觉皮质下反射中枢；下方的一对为下丘 poster colliculus，是听觉皮质下反射中枢。在下丘的下方，有一对滑车神经根出脑，并绕大脑脚走向腹侧。

2. 脑干的内部结构 脑干内部的结构有灰质、白质和网状结构。脊髓内的灰质呈连续纵柱状，而脑干内的灰质呈分散的、大小不等的团块或短柱状。这些团块或短柱状的灰质，即为神经核。脑干内神经核分为两大类：一类为与脑神经相连的神经核，称脑神经核，另一类不与脑神经直接相连的神经核，统称非脑神经核。脑干内的白质为脑干纤维束，大部分是脊髓纤维束的延续，但走行的位置与脊髓不尽相同。脑干内的另一部分白质是脑干与端脑、间脑和小脑之间的纤维束。脑干网状结构是脑干内除了明显的神经核和纤维束以外，尚有神经纤维纵横交织成网，其间散在大小不等的神经团块的结构。

(1) 脑干的神经核

1) 脑神经核（图 1-8-18，表 1-8-1）：脑神经核依据功能、性质可分为四类，即躯体运动核、内脏运动核、躯体感觉核和内脏感觉核，在脑干内排列成纵行的机能柱，但是每一个柱并不是纵贯脑干全长，多数是由不连续多个核团组成。躯体运动核相当于脊髓灰质的前柱，内脏运动核相当于脊髓灰质的侧柱，躯体感觉核和内脏感觉核相当于脊髓灰质的后柱，脊髓内的前柱、侧柱和后柱灰质是前后方向排列。在脑干，由于中央管敞开为第四脑室，故使脑神经核变成左、右方向排列，即最内侧为躯体运动核，向外侧依次为内脏运动核、内脏感觉核和躯体感觉核。

①躯体运动核：由躯体运动神经元的细胞体和树突构成，其轴突组成脑神经中的躯体运动纤维，分布于头颈部的骨骼肌，管理随意运动。主要躯体运动核有：

动眼神经核 oculomotor nucleus 位于中脑内，支配眼球外肌中的上直肌、内直肌、下直肌、下斜肌和提上睑肌。

滑车神经核 trochlear nucleus 位于中脑下丘平面，支配眼的上斜肌。

三叉神经运动核 motor nucleus of trigeminal nerve 位于脑桥内，支配咀嚼肌。

展神经 abducens nucleus 位于脑桥中下部、面神经丘的深面。支配眼的外直肌。

面神经核 nucleus of facial nerve 位于脑桥内，支配面肌。

疑核 nucleus of ambiguous 位于延髓内，支配咽喉肌。

舌下神经核 hypoglossal nucleus 位于延髓上部室的舌下神经三角深面。支配同侧舌内、外肌。

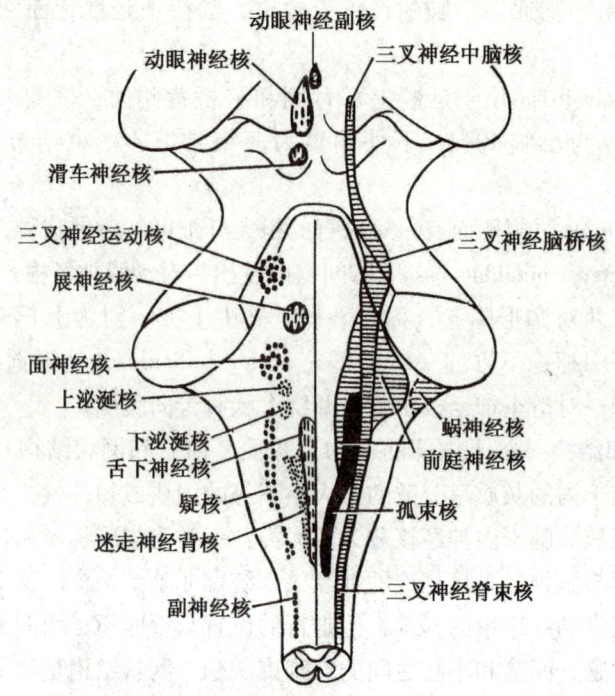

图1-8-18 脑神经核在脑干背侧面的投影

②内脏运动核：脑干内的内脏运动核均属副交感神经核，是由副交感神经元的细胞体和树突构成，其轴突组成内脏运动副交感纤维，支配平滑肌、心肌和腺体。主要内脏运动核有：

动眼神经副核 accessory oculomotor nucleus 位于中脑内，支配眼球睫状肌和瞳孔括约肌。

上泌涎核 superior salivatory nucleus 位于脑桥内，支配泪腺、下颌下腺和舌下腺等的分泌活动。

下泌涎核 inferior salivatory nucleus 位于延髓内，支配腮腺的分泌活动。

迷走神经背核 dorsal nucleus of vagus nerve 位于延髓内，支配颈部、胸部和腹部大部分器官的平滑肌和心肌的运动以及腺体的分泌。

③躯体感觉核：接受脑神经中的躯体感觉纤维。主要躯体感觉核有：

三叉神经中脑核 mesencephalic nucleus of trigeminal nerve 位于中脑内，主要接受头面部的咀嚼肌和表情肌的本体觉。

三叉神经脑桥核 pontine nucleus of trigeminal nerve 位于脑桥内，主要接受面部皮肤和口、鼻腔黏膜的触觉神经冲动。

三叉神经脊束核 nucleus of spinal trigeminal tract 位于脑桥和延髓内，三叉神经脑桥核的下方，主要接受面部皮肤和口腔黏膜等的痛、温感觉。

前庭神经核 vestibular nucleus 位于前庭区的深面。主要接受前庭神经传入平衡觉纤维及来自小脑的传入纤维。

蜗神经核 cochlear nucleus 位于菱形窝外侧角听结节的深面。主要接受内耳蜗神经初级听觉纤维。

④内脏感觉核：接受脑神经中的内脏感觉纤维。内脏感觉核指孤束核 nucleus of solitary tract，位于延髓内。孤束核的上端接受味觉纤维，其余部分接受咽喉及胸、腹腔脏器的内脏感觉纤维。

脑干内的感觉核发出的纤维，一部分上行，将感觉传到脑的高级中枢，另一部分直接或间接终止于脑干内的脑神经运动核，参与脑干的反射弧的形成。

表1-8-1 脑神经核的类别、名称、位置和功能

类别	脑神经核名称	位置	功能
躯体运动核	动眼神经核	中脑	支配上直肌、内直肌、下直肌、下斜肌、提上睑肌
	滑车神经核	中脑	支配上斜肌
	展神经核	脑桥	支配外直肌
	舌下神经核	延髓	支配舌肌
	三叉神经运动核	脑桥	支配咀嚼肌
	面神经核	脑桥	支配面肌
	疑核	延髓	支配咽喉
	副神经核	脊髓上5颈节前角背侧部	支配胸锁乳突肌和斜方肌
内脏运动核	动眼神经副核	中脑	支配睫状肌和瞳孔括约肌
	上泌涎核	脑桥	支配泪腺、下颌下腺和舌下腺的分泌
	下泌涎核	延髓	支配腮腺的分泌
	迷走神经背核	延髓	支配胸、腹腔脏器的活动
内脏感觉核	孤束核	延髓	上端接受味觉，其余大部分接受胸、腹腔脏器的一般内脏感觉
躯体感觉核	三叉神经中脑核	中脑	可能接受咀嚼肌和表情肌的本体觉
	三叉神经脑桥核	脑桥	接受面部皮肤和口、鼻腔黏膜的一般感觉（触觉、痛、温觉）
	三叉神经脊束核	脑桥和延髓	
	前庭神经核	脑桥和延髓	接受内耳的平衡觉冲动
	蜗神经核	脑桥和延髓	接受内耳的听觉冲动

2) 非脑神经核

薄束核 gracile nucleus 和楔束核 cuneate nucleus 两核位于延髓背侧面的薄束结节和楔束结节内，接受脊髓后索内上行的薄束和楔束的纤维，它们发出的纤维形成内侧丘系，止于背侧丘脑。薄束核和楔束核是传导躯干四肢意识性本体觉和精细触觉神经冲动的中继核。

黑质 substantia nigra 位于中脑被盖和大脑脚底之间，是一对含有黑色素的细胞群带。在黑质中集中有多巴胺能神经元，能合成多巴胺。多巴胺是神经细胞的重要递质，

当多巴胺含量减少时，可引起随意运动减少，肌张力过高，面部表情呆板，出现震颤等症状，即震颤麻痹（Parkinson 病）。

(2) 脑干的纤维束

①锥体束 pyramidal tract：是大脑皮质躯体运动中枢锥体细胞发出的纤维束，具有控制骨骼肌随意运动的功能。锥体束在脑干内，行经中脑大脑脚、脑桥基底部，到延髓形成锥体。锥体束中的一部分纤维束终止于脑干内的脑神经躯体运动核，即皮质核束（又称皮质延髓束）；其余大部分纤维束经锥体后，左右交叉（锥体交叉）到脊髓外侧索，构成皮质脊髓侧束；小部分纤维不交叉，到脊髓前索，组成皮质脊髓前束。

②内侧丘系 medial lemniscus：薄束核和楔束核发出纤维在延髓中央管腹侧左右交叉，纤维交叉处称内侧丘系交叉。交叉后的上行纤维束，称内侧丘系。内侧丘系先走行于正中线两旁，继而偏向外侧，终止于背侧丘脑。

③脊髓丘脑束 spinothalamic tract：是脊髓丘脑前束和脊髓丘脑侧束的合称。该两束由脊髓上行到脑干，至延髓两束合并，走行于内侧丘系的背外侧，经延髓、脑桥和中脑，终止于背侧丘脑。

④三叉丘系 trigeminal lemniscus：三叉神经脑桥核和三叉神经脊束核发出纤维，越过中线，左右交叉到对侧上行的纤维束，称三叉丘系。三叉丘系在脑干内，走行于脊髓丘脑束内侧上行，终止于背侧丘脑。

(3) 脑干网状结构 脑干内除神经核、纤维束外，还有脑干网状结构 reticular formation。脑干网状结构主要位于脑干中央区域，是由较分散的神经纤维交织成网，网眼内散布有大量大小不等的神经细胞体等构成。脑干网状结构向上可延至背侧丘脑。网状结构中的神经细胞体和树突接受脑干上行纤维束发出的侧支，其轴突可分叉形成升支和降支，由升支、降支再发出大量的侧支与脑干的神经核细胞构成突触。升支上行可分布至小脑、间脑和大脑。网状结构具有多神经元和多突触的形态特征。网状结构接受各种感觉信息，其传出纤维直接或间接地与中枢神经系统相联系。网状结构是中枢神经内一个重要整合结构，内有呼吸中枢、心血管活动中枢和血压调节中枢等，参与躯体、内脏各种感觉和运动功能的调节，参与觉醒、睡眠的周期节律，并与脑的学习记忆等高级功能有关。

3. 脑干的功能

(1) 传导功能 走行于脑干内的下行纤维束有锥体束等，上行纤维束有内侧丘系、脊髓丘脑束和三叉丘系等，这些纤维束有传导神经冲动的功能。

(2) 反射功能 脑干反射功能较脊髓反射功能复杂。延髓网状结构内有重要反射中枢，如血管活动中枢、呼吸中枢等，除这些反射之外，与临床有关的脑干反射有角膜反射和瞳孔对光反射等（分别在脑神经和传导路章节介绍）。这些中枢反射性地调节机体的正常生命活动。

(二) 小脑

1. 小脑的位置和外形（图 1-8-19、20）

小脑 cerebellum 位于颅后窝内，脑桥和延髓后方，大脑半球枕叶的下方。小脑通过上、中、下三对脚与脑干相连，其中小脑上脚与中脑联系，小脑中脚与脑桥相联系，小脑下脚与脑干的延髓相联系。小脑脚是由进出小脑的纤维束构成。

小脑上面平坦，小脑由中间较狭窄的小脑蚓 vermis 和两侧膨出的小脑半球 cerebellar hemisphere 组成。下面、两侧凸隆，两半球下面靠近小脑蚓的椭圆形隆起，称为小脑扁桃体。

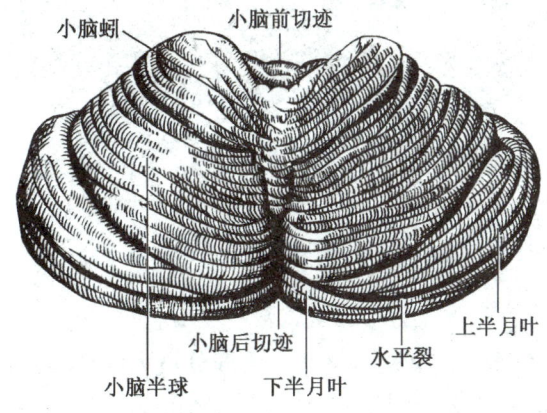

图 1-8-19 小脑上面

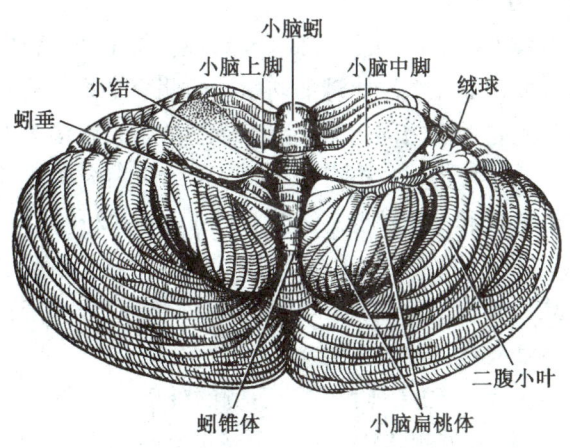

图 1-8-20 小脑下面

2. 小脑的构造 小脑表面有一层灰质，称小脑皮质。小脑皮质深面的白质，称小脑髓质。小脑髓质内埋有 4 对灰质团块，其中最大者为齿状核（图 1-8-21）。

3. 小脑的功能 小脑通过传入纤维获得有关信息，小脑发出的神经冲动通过传出纤维至大脑皮质和皮质下有关区域，从而共同影响脑干和脊髓运动神经元的活动。

小脑主要功能是维持身体平衡、调节肌张力和协调肌群的随意运动。当小脑损伤时，出现动作不协调，走路时抬腿过高、迈步过大，站立不稳，取物时过度伸开手指，令患者做指鼻试验时，指鼻动作不准确，临床上称为"共济失调"。

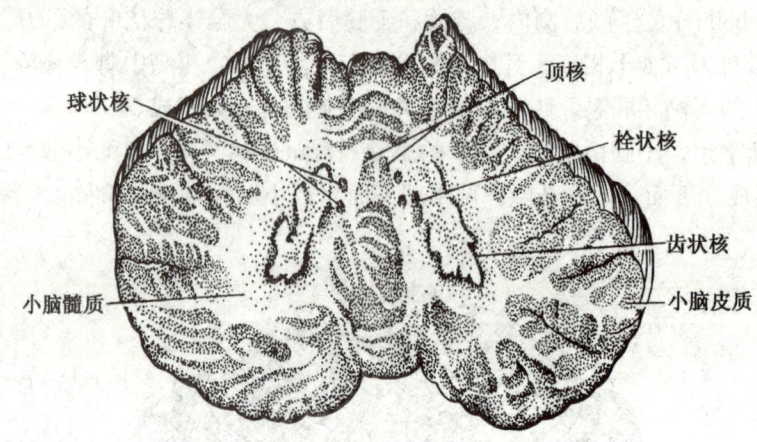

图1-8-21 小脑的水平切面（示小脑核）

（三）间脑

间脑 diencephalon 位于中脑和端脑之间，大部分被大脑覆盖。间脑外侧与大脑半球愈合，间脑中间有一矢状裂隙，称第三脑室。第三脑室前上方有一对室间孔，通左、右侧脑室；后下方经中脑水管通第四脑室。间脑主要包括背侧丘脑、后丘脑、上丘脑、底丘脑和下丘脑五部分（图1-8-14、22）。

1. 背侧丘脑 dorsal thalamus 又称丘脑 thalamus。位于间脑背侧部分，为一卵圆形的灰质块。背侧丘脑外侧面紧贴大脑半球的内囊，内侧面是第三脑室侧壁的一部分。背侧丘脑前下方邻接下丘脑，两者之间借第三脑室侧壁的下丘脑沟为界。

背侧丘脑由一些灰质团块构成，内有一呈"Y"形由白质构成的内髓板，将背侧丘脑分隔成前核群、内侧核群和外侧核群三部分（图1-8-22）。

背侧丘脑是皮质下高级的感觉中枢。全身躯体浅、深感觉都先到背侧丘脑中继之后，才投射到大脑皮质。一般认为痛觉在背侧丘脑已开始产生。当背侧丘脑受损害时，可见感觉丧失、过敏或伴有激烈的自发疼痛。

2. 后丘脑 metathalamus 位于背侧丘脑后侧的外下方，是两对小隆起，称内侧膝状体 medial geniculate body 和外侧膝状体 lateral geniculate body（图1-8-22）。内侧膝状体接受听觉纤维，外侧膝状体接受视束纤维。内侧膝状体发出纤维组成听辐射投射到大脑皮质听觉中枢；外侧膝状体发出纤维组成视辐射投射到大脑皮质视觉中枢。

3. 下丘脑 hypothalamus 位于背侧丘脑的前下方，构成第三脑室侧壁下部和底（图1-8-14）。在脑的底面，下丘脑从前向后有视交叉 optic chiasma、灰结节 tuber cinereum、乳头体 mamillary bady。视交叉由视觉纤维组成，它向后外侧移行为视束，绕过大脑脚终止于外侧膝状体。灰结节前下方伸出单一的细蒂，称漏斗 infundibulum。漏斗

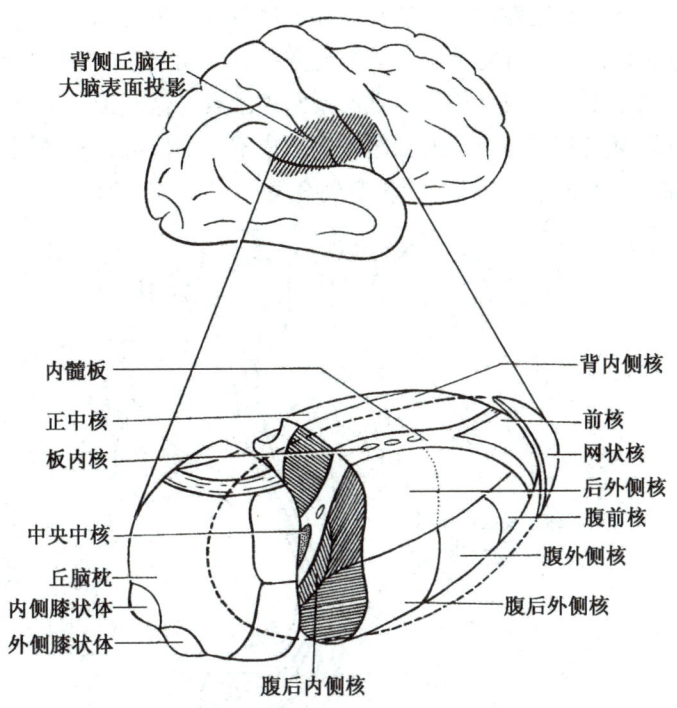

图 1-8-22 右侧背侧丘脑冠状切面示意图
(示背侧丘脑各核团及其在半球内的投影)

下端连垂体。

下丘脑内有许多核团(图 1-8-23),其中以视交叉背外侧的视上核 supraoptic nucleus 和第三脑室外侧壁旁的室旁核 paraventricular nucleus 界限较清楚,其他核团界限常不太明显。

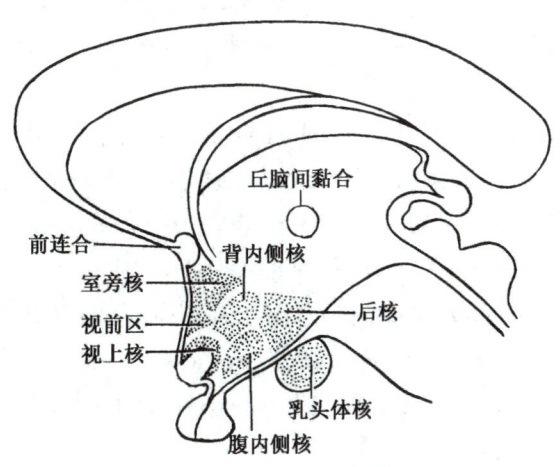

图 1-8-23 下丘脑的主要核团

下丘脑是重要的皮质下内脏活动中枢,它在大脑皮质的影响下对内脏活动起重要的调节作用；此外，下丘脑还对内分泌活动和体温调节等有重要调节功能。下丘脑内一些细胞既是神经细胞，又是内分泌细胞，既能传导神经冲动，又能合成和分泌激素，视上核和室旁核内的细胞就能合成加压素和催产素两种激素。这两种激素经视上核内的细胞轴突组成视上垂体束以及室旁核内的细胞轴突组成室旁垂体束，输送至正中隆起或垂体后叶（神经垂体），再经垂体后叶血管扩散到全身（图1-8-24）。

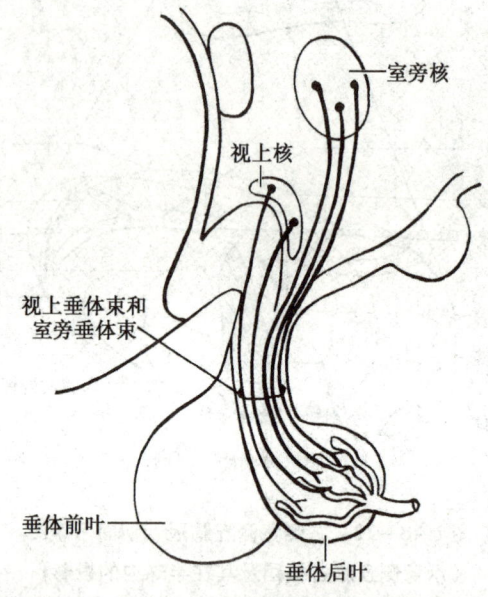

图1-8-24 视上垂体束、室旁垂体束示意图

（四）端脑

端脑 telencephalon 又称大脑 cerebrum，由左、右大脑半球构成。左、右大脑半球之间的裂隙，称为大脑纵裂。大脑纵裂底部的胼胝体 corpus callosum，是由连接两大脑半球的横行纤维构成。

1. 端脑的外形和分叶 大脑半球 cerebral hemisphere 凹凸不平，布满浅深不同的脑沟。相邻脑沟之间隆起部，称脑回。每侧大脑半球均可分为三个面，即上外侧面、内侧面和下面（底面）（图1-8-14、15、25）。

(1) 大脑半球的主要沟和分叶（图1-8-25、26、27）

①主要沟：中央沟 central sulcus 位于半球上外侧面，起于半球上缘中点稍后方，沿上外侧面斜向前下方，几乎达外侧沟。外侧沟 lateral sulcus 位于半球上外侧面，起于半球的下面转至上外侧面行向后上方。顶枕沟 parietooccipital sulcus 位于半球内侧面后部，由前下向后上并转至上外侧面。

②分叶：由中央沟、外侧沟和顶枕沟将半球分为五叶。

额叶 frontal lobe：为外侧沟上方和中央沟之前的部分。

顶叶 parietal lobe：为外侧沟上方，中央沟以后，顶枕沟之前的部分。

枕叶 occipital lobe：为顶枕沟以后部分。
颞叶 temporal lobe：为外侧沟以下部分。
岛叶 insular lobe：位于外侧沟的深部，被额、顶、颞3叶掩盖的岛状皮质。

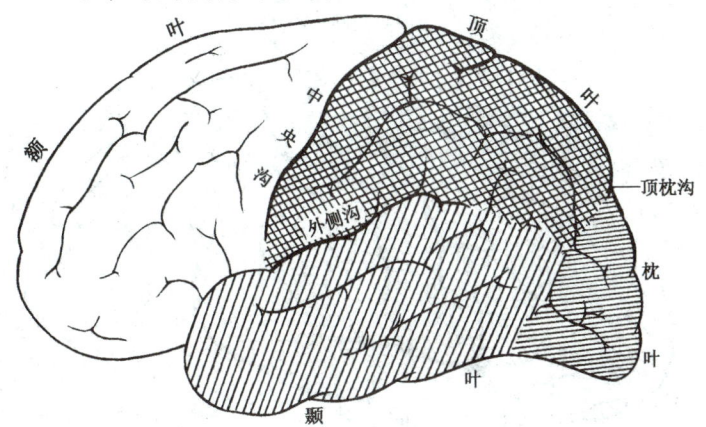

图1-8-25 大脑半球的分叶

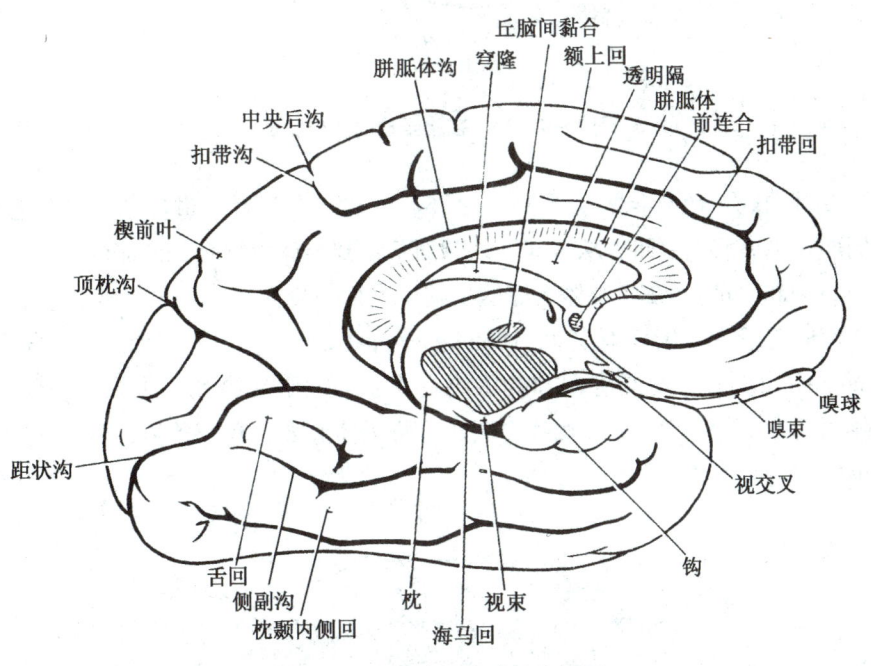

图1-8-26 大脑半球的内侧面

(2) 半球上外侧面的沟和回（图1-8-27）

① 额叶：在中央沟的前方有一条与之平行的沟，称中央前沟。中央沟与中央前沟之间的脑回，称中央前回 precentral gyrus。

② 顶叶：在中央沟的后方有一条与之平行的沟，称中央后沟。中央沟与中央后沟之间的脑回，称中央后回 postcentral gyrus。

③ 颞叶：外侧沟下方有二条与之平行的沟，为颞上沟和颞下沟。两沟将颞叶分为

颞上回、颞中回和颞下回；在外侧沟深面的颞上回上壁上，有数条短而横行的大脑回，称颞横回。

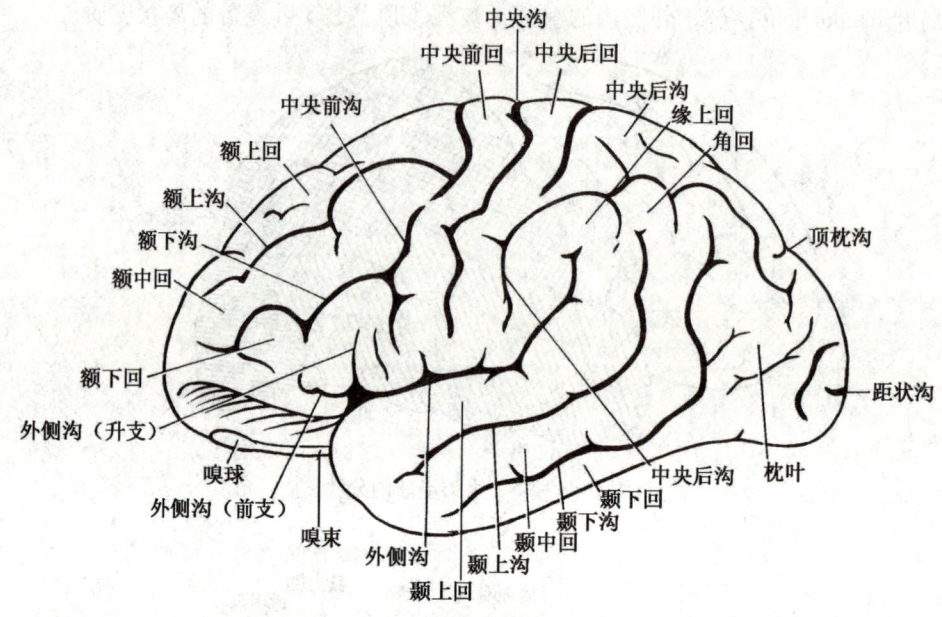

图1-8-27 在脑半球的上外侧面

(3) 半球内侧面的沟和回（图1-8-26） 额叶、顶叶、颞叶和枕叶均延伸至半球的内侧面。中央前、后回也从半球上外侧面延续到半球内侧面，该部分脑回，称中央旁小叶 paracentral lobe。在胼胝体上缘的大脑回，称扣带回 cingulate gyrus。扣带回后部变窄，并弯向前下方连续海马旁回 parahippocampal gyrus。海马旁回的前端弯成钩形，称为钩 uncus。扣带回、海马旁回和钩围绕在大脑与间脑交界处的边缘，故称边缘叶，又称穹隆回（图1-8-28）。在枕叶内侧面，胼胝体后方，有一条沟，称距状沟 calcarine sulcus。

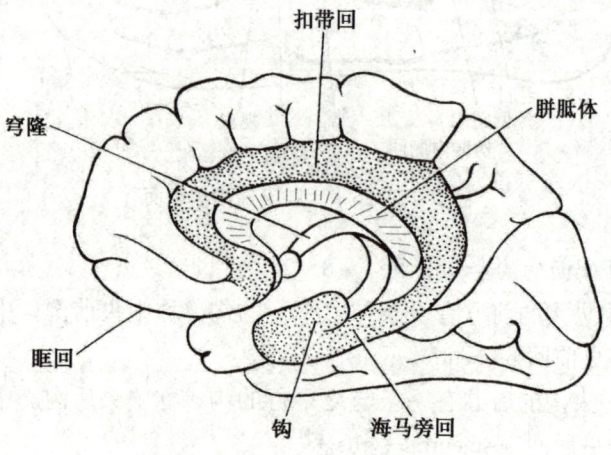

图1-8-28 边缘叶示意图

（4）**大脑半球下面**（图1-8-15） 在额叶的下面，有前后走向的纤维束，称嗅束。嗅束的前端有一椭圆形膨大，称嗅球，与嗅神经相连，后端扩大为嗅三角。

2. 端脑的内部结构 大脑半球表面有一层灰质，称大脑皮质。大脑半球深面的白质，又称大脑髓质。白质内的灰质团块，称基底核。左、右大脑半球内的空腔为左、右侧脑室。

（1）**大脑皮质 cerebral cortex**

1）大脑皮质的结构：人类大脑皮质的面积约为2200cm^2，有1/3露在表面，2/3位于大脑沟裂的底和侧壁上。大脑皮质由许多大小不等的神经元、神经纤维及神经胶质构成。

大脑皮质有众多的神经元，有人估计约有140亿个神经元。神经元之间有着广泛的联系，这种联系形成复杂而广泛的神经环路。大脑皮质是高级神经活动的物质基础，皮质结构不但对进入皮质的各种神经冲动进行分析，作出反应，而且使大脑皮质具有高度分析和综合的能力，从而构成思维和语言活动等高级神经活动的物质基础。

2）大脑皮质的功能定位：根据大量的实验研究和长期临床观察发现，人类大脑皮质不同区域大都有不同的功能，这些具有特定功能的脑区，称中枢（图1-8-29、30）。大脑皮质主要中枢分述如下：

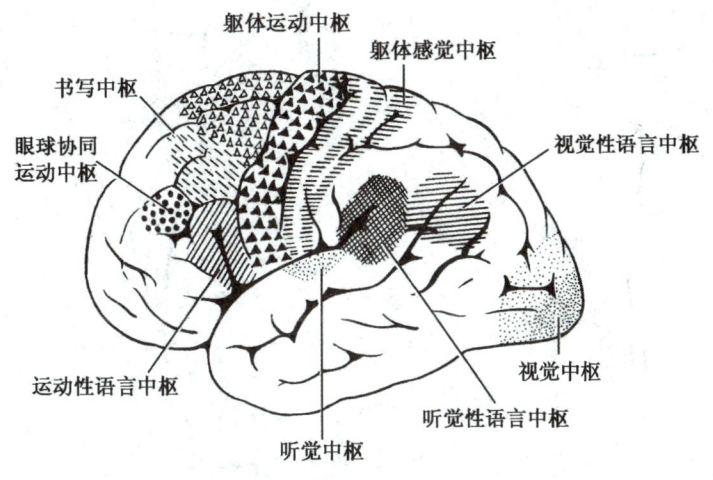

图1-8-29 大脑皮质的中枢（上外侧面）

①躯体运动中枢：位于中央前回和中央旁小叶前部。躯体运动中枢是管理骨骼肌随意运动的最高中枢。躯体运动中枢对骨骼肌运动的管理有以下主要特点：左右交叉支配，一侧躯体运动中枢管理另一侧骨骼肌运动，但眼外肌、上部面肌、咀嚼肌、咽肌和喉肌等是接受双侧躯体运动中枢支配；上下颠倒支配，中央前回上部和中央旁小叶前部支配下肢肌，中央前回中部支配上肢肌和躯干肌，中央前回下部支配头颈肌，上述在躯体运动中枢上身体各部的投影关系呈头在下、脚在上的倒立人形，但头部的投影仍然是正立的，即头顶向上；另外，在躯体运动中枢上，身体各部投影的大小与该部位运动的精细复杂程度有关，如头部面肌和手肌运动很精细复杂，所以它们在中央前回上所占的

面积就比较大（图1-8-31）。

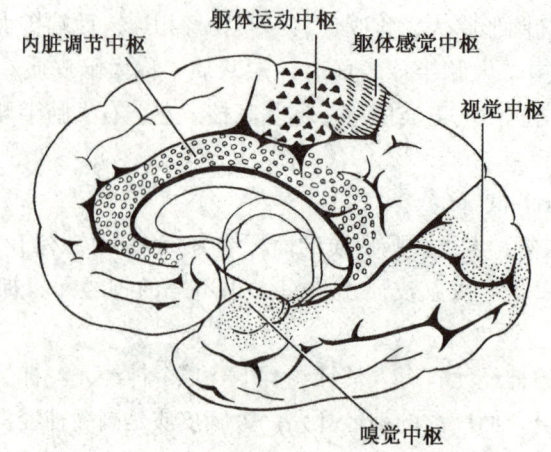

图1-8-30 大脑皮质的中枢（内侧面）

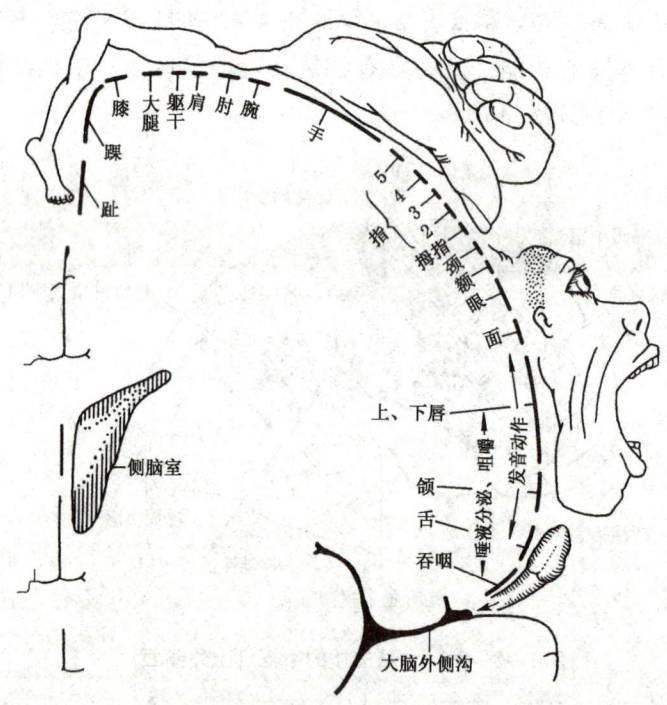

图1-8-31 人体各部在躯体运动中枢的投影

②躯体感觉中枢：位于中央后回和中央旁小叶后部，躯体感觉中枢接受背侧丘脑传来的对侧半身痛觉、温觉、触觉（浅感觉）和位置觉、运动觉、震动觉（深感觉）。躯体感觉中枢对人体浅、深感觉的管理主要特点与躯体运动中枢的特点相似（图1-8-32）。

③听觉中枢：位于颞叶的颞横回（图1-8-29）。每侧听觉中枢接受内侧膝状体传来的两耳听觉冲动，因此，一侧听觉中枢受损伤，仅有轻度双侧听力障碍，不会引起

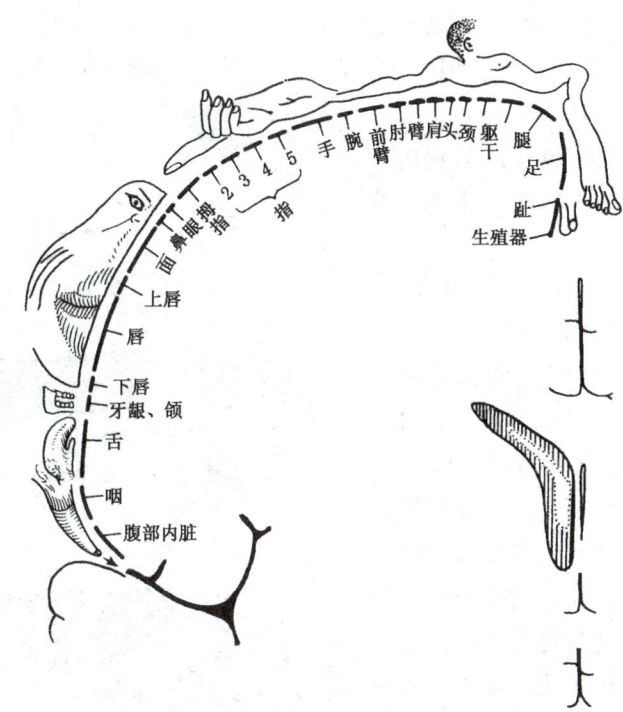

图 1-8-32　人体各部在躯体感觉中枢的投影

全聋。

④视觉中枢：位于枕叶内侧面距状沟上、下皮质（图 1-8-29、30）。一侧视觉中枢接受经过外侧膝状体中继的同侧视网膜颞侧半和对侧视网膜鼻侧半的视觉神经冲动，因此，一侧视觉中枢受损伤，仅引起双眼视野缺损（偏盲），不会引起全盲。

⑤嗅觉中枢：位于海马旁回的钩附近。

⑥内脏运动中枢：一般认为位于边缘叶。

(2) 基底核 basal nucleus　为靠近大脑半球基底部，包埋在大脑白质内的灰质核团，主要包括尾状核、豆状核和杏仁体等结构（图 1-8-33）。常将尾状核和豆状核合称为纹状体 corpus striatum，有协调肌群运动和调节肌张力等功能。

①尾状核 caudate nucleus：形状如弯曲的尾巴，卷伏在背侧丘脑的周围，全长都与侧脑室相邻。尾状核终端接杏仁体。

②豆状核 lentiform nucleus：位于背侧丘脑的外侧，岛叶的深部。在豆状核内，被内侧、外侧白质板分隔成三部分。外侧部最大，称壳 putamen；内侧两部合称为苍白球 globus pallidus，内含有许多有髓纤维，故色泽较浅。苍白球是纹状体中古老的部分，故又称旧纹状体。壳和尾状核在进化上较新，故合称为新纹状体。

③杏仁体 amygdaloid body：位于海马旁回、钩的深面，形如杏仁，故称杏仁体，杏仁体与尾状核相连接。杏仁体的功能与调节内脏活动和情绪等有关。

(3) 大脑白质　又称大脑髓质，由大量的神经纤维构成，可分为三类：

①联络纤维：为同侧半球各部之间相互联系的纤维。

②连合纤维：由连接左右大脑半球皮质的神经纤维构成，包括胼胝体、前连合和穹隆连合（图1-8-34）。

③投射纤维：为大脑皮质与皮质下中枢的上、下行纤维。这些纤维绝大部分经过内囊。

内囊 internal capsule 位于尾状核、背侧丘脑与豆状核之间（图1-8-34、35、36），是上、下行纤维密集而成的白质区。内囊在水平切面上，呈开口向外的">＜"形，可分为内囊前肢、内囊膝和内囊后肢三部分。内囊前肢位于尾状核与豆状核之间；内囊后肢位于豆状核与背侧丘脑之间；内囊前、后肢相交处为内囊膝。经内囊前肢的投射纤维，主要有额桥束和丘脑前辐射；经内囊膝部的投射纤维有皮质核束（皮质延髓束）；经内囊后肢的投射纤维主要有皮质脊髓束、丘脑皮质束（丘脑中央辐射）、视辐射和听辐射等（图1-8-36、37）。当内囊损伤广泛时，患者会出现对侧偏身运动障碍（因皮质脊髓束、皮质核束受损），对侧偏身感觉丧失（因丘脑中央辐射受损）和对侧视野偏盲（因视辐射受损）。即所谓的"三偏"综合征。

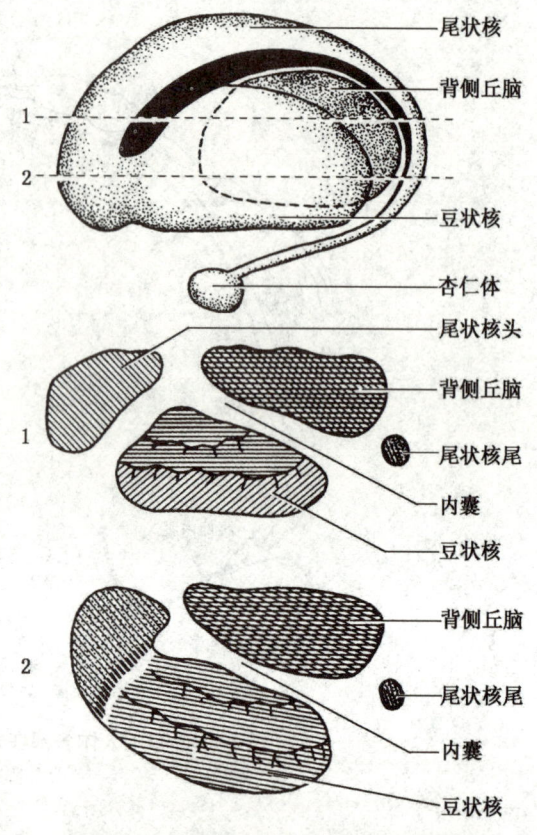

图1-8-33 纹状体和背侧丘脑示意图

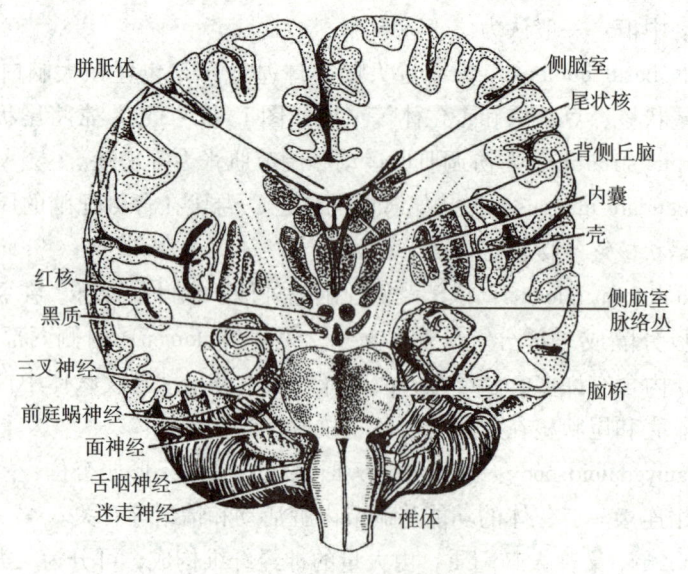

图1-8-34 脑的冠状切面

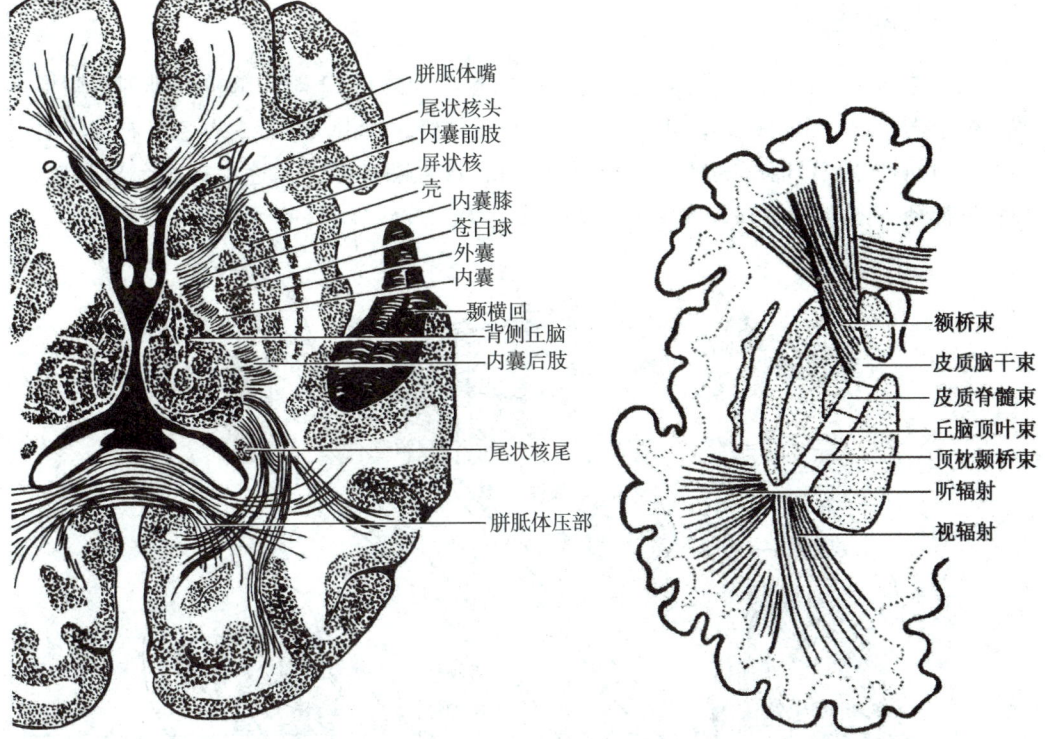

图 1-8-35 大脑半球的水平切面

图 1-8-36 内囊的水平切面示意图

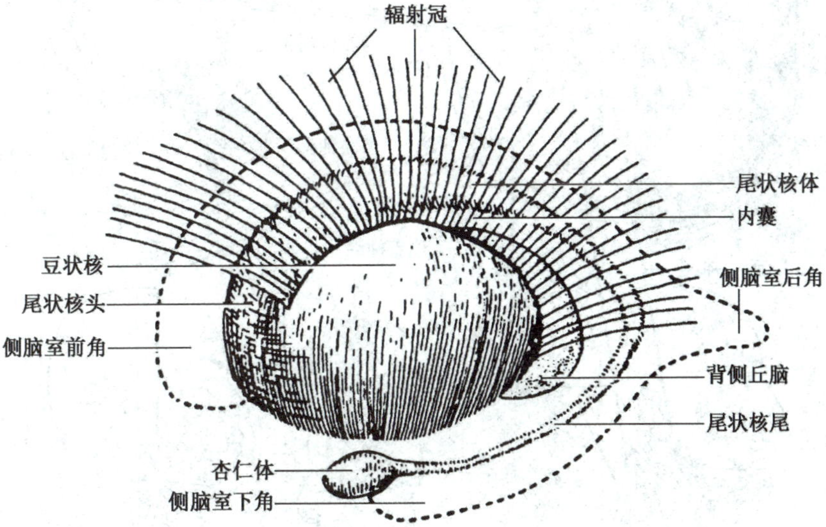

图 1-8-37 基底核与侧脑室、内囊、背侧丘脑示意图

(4) 侧脑室 见后述。

二、脑神经

脑神经 cranial nerves 是指与脑相连的周围神经，共有 12 对。脑神经排列次序惯用罗马数字表示，即Ⅰ嗅神经，Ⅱ视神经，Ⅲ动眼神经，Ⅳ滑车神经，Ⅴ三叉神经，Ⅵ展神经，Ⅶ面神经，Ⅷ前庭蜗神经（位听神经），Ⅸ舌咽神经，Ⅹ迷走神经，Ⅺ副神经，Ⅻ舌下神经（图1-8-38，表1-8-2）。

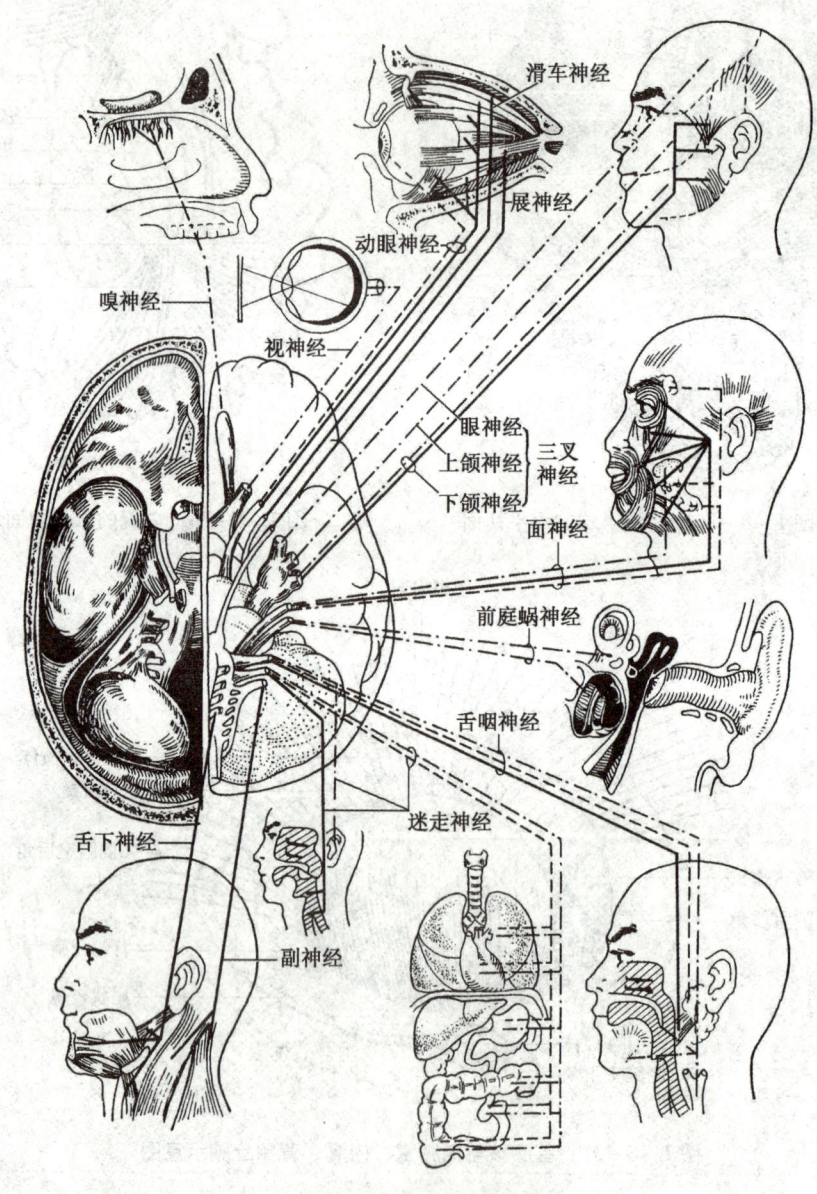

图1-8-38 脑神经概观

脑神经纤维成分根据发生来源、分布和功能可分为四种：

1. 躯体感觉纤维 传递头面部皮肤，口、鼻腔黏膜的浅感觉，头面部肌肉、肌腱的深感觉，前庭蜗器的平衡觉和听觉，视器的视觉等感觉神经冲动，将上述信息分别传入脑内的有关躯体感觉核。

2. 内脏感觉纤维 传递内脏感觉和味觉，将上述神经冲动传入脑干内的内脏感觉核。

3. 躯体运动纤维 为脑干躯体运动核胞体发出的轴突，支配眼球外肌、舌肌、咀嚼肌、面肌和咽喉肌等。

4. 内脏运动纤维 为脑干内脏运动核胞体发出的轴突，支配平滑肌、心肌和腺体。脑干内的内脏运动核属副交感神经核，其细胞的轴突纤维也为副交感纤维。

表 1-8-2 脑神经简表

神经名称	连接脑部位	出入颅部位	核的名称	核的位置	性质	主要分布区
嗅神经	大脑	筛板筛孔			内脏感觉	鼻腔黏膜嗅区
视神经	间脑	视神经管			躯体感觉	视网膜
动眼神经	中脑	眶上裂	动眼神经核	中脑	躯体运动	提上睑肌和上、下、内直肌及下斜肌
			动眼神经副核	中脑	内脏运动（副交感）	瞳孔括约肌、睫状肌
滑车神经	中脑	眶上裂	滑车神经核	中脑	躯体运动	上斜肌
三叉神经	脑桥	眶上裂	三叉神经运动核	脑桥	躯体运动	咀嚼肌、面部的皮肤、口鼻黏膜和上、下牙及牙龈等
		圆孔	三叉神经脑桥核	脑桥	躯体感觉	
		卵圆孔	三叉神经脊束核	脑桥和延髓	躯体感觉	
展神经	脑桥	眶上裂	展神经核	脑桥	躯体运动	外直肌
面神经	脑桥	茎乳孔	面神经核	脑桥	躯体运动	面肌
			上泌涎核	脑桥	内脏运动（副交感）	下颌下腺、舌下腺、泪腺
			孤束核	延髓	内脏感觉	鼻腔黏膜和舌前2/3黏膜
前庭蜗神经	脑桥	内耳门	前庭神经核	脑桥与延髓交界处	躯体感觉	内耳前庭器
			蜗神经核		躯体感觉	内耳螺旋器
舌咽神经	延髓	颈静脉孔	下泌涎核	延髓	内脏运动（副交感）	腮腺
			疑核	延髓	躯体运动	咽肌
			孤束核	延髓	内脏感觉	舌后1/3，咽黏膜，颈动脉窦及颈动脉小球
			三叉神经脊束核	脑桥和延髓	躯体感觉	耳后皮肤

续表

神经名称	连接脑部位	出入颅部位	核的名称	核的位置	性质	主要分布区
迷走神经	延髓	颈静脉孔	迷走神经背核	延髓	内脏运动（副交感）	咽喉腺体，胸腹腔器官
			疑核	延髓	躯体运动	咽、喉肌
			孤束核	延髓	内脏感觉	咽喉及胸腹腔器官的黏膜
			三叉神经脊束核	脑桥和延髓	躯体感觉	耳郭背部和外耳道皮肤
副神经	延髓	颈静脉孔	副神经核	脊髓上5个颈节段前角	躯体运动	胸锁乳突肌和斜方肌
舌下神经	延髓	舌下神经管	舌下神经核	延髓	躯体运动	舌肌

脑神经纤维成分有四种，但每对脑神经的纤维成分不一定均为四种，有的含有一种纤维成分，有的含有两种纤维成分，有的含有三种或四种纤维成分。按各对脑神经所含的纤维成分，可将12对脑神经分为三类：仅含有感觉纤维（躯体、内脏感觉纤维）的脑神经为感觉神经，包括嗅神经、视神经和前庭蜗神经；仅含有运动纤维（躯体、内脏运动纤维）的脑神经为运动神经，包括动眼神经、滑车神经、展神经、副神经和舌下神经；含有感觉纤维和运动纤维的脑神经为混合神经，包括三叉神经、面神经、舌神经和迷走神经。

下面重点叙述第Ⅲ对动眼神经、第Ⅴ对三叉神经、第Ⅶ对面神经、第Ⅸ对舌咽神经和第Ⅹ对迷走神经。

（一）动眼神经

动眼神经 oculomotor nerve 为运动性神经，含有躯体运动和内脏运动（副交感）两种纤维成分。躯体运动纤维起自中脑的动眼神经核，副交感纤维起自中脑的动眼神经副核。两种纤维集合成动眼神经，自中脑的脚间窝出脑，然后经眶上裂入眶，其躯体运动纤维支配上直肌、内直肌、下直肌、下斜肌和提上睑肌；副交感纤维先进入睫状神经节内换神经元，然后由睫状神经节内神经细胞的轴突纤维入眼球，分支支配瞳孔括约肌和睫状肌（图1-8-39、40、41）。参与调节反射和瞳孔对光反射。

当一侧动眼神经受损时，可出现同侧上述所支配肌肉的瘫痪，出现眼睑下垂，眼外下斜视，眼球不能向上、下、内运动，瞳孔扩大，瞳孔对光反射消失等症状。

（二）三叉神经

三叉神经 trigeminal nerve 为混合神经（图1-8-42、43），含有躯体感觉纤维和躯体运动纤维。

躯体感觉纤维起自三叉神经节，三叉神经节位于颅中窝颞骨岩部尖端，内有假单极神经元，其中枢突经三叉神经根入脑桥，终止于三叉神经脑桥核和三叉神经脊束核，其周围突组成三个支，即第一支眼神经，第二支上颌神经，第三支下颌神经。

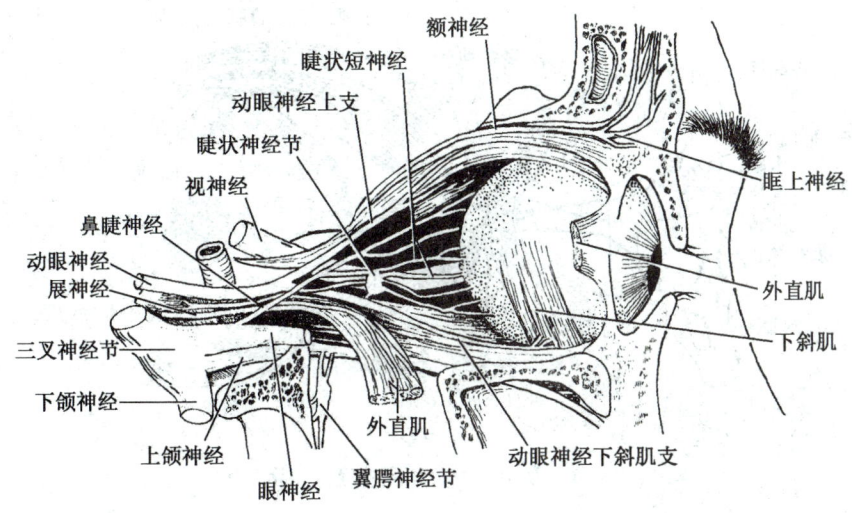

图 1-8-39 眶内神经（外侧面观）

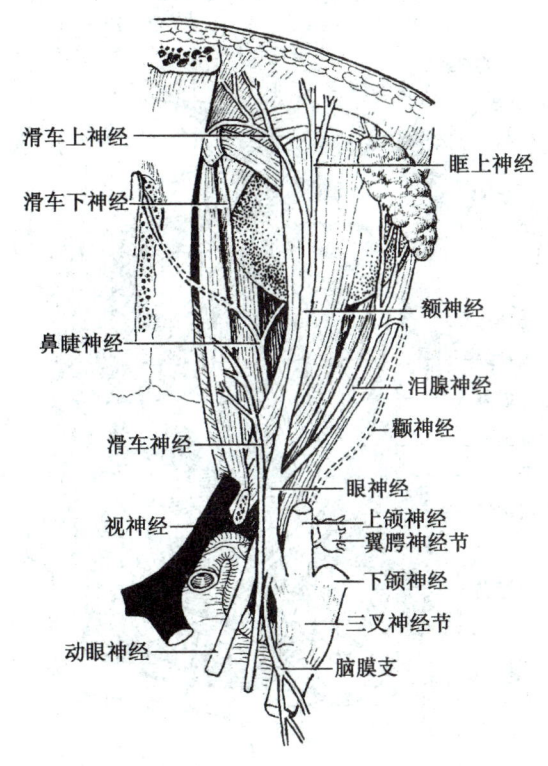

图 1-8-40 眶内神经（上面观）

三叉神经的躯体运动纤维起自脑桥的三叉神经运动核，出脑桥后进入下颌神经。眼神经和上颌神经仅有躯体感觉纤维，故为感觉神经，下颌神经内有躯体运动纤维和躯体感觉纤维，故属混合神经。

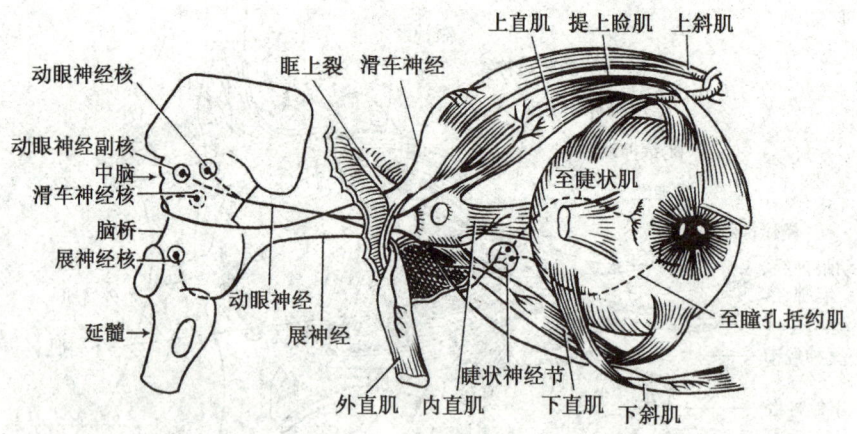

图 1-8-41 动眼、滑车和展神经分布示意图

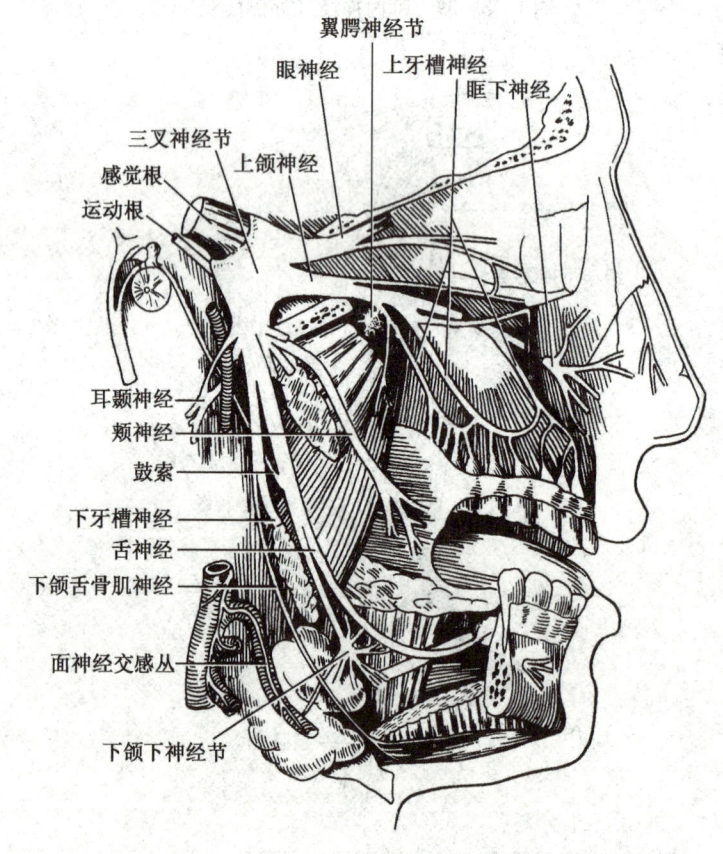

图 1-8-42 三叉神经

1. 眼神经 ophthalmic nerve 为三支中最小的一支，经眶上裂入眶，分布于泪腺、眼球、结膜、部分鼻腔黏膜、上睑、鼻背和额顶部皮肤，司感觉。眼神经有一支终支称眶上神经，该神经沿眶上壁下面前行，经眶上孔（切迹）到额部，分布于额、顶部

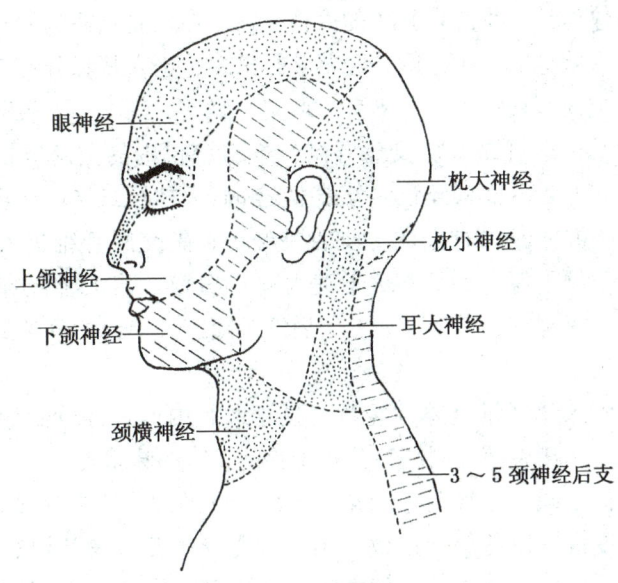

图 1-8-43 三叉神经头面部分布

皮肤。

2. 上颌神经 maxillary nerve 由眶下裂入眶,延续为眶下神经。眶下神经走行于眶下壁的眶下沟、眶下管,然后经眶下孔至面部,分支分布于睑裂与口裂之间的皮肤。上颌神经在穿出眶下孔之前,沿途发出分支,分布于上颌牙齿、牙龈、上颌窦和鼻腔黏膜等处,司感觉。

3. 下颌神经 mandibular nerve 为三支中最大者,由卵圆孔出颅,然后发出许多分支。分支中的躯体感觉纤维主要分布于下颌牙齿、牙龈、颊、舌前 2/3 的黏膜,以及耳颞区和口裂以下的面部皮肤。躯体运动纤维支配咀嚼肌运动。下颌神经中较重要的分支,分述如下:

(1) **舌神经 lingual nerve** 由下颌神经分出,呈弓形向前入舌内,分布于舌前 2/3 的黏膜,管理舌前 2/3 黏膜的一般感觉(痛觉、温度觉和触觉)。舌神经在行程中有面神经管理味觉的纤维和副交感神经加入。

(2) **下牙槽神经 inferior alveolar nerve** 在舌神经后方,由下颌神经分出,经下颌骨下颌孔入下颌管,分支管理下颌牙齿和牙龈的感觉。下牙槽神经的终支,经颏孔浅出,称颏神经,分布于颏部及下唇的皮肤和黏膜。

(3) **耳颞神经 auriculotemporal nerve** 以两根起于下颌神经。两根夹持脑膜中动脉,后合成一干,在颞下颌关节后方折转向上,穿腮腺上行,与颞浅动脉伴行,主要分布于耳颞部皮肤。

(三) 面神经

面神经 facial nerve 属混合性神经,内有躯体运动纤维、内脏运动纤维和内脏感觉纤维(图 1-8-38、44、45)。

面神经内的躯体运动纤维起自脑桥的面神经核，在延髓脑桥沟的外侧部出脑，经内耳门，穿内耳道底入颞骨的面神经管，经茎乳孔出颅，进入腮腺分支交织成丛。由丛发支，呈扇形分支支配面部表情肌。分支有：颞支、颧支、颊支、下颌缘支和颈支。

面神经内的内脏运动纤维（副交感纤维）发自脑桥内的上泌涎核，开始与面神经运动纤维同行，后在颞骨的面神经管内分鼓索支和岩大神经二支。鼓索经鼓室，穿岩鼓裂至颞下窝，向前下并入三叉神经的分支舌神经中，副交感纤维进入下颌下神经节换元，其节后纤维至下颌下腺和舌下腺，管理腺体的分泌。岩大神经穿颞骨岩部前面骨管，在翼腭窝内进入翼腭神经节换元后，节后纤维随三叉神经的分支到达泪腺、腭及鼻腔黏膜腺，司其分泌。

面神经内的内脏感觉纤维是膝神经节（位于颞骨内面神经管起始处）假单极神经元的突起，中枢突止于孤束核，周围突分布于舌前2/3的味蕾。

面神经损伤部位不同，症状也有差异：面神经管外损伤主要表现为患侧额纹消失、闭眼困难、鼻唇沟变浅，口角偏向健侧、不能鼓腮，患侧口角流涎；患侧角膜反射消失；面神经管内损伤并伤及面神经管段的分支，表现除有上述的面肌瘫痪外，还出现听觉过敏、舌前2/3味觉丧失，舌下腺、下颌下腺和泪腺分泌障碍等症状。

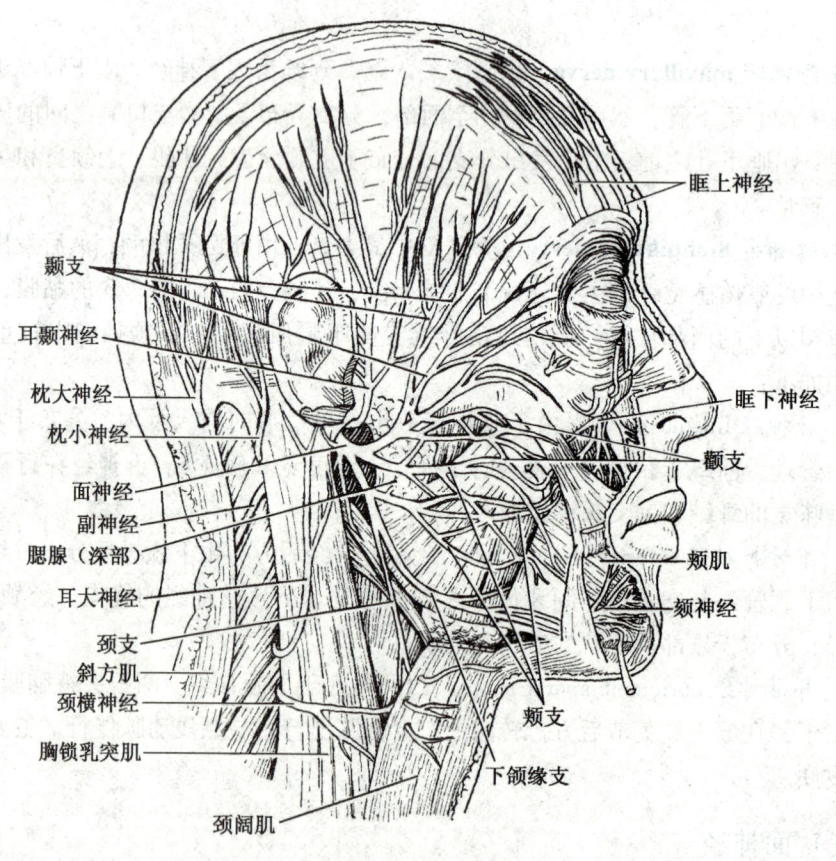

图1-8-44 面神经

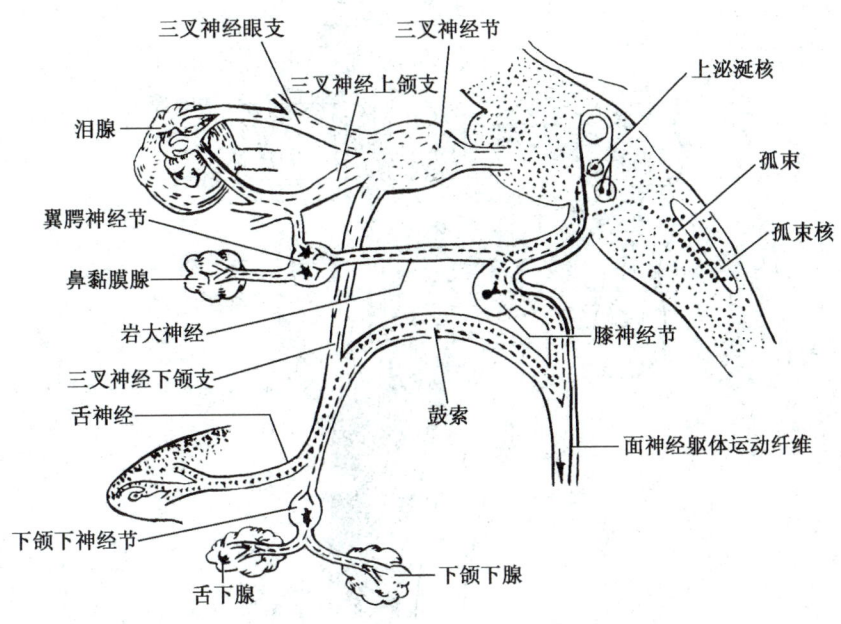

图 1-8-45 面神经纤维分布示意图

【附】角膜反射

角膜反射是指用棉花絮轻触一侧角膜，引起双眼同时闭合的反射活动。反射径路是：角膜→三叉神经的眼神经→三叉神经脑桥核和脊束核→两侧面神经核→两侧面神经→两侧眼轮匝肌收缩。

（四）舌咽神经

舌咽神经 glossopharyngeal verve 属混合性神经，含有躯体运动纤维、内脏运动（副交感）纤维、内脏感觉纤维和躯体感觉纤维。舌咽神经在延髓橄榄后沟出入脑，经颈静脉孔出颅。在颈静脉孔内形成膨大的上神经节，出孔时又形成稍大的下神经节。舌咽神经出颅后，在颈内动、静脉间下降，然后呈弓形向前达舌根（图 1-8-46）。

舌咽神经中的内脏感觉纤维起自舌咽神经下神经节，中枢突终止于孤束核，周围突主要分布至舌后 1/3 的味蕾，司味觉；分布至舌后 1/3 的黏膜、软腭、咽、咽鼓管和鼓室等处的黏膜，司一般感觉（痛觉、温度觉和触觉）。此外，感觉纤维分出颈动脉窦支（窦神经），向下分布于颈动脉窦和颈动脉小球，感受血压和血液中二氧化碳浓度变化，反射性地调节血压和呼吸。

舌咽神经中的躯体运动纤维起自疑核，分布至咽肌，管理咽肌运动。

舌咽神经中的内脏运动（副交感）纤维发自下泌涎核，至耳神经节（在卵圆孔下方，下颌神经内侧）交换神经元，节后纤维至腮腺，司腮腺的分泌。

躯体感觉纤维起自舌咽神经上神经节，中枢突终止于三叉神经脊束核，周围突分布至耳后皮肤。

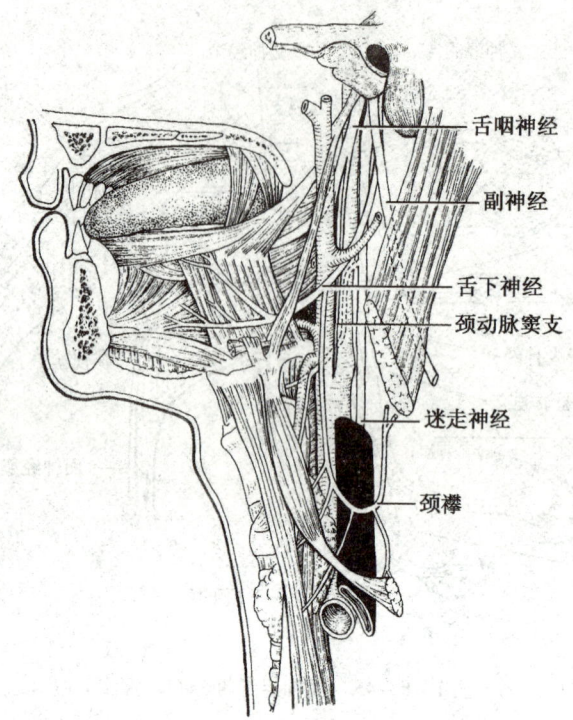

图1-8-46 舌咽神经、舌下神经和副神经

（五）迷走神经

迷走神经 vagus nerve 属混合性神经，含有四种纤维，即内脏运动（副交感）纤维、躯体运动纤维、内脏感觉纤维和躯体感觉纤维。

迷走神经是脑神经中行程最长、分布最广的神经。迷走神经在延髓橄榄后沟中部出入脑，经颈静脉孔出颅。神经干在颈静脉孔处有两个膨大，分别称上神经节和下神经节。神经干在颈部走于颈内动脉、颈总动脉与颈内静脉之间的后方，经胸廓上口入胸腔，绕肺根后面沿食管下降。左迷走神经在食管前面，形成食管前丛，在食管下端延续为迷走神经前干；右迷走神经在食管后面，形成食管后丛，向下延续为迷走神经后干。迷走神经前、后干经膈的食管裂孔入腹腔（图1-8-47）。

迷走神经内脏运动纤维起自延髓迷走神经背核，司咽、喉的腺体分泌，以及胸腹腔器官的运动和腺体分泌。

迷走神经躯体运动纤维起自疑核，管理咽、喉肌的运动。

迷走神经内脏感觉纤维的胞体位于下神经节内，属假单极神经元，中枢突终止于孤束核，周围突分布于颈、胸、腹内脏，管理内脏感觉。

迷走神经躯体感觉纤维的细胞体位于上神经节内，属假单极神经元，中枢突终止于三叉神经脊束核，周围突分布于耳郭背侧皮肤和外耳道皮肤等处。

1. 迷走神经在颈部的分支

（1）喉上神经 superior laryngeal nerve 由下神经节处分出，分布于声门裂以上的喉

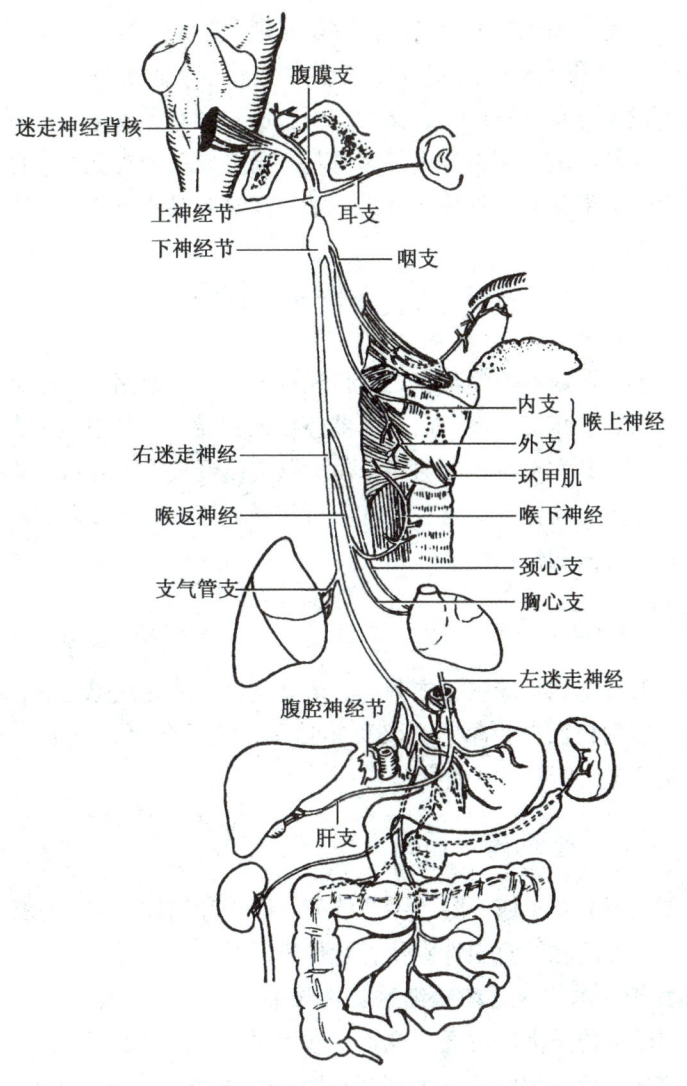

图 1-8-47 迷走神经

黏膜、会厌和部分喉肌。

(2) **咽支** 起自下神经节，分布于咽肌和咽部黏膜。

(3) **颈心支** 有颈上心支和颈下心支两支，与交感神经一起构成心丛。分支分布于主动脉弓和心等处。

2. 迷走神经在胸部的分支

(1) **喉返神经 recurrent laryngeal nerve** 自主干发出后，左侧喉返神经绕主动脉弓，右侧喉返神经绕右锁骨下动脉，左、右喉返神经返回颈部均沿着食管和气管之间的沟内上行，改名为喉下神经 inferior laryngeal nerve。喉下神经在甲状腺左、右叶的后方，分布于声门裂以下的喉黏膜和大部分喉肌，司黏膜的感觉、腺体分泌和喉肌的运动。喉返神经在行程中发出胸心支，与交感神经的分支共同构成心丛。

(2) **支气管支和食管支** 左、右迷走神经发出许多细支，与交感神经的分支在肺根周围构成肺丛,在食管周围构成食管丛,支配平滑肌运动、黏膜感觉和腺体分泌。

3. 迷走神经在腹部的分支　迷走神经前干发支分布于胃前壁、肝、胆囊和胆道等处。迷走神经后干发支分布于胃后壁,又发支至腹腔干和肠系膜上动脉根部周围,与交感神经共同构成腹腔丛。由此丛再分出许多分丛,随动脉的分支至肝、胰、脾、肾和肾上腺及结肠左曲以上的消化管,管理器官的平滑肌运动和黏膜感觉及腺体分泌。

第四节　传导通路

传导通路是指感受器或效应器与脑之间传递神经冲动的通路。这一通路由若干神经元组成,它们之间借突触相互联系。由感受器经传入神经、各级中枢至大脑皮质的神经通路称感觉传导通路,又称上行传导通路;由大脑皮质经皮质下各级中枢、传出神经至效应器的神经通路称为运动传导通路,又称下行传导通路。传导通路实际就是经过脑的各种长距离反射弧的传入和传出部分。

一、感觉传导通路

躯体感觉有一般感觉和特殊感觉之分。一般感觉又可分为浅感觉和深感觉。浅感觉主要包括痛觉、温度觉和触觉。深感觉又称本体觉,主要包括位置觉、运动觉和震动觉。特殊感觉包括视觉、听觉和平衡觉等。

(一) 深(本体)感觉传导通路

本体觉感受器主要分布于肌、腱、关节等处。躯干和四肢的本体觉传导通路可分为意识性本体感觉传导通路和非意识性本体感觉传导通路。

1. 躯干四肢意识性本体感觉和精细触觉传导通路　由该传导路将躯体和四肢的位置觉、运动觉和震动觉传至大脑皮质,从而意识性感知机体在空间的位置和运动方向。此外,该传导通路还传导精细触觉(辨别两点距离和感受物体的性状及纹理)。躯干和四肢意识性本体感觉和精细触觉传导通路由三级神经元组成(图1-8-48)。

(1) **第一级神经元**　为假单极神经元,细胞体位于脊神经节内。其周围突是脊神经躯体感觉纤维,分布于躯干、四肢的肌、腱、关节等处的本体感受器和皮肤的精细触觉感受器;中枢突经脊神经后根入脊髓后索内。其中来自第5胸节以下的纤维在后索内形成薄束 fasciculus cuneatus,传导躯干下部和下肢的本体觉及精细触觉;来自第4胸节以上的纤维,在后索内形成楔束 fasciculus gracilis,传导躯干上部和上肢的本体觉及精细触觉。薄束和楔束上升至延髓,分别止于同侧的薄束核和楔束核。

(2) **第二级神经元**　为多极神经元,细胞体位于薄束核和楔束核。它们发出二级纤维,前行至中央管腹侧,越过中线与对侧纤维左右交叉,交叉处称内侧丘系交叉,交叉后的纤维在中线两侧上行,称内侧丘系。内侧丘系上行,经脑桥、中脑止于背侧丘脑腹后外侧核。

(3) **第三级神经元**　为多极神经元,细胞体位于背侧丘脑腹后外侧核。它们的轴

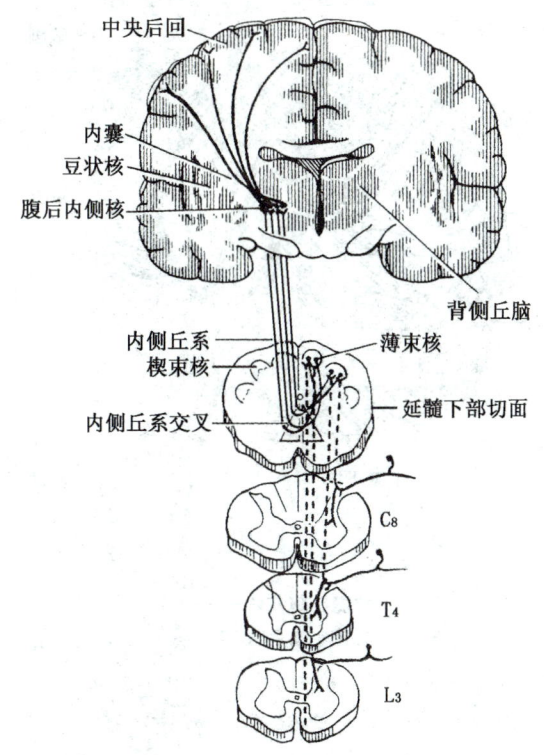

图1-8-48 躯干和四肢意识性本体感觉传导通路

突构成丘脑中央辐射（丘脑皮质束），经内囊后肢投影到中央后回的上2/3和中央旁小叶的后部。

此传导通路受损伤时，若在内侧交叉以上，则引起对侧躯体本体觉和精细触觉障碍；若在内侧丘系交叉以下，则引起同侧躯体的本体觉和精细触觉障碍。本体觉障碍时，让患者闭眼，患者不能确定相应肢体的位置姿势和运动方向，震动觉也丧失。

2. 非意识性本体感觉传导通路 是将躯干、四肢的本体感觉冲动传至小脑，不产生意识感觉，而是向小脑传递信息，反射性调节躯干和四肢的肌张力和协调运动，以维持躯体的平衡姿势（图1-8-49）。

（二）浅感觉传导通路

浅感觉传导通路传导皮肤、黏膜的痛觉、温度觉和粗触觉的冲动。浅感觉感受器分布于皮肤和黏膜。该传导通路由三级神经元组成。

1. 躯干和四肢的浅感觉传导通路（图1-8-50）

（1）第一级神经元 为假单极神经元，细胞体位于脊神经节内，其周围突为脊神经的躯体感觉纤维，分布于躯干、四肢皮肤的有关感受器；中枢突经后根入脊髓，在脊髓内上升1~2个节段，再进入同侧灰质后角，终止于后角细胞。

（2）第二级神经元 为多极神经元，细胞体和树突位于脊髓后角；轴突经中央管

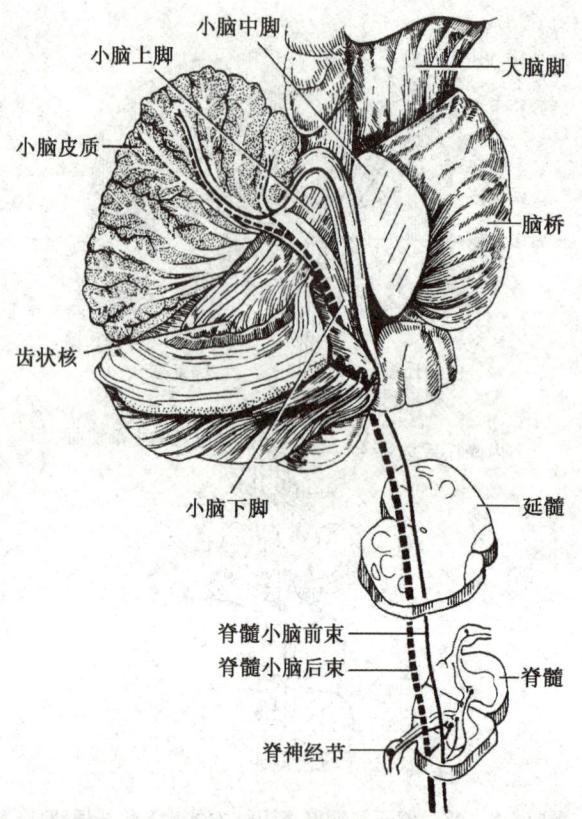

图 1-8-49 躯干和四肢非意识性本体感觉传导通路

前方的白质前连合交叉到对侧，其中一部分进入外侧索上行，构成脊髓丘脑侧束，传导痛、温觉，另一部分进入前索上行，构成脊髓丘脑前束，传导粗触觉。脊髓丘脑前束和脊髓丘脑侧束在脊髓内上行，至延髓两束合并，称脊髓丘脑束，继上行经脑桥、中脑终止于背侧丘脑腹后外侧核。

(3) 第三级神经元　为多极神经元，细胞体和树突位于背侧丘脑腹后外侧核，轴突形成丘脑皮质束，经内囊后肢丘脑中央辐射投射到中央后回上 2/3 和中央旁小叶后部。

脊髓丘脑侧束和脊髓丘脑前束一侧受损，在受伤平面下 1~2 节段以下的对侧皮肤痛觉、温度觉减弱或消失，对触觉影响不很大，因薄束和楔束也能传导触觉。

2. 头面部浅感觉传导通路（图 1-8-50）

(1) 第一级神经元　为假单极神经元，细胞体位于三叉神经节内，周围突经三叉神经的眼神经、上颌神经和下颌神经的分支，分布于头面部皮肤和口、鼻腔黏膜的感受器；中枢突构成三叉神经根入脑桥，其中传导痛、温觉的纤维终止于三叉神经脊束核，传导触觉的纤维终止于三叉神经脑桥核。

(2) 第二级神经元　为多极神经元，细胞体和树突位于三叉神经脊束核和脑桥核内，轴突交叉至对侧上行，构成三叉丘脑束（三叉丘系），在脊髓丘脑束的内侧上升，终止于背侧丘脑腹后内侧核。

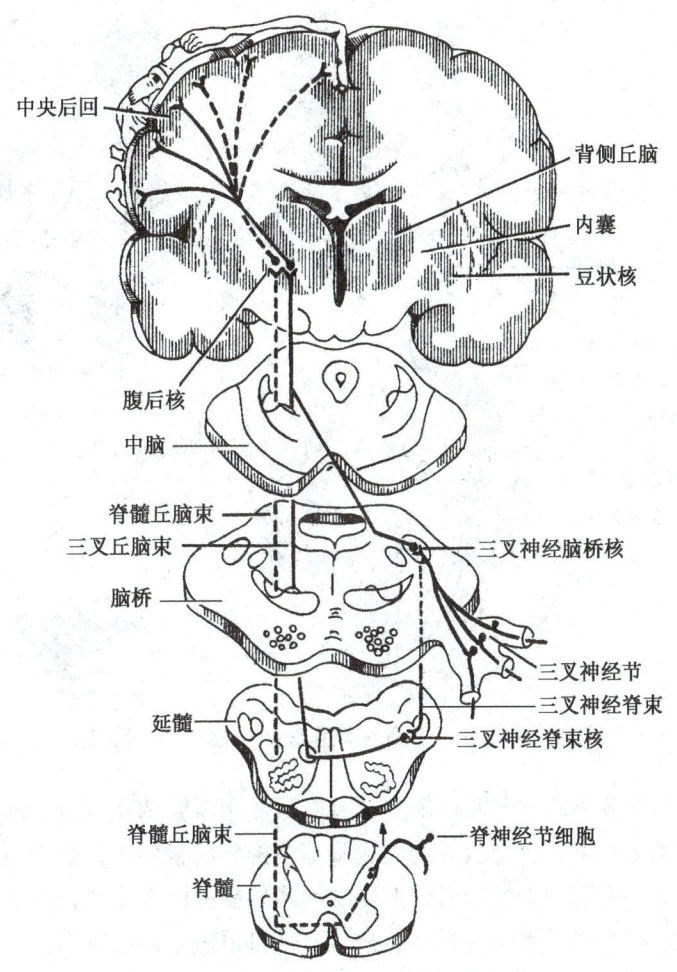

图 1-8-50 头面部痛、温度和粗触觉传导通路

(3) 第三级神经元 为多极神经元,细胞体和树突位于背侧丘脑内,轴突组成丘脑皮质束,经内囊后肢,投射到中央后回下 1/3。

当传导通路受损时,如果受损在交叉以上,则对侧头面部浅感觉障碍;若受损在交叉以下,则同侧头面部浅感觉障碍。

(三)视觉传导通路

视网膜内层为神经细胞层,该层主要由感光细胞层(视锥细胞和视杆细胞)、双极细胞层和神经节细胞层构成。当视锥细胞和视杆细胞感光后,产生神经冲动,并将该神经冲动传至双极细胞,再由双极细胞传至神经节细胞。神经节细胞的轴突在视神经盘处集合成视神经,经视神经管入颅内,经过视交叉(不完全交叉)、视束,大部分纤维终止于外侧膝状体。由外侧膝状体内的神经细胞发出的轴突组成视辐射,经内囊后肢投射到枕叶距状沟上、下皮质的视觉中枢,产生视觉(图 1-8-51)。

当眼球固定向前平视时,所能看到的空间称为视野。视野有左眼视野和右眼视野之

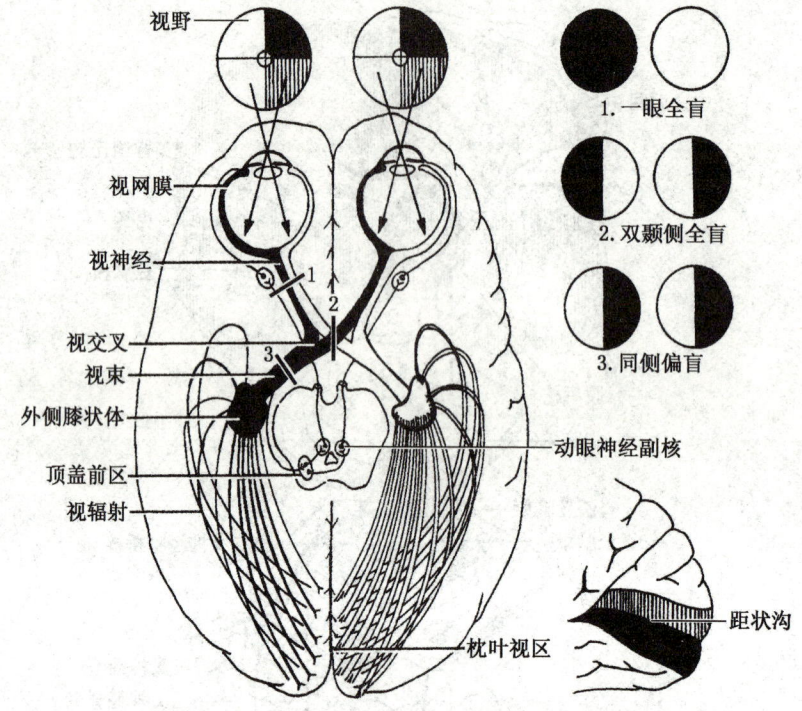

图1-8-51 视觉传导通路和瞳孔对光反射通路

分,每侧视野又可分为颞侧半和鼻侧半,一眼颞侧半视野的物像投射到同侧眼球视网膜的鼻侧半,鼻侧半视野的物像投射到同侧眼球视网膜的颞侧半,上半视野的物像投射到下半视网膜,下半视野的物像投射到上半视网膜。视神经纤维在视交叉处进行不完全交叉,即来自两眼视网膜鼻侧半的纤维交叉,而来自颞侧半的纤维不交叉,视神经纤维交叉以后组成视束。左侧视束含有来自两眼视网膜左侧半的纤维。右侧视束含有来自两眼视网膜右侧半的纤维。视束纤维大部分终止于外侧膝状体;小部分纤维离开视束终止于顶盖前区,参与瞳孔对光反射。

视觉传导通路不同部位损伤,可出现不同的症状(图1-8-51)。一侧视神经损伤,出现患眼全盲。视交叉中间部交叉纤维损伤,出现双眼视野颞侧偏盲。一侧视束、外侧膝状体、视辐射或视觉中枢皮质损伤,出现双眼对侧半视野同向偏盲。

附:瞳孔对光反射通路(图1-8-51)

光照一侧眼球,引起两侧瞳孔缩小,称为瞳孔对光反射,其中被照侧的瞳孔缩小,称直接对光反射;另一侧瞳孔同时也缩小,称间接对光反射。瞳孔对光反射通路是:视网膜→视神经→视交叉→两侧视束→顶盖前区→两侧动眼神经副核→动眼神经→两侧睫状神经节→节后纤维→两侧瞳孔括约肌收缩→两侧瞳孔缩小。

二、运动传导通路

运动传导通路由锥体系和锥体外系两部分组成,两者功能上互相协调,互相配合,共同完成人体各项复杂的随意运动。

(一) 锥体系

锥体系是管理骨骼肌随意运动的系统，主要由上、下两级神经元组成。上运动神经元 upper motor neurons，即锥体细胞，细胞体主要位于中央前回和中央旁小叶前部，它们的轴突组成锥体束。锥体束主要包括皮质脊髓束和皮质核束。下运动神经元 lower motor neurons 细胞体位于脊髓前角和脑神经躯体运动核，前者发出的轴突参与构成脊神经前根的躯体运动纤维成分，支配躯干、四肢骨骼肌运动；后者发出的轴突参与构成脑神经躯体运动纤维，主要支配头面骨骼肌运动。

1. 皮质脊髓束（图 1-8-52） 主要起于中央前回上 2/3 及中央旁小叶前部的锥体细胞，下行经内囊后肢、中脑大脑脚和脑桥基底部至延髓形成锥体，大部分在锥体交叉处左、右交叉，交叉后的纤维下降至脊髓外侧索，形成皮质脊髓侧束。皮质脊髓侧束

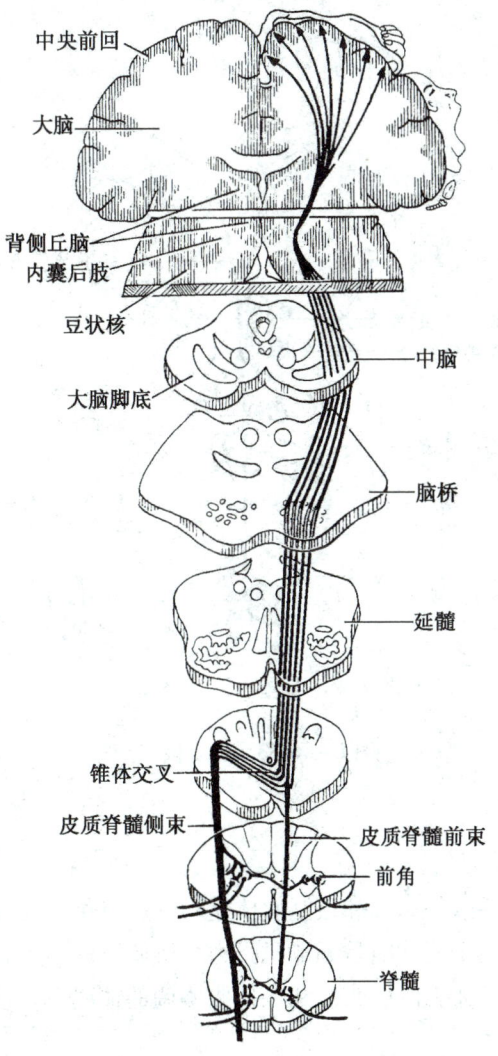

图 1-8-52 皮质脊髓束

在脊髓内下降中逐节终止于前角细胞,主要支配四肢肌。小部分纤维在锥体交叉处不交叉,下行于脊髓同侧前索内,组成皮质脊髓前束,此束仅见于上胸节,并经白质前连合逐节交叉至对侧,终止于前角运动神经元,支配躯干和四肢骨骼肌的运动。皮质脊髓前束中有一部分始终不交叉而止于同侧脊髓前角运动神经元,主要支配躯干肌。

2. 皮质核束(图1-8-53) 主要起自中央前回下1/3部的锥体细胞,下行经内囊膝至脑干,在脑干内终止于脑神经躯体运动核,其中面神经核下部(支配下部面肌)和舌下神经核只接受对侧皮质核束支配,其余脑神经躯体运动核,包括面神经核上部(支配上部面肌)受双侧皮质核束支配(图1-8-54、55)。当一侧皮质核束受损伤时,受双侧皮质核束支配的躯体运动核所管理的骨骼肌不表现出瘫痪,而受单一对侧皮质核束支配的躯体运动核所管理的骨骼肌表现出瘫痪。因此,一侧皮质核束受伤,只表现对侧下部面肌和对侧舌肌瘫痪,而两侧上部面肌、眼球外肌和咽喉肌等不受影响。

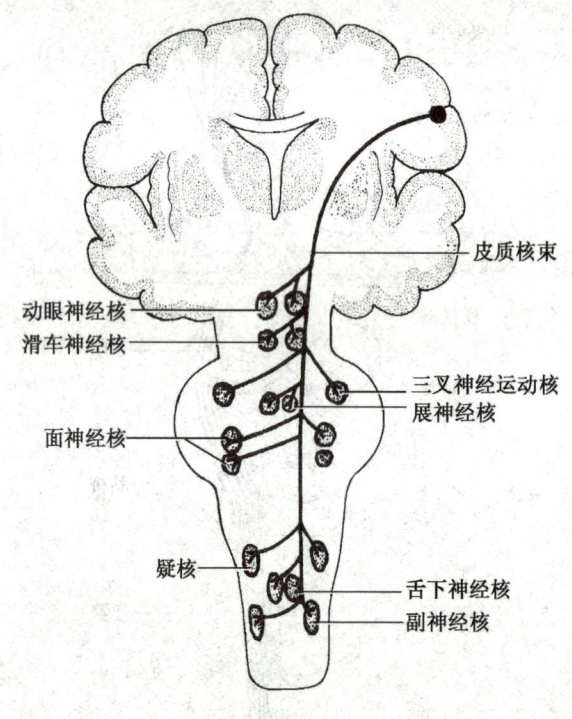

图1-8-53 皮质核束

(二)锥体外系

锥体外系是指锥体系以外影响和控制躯体运动的所有传导路径,结构十分复杂,为多级神经元链。锥体外系主要功能是调节肌张力,协调肌的活动,维持体态姿势,完成习惯性和节律性动作,在适宜的肌张力和保持肌协调的情况下,使锥体系得以进行精细的随意运动。

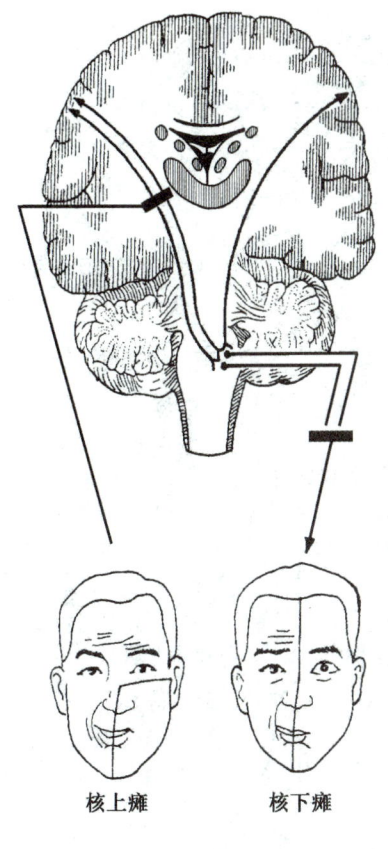
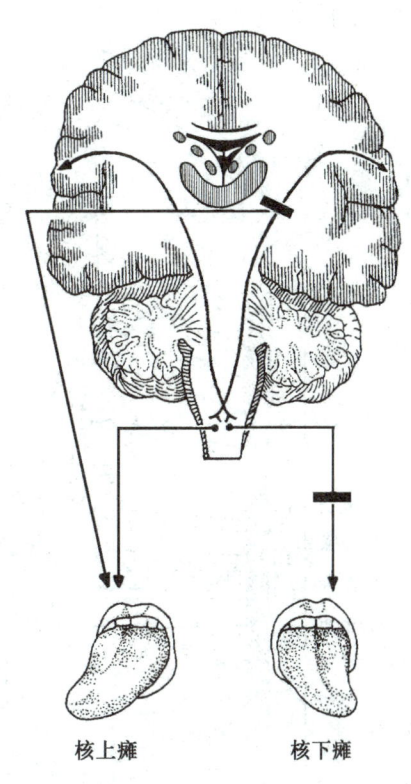

图1-8-54 面肌瘫痪　　　　图1-8-55 舌肌瘫痪

第五节　内脏神经系统

内脏神经系统 visceral nervous system 是神经系统的一个组成部分，按照分布部位不同，可分为中枢部和周围部。中枢部在脑和脊髓内，周围部主要分布于内脏、心血管和腺体（图1-8-56）。内脏神经按照纤维性质不同，可分为运动和感觉两种纤维成分。内脏运动神经调节内脏、心血管的运动和腺体的分泌，通常不受意识控制，又称自主神经系统 autonomic nervous system 或植物性神经系统 vegetative nervous system。内脏感觉神经把来自内脏、心血管等处感觉冲动传入各级中枢，经中枢整合后，通过内脏运动神经调节这些器官的活动，进而在维持机体内、外环境的平衡和机体的正常生命活动中发挥重要作用。

一、内脏运动神经

内脏运动神经和躯体运动神经一样，均受大脑皮质和皮质下各级中枢的控制和调节，然而两者在形态结构和机能上也有较大的差别，现就其主要差异简述如下。

①支配对象不同：躯体运动神经支配骨骼肌，一般都受意志控制；内脏运动神经支

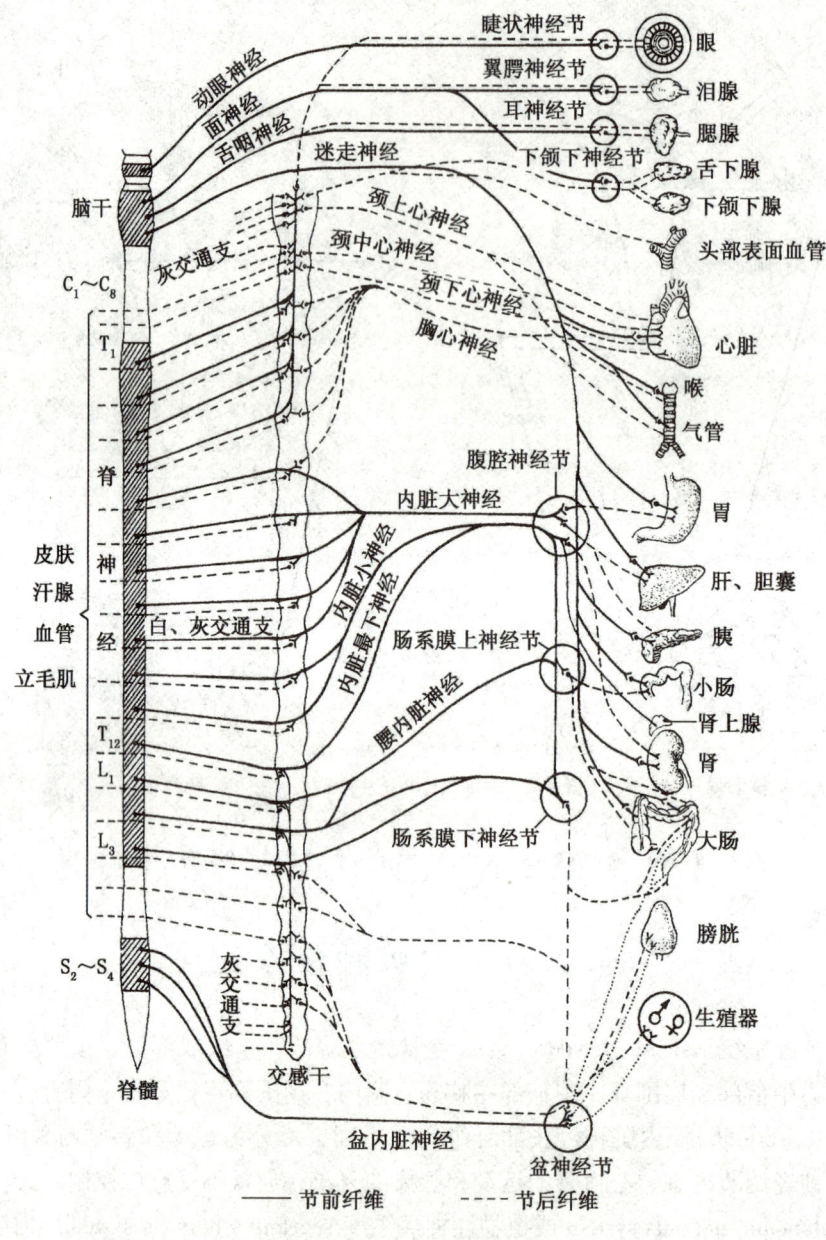

图 1-8-56 内脏神经系统

配平滑肌、心肌和腺体，在一定程度上不直接受意志控制。

②神经元的数目不同：躯体运动神经自脑神经躯体运动核或脊髓前角发出至骨骼肌，不换神经元。

内脏运动神经自脑干内脏运动核或脊髓侧角、骶 2～4 节段中间带外侧部发出至平滑肌、心肌和腺体，要在周围内脏神经节内换神经元，即有两个神经元。第一个神经元为节前神经元，其胞体在脑干或脊髓内，它发出的轴突称为节前纤维；第二个神经元为节后神经元，其胞体在内脏神经节，它发出的轴突称节后纤维。

③分布方式不同：躯体运动神经以神经干的方式分布；内脏运动神经分布方式常为攀附于脏器血管表面形成丛，由丛再发出分支至器官。

④纤维粗细不同：躯体运动神经纤维一般是比较粗的有髓纤维，而内脏运动神经纤维则是薄髓（节前纤维）和无髓（节后纤维）的细纤维。

⑤纤维成分不同：躯体运动神经只有一种躯体运动纤维；内脏运动神经有交感神经纤维和副交感神经纤维两种纤维，它们分别构成交感神经和副交感神经。大部分器官同时接受交感神经和副交感神经双重支配。

（一）交感神经

1. 中枢部　交感神经 sympathetic nerve 的低级中枢位于脊髓胸 1～腰 3 节段的侧角内，由侧角细胞发出节前纤维（图 1-8-57）。

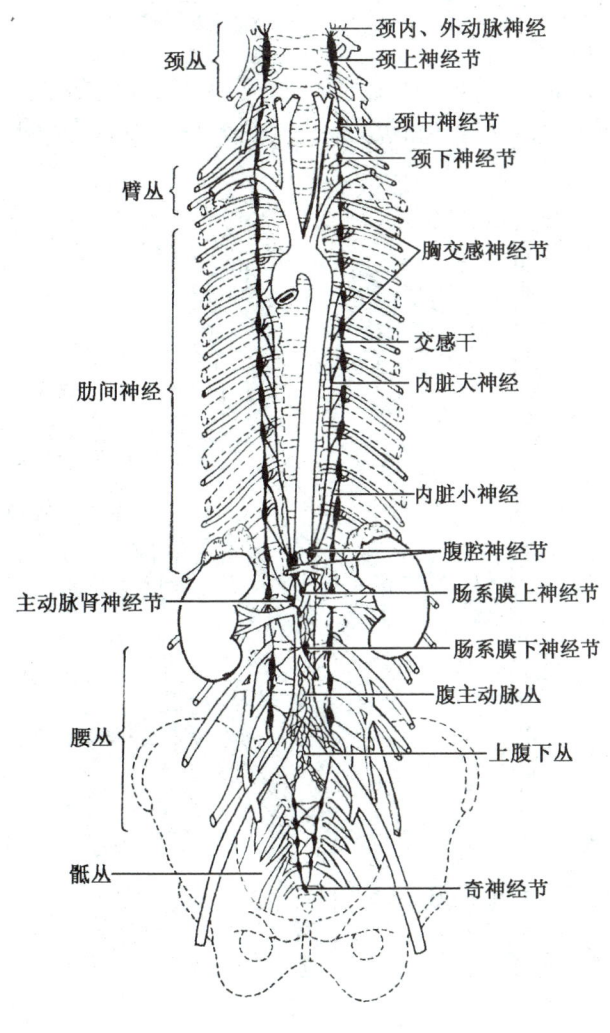

图 1-8-57　交感干全貌

2. 周围部

(1) 交感神经节 为交感神经节后神经元细胞体所在部位。根据交感神经节的位置，可分为椎旁神经节和椎前神经节。

①椎旁神经节 paravertebral ganglia：位于脊柱两旁，有19~24对，并借节间支连成2条链索状结构，称交感干 sympathetic trunk（图1-8-57）。两侧交感干沿脊柱两侧走行，上自颅底下至尾骨，两干下端于尾骨前面合并成一个奇神经节。交感干全长可分颈、胸、腰、骶、尾5部，其中颈部3~4个，即颈上、中、下神经节。颈下神经节常与第1胸神经节合并成颈胸神经节，亦称星状神经节。胸部10~12个，腰部4个，骶部2~3个，尾部两侧合成1个奇节。

②椎前神经节 prevertebral ganglia：位于脊柱前方，包括位于腹腔干根部两旁的一对腹腔神经节 celiac ganglia，肾动脉根部的一对主动脉肾神经节 aorticorenal ganglia，肠系膜上、下动脉根部各有一个肠系膜上神经节 superior mesenteric ganglion 和肠系膜下神经节 inferior mesenteric ganglion。

(2) 交通支 communicating branches 每个交感干神经节与相应的脊神经之间都有交通支相连。交通支可分为白交通支和灰交通支（图1-8-58）。白交通支是脊髓侧角细

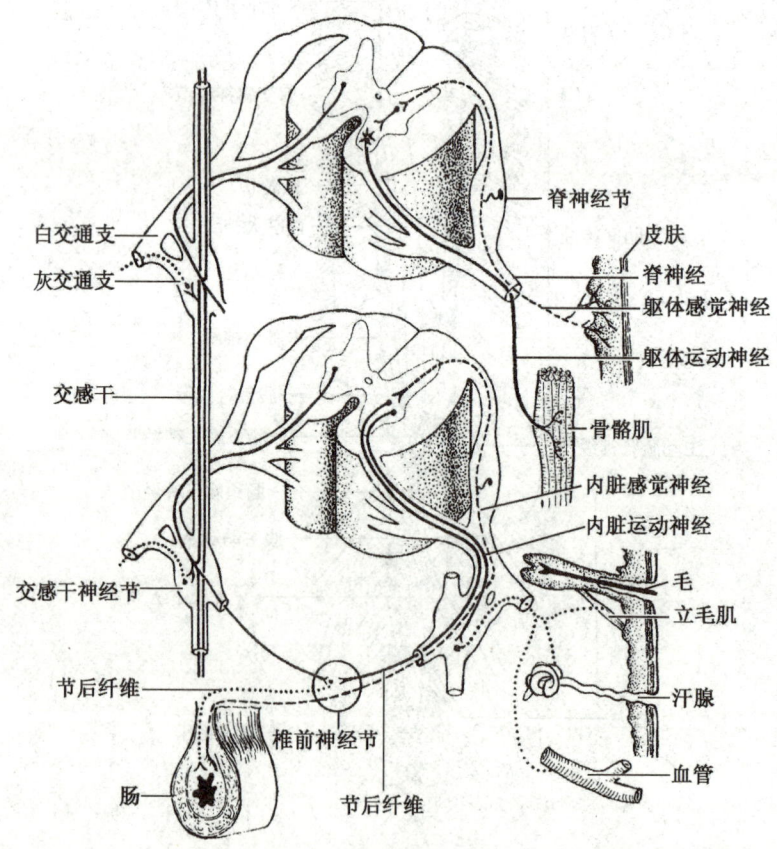

图1-8-58 交感神经纤维走行模式图

胞发出节前纤维离开脊神经，入交感干神经节的通路。白交通支的神经纤维有髓鞘，呈白色，故名白交通支。白交通支仅见于胸1~腰3脊神经前支与交感干之间，共15对。灰交通支是交感干神经节发出的节后纤维入脊神经的通路。灰交通支存在于全部交感干神经节与全部脊神经之间。灰交通支的神经纤维无髓鞘，呈灰色。

(3) **交感神经节前纤维和节后纤维去向**　白交通支入交感干神经节后有3种去向（图1-8-58）：①终止于相应的交感干神经节；②在交感干内上升或下降，终止于上方或下方的交感干神经节；③穿相应的交感干神经节，终止于椎前神经节。

交感干神经节发出节后纤维也有3种去向（图1-8-58）：①经灰交通支返回脊神经，随脊神经分布至躯干、四肢的血管、汗腺和立毛肌等；②攀附动脉表面形成神经丛，并随动脉及其分支到达支配的器官；③交感干神经节直接发支，分布到所支配的器官。

(4) **交感神经的分布**（图1-8-58、59）

①自脊髓第1、2胸节段侧角一部分细胞发出的节前纤维，经相应的脊神经和白交通支到达相应胸神经节，不在此换元，而上行至颈上神经节换元。颈上神经节细胞发出的节后纤维攀附在颈内、外动脉周围成丛，并伴动脉的分支走行，分布到头面各种腺体、血管和瞳孔开大肌等处。

②自脊髓第1~4(5)胸节段侧角一部分细胞发出的节前纤维，经相应的脊神经和白交通支到达相应的交感干神经节，一部分在此不换元，上行到颈上、中、下神经节换元。三个神经节的节后纤维组成上颈心神经、中颈心神经、下颈心神经，下行进入心丛，分布到心肌和血管；另一部分节前纤维在相应交感干神经节换元，发出节后纤维组成胸心神经，加入心丛，分布到心脏。

③自脊髓第1~5（或2~6）胸节段侧角一部分细胞发出节前纤维，经相应的脊神经和白交通支到达颈胸神经节和上胸部的交感干神经节换元。节后纤维至肺门加入肺丛，由肺丛的分支入肺内分布于支气管树（平滑肌和腺体）和肺内的血管平滑肌等。

④自脊髓第5~11（或12）胸节段侧角的一部分细胞发出节前纤维，经相应的脊神经和白交通支到达相应的交感干神经节，在此不换元，穿过交感干神经节后组成内脏大神经和内脏小神经。两神经沿椎体表面下降，穿膈至腹腔，至腹腔神经节、肠系膜上神经节和主动脉肾神经节换元，节后纤维参加腹腔丛等的组成。神经丛攀附于腹腔干、肠系膜上动脉和肾动脉表面，随它们分支分布到肝、胆囊、胰、脾、肾、肾上腺以及腹腔内结肠左曲以上的消化管。

⑤自脊髓第1~3腰节段侧角的一部分细胞发出节前纤维，经相应的脊神经和白交通支至相应的交感干神经节，在此不换元，至肠系膜下神经节换元，节后纤维随肠系膜下动脉分支分布至降结肠、乙状结肠、直肠及盆部其他脏器。

(二) 副交感神经

1. 中枢部　副交感神经 parasympathetic nerve 的低级中枢在脑干内脏运动核（副交感神经核）和脊髓第2~4骶节段的骶副交感核。

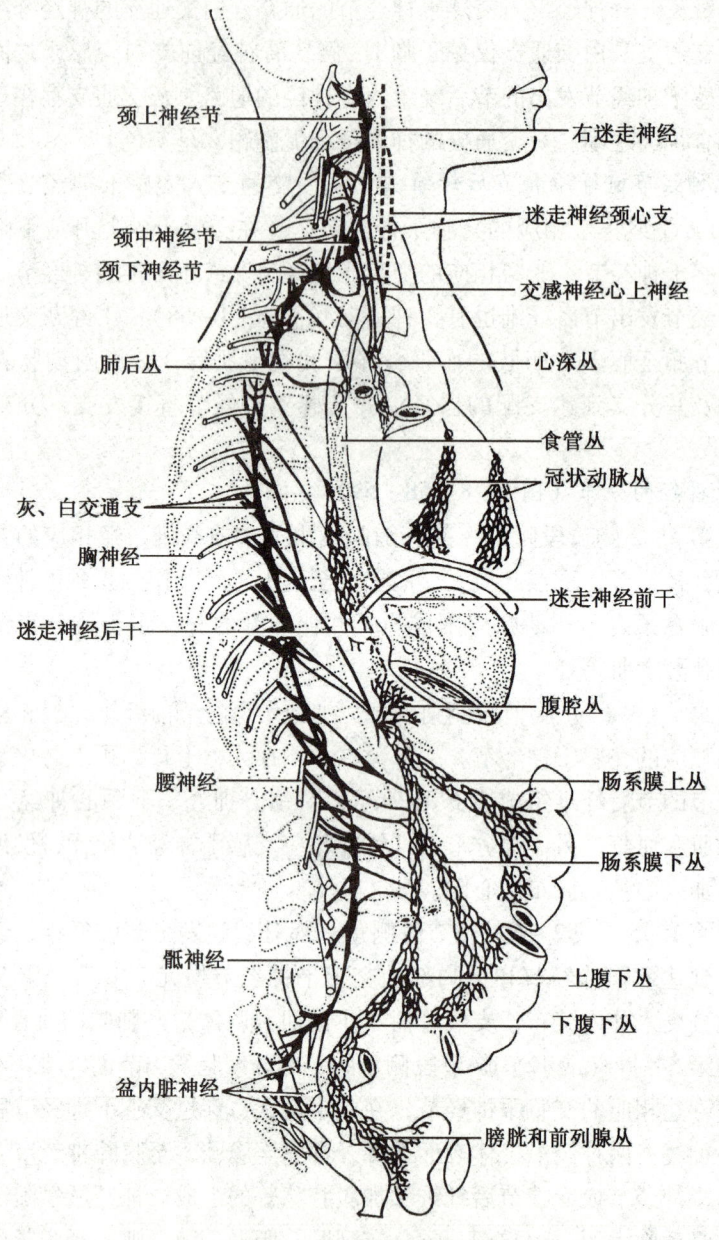

图1-8-59 交感干和内脏神经丛

2. 周围部 包括副交感神经节和进出节的节前纤维和节后纤维。副交感神经节位于器官近旁或器官壁内,故称器官旁节和器官内节。

(1) **颅部副交感神经**

①动眼神经副交感节前纤维起自中脑的动眼神经副核,随动眼神经入眶,至睫状神经节换神经元,其节后纤维进入眼球壁,分布于瞳孔括约肌和睫状肌,功能为使瞳孔缩小和调节晶状体的厚度。

②面神经副交感节前纤维起自脑桥上泌涎核,部分纤维至翼腭神经节换神经元,其

节后纤维至泪腺和鼻腔黏膜；另一部分纤维入舌神经，再至下颌下神经节换神经元，节后纤维分布至下颌下腺和舌下腺。它们的功能是促使上述腺体分泌。

③舌咽神经副交感节前纤维起自延髓下泌涎核，经舌咽神经至耳神经节，换神经元，节后纤维分布到腮腺。功能为促使腮腺的分泌。

④迷走神经副交感节前纤维起自延髓的迷走神经背核，随迷走神经分支到胸、腹腔脏器附近或壁内的器官旁节或壁内节换神经元，节后纤维分布至胸、腹腔脏器（除结肠左曲以下消化管及盆腔脏器等以外），功能为支配上述器官的运动和腺体分泌。

(2) 骶部副交感神经

节前纤维起由脊髓骶 2~4 节段的骶副交感核发出，随骶神经前根、前支出骶前孔至盆腔，然后又离开骶神经前支，组成盆内脏神经（图 1-8-60）。盆内脏神经参与盆丛组成，副交感神经纤维随盆丛分支到降结肠、乙状结肠和其他盆腔脏器，在器官旁节和器官内节换神经元，节后纤维支配这些器官平滑肌的运动和腺体分泌。

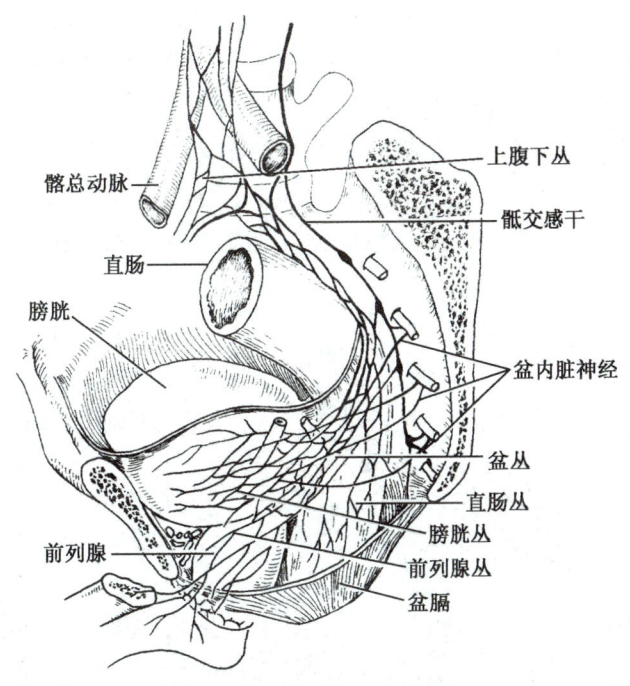

图 1-8-60 盆内脏神经

二、内脏感觉神经

内脏除有交感和副交感神经支配外，也有感觉神经分布。内脏感觉神经元为假单极神经元，细胞体亦位于脑神经节和脊神经节内，周围突随交感神经和副交感神经（主要为迷走神经和盆内脏神经）分布，中枢突分别进入脊髓和脑干，止于脊髓后角和孤束核。内脏感觉纤维通过中间神经元与内脏运动神经元相联系，形成内脏反射；内脏感觉纤维由中间神经元与躯体运动神经元相联系，形成内脏-躯体反射；内脏感觉纤维也经过一定的传导路至大脑皮质,产生内脏感觉,但其传导路至今还未完全明了。

第六节 脑和脊髓的被膜、脑室和脑脊液、脑和脊髓的血管

一、脑和脊髓的被膜

脑和脊髓外面均有三层被膜,由外向内依次为硬膜、蛛网膜和软膜。硬膜厚而坚韧,蛛网膜薄而透明,软膜紧贴脑和脊髓表面,并伸入脊髓和脑的沟裂之中。蛛网膜与软膜之间有许多小纤维束相连。蛛网膜与软膜之间的间隙,称蛛网膜下隙 subarachnoid space,内有脑脊液。

(一) 硬膜

包被脊髓的硬膜 dura mater 称硬脊膜;包裹脑的硬膜称硬脑膜。

1. 硬脊膜 spinal dura mater 上方附着于枕骨大孔的边缘并与硬脑膜相续;下部在第2骶椎水平向下变细,包裹终丝,末端附着于尾骨(图1-8-61)。在椎间孔处,硬脊膜两侧与脊神经被膜相连续。硬脊膜与椎管内面骨膜之间有窄隙,称硬膜外隙 epidural space,内有静脉丛、淋巴管、疏松结缔组织、脂肪,脊神经根也通过此隙。硬膜外隙内略呈负压,临床手术麻醉时,将麻药注入此隙,以阻滞脊神经冲动的传导,称硬膜外麻醉。

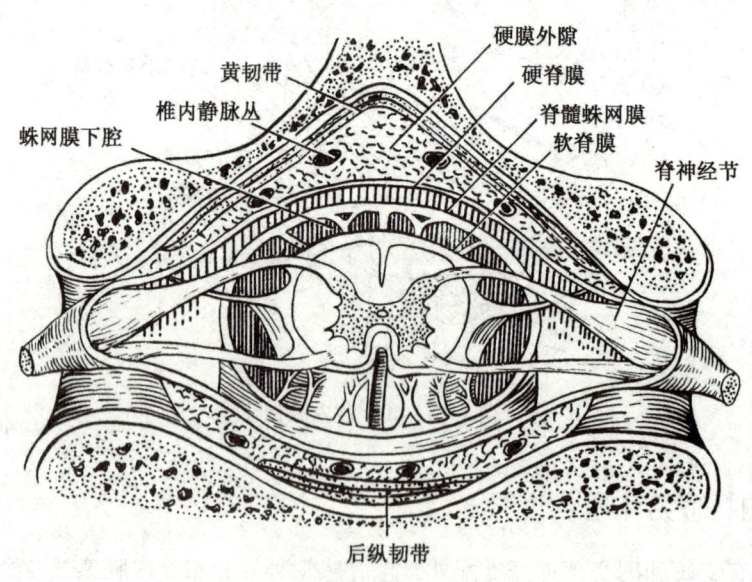

图1-8-61 脊髓的被膜(横切面)

2. 硬脑膜 cerebral dura mater 由两层膜合成。外层相当于颅骨内面的骨膜。硬脑膜与颅盖骨结合疏松,易分离,颅盖骨骨折时,易引起硬脑膜外血肿。硬脑膜与颅底骨结合较紧密,颅底骨骨折时,硬脑膜易撕裂,如果同时有蛛网膜撕裂,可出现脑脊液外

漏。硬脑膜内层在某些地方离开外层褶叠成双层板状，突入到脑的裂隙中。伸入左、右大脑半球之间的突起呈矢状位，称大脑镰 cerebral falx；伸入大、小脑之间的突起呈水平位，称小脑幕 tentorium of cerebellum（图 1-8-62）。小脑幕前缘游离并成弧形，称幕切迹。当颅内压增高时，可将大脑颞叶内面的海马旁回和钩挤入小脑幕切迹内，形成小脑幕切迹疝，引起瞳孔散大、肢体瘫痪等症状。

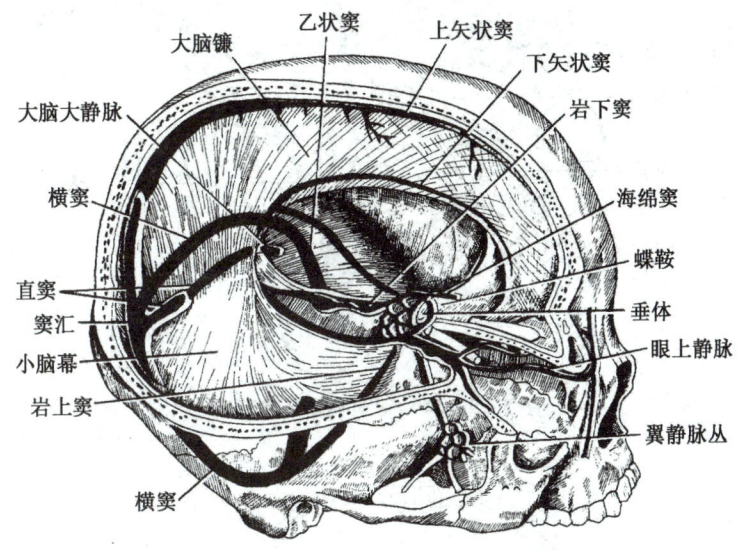

图 1-8-62 硬脑膜及硬脑膜窦

硬脑膜在某些部位内、外两层分离处的间隙，称硬脑膜窦 sinuses of dura mater（图 1-8-62、63、64、65）。窦内含有静脉血；窦壁内面衬有内皮细胞，但无平滑肌。当硬脑膜窦损伤时，窦壁无法收缩，不易止血。

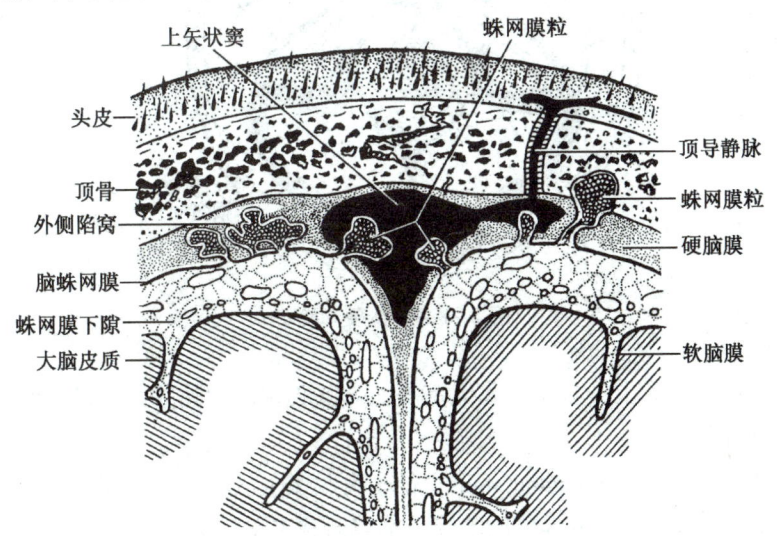

图 1-8-63 上矢状窦及蛛网膜粒（冠状切面）

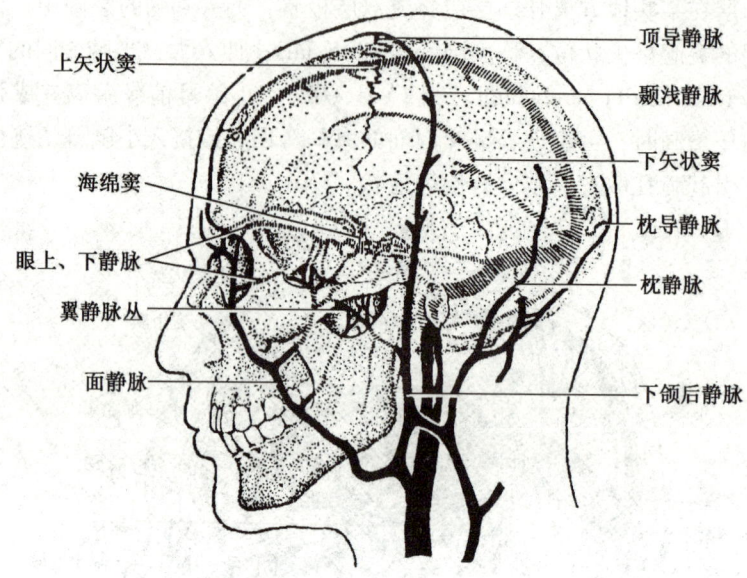

图 1-8-64 硬脑膜窦及其联系

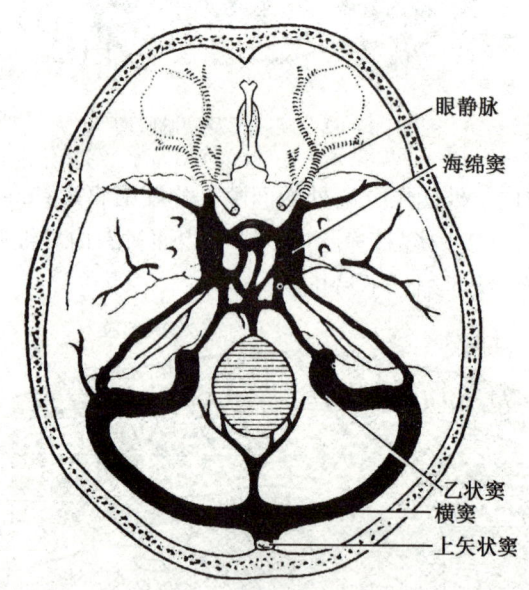

图 1-8-65 硬脑膜窦

主要的硬脑膜窦有上矢状窦、海绵窦等。硬脑膜窦内的静脉血,最后经颈静脉孔出颅,与颈内静脉相续。

(1) 上矢状窦 superior sagittal sinus 位于大脑镰上缘内,不成对。

(2) 海绵窦 cavernous sinus 位于颅中窝蝶骨体两侧,左右间以数个横支相连。海绵窦状如海绵,内有许多小梁,血液可经海绵窦的间隙流过。海绵窦前方与眼静脉相连交通,当面部感染时,细菌等可经眼静脉入颅内,引起海绵窦的炎症。

(二) 蛛网膜

蛛网膜 arachnoid 位于硬膜与软膜之间。位于脑外面的蛛网膜称脑蛛网膜，位于脊髓外面的蛛网膜称脊髓蛛网膜（图1-8-61），两者在枕骨大孔处相连续。蛛网膜与软膜之间有许多小纤维束相连，其间的空隙称为蛛网膜下隙 subarachnoid space，隙内充满脑脊液。在某些地方，蛛网膜下隙内小纤维束消失，腔隙变大，称蛛网膜下池 subarachnoid space。在小脑与延髓之间有小脑延髓池 cerebellomedullary cistern，脊髓末端与第2骶椎水平之间的一段蛛网膜下隙，称为终池 terminal cistern。终池内无脊髓，只有马尾和终丝。临床上在此处做腰穿刺，抽取脑脊液或注入药物较为安全。蛛网膜在上矢状窦两旁有许多小的突起，突入上矢状窦内，称蛛网膜粒 arachnoid granulations（图1-8-63）。蛛网膜下隙内的脑脊液经过蛛网膜粒渗入上矢状窦内回流入静脉。

(三) 软膜

软膜 pia mater 包括软脑膜和软脊膜（图1-8-61）。软膜位于蛛网膜的内面，紧贴于脑和脊髓表面。在脑室的一部位，软脑膜上的毛细血管丛与室管膜上皮一起突入脑室内，形成脉络丛 choroid plexus。脉络丛能产生脑脊液。

二、脑室和脑脊液

(一) 脑室

脑室为脑内的腔隙。脑室内壁衬以室管膜上皮。脑室包括侧脑室、第三脑室和第四脑室（图1-8-14）。各脑室内都有脉络丛并充满脑脊液。

1. 侧脑室 lateral ventricle 左右成对，分别位于左、右大脑半球内。侧脑室分为四部分，即中央部、前角、后角和下角。中央部 central par 位于顶叶内，前角 anterior horn 位于额叶内，后角 posterior horn 伸入枕叶内，下角 inferior horn 伸入颞叶内（图1-8-66、67）。

2. 第三脑室 third ventricle 是两侧背侧丘脑及下丘脑之间的一矢状裂隙。前上方有左、右室间孔，分别与左、右侧脑室相通；后下方有中脑水管，与第四脑室外相连。

3. 第四脑室 fourth ventricle 延髓、脑桥与小脑之间的腔隙，称第四脑室。第四脑室的底即菱形窝，第四脑室的顶，朝向小脑，呈帐篷形。第四脑室向上借中脑水管与第三脑室相通，向下通脊髓的中央管。在第四脑室顶下部，靠近菱形窝下角有一孔，称第四脑室正中孔；在菱形窝左、右外侧角处，有一对孔，称第四脑室外侧孔（图1-8-68）。第四脑室正中孔和第四脑室外侧孔均与蛛网膜下隙相通，脑脊液可经这三孔流入蛛网膜下隙。

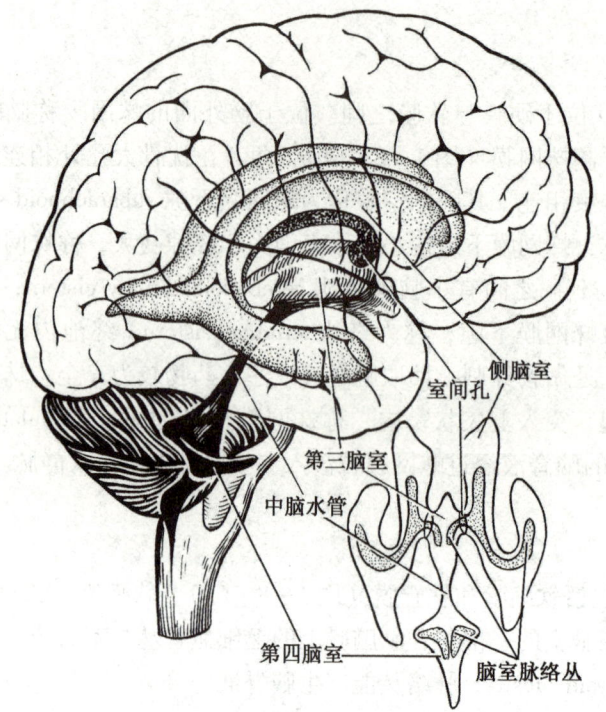

图1-8-66 脑室投影图

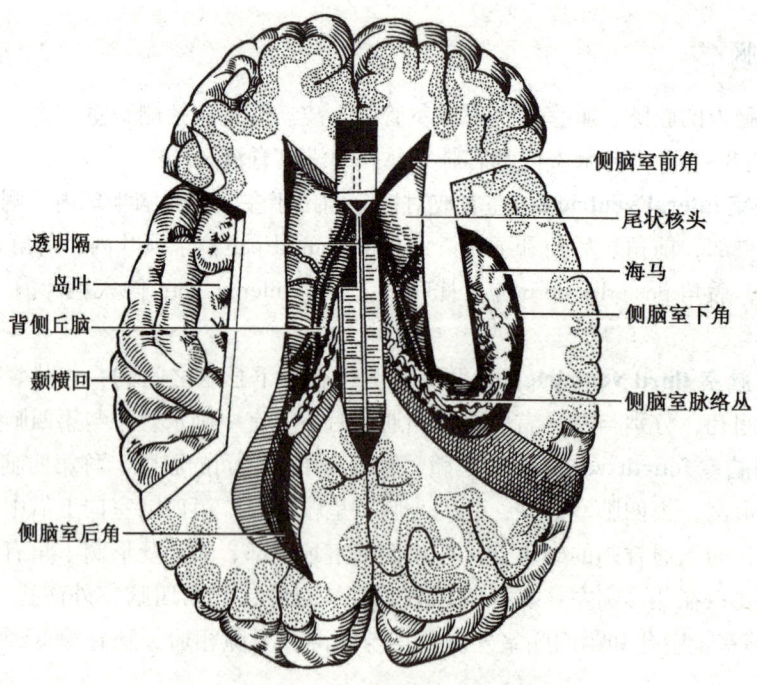

图1-8-67 侧脑室（上面观）

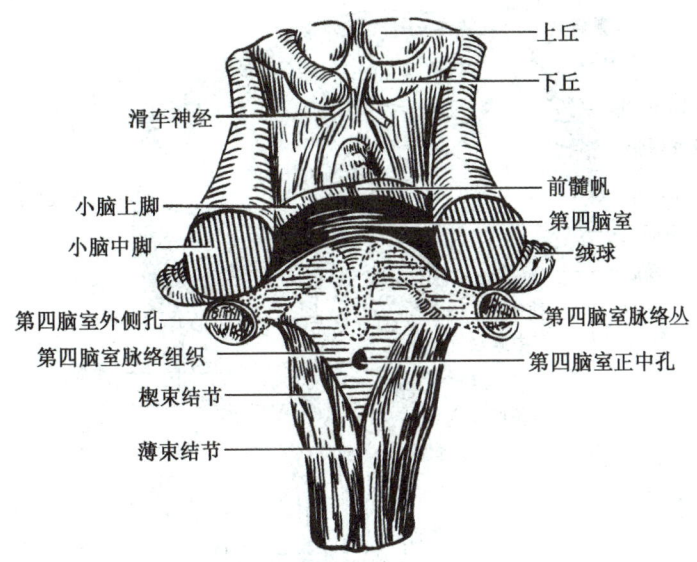

图 1-8-68 第四脑室正中孔和外侧孔

(二) 脑脊液

脑脊液 cerebrospinal fluid 由脉络丛产生。脉络丛可分为侧脑室脉络丛、第三脑室脉络丛、第四脑室脉络丛。约 95% 的脑脊液是侧脑室脉络丛产生的。脑脊液主要位于脑室和脑、脊髓周围的蛛网膜下隙中，是无色透明的液体，有保护脑和脊髓免受外力震荡、维持颅内压和供给脑和脊髓营养物质及运走其代谢产物的作用。

左、右侧脑室脉络丛产生的脑脊液，经左、右室间孔进入第三脑室，与第三脑室脉络丛产生的脑脊液一起，经中脑水管流入第四脑室，然后与第四脑室脉络丛产生的脑脊液一起经第四脑室正中孔和左、右第四脑室外侧孔流入蛛网膜下隙。脑脊液在脑蛛网膜下隙和脊髓蛛网膜下隙内流动，经蛛网膜粒渗透到硬脑膜窦（主要是上矢状窦）内，回流入静脉中（图 1-8-69）。

正常情况下，脑脊液的产生和回流是平衡的。当脑脊液循环受阻时，便可引起颅内压升高和脑积水，使脑组织受压发生移位，甚至出现脑疝危及生命。

三、脑的血管

(一) 脑的动脉

供应脑血液的动脉有颈内动脉和椎动脉（图 1-8-70、71）。颈内动脉供应大脑半球和间脑的各前 2/3 部；椎动脉供应脑干和小脑，以及大脑半球和间脑的各后 1/3 部。颈内动脉和椎动脉对脑的分支可分为皮质支和中央支两类。皮质支主要分布于脑的皮质，也有少数支入近皮质的髓质浅层。中央支入脑的深部，分布于脑深层髓质、内囊、间脑和基底核等处（图 1-8-72）。

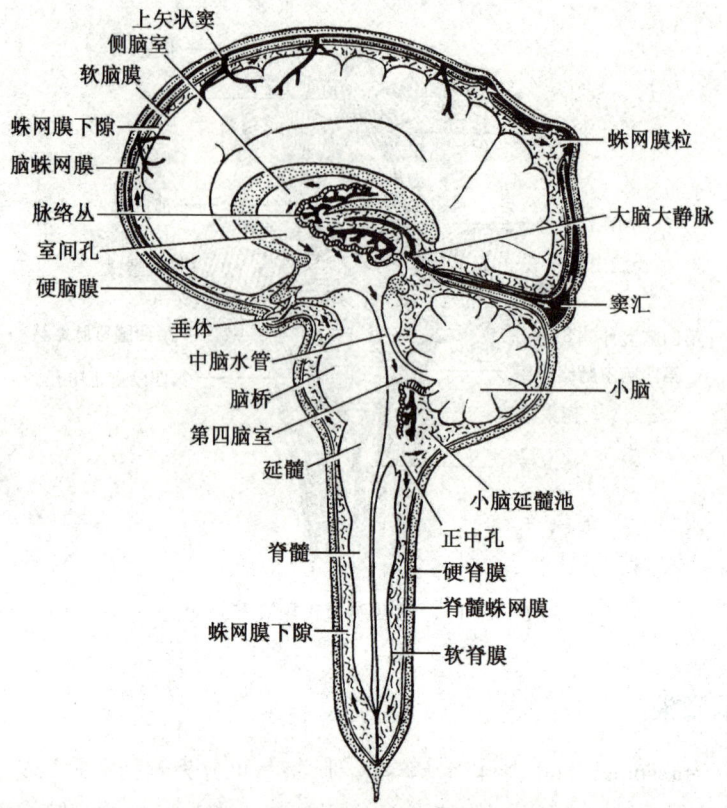

图 1-8-69 脑脊液循环模式图

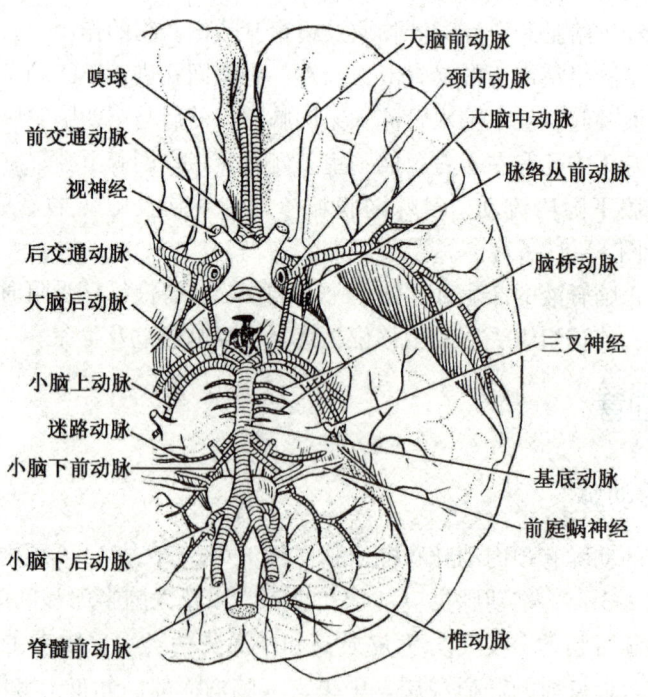

图 1-8-70 脑底面（示脑的动脉）

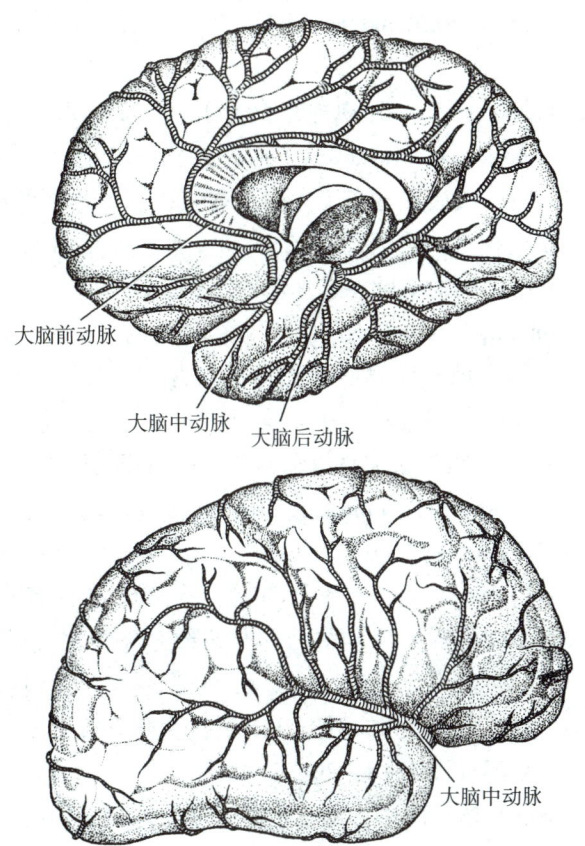

图1-8-71 大脑的前、中、后动脉在大脑半球表面的分布区

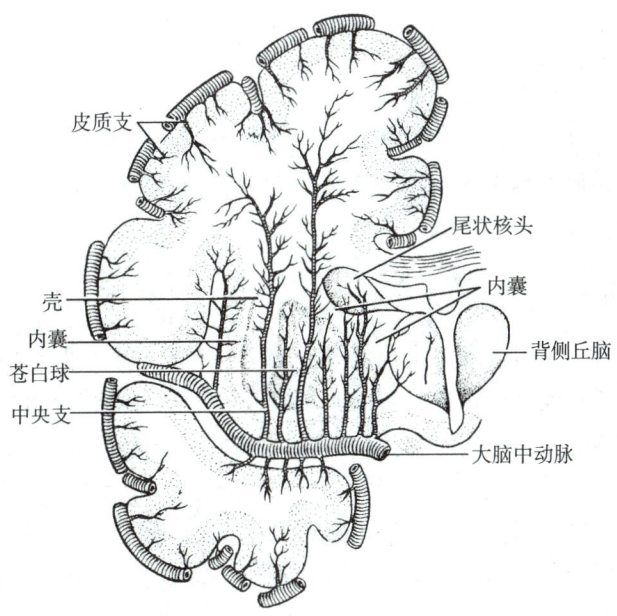

图1-8-72 大脑中动脉的皮质支和中央支

1. 颈内动脉 internal carotid artery 起自颈总动脉，经颈动脉管入颅。主要分支有：

(1) 眼动脉 ophthalmic artery 经视神经管入眶，分布于眼球及其周围结构。

(2) 大脑前动脉 anterior cerebral artery 由颈内动脉发出后，行向前内侧，入大脑纵裂，沿胼胝体背侧后行，皮质支分布于大脑半球额、顶叶的内侧面及其上外侧面的边缘部，中央支供应尾状核和豆状核前部（图1-8-71、72）。在脑底面，视交叉前方，左、右大脑前动脉之间有前交通动脉相连。

(3) 大脑中动脉 middle cerebral artery 是颈内动脉的直接延续，沿大脑外侧沟向后上行，皮质支分布于大脑半球上外侧面（半球的边缘部除外），此区域内有躯体运动、感觉和语言等重要中枢；中央支细小，垂直向上，分布于尾状核、豆状核和内囊等处（图1-8-70、71、72）。中央支又称豆纹动脉，在高血压动脉硬化时易破裂。

(4) 后交通动脉 posterior communicating artery 自颈内动脉发出后于视束下面向后行，与大脑后动脉相连（图1-8-70）。

2. 椎动脉 vertebral artery 起自锁骨下动脉，穿第6~1颈椎横突孔，经枕骨大孔入颅内，行于延髓腹侧，在脑桥下缘，左、右椎动脉汇合成一条基底动脉（图1-8-70）。基底动脉沿脑桥基底沟上行至脑桥上缘处，分为左、右大脑后动脉。大脑后动脉 posterior cerebral artery 绕中脑大脑脚向后侧，皮质支主要分布于颞叶下面和枕叶内侧面以及两叶上外侧面的边缘部（图1-8-70、71）。

左、右两侧颈内动脉末段，两侧大脑前动脉，前交通动脉，两侧大脑后动脉和后交通动脉在脑底吻合成一动脉环，称大脑动脉环 cerebral arterial circle，又称 Willis 环（图1-8-70）。此动脉环使颈内动脉与椎-基底动脉相互沟通，对确保大脑的血液供应起重要作用。

（二）脑的静脉

脑的静脉不与动脉伴行，可分为浅、深静脉两种。浅静脉位于脑的表面，收集皮质及皮质下白质的静脉血；深静脉收集脑深部的静脉血。两种静脉均注入其附近的硬脑膜窦，最后回流至颈内静脉（图1-8-73）。

四、脊髓的血管

脊髓的动脉主要有来自椎动脉发出的脊髓前动脉和脊髓后动脉，以及一些节段性动脉，如肋间后动脉、腰动脉等发出的脊髓支。脊髓的静脉分布情况大致和动脉相同。回流的静脉血注入硬膜外隙的椎内静脉丛，再转入椎外的静脉回心。

附：脑屏障

应用组织化学、同位素示踪、荧光染料以及电子显微镜等方法研究脑组织结构，发现存在脑屏障。中枢神经细胞的正常活动，要有一个很稳定的环境，脑屏障的存在确保了神经细胞正常活动的基本要求。同时，也可防止有害物质进入脑组织，起保护作用。脑屏障可分为血-脑屏障、血-脑脊液屏障和脑脊液-脑屏障三种（图1-8-74）。

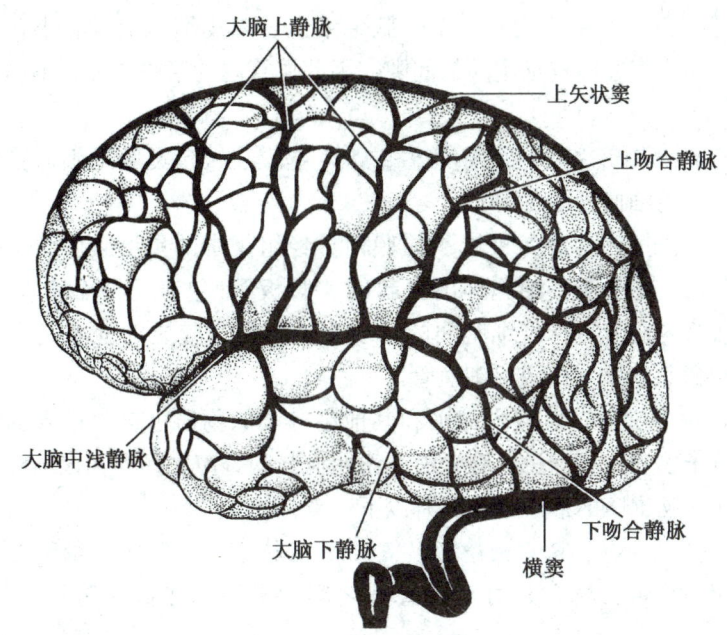

图 1-8-73 大脑浅静脉

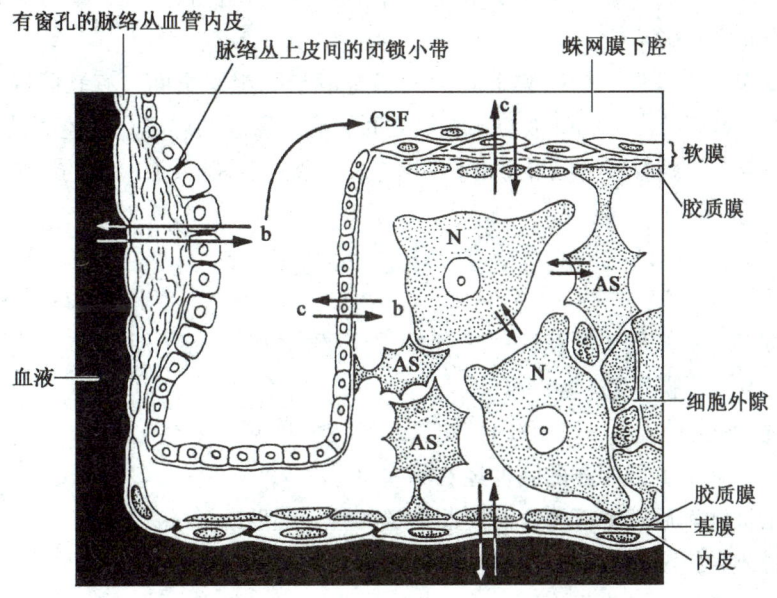

图 1-8-74 脑屏障的结构和位置关系
a. 血-脑屏障；b. 血-脑脊液屏障；c. 脑脊液-脑屏障；
AS. 星形胶质细胞；N. 神经元；CSF. 脑脊液

1. 血-脑屏障 有人用家兔做实验。将少量台盼蓝（Trypan blue）注入静脉内，可见到体内所有组织也包括脉络丛都染上蓝色，只有脑和脊髓组织例外，并不着色，从而证明存在血-脑屏障。血-脑屏障的形态学基础可能与以下三个方面因素有关：

(1) 脑毛细血管内皮细胞的特点 脑毛细血管内皮细胞上没有小孔；内皮细胞间有闭锁小带，即不存在内皮细胞间的间隙，因此血管内的某些成分，不易直接进入脑组织内。

(2) 脑毛细血管内皮细胞外有完整基膜 基膜连续包裹脑毛细血管内皮细胞，阻碍某些物质出入毛细血管。

(3) 脑毛细血管外的胶质膜 胶质膜由神经组织中的星形胶质细胞构成，位于毛细血管基膜外面。星形胶质细胞伸出突起的"脚板"，包绕毛细血管表面积的85%～99%。毛细血管内血液与神经细胞间的物质交换要通过胶质细胞来完成，故这些"脚板"可能会阻碍某些物质出入毛细血管。

2. 血－脑脊液屏障 血液内的水和其他小分子的物质可自由进入脑脊液，但如蛋白质样的大分子物质，不能进入脑脊液，说明血与脑脊液之间存在该屏障。该屏障位于脉络丛处。血－脑屏障的形态学基础有以下三点：

(1) 脉络丛毛细血管内皮细胞的特点 脉络丛毛细血管内皮细胞上有小孔，但内皮细胞间有闭锁小带，故它是血与脑脊液之间的屏障，在血－脑脊液屏障中起重要作用。

(2) 脉络丛毛细血管 内皮细胞外有基膜。

(3) 脉络丛上皮细胞 由室管膜上皮细胞形成。在各脑室处，室管膜包裹脉络丛毛细血管等形成脉络丛。

3. 脑脊液－脑屏障 蛛网膜下腔内的脑脊液与脑组织之间，有软脑膜和其下的胶质膜的屏障；脑室腔内的脑脊液与脑组织之间，有室管膜的屏障。上述两处共同构成了脑脊液－脑屏障。脑脊液－脑屏障的作用不大，仅对某些物质有一定的屏障作用。

复习思考题

1. 名词解释：灰质 神经核 反射弧 马尾 内侧丘系 胼胝体 内囊 交感干 蛛网膜下隙 硬膜外隙 willis环。
2. 简述脊髓的位置、外形和内部结构。
3. 简述与脑干各部相连的脑神经有哪些。
4. 小指被针刺后感觉疼痛，简述此痛觉的传导通路。
5. 腓骨颈骨折易伤及哪一神经？可能出现何症状？
6. 简述脑脊液循环途径。
7. 高血压脑出血常为豆纹动脉破裂引起，试述出血灶可能压迫的解剖学结构以及出现的相应临床表现。
8. 面神经在面神经管内受损和颅外受损的临床表现有何不同？为什么？

下篇 生理学部分

第一章 绪 论

 学习目标

1. 掌握兴奋性、阈值、兴奋、抑制、内环境、稳态、主动转运、动作电位、静息电位的概念。
2. 熟悉生命活动的基本特征、生理学研究的三个水平；机体功能的调节、信号转导、兴奋收缩耦联。
3. 了解生理学与医学的关系、骨骼肌收缩的形式。

生理学部分是研究人体的生命活动。为什么要学习生理学，它与医学的关系怎样？研究的层次有哪些？生命活动多种多样，它们的基本特征是什么？人体的细胞必须生活在一个相对稳定的环境中，这个环境有什么特点呢？不同的组织、器官和系统又是如何协调统一成一个整体，来保持这个环境的相对稳定呢？阐明这些问题是医学学习的基础和前提。

细胞是人体结构和功能的最基本单位。人体的各种生理活动都是在细胞功能的基础上进行的。在新陈代谢过程中物质如何通过细胞膜进出细胞？细胞间的信息怎样传递？临床上作为诊断用的心电图、脑电图、肌电图、胃肠电图的检查，是以细胞水平的生物电活动为基础的，那么细胞的生物电是怎样产生的？肌肉组织的收缩是如何完成的？

第一节 概 述

一、生理学的研究对象和任务

生理学 physiology 是研究生物机体正常生命活动规律的科学。它以生物机体的功能为研究对象。例如呼吸、消化、循环、肌肉运动等。生理学的任务就是研究这些生理功能的发生机制及机体内外环境中各种变化对这些功能的影响，从而掌握各种生理变化的规律。

二、生理学与医学的关系

生理学与医学有密切联系。人类在长期与疾病做斗争的过程中，观察、积累了关于人体正常生理功能的知识，逐渐形成生理学的基本理论。要认识疾病的病理变化必须首先弄清人体正常的生理机能，即有了"正常"这一生理标准，才有"异常"的所谓"疾病"，通过医学实践，让"异常"转变为"正常"，所以生理学是医学实践活动的出发点和归宿点；同时，生理学的研究为现代医学提供了重要的科学理解的基础，而医学实践又可以检验生理学理论是否正确，并不断以新的内容和新的问题丰富生理学理论和推动生理学研究。将生理学和医学奖放在一起设立"诺贝尔生理学或医学奖"也足以说明生理学与医学的密切联系。

三、生理学研究的三个水平

构成人体最基本的结构和功能的单位是细胞，不同细胞构成了不同的组织，几种组织相互结合，组成器官和系统，各系统相互协调构成了一个统一的整体。因此，要全面了解正常人体的生理功能，须从三个不同的水平进行研究。

（一）细胞和分子水平

细胞是组成机体最基本的单位，而细胞又由多种生物大分子（如蛋白质和核酸）所构成。细胞和分子水平的研究主要是探讨细胞及其生物大分子的活动规律，从而揭示生命活动的本质特征。例如，研究肌细胞收缩的分子机制，腺细胞的分泌活动等。

（二）器官和系统水平

此水平上的研究主要是探讨一个器官或一个功能系统的活动规律、调节机制及其影响因素，以及它们在整体活动中的地位和作用。例如，研究肾的泌尿过程，以及神经、体液因素对其活动的影响等。

（三）整体水平

此水平上的研究主要是以整个机体为研究对象，探讨整体功能活动的过程，整体内各器官系统之间的相互联系和相互影响,以及自然环境、社会因素对机体功能活动的影响和机体对环境变化所做出的各种相应应答。例如研究机体在运动、创伤、恐惧时,或在某些特殊环境(高温、低氧、失重等)条件下,机体生理功能的变化等。

第二节 生命活动的基本特征

生命现象有多种多样,但又具有共同的基本表现,即新陈代谢、兴奋性和生殖。了解这些特征,有助于理解机体活动的规律。

一、新陈代谢

机体与环境之间进行物质和能量交换,实现自我更新的过程称为新陈代谢 metabolism。新陈代谢包括合成代谢(同化作用)和分解代谢(异化作用)两个基本过程。

合成代谢是指机体不断地从环境中摄取营养物质,合成自身物质,并贮存能量的过程。分解代谢是指机体不断地分解自身物质并把代谢终产物排出体外,同时释放能量供生命活动需要的过程。新陈代谢一旦停止,生命活动也随之终止。所以新陈代谢是生命活动最基本的特征。

二、兴奋性

兴奋性的产生是因为机体所处的环境是经常发生变化的,当环境变化时,机体、组织或细胞能感受到并会主动引起功能活动发生相应改变,使之与变化了的环境相适应。这是所有生物体都具有的能力。

(一)刺激与反应

能够引起机体发生反应的环境因素的变化称为刺激 stimulus。按其性质可分为:①物理性刺激:如声、光、电、机械、温度、放射线等;②化学性刺激:如酸、碱、盐、药物等。③生物性刺激:如细菌、病毒、寄生虫等;④社会心理性刺激:语言、文字、情绪等。

由刺激引起机体内部代谢过程及外部活动的改变称为反应 reaction。能够引起机体产生反应的刺激必须具备三个条件:刺激强度、刺激持续时间和刺激强度－时间变化率,并且三个条件都要达到最低极限。

(二)兴奋与抑制

刺激引起机体的反应有两种表现形式:兴奋 excitation 和抑制 inhibition。兴奋是指机体或组织细胞接受刺激后,由相对静止变为活动状态或由活动弱变为活动强。兴奋表现形式多种多样,如腺细胞的分泌、肌细胞的收缩、神经细胞神经冲动的传导等。抑制是指机体或组织细胞接受刺激后,由活动变为相对静止或由活动强变为活动弱。

刺激究竟是引起机体或组织细胞的兴奋还是抑制,要取决于刺激的质和量及机体或组织细胞的功能状态。例如，一般疼痛刺激可以引起兴奋的表现，但过度剧烈的疼痛则引起抑制的表现。饥饿或饱食的人，对食物的反应截然不同。

（三）兴奋性与阈强度

如前所述，将刺激持续时间和刺激强度-时间变化率固定不变，刺激必须要达到一定的强度，才能引起机体或组织细胞兴奋而出现反应。能引起机体或组织细胞产生反应的最小刺激强度称为阈强度 threshold，又称为阈值。强度等于阈值的刺激称为阈刺激，强度大于阈值的刺激称为阈上刺激，强度小于阈值的刺激称为阈下刺激。单个的阈下刺激不能引起组织或细胞兴奋。不同的细胞或组织兴奋性不同。兴奋性 excitability 指的是机体或组织细胞受到刺激产生兴奋的能力，常用阈强度作为衡量组织细胞兴奋性高低的指标。它与兴奋性呈反变关系，即阈强度越大，组织细胞的兴奋性越低；阈强度越小，组织细胞的兴奋性越高。

三、生殖

生物体生长发育到一定阶段后，能够产生与自己相似的子代个体的功能称为生殖 reproduction。通过生殖实现种族延续，即生命活动的延续。

第三节　内环境与稳态

一、内环境

组成人体的细胞数以亿计，其中绝大多数细胞并不直接与外界自然环境接触，而是生活在体内的液体环境中。机体中的液体称为体液 body fluid。正常成年人的体液约占体重的60%，其中2/3分布在细胞内，称为细胞内液 intracellular fluid；另外1/3分布于细胞外，称为细胞外液 extracellular fluid。细胞外液中的组织液约占体重的15%，血浆约占体重的5%，此外还有少量的淋巴液、脑脊液等。

细胞外液就是细胞直接生活的环境，称为内环境 internal environment。内环境对于细胞的生存至关重要。细胞从外环境摄取营养物质和 O_2，向外环境排泄代谢废物都必须以内环境为媒介，同时内环境也为细胞生存和代谢提供必需的理化条件，包括温度、pH 和渗透压等。

二、稳态

内环境的组成成分和理化性质保持相对稳定的状态称为内环境稳态 homeostasis。内环境稳态是细胞进行新陈代谢和保持兴奋性的必要条件。内环境稳态是机体多种功能系统相互配合实现的一种动态平衡。它一方面因外环境的变化和细胞新陈代谢而不断受到破坏，另一方面由于机体诸器官的正常生理活动和体内严密的功能调节机制而不断恢复。例如，由于组织细胞在新陈代谢的过程中大量消耗 O_2 和排出 CO_2，导致内环境中

O_2 和 CO_2 的分压不断改变，而肺的呼吸活动可以使之保持相对稳定；消化系统对食物的消化、吸收功能与肾脏的排泄功能的平衡，可以实现内环境中水、营养物及废物浓度的相对稳定。内环境稳态的破坏和失衡就会引起机体功能的紊乱而出现疾病，甚至危及生命。

第四节 人体生理功能的调节

人体的内、外环境经常处于变化之中。体内结构和功能不同的组织、器官和系统在执行各种生理功能的同时，彼此还要密切配合、互相协调，成为一个完整的统一体来适应各种环境因素的变化和保持内环境的稳定，以维持机体生命活动的正常进行。这就需要通过人体生理功能的调节机制来完成。

一、人体生理功能的调节方式

人体对各种功能活动进行调节的方式主要有三种，即神经调节、体液调节和自身调节。

（一）神经调节

神经调节 neuroregulation 是指通过神经系统的活动对人体功能进行的调节。神经调节的基本方式是反射 reflex。反射是指人体在中枢神经系统的参与下，对内、外环境的变化所做出的规律性的反应。例如肢体被火灼痛时立即回撤就是一种反射。反射活动的结构基础是反射弧，反射弧由感受器、传入神经、神经中枢、传出神经和效应器五部分组成。感受器是接受刺激信息的特殊装置；传入神经是感受器到中枢的神经通路；中枢是位于脑和脊髓中的调节某一特定生理功能的神经元群；传出神经是中枢到效应器的神经通路；效应器是产生反应的器官。反射须在反射弧的结构和功能完整的基础上才得以正常进行，反射弧的任何一部分受损，反射都不能进行（图2-1-1）。反射活动分为非条件反射和条件反射两大类。非条件反射是先天的、机体固有的，如婴儿吸吮反射、膝跳反射等。非条件反射的数量有限，是一种初级的神经活动，多与维持生命的本能活动有关。条件反射是后天获得的，是机体在其生活过程中的一定条件下形成的，具有更大的易变性和适应性，如望梅止渴、画饼充饥等。

神经调节的特点是迅速、短暂而精确，是机体最重要、最广泛的功能调节方式。

（二）体液调节

体液调节 humoral regulation 是指通过体液中的特殊化学物质的作用对人体功能进行的调节。体液调节的作用对象称为靶器官、组织和细胞。一些内分泌细胞分泌的激素 hormone 可经血液途径作用于全身各处的靶细胞，称为远距分泌 telecrine，如甲状腺激素、胰岛素等由血液运输到全身的组织细胞，从而调节细胞的新陈代谢、促进人体的生长发育。有些组织细胞的代谢产物（H^+、CO_2、乳酸、腺苷等）和某些细胞分泌的生

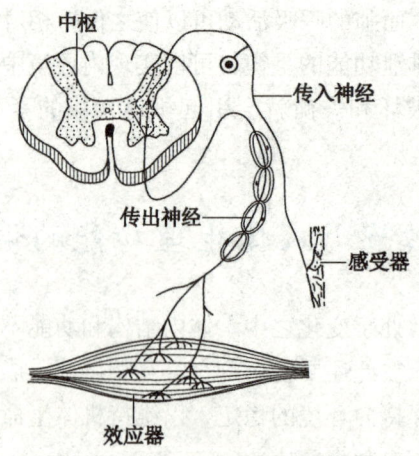

图 2-1-1 反射弧示意图

物活性物质（组胺、激肽等）不经过血液运输可在局部组织液中扩散，调节邻近细胞的生理功能，这种方式称为旁分泌 paracrine。

人体内大多数的内分泌腺或内分泌细胞接受神经系统的支配，这些内分泌腺或内分泌细胞可以看作是反射弧的传出部分。这种调节方式称为神经-体液调节 neurohumoral regulation。

体液调节的特点是反应缓慢，作用广泛而持久。

（三）自身调节

自身调节 autoregulation 是指人体的组织细胞或器官不依赖于神经或体液因素，而对环境刺激发生的一种适应性反应。例如，当肾动脉灌注压在 80~180mmHg 范围内变动时，肾血流量基本保持稳定，从而保证肾泌尿活动在一定范围内不受动脉血压变动的影响。一般来说，自身调节的幅度和范围都较小，但在生理功能调节中仍具有一定意义。

二、人体功能调节的反馈控制

人体生理功能的调节系统可以看作是一个自动控制系统，由控制部分和受控部分组成一个闭合回路，又称为反馈 feedback 控制系统。神经中枢和内分泌腺相当于控制部分，效应器和靶器官相当于受控部分，控制部分与受控部分之间存在着双向联系。由受控部分发出的反馈信息反过来影响控制部分活动的调节方式称为反馈调节（图 2-1-2）。反馈分为负反馈和正反馈。

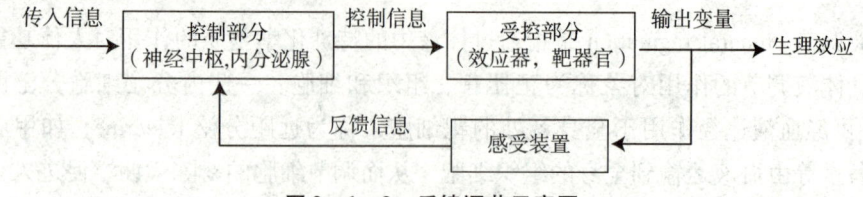

图 2-1-2 反馈调节示意图

（一）负反馈

负反馈 negative feedback 是指受控部分发出的反馈信息与控制信息的作用相反，导致受控部分的活动朝着与它原先活动相反的方向变化的调节方式。负反馈的意义在于维持人体各种生理功能的相对稳定，是维持内环境稳态的重要方式。人体内负反馈的例子极为多见，如动脉血压的压力感受性反射。当动脉血压升高时，可通过反射抑制心脏和血管的活动，使心脏活动减弱，血管舒张，血压下降；相反，当血压降低时，可通过反射，增加心脏和血管的活动，使血压回升，从而维持血压的相对稳定。

（二）正反馈

正反馈 positive feedback 是指受控部分发出的反馈信息加强控制部分的活动，导致受控部分的活动朝着与它原先活动相同的方向变化的调节方式。正反馈的意义在于促使某一生理过程很快达到高潮并发挥最大效应。在人体内正反馈远不如负反馈多见。正反馈的意义在于促进某些生理活动一旦发动就迅速加强，直至完成。例如排尿、排便、分娩与血液凝固过程等。

第五节 细胞的基本功能

细胞是人体结构和功能的基本单位。人体的各种生理活动都是在细胞功能的基础上进行的。细胞种类繁多、功能各异，但有些基本功能是共同的。例如，细胞膜的物质转运功能、生物信号转导功能和生物电现象、约占 50% 体重的各种肌细胞都有收缩功能等。

一、细胞膜的物质转运功能

细胞膜是分隔细胞质与细胞周围环境的一层生物膜，厚 7~8nm，它使细胞成为一个相对独立的功能单位。细胞膜主要由脂类和蛋白质构成，此外还有极少量的糖类。细胞膜的基本结构可用液态镶嵌模型 fluid mosaic model 来描述，即细胞膜是以液态的脂质双分子层为基架，其间镶嵌着许多具有不同结构和功能的蛋白质（图2-1-3）。镶嵌的蛋白质可分为表面蛋白 peripheral protein 和整合蛋白 integral protein 两类。表面蛋白占膜蛋白的 20%~30%，主要附着于膜的内表面；整合蛋白数量较多占膜蛋白的 70%~80%，它们的肽链可一次或反复多次贯穿膜的脂质双分子层。细胞膜的物质转运功能主要是通过细胞膜上的蛋白质实现的。

（一）单纯扩散

单纯扩散 simple diffusion 是指脂溶性小分子物质由膜的高浓度一侧向低浓度一侧跨膜转运的过程，是一种简单的物理扩散现象。由于细胞膜的基本结构是脂质双分子层，因此，只有脂溶性物质和少数不带电荷的极性小分子以此方式转运，如 O_2、CO_2、类固

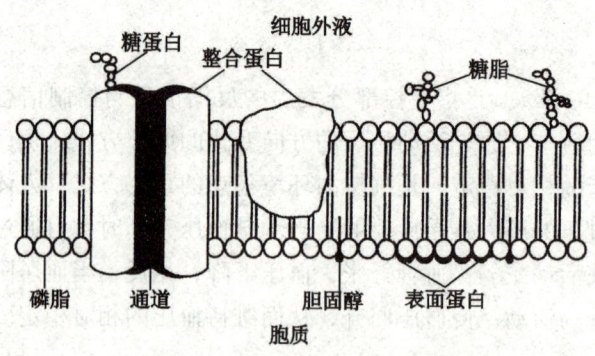

图2-1-3 细胞膜电镜下结构模式图

醇激素、乙醇、水等。单纯扩散的特点是物质顺浓度差转运，不需要消耗能量。扩散的方向和速度取决于：①细胞膜两侧该物质的浓度梯度，它是物质扩散的动力；②细胞膜对该物质的通透性，即物质通过细胞膜的难易程度。浓度差越大，通透性越高，转运量越多；反之，转运量越少。

（二）易化扩散

易化扩散 facilitated diffusion 是指非脂溶性或脂溶性很低的小分子物质，在膜蛋白的帮助下，由膜的高浓度一侧向低浓度一侧跨膜转运的过程。根据膜蛋白的不同，易化扩散可分为载体易化扩散和通道易化扩散两种类型。

1. 载体易化扩散 通过细胞膜上载体蛋白（简称载体）的构型变化，顺浓度梯度的跨膜转运物质的方式称为载体易化扩散 facilitated diffusion via carrier。载体是一类细胞膜上的整合蛋白，其上有特定的结合位点，载体在物质浓度高的一侧与被转运物质结合，通过载体的构象改变，将物质转运至浓度低的另一侧，然后载体与被转运物质分离，恢复原来的构型。如葡萄糖、氨基酸等一些亲水性小分子物质就是以这种方式转运（图2-1-4）。

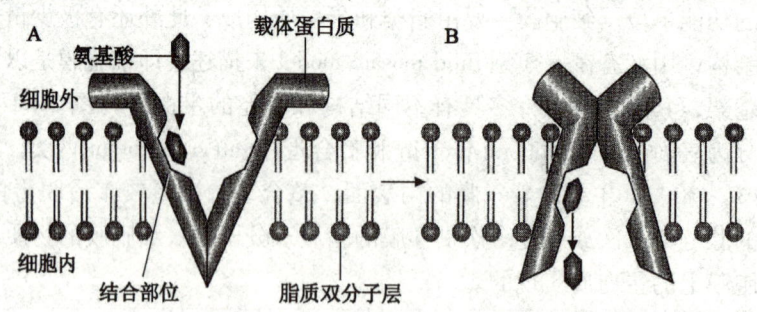

图2-1-4 载体转运示意图
A. 载体在膜的一侧与转运物质结合　B. 载体在膜的另一侧与转运物质分离

载体易化扩散具有以下特点：①特异性：一种载体通常只能转运某种特定结构或结构相似的物质。这与载体蛋白和它所转运的物质之间有高度结构特异性有关。②饱和现象：转运量随膜两侧物质的浓度差增加而增加，但达到一定程度后，转运量不再随浓度差的增加而增大。这是由于载体的数量和载体上结合位点有限的缘故。③竞争性抑制：如果某一载体对 A 和 B 两种结构相似的物质都有转运能力，当 A 物质浓度增加时，B 物质的转运量就会减少，这也与载体的数量和结合位点有限有关。

2. 通道易化扩散 各种带电离子在细胞膜通道蛋白质（简称通道）的帮助下，顺浓度梯度和（或）电位梯度进行的跨膜转运称为通道易化扩散 facilitated diffusion via channel。通道也是整合蛋白，像一条贯通细胞膜并带有闸门装置的管道，在一定条件下开放或关闭。开放时，离子经通道由膜的高浓度一侧向低浓度一侧扩散；关闭时，即使膜两侧存在某种物质的浓度差或电位差，该离子也不能通过细胞膜（图 2-1-5）。通道具有一定的特异性，可分为 Na^+ 通道、K^+ 通道、Ca^{2+} 通道等，但这种特异性不是绝对的，如 K^+ 通道除主要对 K^+ 通透外，还允许少量的 Na^+ 通过；Ca^{2+} 通道也允许少量的 Na^+ 通过。

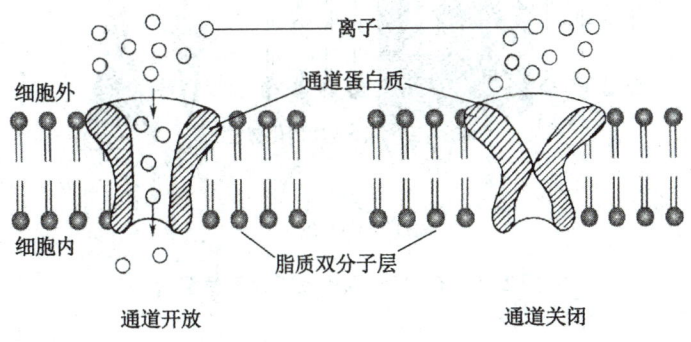

图 2-1-5 通道转运示意图

通道的开放和关闭是通过"闸门"来调控的，故通道又称为门控通道。根据引起闸门开闭的动因不同，将通道分为三类。①电压门控通道 voltage - gated ion channel：由细胞膜两侧电位差改变控制开或关的通道，如 Na^+ 通道、K^+ 通道、Ca^{2+} 通道等，是可兴奋细胞产生生物电的基础。②化学门控通道 chemical - gated ion channel：由化学物质调控开或关的通道，如骨骼肌细胞终板膜上的 N_2 受体。③机械门控通道 mechanically - gated ion channel：由机械因素如牵拉、压迫等调控开或关的通道，如耳蜗毛细胞中的机械门控 K^+ 通道。

单纯扩散和易化扩散转运物质时，动力都来自膜两侧存在的浓度差（或电位差），不消耗细胞的代谢能量，属于被动转运。

（三）主动转运

某些物质在膜蛋白的帮助下，由细胞代谢供能而进行的逆浓度梯度和（或）电位梯度跨膜转运，称为主动转运 active transport。主动转运分为原发性主动转运和继发性主动转运两种。

1. 原发性主动转运 细胞直接利用 ATP 分解释放的能量，将物质逆浓度差或电位差转运的过程称为原发性主动转运 primary active transport。介导这一过程的膜蛋白称为离子泵 ion pump，是具有 ATP 酶活性的一种特殊蛋白质。

离子泵有多种，常以被它转运的物质命名，例如，Na^+-K^+ 泵，简称 Na^+ 泵 sodium pump、Ca^{2+} 泵、H^+ 泵等。Na^+ 泵实际上是一种 Na^+-K^+ 依赖式 ATP 酶。当细胞内 Na^+ 浓度增高和（或）细胞外 K^+ 浓度增高时，Na^+ 泵被激活，将细胞外 K^+ 泵入细胞内，同时将细胞内 Na^+ 泵出细胞外。在生理情况下，每分解一个 ATP 分子可以将 3 个 Na^+ 泵出细胞外，2 个 K^+ 泵入细胞内（图 2-1-6）。由于 Na^+ 泵的活动使细胞内 K^+ 浓度约为细胞外液的 30 倍左右，而细胞外液 Na^+ 浓度约为细胞内 10 倍左右，造成细胞内、外离子分布的不均衡。

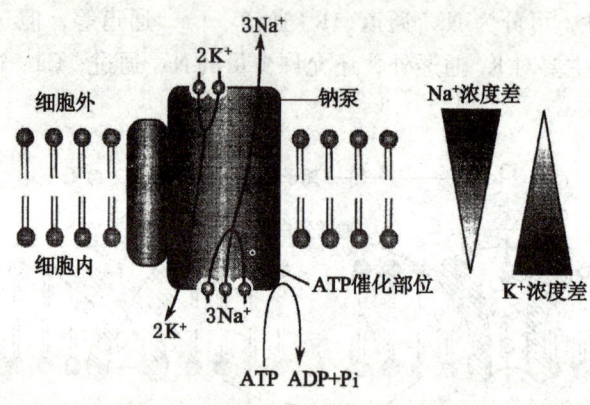

图 2-1-6　Na^+ 泵主动转运示意图

Na^+ 泵活动的生理意义：①引起细胞内高 K^+ 和细胞外高 Na^+ 的不均衡分布，这是可兴奋细胞产生生物电活动的基础；②细胞内高 K^+ 为细胞内许多代谢反应所必需，如核糖体合成蛋白质；③细胞内低 Na^+ 能维持细胞渗透压，维持细胞容积的稳定和防止细胞水肿；④建立 Na^+ 跨膜浓度差，为继发性主动转运的物质提供势能贮备。

2. 继发性主动转运　某些物质在进行逆浓度差或电位差转运时，所需的能量并不直接来自 ATP 分解，而是来自 Na^+ 在膜两侧的势能贮备，后者是 Na^+ 泵利用分解 ATP 释放的能量建立的，这种间接利用 ATP 能量的主动转运过程称为继发性主动转运 secondary active transport。小肠上皮、肾小管上皮对葡萄糖的跨膜转运就是继发性主动转运。它是通过膜上的 Na^+-葡萄糖联合转运体（膜蛋白）实现的。Na^+ 在上皮细胞顶端膜两侧浓度梯度和（或）电位梯度作用下，被动转入胞内，而在同一转运体上的葡萄糖则逆着浓度梯度转运到细胞内。进入上皮细胞内的葡萄糖可经基侧膜上的葡萄糖载体扩散至细胞外液，而后进入血液，完成葡萄糖在肠腔中的主动吸收过程（图 2-1-7）。

继发性主动转运分为同向转运和反向转运。与 Na^+ 转运的方向相同称为同向转运，例如葡萄糖、氨基酸在小肠黏膜上皮的吸收过程；与 Na^+ 转运的方向相反称为反向转运或交换，例如细胞膜普遍存在的 Na^+-Ca^{2+} 交换和 Na^+-H^+ 交换。

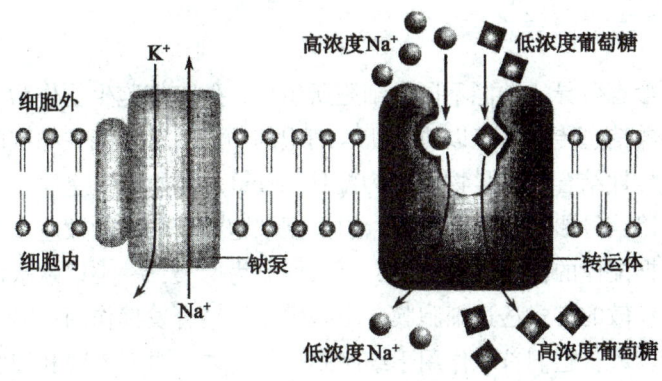

图 2-1-7 继发性主动转运示意图

(四) 出胞和入胞

前述的物质跨膜转运主要是小分子物质和离子。细胞对一些大分子物质或团块物质（如细菌、病毒、异物、血浆中的脂蛋白等）进出细胞膜则由膜包围形成囊泡，通过膜包裹、膜融合和膜离断等一系列过程完成，称为膜泡运输 vesicular transport。它是一个主动的过程，需要消耗细胞代谢能量。膜泡运输包括出胞和入胞两种形式。

1. 出胞 出胞 exocytosis 是指胞质内的大分子物质以分泌泡的形式排出细胞的过程（图 2-1-8，B）。例如，内分泌腺细胞分泌激素、外分泌细胞分泌酶原颗粒、神经末梢释放递质等。它们是通过内质网-高尔基复合体系统形成和处理的。粗面内质网上的核糖体合成的蛋白质经高尔基复合体加工处理，形成具有膜包裹的分泌泡。出胞时，在多种蛋白质的介导下，囊泡向细胞膜移动，与细胞膜接触、融合、破裂，将囊泡内的物质一次性全部排出细胞，而囊泡膜随即成为细胞膜的组成部分。

2. 入胞 入胞 endocytosis 是指大分子物质或物质团块如细菌、死亡细胞或组织碎片被细胞膜包裹后以囊泡的形式进入细胞的过程（图 2-1-8，A）。固体物质的入胞过程称为吞噬 phagocytosis；液态物质的入胞过程称为吞饮 pinocytosis。

物质在入胞时，靠近物质团块的细胞膜向内凹陷或伸出伪足包绕异物，此后包裹的细胞膜融合、断裂，形成吞噬（吞饮）泡进入胞浆内。不同的细胞入胞的意义不同，如中性粒细胞将细菌等吞噬后，形成吞噬小泡，这些吞噬小泡与溶酶体融合，被溶酶体内的蛋白水解酶消化分解。

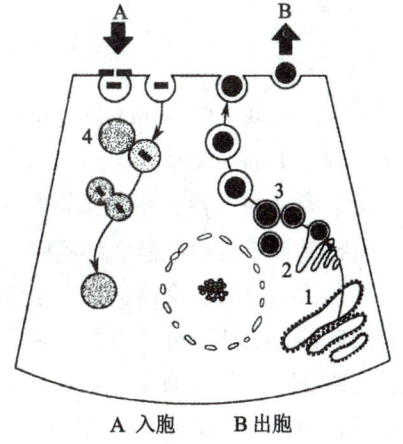

图 2-1-8 入胞和出胞示意图

二、细胞的跨膜信号转导功能

人体由许多形态各异、功能不同的细胞所组成,但多细胞生物作为一个整体,细胞间必须具备完善的信息传递系统以协调所有细胞的功能活动。能在细胞间传递信息,并能与受体发生特异性结合的信号物质称为配体 ligand,例如神经递质、激素、细胞因子等。细胞外信息以信号形式传递到膜内,引发靶细胞相应的功能效应,这一过程称为跨膜信号转导。根据配体的作用方式不同,可大体分为两类:一类以疏水性的类固醇激素为代表,靠单纯扩散的方式透过细胞膜,与胞内受体结合发挥作用;另一类是属于亲水性分子,其数量较大,它们首先作用于细胞膜上的受体,再经跨膜和细胞内的信号转导而产生生物学效应。

受体 receptor 是指细胞中能识别各种配体并与配体特异性结合,从而引起各种生物效应的特殊蛋白质。受体按分布的部位可分为膜受体、胞浆受体和核受体。根据受体蛋白类型和信号转导机制的不同,跨膜信号转导主要可分为三类,即离子通道型受体介导的信号转导、G 蛋白耦联受体介导的信号转导和酶耦联型受体介导的信号转导。

(一) 离子通道型受体介导的信号转导

离子通道型受体本身就是离子通道,当它与配体结合后,就会引起通道的开放,细胞膜对特定离子的通透性增加,实现化学信号的跨膜转导,这种途径称为离子通道型受体介导的信号转导。如骨骼肌细胞终板膜上的胆碱能受体与神经末梢释放的乙酰胆碱(Ach)结合后,受体构象发生改变,化学门控通道开放,引起以 Na^+ 内流为主的跨膜移动,导致膜电位变化,最终引起细胞兴奋。

电压门控通道和机械门控通道通常不被称为受体,但实际上,它们是接受电信号和机械信号的"受体",并通过通道的开闭和离子跨膜流动将信号转导到细胞内部。

(二) G 蛋白耦联受体介导的信号转导

G 蛋白耦联受体 G protein – linked receptor 是指通过 G 蛋白发挥作用的膜受体,是存在于细胞膜上的一类整合蛋白。

当细胞外的激素、神经递质、细胞因子等信号分子(第一信使)与 G 蛋白耦联受体发生特异性结合后,激活细胞膜上的 G 蛋白,G 蛋白是鸟苷酸结合蛋白的简称,是由三个亚单位组成的三聚体,存在于细胞的膜内侧;激活的 G 蛋白进而激活细胞膜上的 G 蛋白效应器,包括多种效应器酶和离子通道(如腺苷酸环化酶);G 蛋白效应器酶再催化膜上或膜内的某些物质(如 ATP),产生细胞内的信号分子,如环 – 磷酸腺苷 cyclic adenosine monophosphate(cAMP),即第二信使 second messenger;第二信使通过蛋白激酶或离子通道发挥信号转导作用,从而将胞外信号跨膜传递到胞内,影响细胞功能(图 2-1-9)。较重要的第二信使还有三磷酸肌醇 inosiol triphosphate(IP_3)、二酰甘油 diacylglycerol(DG)、环 – 磷酸鸟苷 cyclic guanosine monophosphate(cGMP)和 Ca^{2+} 等。

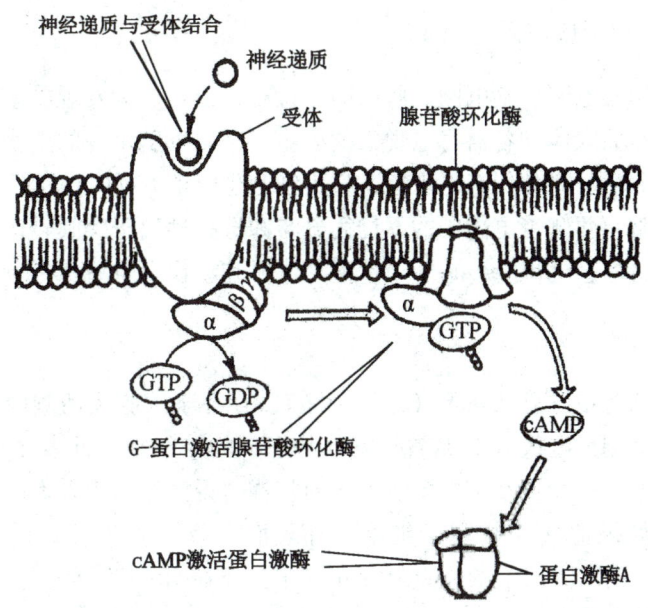

图2-1-9 G蛋白耦联受体介导的信号转导示意图

(三)酶联型受体介导的信号转导

酶联型受体 enzyme-linked receptor 是指其自身就具有酶的活性,或能与酶结合的膜受体。它们既有受体的作用,本身又有酶的活性或能激活与之相连的酶,从而完成信号转导作用。这类受体的主要类型有酪氨酸激酶受体、酪氨酸激酶结合型受体、鸟苷酸环化酶受体和丝氨酸/苏氨酸激酶受体。

1. 酪氨酸激酶受体和酪氨酸激酶结合型受体 这类受体的配体结合位点位于细胞膜外侧,而细胞膜内侧具有酪氨酸激酶活性。当配体与酪氨酸激酶受体结合后,可使酪氨酸激酶激活,使效应器蛋白的酪氨酸残基磷酸化,从而改变细胞功能活动。体内大部分生长因子、胰岛素等可与此类受体结合。酪氨酸激酶结合型受体本身没有蛋白激酶活性,与细胞外配体结合后即可在胞质侧结合并激活胞质内的酪氨酸激酶,进而使效应器蛋白磷酸化,引起细胞内效应,各种细胞因子和一些肽类激素是这类受体的配体。

2. 鸟苷酸环化酶受体 这类受体的配体结合位点位于细胞膜外侧,而胞质一侧则具有鸟苷酸环化酶活性。鸟苷酸环化酶受体与配体结合,将激活鸟苷酸环化酶(GC),激活的GC使胞质内的三磷酸鸟苷(GTP)环化,生成环-磷酸鸟苷(cGMP),作为第二信使的cGMP进而结合并激活依赖cGMP的蛋白激酶G,对底物蛋白磷酸化,从而实现信号转导。如心房钠尿肽就是此类受体的配体。

3. 丝氨酸/苏氨酸激酶受体 与酪氨酸激酶受体不同的是丝氨酸/苏氨酸激酶受体胞质一侧具有丝氨酸/苏氨酸激酶活性,而非酪氨酸激酶活性。当受体激活后,通过磷酸化下游信号蛋白的丝氨酸/苏氨酸残基而启动信号转导通路。

三、细胞的生物电现象

在医疗实践中用心电图、脑电图、肌电图作检查,已经成为发现、诊断和预测疾病进程的重要手段,然而人体和各器官电现象的产生,是以细胞水平的生物电现象为基础的。细胞在进行生命活动时都伴有电现象,称为细胞生物电 bioelectricity。

生物电是以细胞膜两侧带电离子的不均衡分布和选择性离子跨膜转运为基础的,主要有两种表现形式:静息电位 resting potential(RP)和动作电位 action potential(AP)。

(一)静息电位

静息电位是指细胞在静息状态下(未受刺激),存在于细胞膜两侧内负外正的电位差。将示波器的两个测量电极 A 和 B 置于安静状态下的神经细胞外表面时(图 2-1-10,a),示波器屏幕上的光点在零电位线上横向扫描,说明细胞膜外表面的任意两点之间没有电位差。但如果把 A 电极置于细胞膜外表面,另一个微电极 B 插入细胞膜内(图 2-1-10,b),则示波器上的光点迅速从零电位下降到一个较稳定的负值水平上。这一现象说明安静状态下的细胞膜内外两侧存在着电位差,即膜外的电位高于膜内的电位。

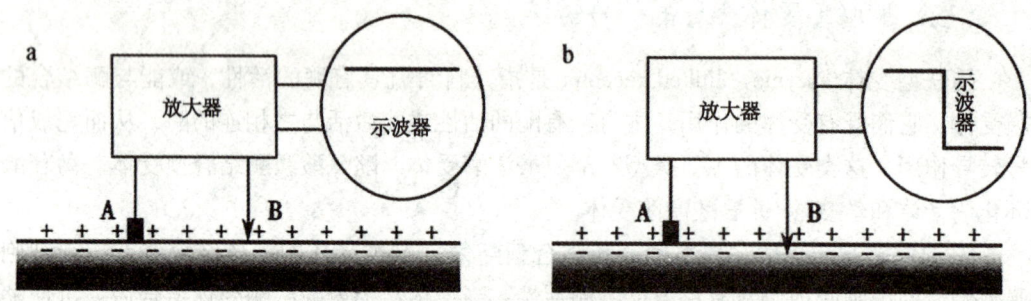

图 2-1-10 测定静息电位的示意图

以细胞外为零电位,安静状态下细胞的膜内电位在 -10 ~ -100mV 之间。如神经细胞的静息电位约为 -70mV,骨骼肌细胞的静息电位约为 -90mV,红细胞的静息电位约为 -10mV 等。细胞在安静时,细胞膜两侧电位所处的"外正内负"的稳定状态称为极化 polarization;以静息电位为基准,膜内电位负值增大称为超极化 hyperpolarization;膜内电位负值减小称为去极化 depolarization;细胞发生去极化后,膜内电位再恢复到静息电位时的极化状态,称为复极化 repolarization。

静息电位的产生机制:细胞安静时,膜对 K^+ 的通透性较大,对 Na^+、Cl^- 的通透性很小,而对有机阴离子(A^-)几乎没有通透性。由于细胞内 K^+ 浓度是细胞外 K^+ 浓度的 30 倍,见表 2-1-1,因此,带正电荷的 K^+ 在浓度差驱动下,以易化扩散的方式向膜外流动,同时膜内的 A^- 在正电荷的吸引下也有随 K^+ 外流的趋势,但膜对 A^- 没有通透性,A^- 被阻隔在膜内侧面。随着 K^+ 的不断外流,细胞膜外侧带正电荷,细胞膜内侧带负电荷，在膜两侧便出现了内负外正的电荷分布状态，导致电位差的形成。此电位差随着 K^+ 外流逐渐加大，其形成的电位差便会阻止 K^+ 继续外流，当促使 K^+ 外流的动力（浓度差）和阻止 K^+ 外流的阻力（电位差）达到平衡时，K^+ 的净外流停止，膜两侧的电位差保持在一个稳定的状态。把这个由 K^+ 外流所形成的电-化学平衡电位称为 K^+ 平衡电位 K^+ equilibrium potential（EK），接近于静息电位的数值，是静息电位形成的主要机制。

表 2-1-1　哺乳动物骨骼肌细胞内外的主要离子分布（mmol/L）

离子类型	细胞内	细胞外	细胞内外浓度比	离子流动
K^+	155	4	39∶1	外向流
Na^+	12	145	1∶12	内向流
Cl^-	3.8	120	1∶31	内向流
A^-	155			外向流

静息电位实测值略小于 K^+ 平衡电位的理论值，这是因为静息时，膜对 Na^+ 也具有一定的通透性。所以，少量的 Na^+ 内流抵消了一部分 K^+ 外流所造成的内负外正的极化状态。同时，如前述细胞内外 Na^+、K^+ 浓度差的维持依赖钠-钾泵，其所造成的势能贮备为静息状态下细胞膜两侧离子流动及 K^+ 平衡电位的形成提供了动力，对于保持稳定的静息电位具有重要作用。

（二）动作电位

动作电位是指可兴奋细胞受到有效刺激时，在静息电位的基础上产生的快速的、短暂的、可传布的电位变化过程。（图 2-1-11）。

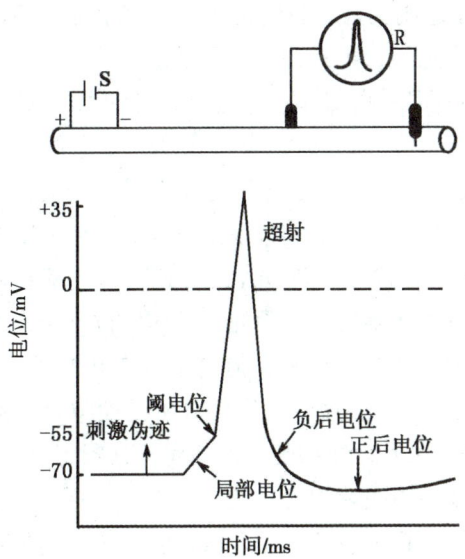

图 2-1-11　神经纤维动作电位模式图

在静息电位的基础上，给予可兴奋细胞一个有效刺激，可在示波器上观察到一个动作电位波，由上升支（去极相）和下降支（复极相）组成。上升支膜电位由原来的 -70mV 去极化到 +30mV，其中膜电位超过 0mV 的部分，称为超射 overshoot，此时，膜电位转变为内正外负状态，出现了反极化。下降支膜电位从顶点 +30mV 复极到 -70mV，恢复到静息电位的水平。迅速去极化的升支和迅速复极化的降支共同形成尖锋状的电位变化称为锋电位，锋电位持续约 1ms。在锋电位后膜电位呈现低幅缓慢的波动，称为后电位 after potential。后电位包括两部分：

负后电位 negative after-potential，膜电位尚未复极到静息电位水平；正后电位 positive after-potential，膜电位复极超过静息电位水平。后电位结束后，膜电位才能恢复到静息电位水平。

动作电位是细胞产生兴奋的标志。对可兴奋细胞来说，兴奋性就是指细胞受到刺激后产生动作电位的能力。可兴奋细胞包括肌细胞、腺细胞和神经细胞，只有先产生兴奋，才能表现出各自特定的生理功能，如肌肉的收缩、腺体的分泌等。动作电位有以下特点：①"全或无"现象：刺激强度达不到阈值时，就不产生动作电位（无）；刺激强度达到阈值，即可产生动作电位且达到最大幅度（全），其值不随刺激强度的增大而继续增大；②不衰减性传导：动作电位在同一细胞上的传导，幅度不随传导距离的增大而减小；③脉冲式：连续的刺激产生的多个动作电位不能叠加，总是有一定的间隔，形成脉冲样波形。

动作电位的产生机制：由表 2-1-1 可知，细胞外液 Na^+ 浓度比细胞内液高，因此，Na^+ 有从细胞外向细胞内扩散的趋势，但细胞膜对 Na^+ 的通透性很小，当细胞受到刺激时，膜上先有少量 Na^+ 通道被激活而开放，Na^+ 顺浓度差和电位差内流，使膜内电位负值减小，达到一定数值后，引起大量的电压门控 Na^+ 通道几乎同时激活开放，使 Na^+ 大量内流，使膜内电位急剧上升，膜内正电荷迅速增加，膜内负电位消失，直至继续内流的 Na^+ 使膜电位发生逆转，形成内正外负的反极化状态。当促使 Na^+ 内流的动力（浓度差）和阻止 Na^+ 内流的阻力（电位差）达到平衡时，Na^+ 净内流停止，这时动作电位达到最大幅度（+30 mV），称为 Na^+ 电-化学平衡电位，简称 Na^+ 平衡电位，这是动作电位上升支形成的机制。Na^+ 通道开放时间很短，很快失活而关闭。此时电压门控 K^+ 通道激活而开放，膜对 K^+ 的通透性增大，膜内 K^+ 在浓度差和电位差的驱动下快速外流，使膜内电位由 +30 mV 降到 -70 mV，直到膜电位基本恢复到静息水平，构成动作电位下降支，即动作电位的复极化。因此，动作电位下降支主要是 K^+ 外流形成的。

复极化结束时，膜电位虽然基本恢复，但离子分布状态并未恢复，与静息时相比，膜内多了些 Na^+，膜外多了些 K^+，这一变化足以激活细胞膜上的 Na^+ 泵，它将内流的 Na^+ 泵出，同时将外流的 K^+ 泵入，使细胞内外的离子分布完全恢复到原来的静息水平。

不同的离子通道可以被不同的药物特异性阻断，如河豚毒（TTX）可以特异性阻断电压门控 Na^+ 通道，因而阻断锋电位的产生，故误食河豚体内的毒素可危及生命。

动作电位的引起与传导：刺激能引起组织细胞产生动作电位，但不是任何刺激都能引起组织细胞的兴奋，刺激引起细胞膜上少量 Na^+ 通道开放及少量 Na^+ 内流，膜去极化达到某一临界值时,才能引起 Na⁺ 通道大量开放,Na⁺ 大量内流,产生动作电位。这个使膜上 Na⁺ 通道大量开放,使 Na⁺ 大量内流而触发动作电位的临界膜电位值称为阈电位 threshold potential。可见,要引起可兴奋细胞兴奋,刺激使膜去极化必须要达到阈电位,才能导致大量 Na⁺ 通道开放产生动作电位。因此,静息电位去极化达到阈电位水平是产生动作电位的必要条件。阈电位的数值一般比静息电位的绝对值小 10~20mV,在神经和肌肉细胞,阈电位为 -50~-70mV。

阈下刺激虽不能触发动作电位,但也会引起少量 Na⁺ 内流,从而产生较小的去极化。这种达不到阈电位水平,电位波动小,只限于细胞膜的局部,不能向远距离传播的去极化电位波动称为局部电位,也称局部兴奋 local excitation。

局部电位有以下特点:①等级性电位,即其电位幅度可随刺激强度的增加而增大,不表现"全或无"的特征。②呈衰减性传导,在扩布的过程中,电位幅度逐渐减小或消失,所以扩布的距离短,又称电紧张性传播。③可以总和,如果相邻部位同时接受多个阈下刺激,它们引起的去极化可以相加(空间总和),如果某一部位连续接受数个阈下刺激,则数个阈下刺激引起的去极化可以叠加(时间总和)。局部电位经总和达到阈电位水平时,即可产生扩布性的动作电位。

动作电位的传导:动作电位一旦在细胞膜某一点产生就会沿着细胞膜向周围不衰减地传播,直到整个细胞膜都产生动作电位为止。这种动作电位在同一细胞上的扩布称为传导 conduction。动作电位在神经纤维上的传导,称为神经冲动。

动作电位的传导机制,可用"局部电流 local current"学说来解释。以无髓神经纤维为例(图 2-1-12),当神经纤维的某点接受有效刺激而兴奋时,兴奋部位的膜电位出现了内正外负的电位倒转,而与它相邻的未兴奋部位仍处于内负外正的状态。因此在兴奋部位和静息部位之间产生了电位差,可发生电荷定向移动,形成了局部电流。局部电流的方向是:膜外的正电荷由静息部位向兴奋部位移动,膜内的正电荷由兴奋部位向静息部位移动。通过局部电流使邻近未兴奋部位膜内的电位上升,膜外的电位下降,产生去极化。当去极化达到阈电位水平时,触发相邻部位爆发动作电位,使它转变为新的兴奋点。这样的过程沿着

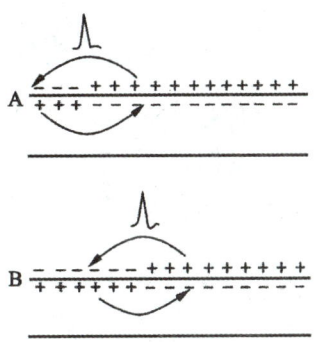

图 2-1-12 动作电位在无髓神经纤维上的传导

细胞膜连续进行下去,直到整个细胞膜都产生动作电位为止。有髓神经纤维的髓鞘具有绝缘作用,不允许离子通过。因此,动作电位的传导只能在没有髓鞘的郎飞结处进行。郎飞结的 Na⁺ 通道密集,易产生动作电位。而局部电流也就在相邻的郎飞结之间产生(图 2-1-13),这一局部电流对相邻的郎飞结起着刺激作用,使之兴奋,好像动作电位由一个郎飞结跳到另一个郎飞结,称为跳跃式传导。因此与无髓神经纤维相比,神经冲动在有髓神经纤维的传导速度要快得多。如人的粗大有髓神经纤维传导速度可超过 100m/s,而一些纤维细的无髓神经纤维的传导速度不到 1m/s。

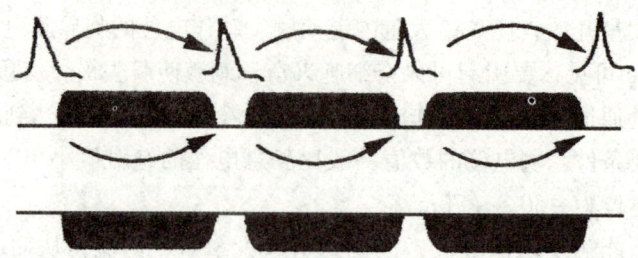

图 2-1-13 动作电位在有髓神经纤维上的传导

第六节 肌细胞的收缩功能

根据肌肉的功能特性,可将肌组织分为骨骼肌、心肌和平滑肌三类。运动和姿势的维持主要依赖骨骼肌细胞舒缩活动;心脏的射血由心肌收缩完成;胃肠等内脏器官的运动则由平滑肌承担。骨骼肌是体内最多的组织,本节就以骨骼肌为例,介绍其与神经的关系及收缩机制。

一、神经-肌接头的兴奋传递

(一)神经-肌接头处的结构

运动神经的轴突分支在到达骨骼肌细胞前逐渐失去髓鞘,以裸露的轴突末梢嵌入到肌细胞膜的凹陷中,形成神经-肌接头(图 2-1-14)。靠近肌细胞膜的轴突末梢的膜称为接头前膜,与之相对应的肌细胞膜(简称肌膜)称为接头后膜又称终板膜。终板

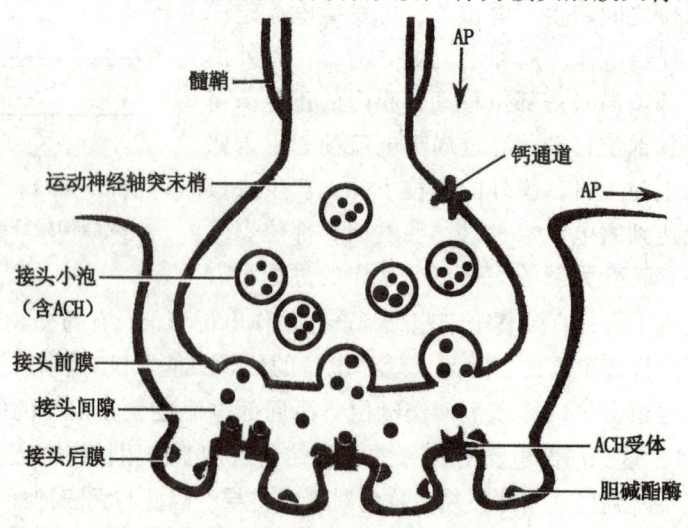

图 2-1-14 神经-肌接头处的特殊结构

膜进一步向细胞内凹陷,形成许多皱褶。接头前膜和接头后膜之间还有20~30nm间隔,称为接头间隙,间隙内充满细胞外液。

在轴突末梢的轴浆中,有大量的囊泡,称为突触小泡,囊泡内含大量的乙酰胆碱(ACh)(每个囊泡内约含有1万个分子)。接头后的终板膜上有N_2型ACh受体。在终板膜的表面还分布有乙酰胆碱酯酶,它可将ACh分解为胆碱和乙酸。

(二) 神经-肌接头处兴奋传递的过程

当神经冲动沿神经纤维传到轴突末梢时,使接头前膜上电压门控式Ca^{2+}通道开放。细胞外液中Ca^{2+}顺浓度梯度进入轴突末梢,触发囊泡向接头前膜移行,并与接头前膜融合,将囊泡内所含的ACh分子释放至接头间隙。ACh在接头间隙内扩散至终板膜,与终板膜上ACh受体结合,使通道开放,引起Na^+和K^+的跨膜移动。以Na^+内流为主的离子流,导致终板膜发生去极化,这一去极化的电位变化称为终板电位。终板电位属于局部电位,以电紧张的形式向周围细胞膜扩布,使临近的肌细胞膜发生去极化,使之产生动作电位,并传播至整个肌细胞膜,从而完成神经-肌接头处的兴奋传递。整个传递过程可以简单概括为电-化学-电过程。

神经轴突末梢ACh的释放是以囊泡为单位的倾囊释放,称为量子释放。由于每次神经冲动总要引发大量的囊泡释放,产生的终板电位足以使肌细胞膜产生动作电位,这就保证了每一次神经冲动传至末梢都能可靠地引起肌细胞的兴奋和收缩。接头前膜释放的ACh在引起肌细胞的兴奋和收缩后,迅速地被终板膜上的胆碱酯酶降解,这就保证了一次神经冲动仅引起一次肌细胞兴奋和收缩,表现为神经-肌接头处进行1:1的信息传递。

骨骼肌神经-肌接头兴奋传递过程容易受到某些药物和病理因素的影响,从而使其正常的兴奋传递过程和肌肉收缩受到影响。有机磷农药可使胆碱酯酶失去活性,造成ACh不能及时被水解,在接头间隙内大量积聚,引起肌肉持续兴奋收缩,所以有机磷农药中毒时病人可出现肌肉震颤。骨骼肌神经-肌接头处兴奋传递还与某些疾病的发生有关。比如,重症肌无力患者的发病是由于体内的自身抗体破坏了终板膜上的ACh受体通道,使ACh的作用被阻断;而另一种称为肌无力综合征的病人发病则是由于自身抗体破坏了接头前膜上Ca^{2+}通道,使突触囊泡释放ACh发生障碍的结果。

二、骨骼肌的收缩机制

(一) 骨骼肌的微细结构

骨骼肌由大量的肌纤维(肌细胞)组成,肌纤维的细胞膜又称肌膜,细胞质称为肌质。肌质中含有大量的肌原纤维和丰富的肌管系统,这些结构排列有序,协同完成骨骼肌的收缩。

1. 肌原纤维和肌小节 每个肌纤维中含上千条直径1~2μm的肌原纤维,这些肌原纤维平行排列,纵贯肌纤维的全长。肌原纤维又由粗肌丝和细肌丝组成,粗、细肌丝的规律性排列，使肌原纤维呈现明暗相间的条带。在肌原纤维上只有细肌丝，没有粗肌丝的区域较亮，称为明带，明带中央有一条暗线称为Z线；有粗肌丝的区域较暗，称为暗带，在暗带的中部只有粗肌丝没有细肌丝的区域暗中稍亮，称为H区，H区中央又有一条颜色发暗的线，称为M线。在相邻两条Z线之间的一段肌原纤维称为肌小节，肌小节的长度在骨骼肌收缩和舒张过程中不断变化，是骨骼肌收缩和舒张的基本单位（图2-1-15）。

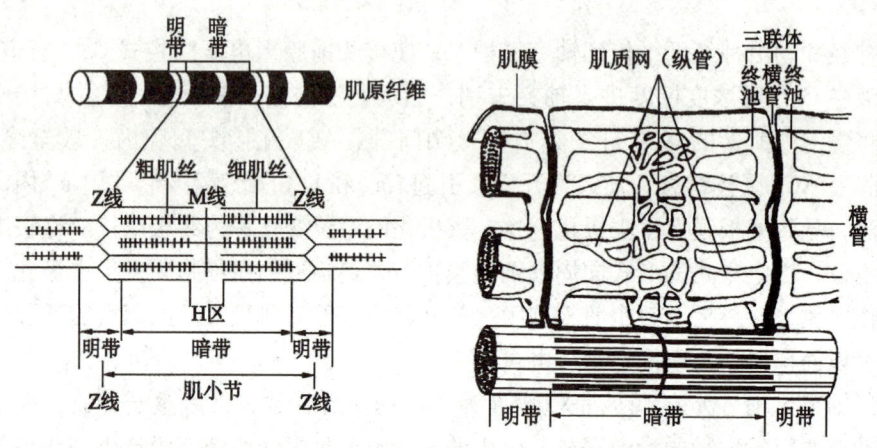

图2-1-15 骨骼肌细胞的肌原纤维和肌管系统

2. 肌管系统 骨骼肌细胞有两套独立的肌管系统，分别是横管和纵管。横管（T管）是肌膜在每个肌节的明带和暗带的交界处向细胞内凹陷形成的，其走向与肌原纤维垂直，并包绕肌原纤维，所以横管实质上是肌膜的延续，横管中的液体是细胞外液；肌原纤维周围还包绕有另一组肌管系统，它们与肌原纤维平行，称为纵管（L管），也称肌质网。纵管互相沟通，并在靠近横管处管腔膨大，形成终池，它使纵管和横管相靠近的面积增大。终池内Ca^{2+}的浓度比肌质中高近万倍。每一横管和其两侧的终池共同构成三联管结构（图2-1-15）。三联管结构是把肌细胞膜的电变化和细胞内的收缩过程衔接起来的关键部位。

（二）骨骼肌的收缩机制

1. 肌丝的分子组成及其特性

（1）**粗肌丝** 粗肌丝主要由肌凝蛋白（肌球蛋白）分子组成。一个肌凝蛋白分子有杆状部和头部两部分。每个分子的杆状部都朝向M线平行排列，构成粗肌丝的主干；主干向四周伸出而形成横桥（图2-1-16），为其头部。

（2）**细肌丝** 细肌丝由肌纤蛋白（肌动蛋白）、原肌凝蛋白（原肌球蛋白）和肌钙蛋白三种分子组成。肌纤蛋白单体呈球形，它们在细肌丝中聚合成双螺旋状，形成细肌丝的主干（图2-1-16）。原肌凝蛋白也是双螺旋结构，与肌纤蛋白双螺旋结构相并行，肌肉安静时，原肌凝蛋白正好位于肌纤蛋白和横桥之间，阻碍了二者的结合和相互

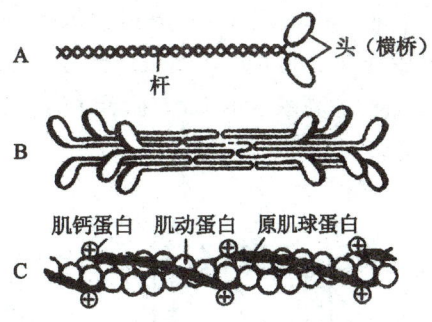

图 2-1-16 粗细肌丝结构示意图

作用。肌钙蛋白呈球形，以一定间隔结合于原肌凝蛋白上，当它与 Ca^{2+} 结合时，肌钙蛋白构象发生变化，导致原肌凝蛋白发生位移，解除它对肌纤蛋白与横桥结合的阻碍作用。

横桥有两个重要的特性：①具有 ATP 酶活性，可分解 ATP，释放能量使横桥处于高势能状态，为横桥摆动提供能量；②在一定条件下，横桥可以和细肌丝呈可逆性结合，拖动细肌丝向暗带中央滑行，然后复位。

2. 骨骼肌的收缩过程 肌肉收缩时，粗、细肌丝长度都未改变，只是细肌丝向粗肌丝之间滑行，造成相邻的 Z 线相互靠近，肌小节长度变短，从而导致肌原纤维以至整个肌细胞和整块肌肉的收缩。

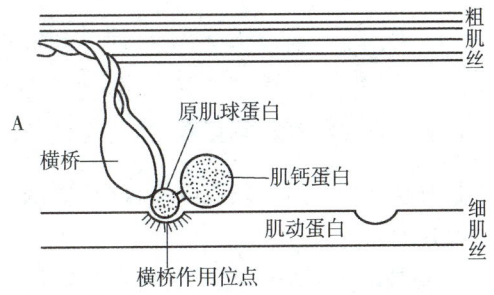

肌丝滑行的基本过程：当肌细胞膜上的动作电位引起肌浆中 Ca^{2+} 浓度升高时，Ca^{2+} 与肌钙蛋白结合，这就引起了肌钙蛋白分子构象的改变，这种改变又引发原肌凝蛋白发生位移，从而暴露出肌纤蛋白上与横桥结合的位点，使横桥能够与肌纤蛋白结合，横桥拉着细肌丝向 M 线扭动。在横桥与肌纤蛋白的结合、扭动、解离和再结合、再扭动构成的横桥循环过程中，使细肌丝不断向暗

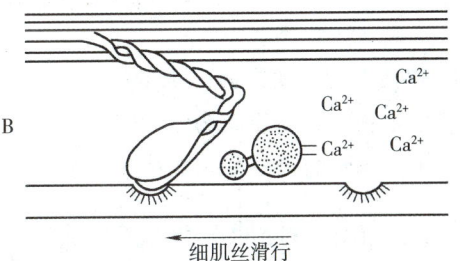

图 2-1-17 肌肉收缩过程

带中央移动，结果是肌小节缩短，肌肉收缩；与此相伴随的是横桥 ATP 酶活化，分解 ATP 释放能量，用于细肌丝的滑行（图 2-1-17）。

三、骨骼肌的兴奋-收缩耦联

当肌细胞发生兴奋时，首先在肌膜上出现动作电位，然后才发生肌丝滑行、肌小节缩短、肌细胞的收缩。将骨骼肌细胞的电兴奋和机械收缩联系起来的中介过程称为兴奋-收缩耦联 excitation-contraction coupling。基本过程包括：①动作电位沿肌膜和横管膜传播至三联管处进入到细胞深处引起 Ca^{2+} 通道的开放；②终池内的 Ca^{2+} 顺浓度梯度扩散到肌质中，引发肌肉收缩；③高浓度的 Ca^{2+} 激活终池膜上的钙泵将 Ca^{2+} 重新回收到终池内（图2-1-18）。

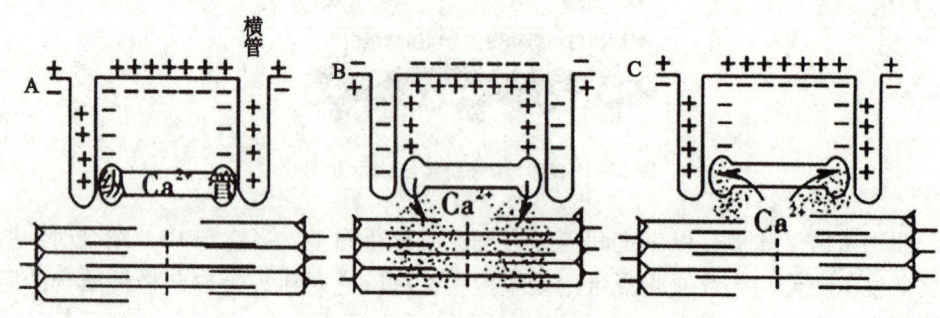

图2-1-18 骨骼肌兴奋-收缩耦联过程

由上可知，在兴奋-收缩耦联过程中，起关键作用的部位是三联管，耦联因子是 Ca^{2+}。

四、骨骼肌的收缩效能及其影响因素

（一）骨骼肌的收缩效能

肌肉收缩效能是指肌肉收缩时产生的张力大小、缩短程度以及产生张力或缩短的速度。可分为以下两种：

1. 等长收缩 当肌肉接受刺激发生收缩时，在阻力负荷较大时，肌肉产生的张力不足以克服负荷，只有张力的增加而没有长度的缩短称为等长收缩。等长收缩的主要作用是维持人体的姿势。

2. 等张收缩 肌肉收缩时只有长度的缩短而没有张力的变化，称为等张收缩。等张收缩主要的作用是移动物体。

人体骨骼肌的收缩大多数情况下是混合式的。

（二）影响骨骼肌收缩效能的因素

影响肌肉收缩的因素包括：前负荷、后负荷和肌肉收缩能力及收缩的总和等。

1. 前负荷 前负荷是指肌肉在收缩前所承受的负荷，它使肌肉收缩前就处于被拉长状态。在前负荷作用下肌肉被拉长的长度称为肌肉的初长度。改变前负荷实际上是改变肌肉收缩的初长度。

逐渐加大前负荷，肌肉收缩的初长度也会逐渐增加，肌肉收缩时产生的张力也逐渐增加；随着前负荷的增大，当初长度继续增大到某一数值时，张力可达到最大；此后，随着前负荷的进一步增加，肌肉收缩的初长度也继续增加，而肌肉收缩时产生的张力反而减小，收缩效果也会减弱。通常把引起肌肉收缩产生最大张力的初长度称为最适初长

度，此时的前负荷称为最适前负荷。如果在坐标图上将肌肉在不同前负荷作用下长度与张力的变化绘制下来，就可以得到一条曲线，称为肌肉收缩的长度-张力曲线（图2-1-19）。

2. 后负荷 肌肉开始收缩时才遇到的负荷或阻力称为后负荷，它是肌肉收缩的阻力或做功对象。当肌肉在后负荷的作用下收缩时，刚开始由于肌肉受到阻力而不能缩短，只表现为张力的增加，当肌肉的张力增加到与后负荷相等时，肌肉开始以一定的速度缩短。

后负荷越大，肌肉收缩时产生的张力也越大，肌肉开始出现缩短的时间也越迟，缩短的速度和程度也越小，反之亦然。肌肉在后负荷作用下表现的张力与速度的这种关系描绘在坐标上可得一条曲线，称张力-速度曲线（图2-1-20）。肌肉收缩的张力-速度曲线提示，如果要使肌肉收缩的速度较大，后负荷必须相应减少；如果在肌肉收缩时需要克服较大阻力，即产生较大的张力，收缩速度肯定缓慢。

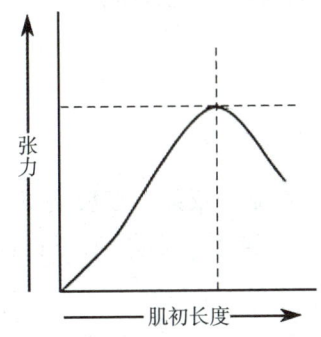

图2-1-19 肌肉初长度对肌肉收缩的影响　　图2-1-20 后负荷对肌肉收缩的影响

3. 肌肉收缩能力 肌肉收缩能力是指与前负荷、后负荷无关的肌肉内在收缩特性。肌肉收缩能力提高后，收缩时产生的张力和缩短的速度都会提高，使肌肉做功效率增加。肌肉的这种收缩特性主要取决于兴奋-收缩耦联过程中胞质内Ca^{2+}水平和横桥ATP酶活性。许多神经体液因素、化学物质和机体代谢状况等都是通过影响上述途径来调节和影响肌肉收缩能力的。比如，缺氧、酸中毒、肌肉中能源物质的大量消耗，都可降低肌肉收缩能力。而Ca^{2+}、咖啡因，肾上腺素等体液因素则可增强肌肉收缩能力。

4. 收缩总和 收缩的总和是指肌细胞收缩的叠加特性，包括多纤维总和和频率效应总和。

（1）多纤维总和　运动单位是指一个运动神经元及其所支配的肌纤维。一块骨骼肌内有数量不等的运动单位。运动单位增多则收缩力增强。

（2）频率效应总和　通过运动神经发放冲动的频率来改变肌肉收缩的形式和张力的调节方式。

当整块肌肉或单个肌细胞接受一次短促的刺激后，产生一次动作电位，完成一次机械性收缩，称为单收缩。若给肌肉一连串的刺激，每次刺激的间隔短于单收缩所持续的时间，肌肉的收缩将出现融合现象，即肌肉不能完全舒张（图2-1-21），称为强直收缩。强直收缩有两种形式，一种是刺激频率增加，肌肉未完全舒张就产生第二次收缩，肌肉收缩出现部分的融合，称为不完全强直收缩，收缩曲线呈锯齿状；另一种是继续增加刺激频率，使肌肉在前一次收缩后还未舒张就开始第二次收缩，肌肉收缩反应出现完全的融合，称为完全强直收缩，收缩曲线为一条平整光滑的曲线。完全强直收缩时，肌肉收缩产生的最大张力可达单收缩的 3~4 倍。生理条件下，骨骼肌的收缩几乎都属于完全强直收缩。

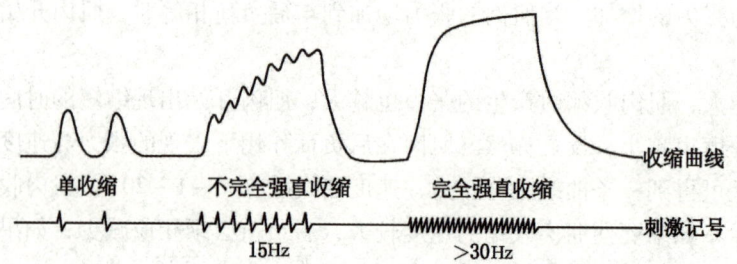

图 2-1-21　骨骼肌单收缩、不完全强直收缩和完全强直收缩

复习思考题

1. 名词解释：新陈代谢　兴奋性　阈值　兴奋　抑制　反射　正反馈　负反馈　单纯扩散　易化扩散　主动转运　静息电位　动作电位　阈电位　前负荷　后负荷　单收缩　强直收缩。

2. 生理学的研究对象及任务。

3. 生命活动的基本特征。

4. 简述内环境的概念、组成及稳态的意义和维持。

5. 机体功能活动调节方式的概念及特点。

6. 试述神经－肌接头的传递过程。

7. 试述动作电位的产生机制。

8. 简述兴奋－收缩耦联的概念、骨骼肌的收缩形式。

第二章 血 液

> **学习目标**
>
> 1. 掌握血液的组成和理化特性;各类血细胞的正常值及生理功能;血液凝固的基本过程;ABO 血型系统。
> 2. 熟悉红细胞的生成、破坏及调节;各种血细胞的生理特性;生理性止血;输血原则。
> 3. 了解抗凝与纤溶;Rh 血型系统。

血液 blood 是流动于心血管系统中的液体组织。具有运输、防御、保持内环境稳态、实现体液调节等重要生理功能。

第一节 血液的组成和理化特性

一、血量和血液的组成

(一) 血量

血量 blood volume 是指人体内血液的总量。正常成人的血量占体重的 7%~8%,即每千克体重 70~80mL 血液。体重为 60kg 的人,血量为 4.2~4.8L。安静状态下大部分血液在心血管内流动,称为循环血量;小部分则滞留于肝、肺、腹腔及皮下静脉丛内,流动很慢,称为贮备血量。在剧烈活动、大失血等情况下,贮备血可补充入循环血量,以维持机体的需要。

血量相对稳定对维持正常生命活动意义重大。大量补液、输血等导致血量过多,可加重心脏负荷;而大失血等导致血量锐减,则引起血压下降,组织细胞缺氧和代谢产物堆积。若一次性失血 <10%,可通过调节使血量在 1~2 小时内迅速恢复,不影响机体的正常功能,血浆蛋白在 24 小时内恢复,红细胞则在 1 个月内逐渐恢复;若一次性失血达 20% 左右,则可出现血压下降和缺血等一系列临床症状;若 >30% 则危及生命,须及时抢救。

(二) 血液的组成

血液由血浆和血细胞组成。血细胞 blood cell 包括红细胞、白细胞、血小板,其中,绝大部分为红细胞。

1. 血细胞比容 将刚抽出的血液置于含抗凝剂的比容管内,以 3000 转/分钟的速度离心 30 分钟后,可见比容管内的血液分为三层:上层透明的淡黄色液体,为血浆;中间灰白色的薄层为白细胞和血小板;下层红色不透明的为红细胞(图 2-2-1)。血细胞在全血中所占的容积百分比,称为血细胞比容 hematocrit。

正常成年男性的血细胞比容为 40%~50%,女性为 37%~48%。血细胞比容的数值可反映红细胞数量的相对值。例如,贫血患者由于红细胞数量减少,血细胞比容降低;严重烧伤、腹泻等导致急剧脱水,血细胞比容升高。

2. 血浆 血浆 blood plasma 为血细胞的细胞外液,是血细胞生存的内环境。其含水约 90%~92%,含溶质 8%~10%。溶质中,血浆蛋白占 6%~8%;0.9% 为无机盐且绝大部分以离子形式存在,正离子主要为 Na^+,还有少量 K^+、Ca^{2+}、Mg^{2+},负离子主要为 Cl^-,还有 HCO_3^-、HPO_4^{2-} 等;非蛋白含氮化合物及其他物质约 1%~2%。非蛋白含氮化合物主要包括尿素、肌酐、尿酸、肌酸、氨基酸、胆红素等。此外,血浆中还含有葡萄糖、脂类、O_2、CO_2 及微量的酶、激素、维生素等。

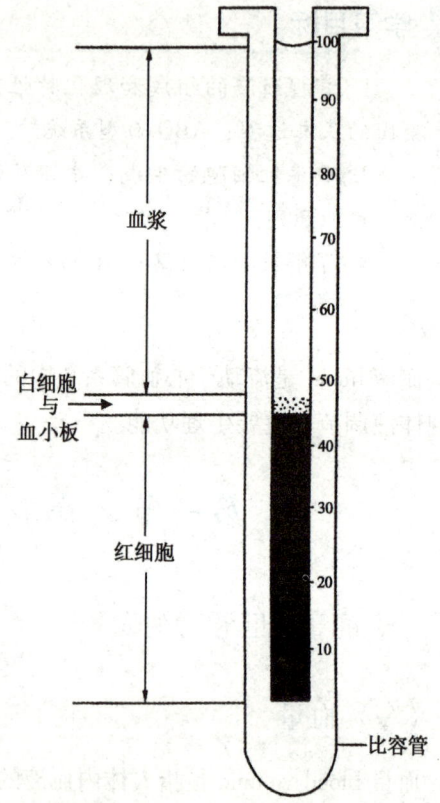

图 2-2-1 血细胞比容示意图

血浆蛋白 plasma protein 是血浆中各种蛋白质的总称,可分为白蛋白、球蛋白和纤维蛋白原三类。正常成人血浆蛋白总量为 65~85g/L,其中白蛋白含量最多,为 40~48g/L,球蛋白为 15~30g/L,纤维蛋白原为 2~4g/L。血浆球蛋白是多种球蛋白的混合物,用蛋白电泳法可进一步将其分为 α_1、α_2、β、γ 四种。白蛋白与球蛋白的比值(A/G)为(1.5~2.5):1。临床上测定 A/G 比值,主要用于肝功能检查。血浆蛋白具有多种功能:①与多种物质结合成复合物发挥运输作用;②白蛋白及其钠盐组成缓冲对,参与血液酸碱度的调节;③以白蛋白为主形成血浆胶体渗透压,调节血浆和组织液间水的分布;④主要有 γ-球蛋白参与机体的免疫和保护作用;⑤由纤维蛋白原和各种凝血因子(多为球蛋白)参与凝血、抗凝和纤维蛋白溶解。

二、血液的理化特性

(一) 颜色

红细胞内含血红蛋白 hemoglobin, Hb。动脉血因含较多氧合血红蛋白而呈鲜红色;静脉血含较多去氧血红蛋白而呈暗红色。

(二) 相对密度

正常人血液的相对密度为 1.050～1.060,它主要取决于红细胞的数量。血浆的相对密度为 1.020～1.030,它主要与血浆蛋白的含量有关。

(三) 黏滞性

血液具有一定的黏滞性,其来源于红细胞和血浆蛋白等颗粒之间的摩擦力。正常血液的黏滞性为水的 4～5 倍,血浆黏滞性为水的 1.6～2.4 倍。严重贫血病人,红细胞减少,黏滞性降低;大面积严重烧伤患者,由于血浆水分渗出,黏滞性增加。血液黏滞度升高,可使血流阻力增加。

(四) 血浆渗透压

1. 渗透现象和渗透压 溶液通过半透膜保留和吸引水分子的能力称为渗透压。其大小与溶液中溶质颗粒数目的多少呈正比,而与溶质的种类和分子量大小无关。当用半透膜隔开两种不同渗透压的同种溶液时,则水分子从低渗透压一侧向高渗透压一侧扩散,此即渗透现象。因为高渗透压溶液含溶质颗粒多,因而保留和吸引水分子的能力较强。

2. 血浆渗透压 正常情况下,血浆渗透压约为 300mmol/L 或 773.3kPa。以血浆中的无机盐为主(主要为 NaCl)所形成的渗透压称为晶体渗透压 crystal osmotic pressure;由血浆蛋白(主要为白蛋白)所形成的渗透压称为胶体渗透压 colloid osmotic pressure。晶体物质颗粒数目多,故其渗透压大,约为 298.5 mmol/L;而血浆蛋白颗粒数少,因此胶体渗透压小,不超过 1.5 mmol/L。

由于血浆在体内所接触到的细胞膜和毛细血管壁的通透性不同,从而表现出晶体渗透压与胶体渗透压不同的生理作用。正常情况下,细胞膜允许水分子透过,某些无机盐等不易透过,因此血浆晶体渗透压对维持细胞内外水分的正常交换、保持红细胞的正常形态和功能有重要的作用。如果血浆晶体渗透压降低,水分将渗入红细胞,使红细胞膨胀甚至破裂,导致溶血。相反则红细胞中水分渗出而引起皱缩。毛细血管壁允许水及无机离子自由通过,而大分子的蛋白质则不能通过。因此,毛细血管内外水分的交换和循环血量的维持,有赖于血浆胶体渗透压的作用。如果肝肾疾病使血浆蛋白(主要是白蛋白)含量减少,则血浆胶体渗透压降低,引起组织液生成过多而导致水肿。

0.9% NaCl 溶液或 5% 葡萄糖溶液与血浆渗透压相近,临床上称为等渗溶液 isoosmotic solution。而比血浆渗透压高的溶液称为高渗溶液；比血浆渗透压低的溶液称为低渗溶液。

（五）酸碱度

正常人血浆 pH 值为 7.35~7.45。如果 pH 值低于 7.35，称为酸中毒；高于 7.45 则称为碱中毒。酸、碱中毒都会影响组织细胞的正常生理活动，pH<6.9 或 pH>7.9 时，甚至危及生命。血浆 pH 之所以能保持相对稳定，首先是因为血液缓冲对具有缓冲作用，其中血浆中 $NaHCO_3/H_2CO_3$ 是最为重要的酸碱缓冲对。此外，通过肺和肾不断排出体内过剩的酸或碱，维持血浆 pH 值在较小的范围内波动。

第二节 血细胞

一、红细胞

（一）红细胞的形态、数量及其功能

红细胞呈双凹碟形，中央薄、边缘厚，直径约 8μm。这种形态使红细胞表面积增大，有利于气体的交换。正常成年男性的红细胞数为 $(4.5~5.5)×10^{12}/L$，女性为 $(4.0~5.0)×10^{12}/L$。新生儿的红细胞可高达 $(6.0~7.0)×10^{12}/L$。红细胞内含血红蛋白，正常成年男性含量为 120~160g/L，女性为 110~150g/L。红细胞数量和血红蛋白含量不仅有年龄、性别上的差异，还可因其他因素而不同，如长期居住在高原的人红细胞数量比居住在平原的人多。

红细胞的主要功能是运输 O_2 和 CO_2、调节酸碱平衡。如其数量或血红蛋白含量低于正常最低值则称为贫血。

（二）红细胞的生理特性

1. 可塑变形性 可塑变形性 plastic deformation of erythrocyte 是指红细胞通过直径小于 7.5μm 的毛细血管或穿过 3μm 的血窦空隙时，可发生卷曲变形，通过后又恢复原状的特性。该特性与细胞膜弹性、流动性、表面积成正比，与细胞内黏性成反比。临床上血红蛋白增多、血红蛋白变性等均可因流动性降低而无法通过毛细血管，导致微循环栓塞。

2. 渗透脆性 红细胞在低渗盐溶液中发生膨胀、破裂，甚至溶血的特性称为红细胞渗透脆性 osmotic fragility of erythrocyte。表示红细胞膜对低渗溶液的抵抗力，渗透脆性大则抵抗力小，反之则抵抗力大，即成反变关系。实验证实，在 0.6%~0.8% NaCl 溶液中，水分渗入红细胞使之膨胀，但不破裂；在 0.42%~0.46% NaCl 溶液中，部分红细胞开始破裂；在 0.32%~0.34% NaCl 溶液中，则红细胞全部破裂溶血。正常情况下，初成熟的红细胞脆性小，衰老的红细胞脆性大。某些疾病，如遗传性球形红细胞增多症

者,红细胞的脆性大;巨幼红细胞性贫血者脆性小。

3. 悬浮稳定性 红细胞的相对密度较血浆大,但能较稳定地悬浮于血浆之中而不易下沉,这一特性称为红细胞的悬浮稳定性 suspension stability of erythrocyte。用红细胞沉降率,简称血沉 erythrocyte sedimentation rate(ESR)表示。血沉是指抗凝的血液置于血沉管中,1 小时末红细胞的下沉速度,用血沉管内血浆的高度表示。经韦氏法测定,正常成年男性的血沉为 0~15mm/h;女性为 0~20mm/h。血沉加快表示红细胞的悬浮稳定性差,血沉明显加快见于活动期肺结核、风湿热、恶性肿瘤等。妇女在月经期或妊娠期,血沉一般较快。

红细胞之所以具有悬浮稳定性,是因为其与血浆之间的摩擦力以及细胞膜间相同电荷的排斥力阻碍了红细胞下沉。而血沉加快主要因为红细胞凹面彼此相贴发生叠连。叠连的红细胞与血浆的接触总面积减少,与血浆摩擦力减小,从而更易下沉。红细胞叠连的速度主要取决于血浆的成分,而非红细胞本身。如血浆中白蛋白增多,可减少红细胞叠连;球蛋白、纤维蛋白原增多则加速红细胞叠连。

(三) 红细胞的生成、破坏及调节

1. 红细胞的生成 胚胎时期红细胞在肝、脾和骨髓内生成,出生后在骨髓内生成,成年人主要在短骨、扁骨和长骨近骨骺端的红骨髓内生成。红骨髓内的造血干细胞不断分化出红系定向祖细胞,经过早幼红细胞、中幼红细胞、晚幼红细胞、网织红细胞至成熟红细胞。在发育成熟过程中,红细胞的体积逐渐由大变小,细胞核逐渐消失,红细胞内的血红蛋白含量则逐渐增多。通常多为成熟红细胞才能进入循环血中,亦可有 0.5%~1.5% 的网织红细胞进入。若循环血中出现大量网织红细胞,表明造血功能亢进。当机体受到大剂量放射线照射或某些药物(如氯霉素、抗癌药)作用时,骨髓造血功能受到抑制,血细胞生成减少,称为再生障碍性贫血。

红细胞生成的必需原料是蛋白质和铁,用来合成血红蛋白。其中蛋白质主要来自食物,一般不易缺乏。而铁绝大部来自体内衰老破坏的红细胞,少量由食物供应。如果铁摄入不足,或其吸收、再利用障碍,导致血红蛋白合成不足,常引起缺铁性贫血,这种贫血的特点是红细胞体积较小,血红蛋白含量较少,故又称小细胞低色素性贫血。

在红细胞发育成熟过程中,细胞需经多次分裂,因而不断合成 DNA,而维生素 B_{12} 和叶酸是 DNA 合成中必需的辅助因子,一旦缺乏可造成红细胞成熟障碍,使红细胞分裂增殖减慢,导致巨幼红细胞性贫血或称大细胞性贫血。食物中的维生素 B_{12} 须与胃腺壁细胞分泌的内因子结合,才能在回肠被吸收。临床上,萎缩性胃炎、胃大部切除等疾病可因内因子缺乏而导致巨幼红细胞性贫血。

2. 红细胞生成的调节 正常血液中红细胞数量的维持,主要受促红细胞生成素 erythropoietin(EPO)和雄性激素的调节。

肾是促红细胞生成素产生的主要部位。当机体贫血或缺氧时,肾可释放促红细胞生成素,其作用既可使骨髓内红系祖细胞加速分化为原始红细胞,又可加速幼红细胞分裂增殖和血红蛋白合成,促进骨髓内网织红细胞和成熟红细胞入血。当成熟红细胞数量增

加、机体缺氧得到缓解后,促红细胞生成素的释放也随之减少。高原居民与平原居民相比红细胞数量较多,就是由于缺氧造成的。某些肾疾病,由于促红细胞生成素合成障碍,也会导致贫血,称为肾性贫血。

雄激素可直接刺激骨髓内的幼红细胞分裂增殖和血红蛋白合成,使红细胞生成增多;也可作用于肾,使其分泌促红细胞生成素增多,间接促使红细胞生成。因此,成年男性红细胞数量和血红蛋白含量高于女性。

3. 红细胞的破坏 成熟红细胞的平均寿命约为120天。衰老的红细胞变形能力减退而脆性增加,在血流湍急处,可因机械撞击而破损;在通过微小血窦孔隙时,容易滞留在肝、脾和骨髓中,被巨噬细胞吞噬和分解。临床上由于脾功能亢进,可造成红细胞破坏过多,引起脾性贫血。

红细胞破坏后所释放出的血红蛋白,被运送至肝进行分解。分解后的大部分铁和氨基酸可被骨髓重新利用。

二、白细胞

(一) 白细胞的分类和正常值

白细胞 white blood cell 为无色有核的血细胞。可根据其细胞质内有无特殊颗粒以及颗粒的嗜色性进行分类计数(表2-2-1)。正常成人,外周血中白细胞的数量为 $(4 \sim 10) \times 10^9/L$。新生儿的白细胞总数可达 $(10 \sim 25) \times 10^9/L$,2周后逐渐下降,5~15岁左右达到正常成人水平。白细胞总数有明显的生理变动,如剧烈运动、进食、情绪激动、妇女月经期和妊娠期时,白细胞总数均可增加。在病理情况下,如急性炎症时白细胞总数明显升高。

表2-2-1 血液中各类白细胞及其分类计数百分比

白细胞		
颗粒白细胞	中性粒细胞	(50% ~70%)
	嗜酸粒细胞	(0 ~7%)
	嗜碱粒细胞	(0 ~1%)
无颗粒白细胞	单核细胞	(2% ~8%)
	淋巴细胞	(20% ~40%)

(二) 白细胞的功能

白细胞参与机体的防御和免疫反应。但各类白细胞的生理功能又具有一定差异。

1. 中性粒细胞 中性粒细胞具有较强的变形能力和吞噬作用。它能吞噬侵入机体的病原微生物、组织碎片及其他异物。特别是急性化脓性细菌引起局部炎症时,中性粒细胞可渗出血管,趋向炎症部位,将其吞噬、分解和消化。其中部分中性粒细胞由于在吞噬大量细菌过程中释放过多的酶而死亡,连同溶解液化的细菌和组织共同构成脓液。故中性粒细胞是人体抵御细菌感染的卫士,在临床上细菌感染性疾病患者的白细胞总数和中性粒细胞常增高。

2. 嗜酸粒细胞 嗜酸粒细胞的主要功能有两方面:①限制嗜碱粒细胞和肥大细胞

合成与释放生物活性物质,从而限制它们在速发型过敏反应中的作用;②参与对蠕虫的免疫反应:嗜酸粒细胞能粘着于蠕虫体上,利用溶酶体内所含的过氧化物酶、碱性蛋白质杀伤蠕虫。故患有过敏反应或某些寄生虫疾病的患者,血中嗜酸粒细胞数量常增多。

3. 嗜碱粒细胞 嗜碱粒细胞的颗粒内含有肝素、组胺、过敏性慢反应物质和嗜酸粒细胞趋化因子A等。肝素具有抗凝血作用;组胺和过敏性慢反应物质能使毛细血管壁的通透性增加,气管和肠道平滑肌收缩,引起哮喘、荨麻疹等过敏反应;嗜酸粒细胞趋化因子A能使嗜酸粒细胞聚集于嗜碱粒细胞周围,限制嗜碱粒细胞的致敏作用。

4. 单核细胞 单核细胞与中性粒细胞都是血液中主要的吞噬细胞。单核细胞在血液中的吞噬能力较弱,一旦进入组织转变为巨噬细胞后,其吞噬能力明显增强。其主要功能有:①吞噬并杀灭外来病原微生物;②清除衰老或受损的细胞及碎片;③参与激活淋巴细胞的特异性免疫功能;④识别和杀伤肿瘤细胞等。

5. 淋巴细胞 淋巴细胞参与机体的免疫作用。它是构成机体防御功能的重要组成部分。按淋巴细胞的起源与功能不同,可分为T淋巴细胞和B淋巴细胞,前者参与细胞免疫,后者参与体液免疫。

三、血小板

(一) 血小板的生成、形态和数量

血小板 platelet 由骨髓中成熟的巨核细胞裂解脱落而成,无细胞核,呈椭圆形、梭形或不规则形。

正常成年人的数量为 $(100\sim300)\times10^9/L$。运动、进食和妊娠可使血小板增多,但生理变动范围小于 10%。临床上患有某些血液病时,如出血性紫癜、再生障碍性贫血等,血小板数量明显减少。

(二) 血小板的生理特性

1. 黏附 血管受损后,血小板立即在暴露的胶原纤维上黏着的现象,称为黏附。

2. 聚集 聚集是指血小板彼此间相互粘连在一起的过程。分为两个时相:第一时相由受损组织释放的二磷酸腺苷(ADP)引起,为可逆性聚集;第二时相由血小板释放的内源性ADP引起,为不可逆的聚集,使血管损伤处形成松软的止血栓。

3. 释放 血小板在受刺激后,可释放ADP、5-羟色胺、儿茶酚胺和血小板因子等活性物质,参与止血与凝血过程。

4. 收缩 血小板的收缩蛋白使血凝块发生回缩,从而形成坚实的止血栓。

5. 吸附 血小板可吸附多种凝血因子于其磷脂表面,使凝血过程加速。

(三) 血小板的生理功能

1. 促进生理性止血 小血管破损出血后,在数分钟内出血自然停止的现象称为生理性止血 physiological hemostasis。所需的时间称出血时间,正常值为 1~3min。当血小

板数量减少或有功能缺陷时，出血时间延长。生理止血包括了相继发生又彼此密切相关、相互重叠促进的三个环节：①小血管收缩；②血小板血栓形成；③纤维蛋白血凝块形成。

2. 参与凝血过程 血小板对凝血过程有很强的促进作用。因血小板磷脂表面可吸附多种凝血因子，加之血小板内含有多种与血凝有关的因子，如血小板第三因子（PF_3）、PF_2等，可使血凝过程大大加速。自血液流出血管至出现纤维蛋白细丝所需的时间，称凝血时间，正常为2~8min。

3. 保持血管内皮的完整性 血小板能融合在毛细血管内皮细胞上，填补内皮细胞脱落留下的空隙，从而保持血管壁的完整性（图2-2-2）。当血小板减少到$50×10^9/L$时，人体出现异常出血现象，称血小板减少性紫癜。

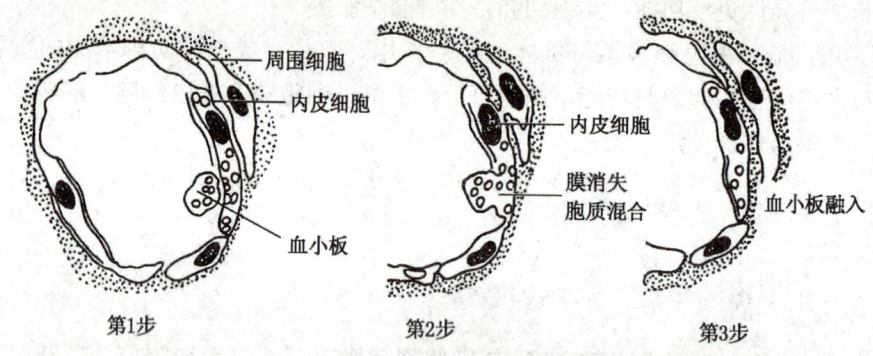

图2-2-2 血小板溶入毛细血管内皮细胞的过程示意图

第三节 血液凝固和纤维蛋白溶解

一、血液凝固

血液由流动的液态变成不流动的凝胶状态称为血液凝固 blood coagulation，简称凝血。凝血是一复杂的酶促反应过程，最终形成的纤维蛋白交织成网，把血细胞网络起来形成血凝块，从而堵塞血管，阻止出血。

未经抗凝处理的血液自行凝固后可析出淡黄色液体，称为血清 blood serum。血清和血浆的主要区别在于血清中缺乏纤维蛋白原和某些凝血因子，但增添了凝血时由血小板释放的某些凝血因子。

（一）凝血因子

血浆与组织中直接参与凝血的物质，称为凝血因子。国际上按其被发现的先后次序，用罗马数字编号命名的有12种（表2-2-2），另外也有不用罗马数字命名的因子，如PF_3和前激肽释放酶等。除因子Ⅲ存在于组织外，其他凝血因子均存在于血浆中。除因子Ⅳ外，其余均为蛋白质。血浆中绝大部分凝血因子以无活性的酶原形式存在。被激活的因子通常在其编号的右下角加"a"。凝血因子Ⅱ、Ⅶ、Ⅸ、Ⅹ都在肝脏合成，且需维生素K的参与。当维生素K缺乏或肝功能障碍时，常发生出血倾向。

表2-2-2　按国际命名法编号的凝血因子

编号	同义名	合成部位
因子Ⅰ	纤维蛋白原	肝细胞
因子Ⅱ	凝血酶原	肝细胞（需维生素K）
因子Ⅲ	组织凝血激酶	内皮细胞和多种细胞
因子Ⅳ	Ca^{2+}	—
因子Ⅴ	前加速素	内皮细胞和血小板
因子Ⅶ	前转变素	肝细胞（需维生素K）
因子Ⅷ	抗血友病因子	肝细胞
因子Ⅸ	血浆凝血激酶	肝细胞（需维生素K）
因子Ⅹ	Stuart-Prower因子	肝细胞（需维生素K）
因子Ⅺ	血浆凝血激酶前质	肝细胞
因子Ⅻ	接触因子	肝细胞
因子ⅩⅢ	纤维蛋白稳定因子	肝细胞和血小板

（二）凝血过程

血液凝固过程可分为三个基本步骤：①凝血酶原激活物的形成；②凝血酶原转变为凝血酶；③纤维蛋白原转变为纤维蛋白。依据凝血酶原激活物形成途径和参与凝血因子的不同，血液凝固有内源性和外源性凝血之别（图2-2-3）。

1. 内源性凝血　内源性凝血 intrinsic coagulation 是指开始于因子Ⅻ的激活，最终形成Ⅹa，且完全依赖血浆内凝血因子的过程。当血管内膜受损时，内膜下的胶原纤维暴露并与因子Ⅻ接触，使因子Ⅻ被激活成因子Ⅻa后，产生连锁反应：Ⅻa能激活前激肽释放酶成为激肽释放酶，该酶对因子Ⅻ的激活有正反馈作用；Ⅻa又可激活因子Ⅺ，成为因子Ⅺa；因子Ⅺa在Ca^{2+}参与下，又能激活因子Ⅸ；因子Ⅸa与因子Ⅷ、PF_3、Ca^{2+}共同组成"因子Ⅷ复合物"，从而激活因子Ⅹ为因子Ⅹa。

血友病

血友病是一组遗传性凝血因子Ⅷ或因子Ⅸ、因子Ⅺ缺乏导致的严重凝血功能障碍引起的出血性疾病。

患者常见关节出血，其中膝关节、肘关节和踝关节是最常见的部位。血液淤积到患者的关节腔后，会使关节活动受限，暂时丧失功能，例如膝关节出血后患者常常不能正常站立行走。淤积在关节腔中的血液常常需要数周才能逐渐被吸收，但如果关节反复出血则可导致滑膜炎和关节炎，造成关节畸形，使关节的功能难于恢复正常，因此很多血友病患者有不同程度的残疾。血友病常用的止血药有：云南白药、侧柏炭、炒槐角、生大黄、荆芥炭、参三七粉、仙鹤草、安络血、VK_1、VC、止血芳酸、止血环酸、6-氨

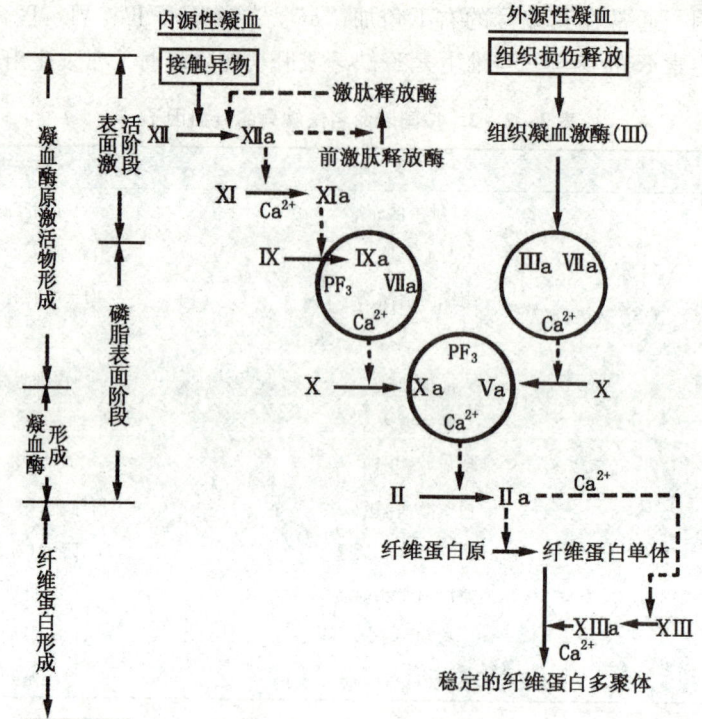

图 2-2-3 血液凝固过程示意图

基己酸、立止血（即巴特罗酶）、凝血酶等。

2. 外源性凝血 由因子Ⅲ启动至形成因子Ⅹa的过程称为内源性凝血 extrinsic coagulation。当组织损伤、血管破裂时，组织释放的因子Ⅲ进入血液，与血浆中的因子Ⅶ、Ca^{2+} 形成复合物，后者可激活因子Ⅹ为因子Ⅹa。因子Ⅹa与因子Ⅴ、PF_3 和 Ca^{2+} 组成凝血酶原激活物，使凝血酶原（因子Ⅱ）转变成有活性的凝血酶。在凝血酶的催化下，纤维蛋白原（因子Ⅰ）形成纤维蛋白（因子Ⅰa）单体。同时，在 Ca^{2+} 存在的情况下又能激活因子ⅩⅢ为因子ⅩⅢa，后者使纤维蛋白单体形成牢固的、不溶于水的纤维蛋白多聚体，从而网罗血细胞，形成血凝块。

（三）抗凝系统

正常人血液中虽有多种凝血因子，但不会发生血管内凝血现象，其主要原因包括：①正常人血管内皮光滑完整，因子ⅩⅡ不易被激活，血液中又无因子Ⅲ，故不会发生内源性或外源性凝血过程；②血液循环速度快，能不断将少量被活化的凝血因子稀释运走，使凝血过程不能完成；③正常血浆中存在着抗凝系统，其中主要包括抗凝血酶Ⅲ和肝素等。

抗凝血酶Ⅲ是血浆中最主要的抗凝物质，为肝脏合成的一种脂蛋白，它能使因子Ⅱa、Ⅸa、Ⅹa、Ⅺa、Ⅻa失去活性，达到抗凝血作用。

肝素主要由肥大细胞产生，几乎存在于所有组织中，尤以肝、肺中含量最高。它能与抗凝血酶Ⅲ结合,使抗凝血酶Ⅲ与凝血酶的亲和力增加约100倍,通过抗凝血酶Ⅲ的作用,加速凝血酶的失活。

(四) 影响血液凝固的因素

临床上常需采用一些措施来加速或延缓凝血过程。如在外科手术时,常用温盐水纱布或吸收性明胶海绵压迫伤口,以增加创面的粗糙程度而利于因子Ⅻ的激活;又如术前注射维生素K,可促使肝脏合成因子Ⅱ、Ⅶ、Ⅸ、Ⅹ,防止病人术中出血过多。

此外,在检验、输血等临床工作中,需要不凝固的血液,常在抽出体外的血液中加入适量的抗凝剂,如草酸盐和枸橼酸钠,它们都可与血浆中的 Ca^{2+} 形成不易电离的可溶性络合物,使血浆中的 Ca^{2+} 显著减少或消失,因而具有抗凝血作用。

二、纤维蛋白溶解

体内纤维蛋白和纤维蛋白原降解液化的过程称为纤维蛋白溶解 fibrinolysis,简称纤溶。纤溶对防止血液凝固及血栓形成,保持血流通畅具有重要意义。

纤维蛋白溶解系统 fibrinolysis system,简称纤溶系统,由纤维蛋白溶解酶原(纤溶酶原)、纤维蛋白溶解酶(纤溶酶)、激活物和抑制物等组成。纤溶的基本过程包括两个阶段,即纤溶酶原的激活和纤维蛋白、纤维蛋白原的降解(图2-2-4)。

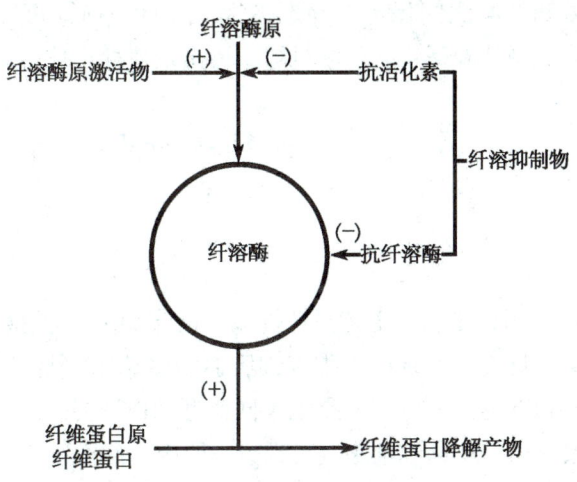

图2-2-4 纤维蛋白溶解过程示意图

(一) 纤溶酶原的激活

纤溶酶原必须在纤维酶原激活物的作用下才能转变为有活性的纤溶酶。激活物主要有以下三种。

1. 血管激活物 在小血管内皮细胞中合成,当血管内出现血凝块时释放入血,并吸附于血凝块上。

2. 组织激活物 广泛存在于体内组织中,以子宫、甲状腺、前列腺、肾上腺和肺等器官含量较多,故临床上实施这些部位的手术时渗血较多,女性经血不会凝固也是此原因。此外,肾脏合成和分泌的尿激酶,也属这类物质,其活性很强,临床上可用于治疗血栓形成。

3. 依赖于因子Ⅻa 的激活物　如前激肽释放酶被Ⅻa 激活成激肽释放酶,即可激活纤溶酶原。

(二) 纤维蛋白和纤维蛋白原的降解

纤溶酶形成后,可逐步将纤维蛋白和纤维蛋白原水解成许多可溶性的小肽,统称纤维蛋白降解产物,从而使血凝块溶解。

(三) 抑制物

对纤溶有抑制作用的物质分两类:一类抑制纤溶酶原的激活,称抗活化素;另一类抑制纤溶酶,称抗纤溶酶。临床上一些止血药物,如6 - 氨基己酸、氨甲环酸等,就是通过抑制纤溶酶发挥作用的。

正常情况下,血液中抗纤溶酶作用明显大于纤溶酶作用,故纤溶酶很难发挥其功能。但在血凝块中,纤维蛋白能吸附纤溶酶原和激活物,不吸附抑制物,使纤溶酶生成增多,血凝块得以降解液化。

正常人体内血凝和纤溶之间保持着动态平衡,一旦失衡即可导致疾病。若纤溶过强,临床上可引起止血功能障碍;若纤溶过弱,可出现血栓形成等。

第四节　血型与输血

一、血型

血型 blood group 是指血细胞膜上特异性抗原(凝集原)的类型。通常所谓的血型,主要是指红细胞血型。目前已发现的人类红细胞血型多达20 余种,其中与临床关系较密切的是 ABO 血型和 Rh 血型系统。如果把不同血型的血液混合或输入血型不相容的血液,红细胞将会黏聚成团,此即红细胞凝集现象。原因是红细胞膜上的凝集原与血浆中相应的凝集素发生了免疫反应。黏聚成团的红细胞堵塞毛细血管,甚至导致溶血。溶血可损伤肾小管,引发过敏反应而危及生命。因此,输血、器官移植前需鉴定血型。

(一) ABO 血型系统

依据红细胞膜上所含 A、B 凝集原的不同把 ABO 血型分为4 种类型。只含 A 凝集原的为 A 型;只含 B 凝集原为 B 型;含有 A、B 两种凝集原为 AB 型;A、B 两种凝集原均不含则为 O 型。同时,人类血清或血浆中还存在与凝集原相对抗的天然抗体,称为抗 A 凝集素和抗 B 凝集素。正常情况下,同一个体的血液中,不会同时并存相对抗的凝集原和凝集素;A 型血清中含抗 B 凝集素;B 型血清中含抗 A 凝集素;AB 型血清中无抗 A、抗 B 凝集素；O 型血清中抗 A、抗 B 两种凝集素均存在。

> **知识链接**
>
> **ABO 血型系统的亚型**
>
> ABO 血型系统的抗原变异较多，可进一步分为几种亚型。目前，已知 A_1 凝集原与抗 A_1 凝集素可发生特异性凝集现象。
>
> | 血型 | 亚型 | 红细胞上的凝集原 | 血清中的凝集素 |
> |---|---|---|---|
> | A 型 | A_1 | A 和 A_1 | 抗 B |
> | | A_2 | A | 抗 B 和抗 A_1 |
> | B 型 | | B | 抗 A |
> | AB 型 | A_1B | A、A_1、B | 无 |
> | | A_2B | A 和 B | 抗 A_1 |
> | O 型 | | 无 A，无 B | 抗 A 和抗 B |

（二）Rh 血型系统

研究发现，人类的红细胞膜上含有与恒河猴相同的凝集原，称为 Rh 抗原。人类的 Rh 抗原有 40 多种，主要的抗原有 C、c、D、E、e 五种，其中又以 D 抗原活性最强。因此，红细胞膜上含有 D 抗原者为 Rh 阳性，无 D 抗原者为 Rh 阴性。调查显示，我国汉族绝大多数人属 Rh 阳性，阴性者约占 1% 左右。但有些少数民族中 Rh 阴性者较多，如塔塔尔族为 15.8%，苗族为 12.3%，布依族和乌孜别克族均为 8.7%。

人的血清中无天然抗 D 抗体，但 D 抗原可通过免疫反应，在 Rh 阴性者的血浆中产生抗 D 抗体。因此，第一次接受 Rh 阳性的血液，不发生凝集反应，而在第二次接受 Rh 阳性血液时，即发生红细胞凝集反应。另外，当 Rh 阴性的母亲孕育了 Rh 阳性的胎儿时，胎儿的红细胞可因少量胎盘绒毛脱落等原因，进入母体血液循环，使母体产生抗 D 抗体。当再次孕育 Rh 阳性胎儿时，母亲体内的抗 D 抗体就可通过胎盘进入胎儿血液，使 Rh 阳性胎儿的红细胞产生凝集，发生溶血性疾病或导致胎儿死亡。

二、输血

输血不仅能直接补充血容量，恢复正常血压，还能反射性提高中枢神经系统兴奋性，加强心血管活动，是临床抢救大失血患者的主要措施之一。鉴于存在 ABO 亚型、Rh 血型，因此要避免在输血过程中出现红细胞凝集反应，须遵循输血原则：①输血前必须鉴定血型，首选同型血相输，在危急而又没有同型血源时少量缓慢慎输可选用的异型血（图 2-2-5），一般不超过 300mL；②每次输血前必须进行交叉配血试验。

迫不得已进行异型输血时，O 型血的红细胞膜上因无凝集原而可以输给其他三型，而 AB 型血液的血清中无凝集素，可接受其他型血液（图 2-2-5）。只要缓慢而量少，供血者血浆中的凝集素进入受血者的血液循环后，很快被稀释，其浓度不足以同受血者红细胞发生凝集反应。但大量输血或输血速度过快则导致凝集素来不及被稀释而发生红细胞凝集。故大量快速输血时，不能输异型血。

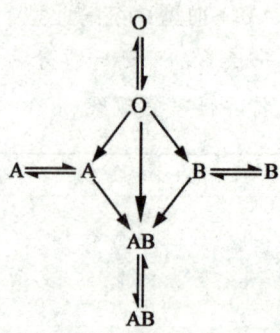

图 2-2-5　ABO 血型之间输血关系示意图

交叉配血试验包括主侧与次侧。主侧是把供血者的红细胞与受血者的血清混合，观察有无凝集反应，又称为直接配血；次侧是把受血者的红细胞与供血者的血清相混合，又称为间接配血（图 2-2-6）。如果两侧均无红细胞凝集，即为配血相合，可以进行输血；若主侧不凝集，次侧凝集，可在特殊情况下少量、缓慢地输血，一旦发生输血反应，应立即停止输血；若主侧凝集而次侧不凝集，或主、次两侧均凝集，则不能输血。

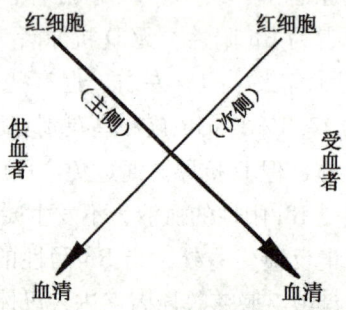

图 2-2-6　交叉配血试验示意图

临床上输血治疗还可以把人血液中的血浆、红细胞、血小板、粒细胞等分别制备成高纯度的血液制品，根据不同病情进行成分输血，针对性强、节约血源、更安全。而且，目前所采用的自体血回输也被视为能减少输血反应、防止疾病传播的有效技术。

复习思考题

1. 名词解释：红细胞比容　血沉　溶血　等渗溶液　生理性止血　血液凝固　血清　血型。
2. 简述血浆渗透压的生理功能。

3. 简述血液的生理特性。
4. 叙述红细胞的生理特性。
5. 简述血液凝固的基本过程。
6. 简述 ABO 血型划分依据及交叉配血的原理。

第三章 血液循环

学习目标

1. 掌握心动周期和心率；心脏的泵血过程；影响心脏泵血功能的因素；动脉血压的形成及影响因素；组织液的生成及影响因素；心血管的神经调节、全身性体液调节因素对心血管的作用。

2. 熟悉心室肌细胞、窦房结细胞的生物电变化；心泵血功能的评价；心力贮备；血流量、血流动力和血流阻力；动脉血压的正常值及稳定的意义；静脉血压和血流。

3. 了解第一心音、第二心音的形成及特点；心电图的基本波形及代表的意义；心脏的兴奋性、传导性和收缩性；动脉脉搏；微循环；淋巴循环；局部性体液调节因素对血管的调节作用；器官循环。

心脏和血管组成机体的循环系统。心脏是推动血液流动的动力器官。血管是血液流动的管道，起着运输血液、分配血液及物质交换的作用。血液在循环系统中按一定方向周而复始地流动，称为血液循环 blood circulation。血液循环根据其环流的路径不同，分为体循环和肺循环，两者相互联系构成了一个完整的循环系统。

血液循环具有完成体内物质运输，以维持机体新陈代谢的正常进行；运输激素或其他体液物质，以实现体液调节；实现血液的防御、保护、调节等功能。心脏、血管平滑肌细胞、内皮细胞还可分泌某些活性物质，如心房钠尿肽、血管紧张素、内皮细胞舒张因子等，因此心脏和血管不仅是血液循环的器官，而且还具有内分泌功能。

第一节　心脏生理

一、心肌细胞的生物电现象及生理特性

心肌细胞和其他可兴奋细胞一样，在兴奋时发生跨膜电位变化，进而引起心肌细胞收缩和舒张，使心脏实现泵血功能。根据心肌细胞的结构、功能和电生理特性，一般将心肌细胞分为两类：一类称为工作细胞，包括心房肌和心室肌细胞，具有兴奋性、传导性和收缩性。此类细胞胞质中含有丰富的肌原纤维，它们在接受刺激后发生兴奋，经兴

奋收缩耦联过程产生收缩，而后又转为舒张。工作细胞的舒缩活动是心脏泵血的动力，在正常情况下此类细胞无自动产生节律性兴奋的能力，故属非自律细胞。另一类是一些特殊分化的心肌细胞，构成心脏特殊传导系统，包括窦房结、房室交界、房室束、左束支、右束支及浦肯野纤维。它们除了具有兴奋性和传导性外，还具有自动产生节律性兴奋的能力（结区细胞除外），故称自律细胞，但没有产生收缩的能力。结区细胞既无自律性，也无收缩性，只保留了较低的兴奋性和传导性，是特殊传导系统中的非自律细胞（图2-3-1）。

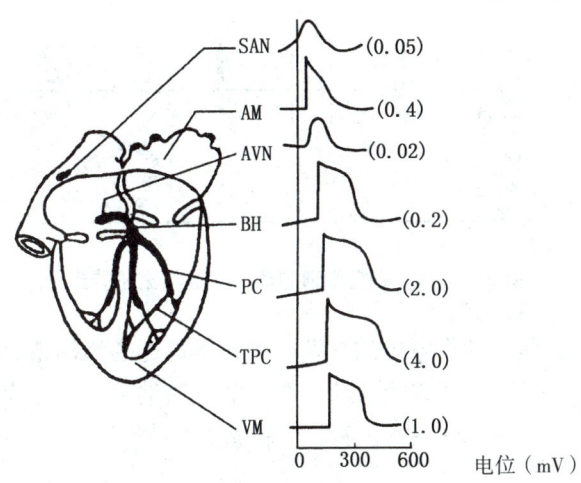

图2-3-1 心脏各部分心肌细胞的跨膜电位

（一）工作细胞的跨膜电位及其形成机制

普通心肌细胞的生物电现象与神经纤维及骨骼肌细胞相似，可分为安静时的静息电位及受刺激时产生的动作电位，但心肌细胞的动作电位有显著特点。现以心室肌细胞为例加以说明：

1. 静息电位 人和其他哺乳动物心室肌细胞的静息电位约为-90mV，其产生的机制与神经纤维相类似，即在静息状态下，心肌细胞膜对K^+的通透性较大，细胞内高浓度的K^+向膜外扩散所形成K^+的平衡电位。

2. 动作电位 心室肌细胞的动作电位比神经纤维的动作电位复杂，历时长，上升支和下降支不对称，全过程分为0、1、2、3、4五个时期（图2-3-2）。

（1）去极化过程（0期） 心室肌细胞兴奋时，膜内电位由静息时的-90mV，迅速升高到+30mV，即从极化状态迅速转变为反极化状态，形成动作电位的上升支。0期的特点是：去极化速度快；持续时间短，仅1~2ms；去极化幅度大，约达120mV。

其产生机制与神经细胞和骨骼肌细胞相似，是由Na^+通道（I_{Na}）开放和Na^+内流所引起。即心室肌细胞受到有效刺激时，首先引起心肌细胞膜上的Na^+通道部分开放，少量Na^+内流，使膜部分去极化。当去极化达到阈电位（-70mV）时，大量的Na^+通道被激活，膜对Na^+通透性急剧升高。Na^+顺浓度梯度和电位梯度快速大量内流，直至

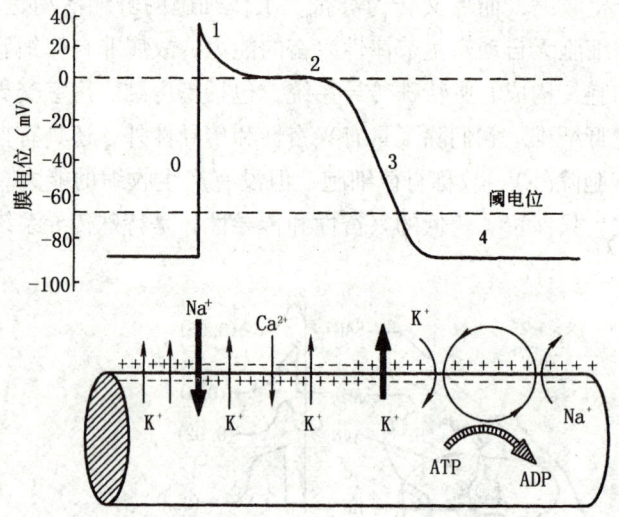

图 2-3-2 心室肌细胞动作电位与离子转运

接近 Na^+ 的平衡电位，形成动作电位的 0 期。因为 Na^+ 通道激活快，失活也快，开放时间短，故称为快通道。以 Na^+ 通道为 0 期去极化的心肌细胞，如心房肌、心室肌和浦肯野纤维称为快反应细胞，所形成的动作电位称快反应动作电位。钠通道可被河豚毒（TTX）选择性阻断。

(2) 复极化过程　该过程形成动作电位下降支，分为四期。

1 期（快速复极初期）：在 0 期后立即出现快速而短暂的复极化过程，膜内电位由 +30mV 快速下降到 0mV 左右称为 1 期，历时约 10ms。0 期与 1 期形成锋电位。形成机制为：此期 Na^+ 通道已经关闭，Na^+ 内流停止，而一过性外向电流（I_{to}）被激活，其主要离子成分 K^+ 快速外流，导致膜的快速复极化。

2 期（缓慢复极期）：此期膜电位下降非常缓慢，基本上停滞于 0 mV 左右，历时约 100~150ms，构成平台状，又称为平台期 plateau，是心室肌细胞动作电位的主要特征，也是动作电位持续时间较长的原因。膜上 Ca^{2+} 通道被激活，Ca^{2+} 缓慢而持久地内流；同时，膜对 K^+ 也具有通透性，K^+ 继续外流。因此，本期的形成原因是 Ca^{2+} 内流和 K^+ 外流同时存在，致使膜电位保持在 0 mV 附近。Ca^{2+} 通道的激活、失活及再复活所需时间均长于快通道，又称为慢通道，能被维拉帕米、硝苯地平等阻断。

3 期（快速复极末期）：此期的膜电位从 0mV 迅速下降到 -90mV，完成复极化过程，历时约 100~150 ms。其产生原因是 Ca^{2+} 通道关闭，Ca^{2+} 内流终止，而 K^+ 迅速外流导致细胞内电位迅速下降。

4 期（静息期）：在 3 期之后，膜电位基本上稳定于静息电位水平，故又称静息期。但由于在形成动作电位过程中，细胞内外原有的离子分布有所改变，激活了膜上 Na^+ 泵，将内流的 Na^+ 泵出，同时摄回外流的 K^+，并通过膜上 Na^+-Ca^{2+} 交换机制，将内流的 Ca^{2+} 排出细胞，从而恢复膜内外正常的离子分布；此外，少量 Ca^{2+} 泵也可主动排出 Ca^{2+}。

心房肌细胞的动作电位及形成机制与心室肌相似,但持续时间较短,仅历时100~150ms(图2-3-2)。

(二) 自律细胞的生物电现象

窦房结的P细胞及浦肯野细胞等属于自律细胞,与心室肌细胞相比,其动作电位的最大特点是3期复极末达最大值(最大复极电位或最大舒张电位)之后,4期膜电位不稳定,立即开始自动去极化,即4期自动去极化。当去极化达阈电位时可引起细胞产生一个新的动作电位。这种现象周而复始,动作电位就不断发生。

4期自动去极化是自律细胞与非自律细胞生物电现象的主要区别,也是形成自动节律性的基础。不同类型自律细胞4期自动去极化的速度不同(图2-3-3),其产生原理也有差异。

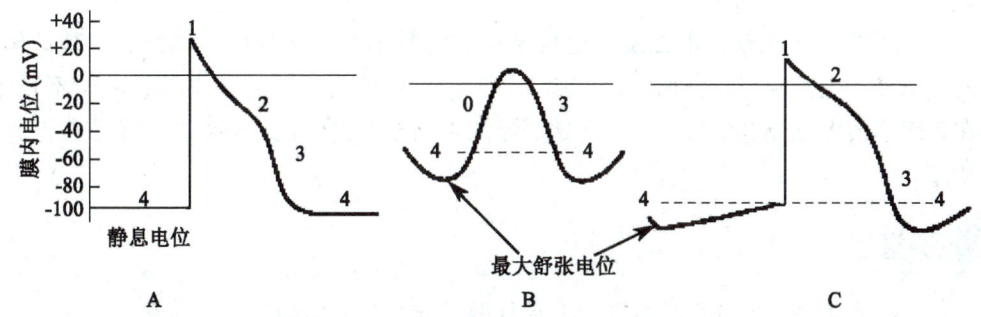

图2-3-3 心房肌、窦房结和浦肯野细胞的动作电位
A. 心房肌 B. 窦房结 C. 浦肯野细胞

1. 窦房结P细胞的动作电位及产生机制 窦房结P细胞为起搏细胞,属于慢反应自律细胞。其动作电位与心室肌和浦肯野细胞明显不同(图2-3-3),其主要特点是:①最大复极电位值(-60mV)和阈电位值(-40mV)均小于心室肌和浦肯野细胞;②0期去极化速度慢、幅度小、无明显超射,无明显的1期和2期,动作电位曲线只有0、3、4三期组成;③4期自动去极化速度快(约0.1V/s),因此窦房结P细胞的自律性最高,是控制心脏活动的正常起搏点。

窦房结P细胞动作电位0期是Ca^{2+}缓慢内流所引起(图2-3-4)。当4期自动去极化达阈电位(-40mV)时,膜的慢Ca^{2+}通道(I_{Si})被激活,Ca^{2+}缓慢内流,导致0期去极化。此期因是慢Ca^{2+}通道的活动,Ca^{2+}内流缓慢,故0期去极化速度慢、幅度小、时程长,约7ms。

0期之后,Ca^{2+}通道失活,Ca^{2+}内流停止;而K^+通道被激活,K^+外流逐渐增强,使细胞膜逐渐复极而形成动作电位的3期。

窦房结P细胞4期自动去极化与三种离子有关:①进行性衰减K^+外流(I_K),是导致窦房结P细胞4期自动去极化的重要离子基础;②进行性增强的内向离子流I_f(主要是Na^+内流);③T型Ca^{2+}通道激活引起的Ca^{2+}内流成为4期自动去极化后期的一个组成部分。这三种离子流均使膜电位趋于去极化,其中K^+外流的进行性衰减最重要。

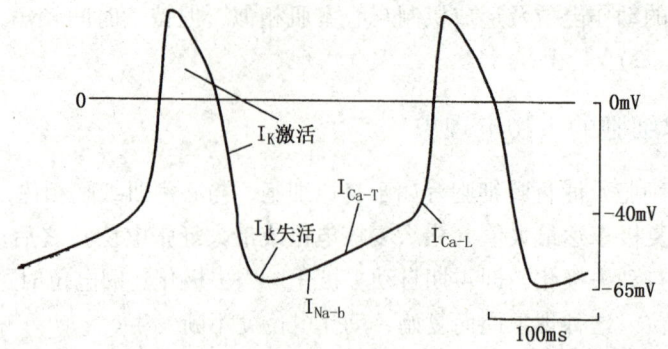

图 2-3-4　窦房结 P 细胞 4 期去极化和动作电位发生原理示意图

房结区和结希区的自律细胞，都属于慢反应自律细胞，4 期生物电活动与窦房结相似。

2. 浦肯野细胞的动作电位及产生机制　浦肯野细胞属快反应自律细胞，其动作电位的形态和产生机制与心室肌细胞相似（图 2-3-3）。不同的是 4 期膜电位不稳定，即在 3 期达最大复极电位后，立即开始缓慢的 4 期自动去极化，因而有自动节律性兴奋的特点。

 课堂互动

心室肌细胞动作电位各期的产生机制是什么？自律细胞生物电有何特点？

4 期自动去极化是 3 期复极达最大复极电位时，K^+ 外流逐渐减弱，而 Na^+ 经"起搏通道"内流逐渐增多形成起搏离子流（I_f）所致。浦肯野细胞 4 期自动去极化的速度远较窦房结 P 细胞慢，故其自律性也低于窦房结 P 细胞。交感神经兴奋和去甲肾上腺素可提高浦肯野细胞的自律性，即是通过增强 I_f 所引起。

二、心肌的生理特性

心肌的生理特性包括自动节律性、传导性、兴奋性和收缩性。前三者是以生物电活动为基础的，属于电生理特性；后者是以收缩蛋白质之间的功能活动为基础的，属于机械特性。心肌组织的这些生理特性共同决定着心脏的机械活动。这些特性在不同心肌表现程度可不一样，如窦房结的自律性最高；浦肯野纤维对兴奋的传导速度最快；心室肌的收缩能力最强。

（一）自动节律性

1. 自动节律性概念　心肌细胞在没有外来刺激的情况下，具有自动产生节律性兴奋的能力或特性，称为自动节律性，简称自律性。心脏的自律性来源于心内传导系统的自律细胞，包括窦房结、房室交界、房室束及分支、浦肯野纤维；这些自律细胞的自律性高低不等，即在单位时间内能够自动发生兴奋的次数不等。自律性高的细胞所产生的兴奋，可以控制自律性低的细胞的活动。正常情况下，窦房结的自律性最高，约为100次/分钟；房室结次之，约为50次/分钟；浦肯野细胞自律性最低，约为25次/分钟。

2. 心脏的正常起搏点和潜在起搏点 因正常心脏的节律性活动是受自律性最高的窦房结的控制，所以窦房结是心脏活动的正常起搏点。由窦房结所控制的心跳节律称为窦性心律 sinus rhythm。其他部位自律组织因其自律性较低，正常情况下受窦房结节律性兴奋的控制，自身的节律性表现不出来，只起传导兴奋的作用，故称为潜在起搏点。异常情况下，当潜在起搏点的自律性异常升高、窦房结的自律性降低或兴奋传导阻滞时，潜在起搏点就可取代窦房结成为异位起搏点；由异位起搏点控制的心跳节律称为异位心律。

3. 影响自律性的因素 自律性是通过4期自动去极化使膜电位从最大复极电位达到阈电位所引起的。所以4期自动去极化速度，最大复极电位和阈电位均是影响自律性的因素。

(1) <u>4期自动去极化的速度</u> 4期自动去极化速度快，从最大复极电位到阈电位所需的时间短，单位时间内产生兴奋的次数增多，自律性就高。反之，则自律性降低（图2-3-5）。例如，交感神经兴奋，其末梢释放的递质去甲肾上腺素和肾上腺髓质释放的激素，均可使窦房结细胞4期Na^+内流加速，使4期自动去极化速度加快，提高自律性，使心率加快。

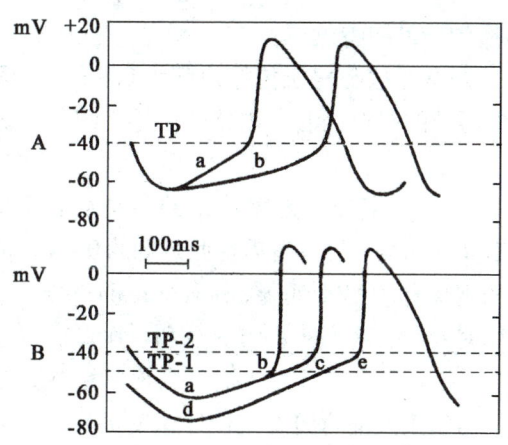

图2-3-5 影响心肌自律性的因素

A. 4期去极化速率由a减小到b时自律性降低；

B. 最大复极电位由a超极化到d，或阈电位由TP-1升到TP-2时，自律性均降低

TP：阈电位

(2) <u>最大复极电位水平</u> 最大复极电位的数值越大，与阈电位的距离就越远，自动去极化达阈电位的时间延长，因而自律性降低；反之自律性增高（图2-3-5）。如迷走神经兴奋时，末梢释放的递质乙酰胆碱可提高窦房结自律细胞对K^+的通透性，3期复极化K^+外流增多，最大复极电位增大，自律性降低，心率变慢。

(3) <u>阈电位水平</u> 阈电位下移，与最大复极电位的距离变近，自动去极化达阈电

位的时间缩短,则自律性增高;反之自律性下降。

(二) 传导性

1. 传导性的概念 心肌细胞具有传导兴奋的能力或特性,称为传导性 conductivity。心肌细胞之间的传导是通过局部电流实现的,传导性的高低可用兴奋的传播速度来衡量。

2. 心脏内兴奋传播的途径 正常情况下,窦房结的兴奋通过心房肌直接传至右心房和左心房,同时由"优势传导通路"快速传至房室交界区,再经房室束和左、右束支、浦肯野纤维网传至左右心室,先引起靠内膜侧的心室肌兴奋,然后兴奋直接通过心室肌由内膜侧向外膜侧扩布,迅速引起两侧心室肌兴奋。兴奋在心内的传播途径如下(图2-3-6)。

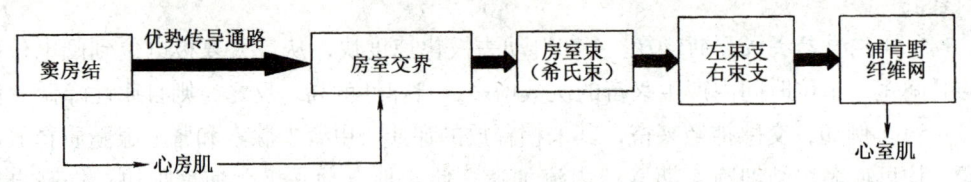

图2-3-6 心脏内兴奋传播途径示意图

3. 兴奋在心脏内传播的速度和特点

(1) 心房内的传导 兴奋通过心房肌传导速度为0.4m/s;通过优势传导通路的速度约为1.0~1.2m/s。窦房结的兴奋经心房内特殊传导组织和心房肌传至整个心房和房室交界,约需0.06s。

(2) 房室交界处的传导 房室交界是窦房结的兴奋从心房传向心室的必经之路。因其传导速度最慢,只有0.02m/s,故兴奋需在此延搁约0.1s才能传向心室。兴奋在房室交界处传导速度很慢的现象称为房室延搁 atrioventricular delay。房室延搁使心室的活动迟于心房,避免房室同时收缩,有利于心室充盈和射血。

(3) 心室内的传导 兴奋通过房室交界后,再经房室束,房室束的左、右束支,浦肯野纤维传向心室肌。房室束及浦肯野纤维传导速度极快,达2~4m/s,心室肌的传导速度也较快,约1m/s。故兴奋一旦通过房室交界,只需0.06s即可传至整个心室肌。

心内兴奋传导的特点有:①兴奋在心房的传导速度快,约为0.06~0.11s,这可使左右心房同时收缩;②兴奋在房室交界的传导速度慢,约有0.1s的房室延搁,从而使心室收缩必然是在心房收缩之后,以保证心室有足够的血液充盈,对完成心脏功能有重要意义;③兴奋在心室传导速度最快,兴奋一旦到达浦肯野纤维网,几乎同时传遍整个心室肌,从而保证左右心室同步收缩,以提高心室射血效率。

4. 影响传导性的因素 心肌细胞的电生理特性是影响心肌传导性的主要因素。

(1) 动作电位0期去极化的速度和幅度 0期去极化的速度越快,达到阈电位水平的速度越快,故兴奋传导越快;0期去极化的幅度越大,兴奋和未兴奋部位之间的电位差越大,形成的局部电流越强,兴奋传导也就越快。

（2）**邻近部位膜的兴奋性**　兴奋的传导是细胞膜依次兴奋的过程。只有邻近部位膜的兴奋性正常时，才能正常传导。如果因某种原因造成邻近部位静息电位与阈电位之间的差距增大、兴奋性降低时，产生动作电位所需的时间延长，则传导速度减慢。

在上述某种因素出现异常的情况下，起源于窦房结的兴奋不能正常向全心传播，可能在某一部位发生停滞，称为传导阻滞。最常见的阻滞部位是房室交界区，称为房室传导阻滞。

（三）兴奋性

1. 兴奋性的概念　心肌细胞对刺激产生兴奋的能力或特性，称为心肌细胞的兴奋性。常用阈强度作为判断心肌兴奋性高低的指标。

2. 心肌兴奋性的周期性变化　心肌细胞在受到刺激而发生兴奋的过程中，其兴奋性会发生周期性变化，即经过有效不应期、相对不应期和超常期，而后恢复到原来状态（图2-3-7）。现以心室肌为例说明其兴奋性的变化。

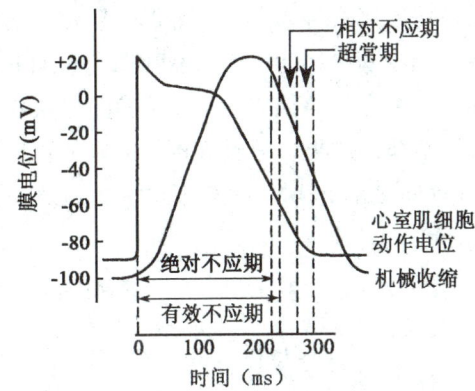

图2-3-7　心室肌细胞的动作电位、机械收缩曲线与兴奋性变化的关系

（1）**有效不应期**　从去极化0期开始到复极化3期膜电位约-60mV的期间内，心肌细胞不能产生动作电位，称为有效不应期 effective refractory period（ERP）。它包括绝对不应期和局部反应期两部分。绝对不应期是指从去极化0期开始到复极化3期膜电位约-55mV的期间内，不论给予多么强大的刺激，都不能产生去极化，表示此期兴奋性已降低到零；局部反应期是指从复极化3期膜内电位-55～-60mV的期间内，受到足够强度刺激，可引起局部去极化（局部兴奋），但仍不能产生动作电位，表示此期心肌兴奋性稍有恢复。此期的形成是因为此时膜电位绝对值太小，Na^+通道激活开放后就迅速失活，再次开放必须是在膜电位复极到一定程度，使Na^+通道从失活状态恢复到备用状态时才能实现。在绝对不应期内，Na^+通道完全失活，使心肌的兴奋性下降到零。因此对任何刺激都不发生反应。在局部反应期内只有少量的Na^+通道复活，因此强大的刺激虽能引起局部反应但不足以达到阈电位，不能引起动作电位。

（2）**相对不应期**　从3期复极化-60～-80 mV期间，给予阈上刺激，可产生动作电位，称为相对不应期，该期心肌细胞的兴奋性继续恢复，但仍低于正常。这是因为此期大部分 Na⁺ 通道已逐渐复活，但其开放能力尚未恢复正常。

(3) **超常期** 膜电位从复极 -80～-90mV 这段时期，给予阈下刺激也可产生动作电位，在这段时期，表明兴奋性高于正常，称为超常期。这是由于膜电位更靠近阈电位，二者的距离较小；此时大部分 Na⁺ 通道已基本恢复到备用状态。

超常期后，膜电位复极至静息水平，心肌细胞兴奋性也恢复正常。

3. 心肌细胞兴奋性变化的特点 细胞兴奋后，其兴奋性发生周期性变化，是所有神经纤维和肌细胞共有的特征。但心室肌细胞兴奋性变化的特点是有效不应期特别长，约 200～300 ms，几乎占据整个收缩期和舒张早期（图 2-3-7）。也就是说心肌从收缩开始到舒张早期之间，不能再次产生兴奋和收缩。只有在收缩完毕开始舒张以后，兴奋性进入相对不应期或超常期时，才可能再次接受刺激发生兴奋和收缩。因此，心肌不能像骨骼肌那样产生强直性收缩，而始终保持收缩与舒张交替进行，这对保证心脏射血和充盈，提高心脏泵血效率有重要意义。

4. 期前收缩与代偿间歇 正常心脏是按窦房结的节律进行活动的。如果在心室的有效不应期之后，下一次窦房结兴奋传来之前，受到一次较强的额外刺激，心室可以对这一提前刺激产生一次兴奋和收缩，称为期前兴奋和期前收缩 premature systole。期前收缩也有自己的有效不应期，当来自窦房结的下一次兴奋正好落在期前收缩的有效不应期内，就会造成一次正常窦性节律的脱失，只有等再下一次的窦房结兴奋传来时才能引起心室收缩，所以，在期前收缩之后出现一个较长时间的心室舒张期，称代偿性间歇 compensatory pause（图 2-3-8）。

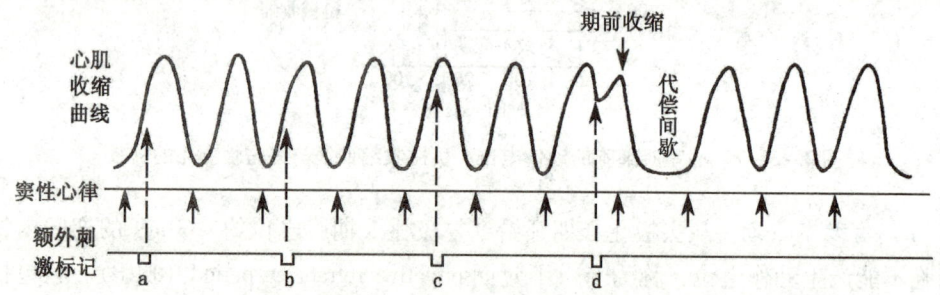

图 2-3-8 期前收缩和代偿性间歇
刺激 a、b、c 落在有效不应期内，不起反应；
刺激 d 落在相对不应期内，引起期前收缩与代偿间歇

正常人可以因情绪激动，过度疲劳，过量烟、酒、茶等原因偶尔出现早搏，因持续时间短，对血液循环影响不大。但病理情况下的"频发早搏"可造成严重的心律失常，甚至危及生命。

5. 决定和影响兴奋性的因素

(1) **静息电位水平** 心肌的兴奋性在一定范围内与静息电位成反变关系。在静息电位增大时，与阈电位的距离加大，引起兴奋所需的阈值也增大，故兴奋性降低；反之，在静息电位减小时，兴奋性升高。但若静息电位过低，Na⁺ 通道不能从失活状态恢

复到备用状态，其兴奋性反而降低，甚至丧失兴奋性。

（2）**阈电位水平**　阈电位上移，与静息电位间的差距增加，兴奋性降低；阈电位下移，与静息电位间的差距减小，则兴奋性增高。一般情况下阈电位变化较少。

（3）**Na^+通道的性状**　Na^+通道有备用、激活、失活三种状态。当膜电位在正常静息水平时，Na^+通道处在可被激活的备用状态，此时适宜刺激可激活 Na^+ 通道，引起 Na^+ 内流而发生 0 期去极化，继之 Na^+ 通道很快失活关闭，使 Na^+ 内流停止。此时 Na^+ 通道处在不能被立即激活的失活状态，只有当其恢复到备用状态后才能被激活。Na^+ 通道的激活、失活和恢复到备用状态既受膜电位变化的控制，又有时间依赖性，特别是复活过程需时较长。可见细胞膜上 Na^+ 通道是否处在备用状态，是决定心肌细胞兴奋性高低的关键。

（四）收缩性

心肌接受刺激后发生收缩反应的能力称为心肌的收缩性。心肌细胞与骨骼肌细胞的收缩原理相似，但是心肌收缩有其自身的特点：

1. 对细胞外液 Ca^{2+} 浓度依赖性大　因心肌细胞肌质网不发达，贮 Ca^{2+} 量少，故心肌兴奋-收缩耦联所需要的 Ca^{2+} 有赖于细胞外液中 Ca^{2+} 内流。在一定范围内，血 Ca^{2+} 浓度升高，心肌收缩力增强；反之，血 Ca^{2+} 浓度下降，心肌收缩力减弱。去除细胞外 Ca^{2+} 或因缺氧等因素使慢钙通道受抑制，则心脏可产生兴奋（动作电位），但不能发生收缩，停止在舒张状态。动作电位期间的 Ca^{2+} 内流可触发肌浆网的钙释放（钙诱导的钙释放），对心肌的收缩起关键作用。心肌收缩结束时，肌浆网膜上的钙泵逆浓度差将肌浆中的 Ca^{2+} 泵回肌浆网。同时，肌膜通过 $Na^+ - Ca^{2+}$ 交换和钙泵将 Ca^{2+} 泵出胞外，使肌浆 Ca^{2+} 浓度下降，心肌细胞舒张。

2. 不发生强直收缩　由于心肌细胞兴奋性变化的特点是有效不应期特别长，从整个收缩期一直延续到心肌细胞的舒张早期，在此期间无论多大刺激均不能引起心脏再次兴奋而收缩，因而心肌不会发生强直收缩，使心脏始终保持收缩和舒张交替进行的节律性活动，有利于心脏的射血和充盈。

3. 同步收缩　心肌细胞间通过闰盘相连，闰盘处的缝隙连接电阻低，有利于细胞间的兴奋传递。一个心肌细胞兴奋，动作电位就会立即扩布到相邻部位，引起其他心肌细胞兴奋。由于心脏内特殊传导系统传导兴奋的速度快，当心肌受刺激后，兴奋几乎同时到达心房肌或心室肌，从而引起整个心房或心室肌细胞同步收缩。因而心室肌或心房肌在功能上类似一个细胞，即功能的合胞体。显然，这种形式的收缩力量大，有利于提高心脏泵血效率。

（五）理化因素对心肌生理特性的影响

1. 温度　温度可影响心肌的代谢速度，尤其对窦房结的自律性影响较为显著。如体温在一定范围内升高，可使心率加快；反之则心率变慢。一般体温每升高 1℃，心率约增加 10 次/分钟。

2. 酸碱度 当血液 pH 降低时，心肌收缩力减弱；pH 升高时，心肌收缩力增强。

3. 主要离子对心肌生理特性的影响 上述心肌生理特性多与心肌细胞生物电活动的特点有关，而心肌细胞的生物电活动又是以跨膜离子流为基础的。因此，细胞外液中离子浓度的变化必然会对心肌生理特性产生影响。其中以 K^+、Ca^{2+} 对心肌的影响最为重要。

K^+ 对心肌细胞有抑制作用，当血 K^+ 升高时，心肌的自律性、传导性和收缩性均下降，表现为心动过缓，传导阻滞和心缩力减弱，严重时心肌的活动可停止在舒张状态。故临床上给病人补 K^+ 时，K^+ 的浓度不能过高，由静脉缓慢滴入，以免引起心脏停搏。血 K^+ 降低时，心肌的自律性、兴奋性和收缩性均增强，但传导性减弱，易发生期前收缩及异位心律。

Ca^{2+} 是心肌收缩所必需的，有增强心肌收缩力的作用，当血 Ca^{2+} 浓度明显降低时，心肌收缩力减弱；反之则增强。一般生理条件下，Ca^{2+} 浓度的变化达不到明显影响心功能的水平。

（六）体表心电图

心脏活动时产生的生物电变化是无数心肌细胞综合的生物电变化，它不仅可直接从心脏表面测量到，而且可从身体表面测出来。将心电图机测量电极放置在人体体表一定部位记录出来的心电位变化的波形，称为心电图 electrocardiogram（ECG）（图 2-3-9）。它是反映心脏兴奋产生、传导和恢复过程的电位变化。心电图检查是临床常用的器械检查方法之一，对心血管疾病的诊断具有重要意义。以下简述正常心电图各波及生理意义。

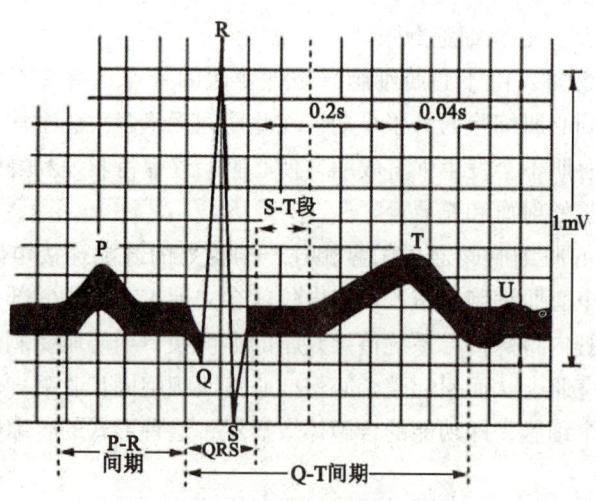

图 2-3-9 正常人心电图模式图

1. 心电图的导联 在描记心电图时，引导电极安放的位置和连接方式，称为心电图的导联。临床常用的有标准导联（Ⅰ、Ⅱ、Ⅲ）、加压单极肢体导联（aVR、aVL、aVF）、以及单极胸导联（V_1、V_2、V_3、V_4、V_5、V_6）。标准导联描记的心电图波形反映两电极下的电位差；加压单极肢体导联和单极胸导联直接反映电极下的心电变化。

2. 正常心电图的波形及意义　正常心电图的基本波形由 P 波、QRS 波群、T 波及各波间线段所组成（图 2-3-9）。心电图纸上有纵、横线相交划出许多长和宽均为 1mm 的小方格，纵线上的格表示电压，一般情况下每 1 小格为 0.1mV，横线上的格表示时间，每 1 小格为 0.04s。根据这些标志可测出心电图各波段的波幅和时程。

（1）P 波　波形圆钝光滑，历时 0.08~0.11s，波幅不超过 0.25mV。它反映左、右心房去极化过程的电变化。P 波宽度反映心房的去极化时间，当心房肥厚时，P 波持续时间和波幅可超过正常。

（2）QRS 波群　典型的 QRS 波群包括第一个向下的 Q 波、紧接着是一个向上的 R 波，最后是一个向下的 S 波。历时 0.06~0.10s，反映左、右心室去极化过程。当心室肥厚或兴奋传导异常时，此波群将发生改变。

（3）T 波　T 波和 R 波的方向一致，其时程明显长于 QRS 波群，波幅一般不低于 R 波的 1/10，历时 0.05~0.25s，反映两心室复极化过程的电变化。当心肌炎、冠状动脉供血不足时，可见 T 波低平、倒置。

（4）U 波　在心电图上有时可见到一个与 T 波方向一致的 U 波，其产生原因可能与浦肯野细胞的复极化有关。U 波倒置见于高钾、冠心病、心肌损害等。

（5）S-T 段　S-T 段是从 QRS 波群终点到 T 波起点之间的线段。反映心室肌全部处于去极化状态，心肌细胞之间无电位差存在；正常时应与基线平齐，一般上移不超过 0.1mV，下移不超过 0.05mV。当心肌缺血或损伤时，可见 S-T 段将会发生向上或向下偏移。

（6）P-R（P-Q）间期　此段是指从 P 波起点到 QRS 波群起点之间的时程。反映由心房开始兴奋到引起心室开始兴奋所需时间。历时约 0.12~0.20s。P-R 间期显著延长时，表示房室传导阻滞。

（7）Q-T 间期　此段是指从 QRS 波群的起点到 T 波终点之间的时程，历时 0.36~0.44s。反映心室肌开始去极化到复极化结束所需时间。Q-T 间期的时间长短与心率呈反比，心率越快，间期越短。

三、心脏的泵血功能

心脏通过节律性地收缩和舒张实现泵血功能。心脏收缩时，将血液射入动脉，并通过动脉系统将血液分配到全身各组织器官；心脏舒张时，则通过静脉系统将血液回流到心脏，为下一次射血做准备。

（一）心率与心动周期

1. 心率　每分钟心脏搏动的次数称为心率 heart rate。正常成人安静时的心率为 60~100 次/分钟，平均约 75 次/分钟；低于 60 次/分钟为心动过缓，超过 100 次/分钟为心动过速。心率有明显个体差异，并受年龄、性别及其他生理因素的影响。新生儿心率可高达 130 次/分钟以上，两岁幼儿约为 100~120 次/分钟，5 岁以后逐渐变慢，至青春期接近成年人；成人中女性稍快于男性；经常进行体育锻炼和体力劳动者，安静时心率较慢；同一个人，在安静或睡眠时心率较慢，运动或情绪激动时心率加快。

2. 心动周期 心房或心室每收缩和舒张一次所构成的机械活动周期称为一个心动周期 cardiac cycle。心房和心室的活动周期均包括收缩期 systole 和舒张期 diastole。每一个心动周期，先是两心房同时收缩，然后舒张；心房开始舒张时，两心室同时收缩，继而舒张。如以心率为 75 次/分钟计算，则一个心动周期为 0.8s。其中心房收缩期为 0.1s，舒张期为 0.7s；心室收缩期为 0.3s，舒张期为 0.5s。从心室开始舒张到心房开始收缩之前这段时间，心房、心室都处于舒张状态，称为全心舒张期，约 0.4s（图 2 - 3 - 10）。由于推动血液流动主要依靠心室的舒缩活动，故临床常把心室的收缩期和舒张期作为心的收缩期和舒张期，简称心缩期和心舒期。

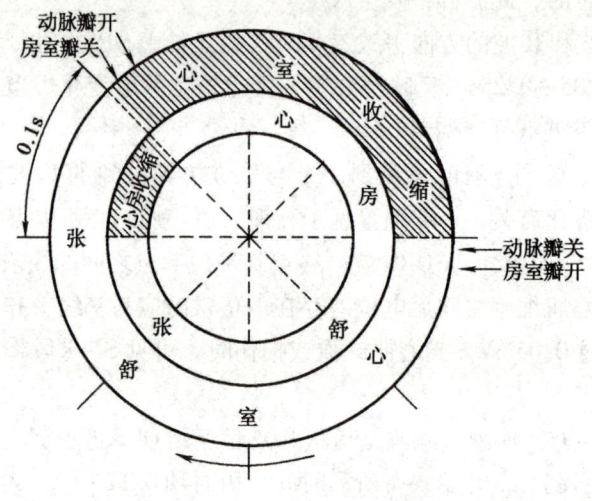

图 2 - 3 - 10 心动周期示意图

正常情况下，左、右心房或左、右心室的活动几乎是同步进行，且心房和心室的舒张期均长于收缩期，这样既有利于静脉血液回流入心使心脏充盈，又使心脏得到了充分的休息，所以有利于心脏更有效地射血，从而保证心脏能持久工作不易疲劳。

心动周期的时间长短取决于心率快慢，两者呈反变关系。如心率加快，则心动周期缩短，心缩期和心舒期均缩短，但心舒期缩短更明显。因此，心率过快，对心的血液充盈和持久工作不利。

（二）心脏泵血过程

血液由心室泵入动脉有赖于心室舒、缩所引起的心腔内压力变化及心瓣膜对血流方向的控制。心室的泵血过程可分收缩期射血过程和舒张期充盈过程，左、右心室的活动基本相同，现以左心室为例加以阐述。

1. 心室收缩期

（1）等容收缩期 左心室收缩之前，左室内压低于左心房压和主动脉血压，此时二尖瓣开放，主动脉瓣关闭。左心房收缩完毕进入舒张期后，左心室开始收缩，左室内压迅速增高，当左室内压超过左房内压时，左心室内的血液推动二尖瓣使其关闭。此时，左室内压仍低于主动脉血压，主动脉瓣仍处于关闭状态。左心室腔处于关闭状态，无血液进出左心室，左心室肌收缩只产生张力而无缩短，左心室容积不变，故称为等容收缩期 period of isovolumic contraction。此期左心室内压上升速度和幅度最大，持续约0.05s。等容收缩期长短与心肌收缩力强弱及动脉血压高低有关。心肌收缩力强或动脉血压低时，可使等容收缩期缩短；反之，心肌收缩力弱或动脉血压高时，可使等容收缩期延长。

（2）射血期 随着左心室继续收缩，左室内压力继续上升，当超过主动脉血压时，血液冲开主动脉瓣，顺左心室与主动脉之间的压力梯度迅速射入主动脉，进入射血期 period of ventricular ejection，持续约0.25s。射血期前段，血液射入动脉的速度快，射入的血量约占心室一次射血量的70%，左心室容积明显缩小，该期称为快速射血期 period of rapid ejection，约持续0.10s。射血期后段，射血速度减慢，称为减慢射血期 period of slow ejection，此期约0.15s；经测定表明，在减慢射血期末左室内压已略低于主动脉血压，但因射入主动脉的血液具有较大的动能，依其惯性血液逆压力梯度仍可继续射入主动脉；射血量占总射血量的30%，左心室容积继续缩小至最低值。

2. 心室舒张期

（1）等容舒张期 左心室开始舒张后，左室内压迅速下降，当左室内压低于主动脉血压时，主动脉内血液反流，推动主动脉瓣关闭；此时左室内压仍然高于左房内压，二尖瓣仍处于关闭状态，左心室再次形成密闭的腔。这时，左心室继续舒张，左室内压进一步下降。因此期无血液进出左心室，左心室容积不变，故称为等容舒张期 period of isovolumic relaxation。该期从主动脉瓣关闭到二尖瓣开放为止，历时约0.06~0.08s。

（2）充盈期 当左室内压下降到低于左房内压时，血液冲开二尖瓣进入左心室，左心室便开始充盈。由于左室内压明显降低，甚至造成负压，这时左心房和肺静脉内的血液因左心室的抽吸作用而快速流入左心室，左心室容积迅速增大，故称为快速充盈期 period of rapid filling，此期持续约0.11s。在快速充盈期进入左心室的血液量约为总充盈量的70%，是左心室充盈的主要阶段。随后，血液进入左心室的速度减慢，故称为减慢充盈期 period of slow filling，此期持续约0.22s。在左心室舒张的最后0.1s，下一心动周期的左心房收缩期开始。左心房开始收缩，左房内压升高，将左心房内的血液压入左心室，使左心室进一步充盈。此期进入左心室的血液约占左心室总充盈量的10%~30%。可见在心脏射血及充盈过程中，心房的作用远不及心室重要。因此发生心房纤颤动时，心脏的射血功能影响较小。

右心室的泵血过程与左心室基本相同，但由于肺动脉血压约为主动脉血压的1/6，因此在心动周期中右心室内压的变化幅度要比左心室内压小得多。

由此可见，由心室肌收缩和舒张造成室内压的改变，是引起心房与心室、心室与动脉之间产生压力梯度的根本原因；而压力梯度又是导致瓣膜开闭的关键，也是推动血流的直接动力；瓣膜的单向开启则保证了血液朝单一方向流动，从而实现心脏的泵血功能。现将心动周期中心腔内各种变化归纳如下（表2-3-1）。

表2-3-1 心动周期中心腔内压力、瓣膜、血流、容积等变化

心动周期分期	心房、心室、动脉血压力比较	房室瓣	动脉瓣	血流方向	心室容积
房缩期	房内压>室内压<动脉血压	开	关	心房→心室	增大
等容收缩期	房内压<室内压<动脉血压	关	关	血存于心室	不变
射血期	房内压<室内压>动脉血压	关	开	心室→动脉	减小
等容舒张期	房内压<室内压<动脉血压	关	关	血存于静脉	不变
充盈期	房内压>室内压<动脉血压	开	关	心房→心室	增大

（三）心脏泵血功能的评价和影响因素

1. 心脏泵血功能的评价 心脏在单位时间内泵出的血量是衡量心脏功能的基本指标。常用的心泵功能评价指标主要有以下几种。

(1) 每搏输出量和射血分数 一侧心室每收缩一次所射出的血量，称为每搏输出量 stroke volume，简称搏出量。在安静状态下，正常成人搏出量约70mL（60~80mL），且左右心室基本相等。每次搏动，心室内血液并没有全部射出，心舒期末，心室腔内的血液约125mL，称为心室舒张末期容积 end diastolic volume。每搏输出量占心室舒张末期容积的百分比，称为射血分数 ejection fraction，健康成人安静时为55%~65%。心脏强烈收缩时，心室收缩末期容量可减少到20mL，表明射血分数增大。此外，舒张末期容积也可发生变化，在静脉回心血量增加时（如由立位转为卧位），心室舒张末期容积可增至160mL。机体通过增加心舒末期容量和减少收缩末期容量，可使搏出量增加1倍。在心室功能减退、心室异常扩大的情况下，虽然搏出量与正常人无明显差别，但此时的射血分数已明显下降。因此，射血分数是评价心脏泵血功能的较为客观的指标。

(2) 心输出量和心指数 一侧心室每分钟射入动脉的血量，称为每分输出量，简称心输出量。心输出量等于搏出量和心率的乘积。正常成人安静时，心率若为75次/分钟，心输出量则为4~6L/min，平均约为5L/min。心输出量与机体代谢水平相适应，并与年龄、性别等因素有关。情绪激动或肌肉活动时可使心输出量增加，可高达25~35L/min。在相同条件下，女性的心输出量约比男性低10%；青年人心输出量大于老年人。

不同个体因其代谢水平不同，对心输出量的需求也不一样，如身材高大者心输出量大于身材矮小者。因此，单以心输出量作为评价不同个体心功能的指标是不全面的。人在安静状态下心输出量不与身高、体重呈正比，而与体表面积呈正比。以单位体表面积计算的心输出量称为心指数。在安静、空腹状态下的心指数称静息心指数，是评价不同个体之间心功能的常用指标。我国中等身材成人的体表面积约为$1.6~1.7m^2$，静息时心输出量以5L/min计，则心指数为3.0~3.5L/（min·m^2）。

(3) 心脏做功 心脏收缩不仅仅能排出一定的血量，而且还使这些血液具有较高的压强和较快的流速。因此，心脏要克服动脉血压所形成的阻力才能完成做功。在不同

动脉血压的条件下，心脏射出相同血量所消耗的能量或做功量是不同的。当动脉血压升高时，心脏射出与原来相同的血量，必须加强收缩，做更大的功，否则射出的血量将减少。反之，在动脉血压降低时，心脏做同样的功，可射出更多的血液。可见用心脏做功量作为评价心功能的指标，比单用心输出量来衡量心功能更为合理。

2. 影响心输出量的因素　正常情况下，心脏的泵血功能可随不同生理状态的需要而做出相适应的改变。搏出量和心率是决定心输出量的两大基本因素。因此，凡能改变搏出量和心率的因素均能影响心输出量。

（1）**搏出量**　在心率不变的情况下，搏出量多少取决于心室肌收缩的强度和速度。心肌收缩越强、速度越快，搏出量就越多；反之，越少。而心肌收缩的强度和速度受以下因素的影响：

①心肌前负荷（心室舒张末期充盈量）：心室舒张末期充盈量是静脉回心血量和射血后心室内的剩余血量之和。在一定范围内，静脉回心血量增加，心室舒张末期充盈量增加，心肌前负荷增大，心室容积随之增大，心肌纤维初长度（即收缩前的长度）增大，心肌收缩力增强，每搏输出量增多；相反，则每搏输出量减少。这种不需要神经、体液因素参与，而是由于心肌初长度的改变来调节心肌收缩力的调节方式，称为异长自身调节。如果静脉血回心速度过快、量过多，可造成心肌前负荷过大，心肌初长度过长，超过心肌最适初长度时，心肌收缩力反而减弱，导致每搏输出量减少，可引起急性心力衰竭。故临床静脉输液或输血时，其速度和量应掌握适当。

②心肌后负荷（动脉血压）：心肌后负荷是指心肌收缩时所遇到的阻力，即动脉血压。在其他因素不变的条件下，心肌后负荷增大时，因心室收缩所遇阻力增大而导致动脉瓣开放推迟，等容收缩期延长，射血期缩短，使每搏输出量减少。但每搏输出量减少造成心室内剩余血量增多，如果此时静脉回流量不变，将使心室舒张末期充盈量增加，心肌初长度增加，又可通过异长自身调节来增强心肌收缩力，使每搏输出量恢复到正常水平。

如果动脉血压长期高于正常，心室肌将长期处于收缩加强状态而逐渐出现心室重构，此时搏出量可能在正常范围，但心脏做功量增加；久之，心脏将不堪重负，最终导致心力衰竭。因此，对由后负荷增大引起的心力衰竭患者，可考虑用扩张血管的药物降低动脉血压，减轻心肌后负荷，增加每搏输出量，对改善心功能是有益的。

③心肌收缩能力：心肌收缩力是指心肌细胞不依赖于前、后负荷而能改变收缩强度和速度的一种内在特性。兴奋-收缩耦联过程中横桥活化的数量和ATP的活性，是影响心肌收缩力的主要因素。这种心肌收缩能力的改变与心肌初长度无关，在心肌初长度不变的条件下，取决于心肌本身收缩活动强度和速度的改变而引起每搏输出量的改变，这种调节方式称为每搏输出量的等长自身调节。在心肌保持同一初长度的情况下，心肌收缩力的大小与每搏输出量呈正比。人体的心肌收缩能力受神经和体液因素影响。如运动时，交感神经活动增强，肾上腺素和去甲肾上腺素分泌增多，使心肌收缩能力增强，每搏输出量增多；迷走神经活动增强时，则引起相反效应。经常进行体育锻炼的人心肌发达，从而增强心肌收缩力，使每搏输出量增加。某些心脏疾病（如心肌炎）患者，

由于心肌收缩力下降，心脏不能有效泵血，容易发生心力衰竭。

（2）心率 心率在一定范围内变动时，心率加快可使心输出量增加。但如果心率太快（超过180次/分钟）时，因心舒期明显缩短，心室充盈量显著减少，将引起心输出量减少；心率过慢（低于40次/分钟）时，虽然舒张期延长，但心室充盈已达到极限，不能再增加充盈量和搏出量，心输出量亦明显减少。由此可见，心率过快或过慢，心输出量都会减少。

（四）心力储备

心输出量随机体代谢的需要而增加的能力称为心脏泵血功能储备，简称心力储备 cardiac reserve，包括心率储备和搏出量储备，体育锻炼对心力储备有明显影响。健康成年人安静时，心输出量为5~6L/min；剧烈运动时，心输出量可达30L/min左右，是安静时的5~6倍，说明正常人有很大的心力储备能力。

1. 心率储备 加快心率是增加心输出量的有效途径。剧烈运动时，心率可由安静时的75次/分钟增加到180~200次/分钟，心输出量可增加2~2.5倍。但心率过快反而会使心输出量减少。

2. 搏出量储备 静息时搏出量为60~80mL，强体力活动时可达150mL左右，表明搏出量储备约为70~90mL。搏出量储备包括收缩期储备和舒张期储备，收缩期储备是指静息状态下心室收缩末期容积与心室作最大射血后的剩余血量之差。安静时左心室收缩末期容积约为75mL，而强力收缩射血后，其心室剩余血量不足20mL。可见，动用收缩期储备可使搏出量增加55~60mL。舒张期储备比收缩期储备小，静息时心舒末期容积约为145mL，因心室容积不能过度扩大，一般只能达160mL左右，所以舒张期储备约为15mL。

3. 体育锻炼对心力储备的影响 合理的体育锻炼可增强心力储备，一个锻炼有素的运动员，最大心输出量可达静息时的8倍。研究表明，经常进行体育锻炼可使心肌发达，收缩力增强，心肌的血液供应增加，对急性缺氧的耐受性提高，神经调节更加灵敏、有效，搏出量储备和心率储备都能得到提高。

（五）心音

在每一个心动周期中，由心肌舒缩、瓣膜启闭、血流冲击心室及大动脉壁等因素引起振动而产生的声音，称为心音 heart sound。可用听诊器在胸壁听取，也可用心音图仪描记成心音图。

正常情况下每一心动周期可产生四个心音，分别称为第一、第二、第三和第四心音。一般情况下，用听诊器只能听到第一、第二心音，在一些健康儿童及青年人可听到第三心音，40岁以上的健康人有时可听到第四心音，心音图可检测出四个心音。

1. 第一心音 发生在心室收缩期，标志着心室收缩的开始。主要由心肌收缩、房室瓣关闭及心室射出的血液冲击主动脉壁引起的振动汇合而成。特点是音调低，持续时间较长，约为0.12~0.14s。第一心音在左胸壁第5肋间锁骨中线处（心尖处）最清晰。其强弱可反映心肌收缩的力量及房室瓣的功能状态。

2. 第二心音 发生在心室舒张期，标志着心室舒张期的开始。由动脉瓣关闭及血流冲击心室和动脉根部的振动而形成。其特点是音调高，持续时间较短，约为 0.08～0.10s。在主动脉瓣区及肺动脉瓣区最清晰。其强弱可反映动脉血压的高低及动脉瓣的功能状态。

3. 第三心音 发生在心室快速充盈期之末，此时因心室已部分充盈，血流速度突然变慢，引起心室壁和瓣膜振动而产生，亦称舒张早期音。特点是音调低、时间短。在青年和儿童易听到，尤其在运动后引起静脉回心血量增加时明显。

4. 第四心音 是心房收缩时血液进入心室引起的振动，故又称心房音。在部分老年人和心室舒张末期压力增高的病人可能听到。

听取心音可了解心率及心律、心肌收缩力、瓣膜的功能状态是否正常等。瓣膜关闭不全或狭窄时，均可使血液产生涡流而发生杂音。因此，心音听诊在某些心脏疾病的诊断中有重要意义。

第二节　血管生理

血管是运输血液的管道系统，各类血管均有各自的结构和功能特点，大动脉因管壁含有大量弹性纤维，有明显的扩张性和较大的弹性，称为弹性贮器血管；中动脉管壁主要成分是平滑肌，故收缩力强，称分配血管；小动脉与微动脉管壁富含平滑肌，能改变其口径来影响器官的灌流量和血流阻力，称为阻力血管；毛细血管有数量多、分布广、血流速度慢、通透性大的特点，因此是实现血管内外物质交换的场所，称为交换血管；静脉数量较多，管壁较薄，具有较大的可扩张性，管腔较大，所以有贮存血液的作用，能容纳全身循环血量的 60%～70%，故称为容量血管。血管不单是运输血液的管道，在形成和维持血压、调节组织器官血流量、实现血液与组织细胞间的物质交换以及使心的间断射血变为血液在动脉管内连续流动等方面都有重要作用。

一、血流量、血流阻力和血压

（一）血流量

单位时间内流过血管某一截面的血量称为血流量，也称容积速度。通常以 mL/min 或 L/min 来表示。按流体力学的规律，在一段管道中液体的流量（Q）与该管道两端的压力差（ΔP）成正比，与液体流动时遇到的阻力 R 成反比。在体内循环系统中，血流量、血液阻力和血压的关系也是如此，可用下式表示：

$$Q \propto \frac{\Delta P}{R}$$

在整个循环系统中，因动脉、毛细血管和静脉各级血管总的血流量是相等的，即都等于心输出量，所以公式中的 Q 就是心输出量，而 ΔP 是主动脉血压和右心房的压力差,由于右心房压接近于 0,故 ΔP 接近于主动脉血压 (P_A)。对于一个器官而言,公式中的 Q 代表器官的血流量,ΔP 表示该器官的平均动脉血压和静脉压之差;R 为该器官的血流阻力。

(二) 血流阻力

血液在血管内流动时遇到的阻力,称为血流阻力 resistance of blood flow。血流阻力主要是来自血液与血管壁的摩擦力以及血液内部的摩擦。根据流体力学原理,血流阻力与血管长度和血液黏滞性成正比,与血管半径的 4 次方成反比。由于血管的长度和血液的黏滞性一般变化不大,所以血管半径是影响血流阻力的最主要因素。在神经和体液因素的控制下,血管口径经常发生变化,机体对器官血流量的调节主要是通过控制各器官阻力血管的口径实现的。小动脉和微动脉是产生血流阻力的主要部位,因其位于循环系统的"外周",故此处的血流阻力又称为外周阻力 peripheral resistance。

(三) 血压

血压是指血管内流动的血液对单位面积血管壁的侧压力,通常以 mmHg 或 kPa 为测量单位 (1mmHg≈0.133kPa)。血压是推动血液循环的直接动力,血液自大动脉向心房流动的过程中,因不断克服阻力而消耗能量,所以从主动脉到右心房,血压逐渐降低。主动脉血压约为 100mmHg;微动脉血压约为 85mmHg;毛细血管压约为 30mmHg;静脉起始部的血压约为 10mmHg;右心房压力接近于零 (图 2-3-11)。通常所说的血压,一般是指动脉血压。

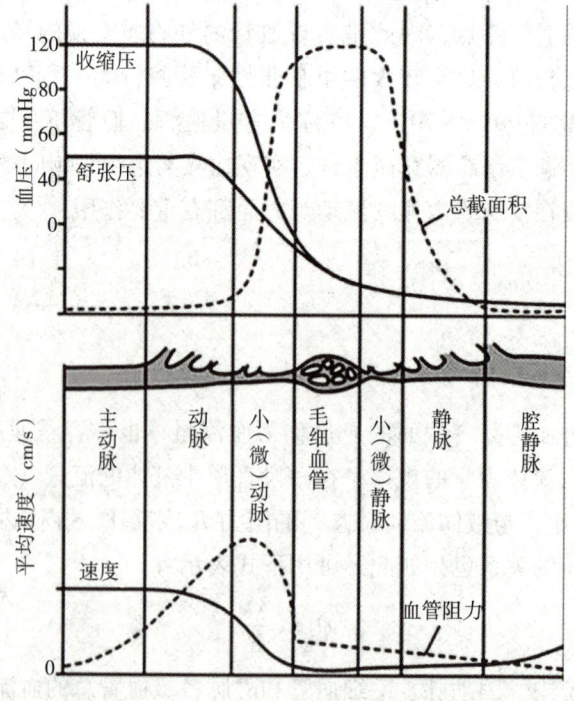

图 2-3-11 血液流经体循环时血压 (mmHg)、总截面积、速度和阻力变化的示意图

二、动脉血压与脉搏

（一）动脉血压

1. 动脉血压的概念　动脉血压 arterial blood pressure 是指血液对单位面积动脉血管壁的侧压力。在一个心动周期中，动脉血压呈现周期性变化。心室收缩，动脉血压逐渐升高，升高达到的最高值称为收缩压 systolic pressure；心室舒张时，动脉血压逐渐下降，下降达到的最低值称为舒张压 diastolic pressure；收缩压与舒张压之差称脉搏压 pulse pressure，简称脉压。在一个心动周期中动脉血压的平均值，称为平均动脉血压 mean arterial pressure，心动周期中心舒期长于心缩期，因此平均动脉血压低于收缩压和舒张压两个数值的平均值，更接近于舒张压，约等于舒张压加 1/3 脉压（图 2 - 3 - 12）。

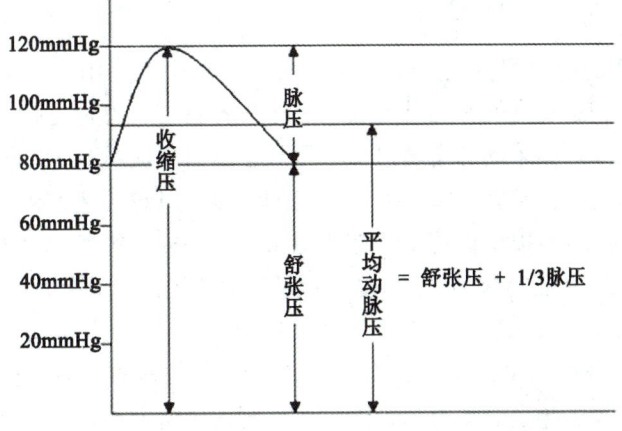

图 2 - 3 - 12　收缩压、舒张压、脉压和平均动脉血压

2. 动脉血压的正常值　通常所说的动脉血压是指主动脉血压。为了方便，一般测量大动脉血压降落很小的上臂肱动脉血压来代表主动脉血压。其测量结果习惯上书写方法为"收缩压/舒张压"，读数时也应先读收缩压，后读舒张压。正常人在安静状态下的收缩压为 100~120mmHg，舒张压为 60~80mmHg，脉压为 30~40mmHg。

目前我国采用国际上统一标准，收缩压≥140mmHg 和（或）舒张压≥90mmHg 称为高血压；如果收缩压＜90mmHg 和（或）舒张压＜60mmHg 称为低血压。

> **知识链接**
>
> **中国卫生部2004年《高血压防治指南》高血压诊断分级标准**
>
> | | 收缩压（mmHg） | 舒张压（mmHg） |
> | --- | --- | --- |
> | 正常血压 | 90~119 | 60~79 |
> | 正常高值 | 120~139 | 80~89 |
> | 高血压 | ≥140 | ≥90 |
> | 1级高血压（轻度） | 140~159 | 90~99 |
> | 2级高血压（中度） | 160~179 | 100~109 |
> | 3级高血压（重度） | ≥180 | ≥110 |
> | 单纯收缩期高血压 | ≥140 | <90 |

3. 动脉血压相对稳定的生理意义 动脉血压是克服外周阻力，推动血液流向各器官、组织的动力。一定高度的平均动脉血压是维持各器官，特别是脑、心、肾等重要器官血流量的主要因素。如果动脉血压过低，可致各器官血流量减少，因缺血缺氧造成严重后果；动脉血压过高，则因心室肌后负荷长期过重，可致心室重构，甚至发生心力衰竭，同时长期高血压容易损伤血管壁，造成脑出血和脑梗死等严重后果。因此，动脉血压保持相对稳定，对保证重要器官的血液供应，减轻心血管的负荷具有重要的生理意义。

4. 动脉血压的形成 在封闭的心血管系统中，有足够的血液充盈是形成动脉血压的前提。心脏收缩射血产生的动力与血液流动时所遇到的外周阻力相互作用形成动脉血压，这对矛盾是形成动脉血压的基本因素。此外，大动脉管壁的弹性在动脉血压形成过程中起缓冲收缩压和维持舒张压的作用。

心室收缩时将血液射入大动脉，由于外周阻力的存在，约1/3血液流向外周，还有2/3血液暂留在大动脉内，充胀动脉管壁使血压升高形成收缩压；同时，大动脉管壁也被动扩张，不致使收缩压过高。心室舒张时，心室停止射血，主动脉瓣关闭，由于被扩张的大动脉管壁弹性回缩作用，推动血液继续流向外周，使舒张期大动脉内仍保持一定的血液充盈，从而形成了舒张压，并保持血流过程的连续性。

5. 影响动脉血压的因素 形成动脉血压的前提、基本因素及大动脉弹性一旦发生改变，都能影响动脉血压。下面假定其他因素相对不变，探讨其中某一因素改变对动脉血压的影响。

（1）**每搏输出量** 如果其他因素不变，每搏输出量增多，心缩期射入大动脉的血液量增多，对大动脉管壁的侧压力增大，收缩压升高。由于收缩压升高使血流速度加快，流向外周血量增多，到心舒期末存留在大动脉内的血量增加不多，故舒张压升高不如收缩压升高明显，脉压增大。当每搏输出量减少时则主要使收缩压降低，脉压减小。因此，收缩压主要反映每搏输出量的多少。

（2）**外周阻力** 其他因素不变，外周阻力增大，心舒期中血液流向外周的速度减慢，心舒期末存留在大动脉中的血量增多，使舒张压升高；在心缩期，由于动脉血压升高使血流速度加快，有较多的血液流向外周，因此收缩压的升高不如舒张压的升高明显，故脉压减小。相反，外周阻力减小，舒张压降低比收缩压明显，脉压增大。可见，舒张压的高低主要反映外周阻力的大小。

(3) **心率** 若其他因素不变，心率加快时，心动周期缩短，心舒期缩短更明显，通过小动脉流出的血液较少，因而心舒期末较心缩期末存留在大动脉内的血液量多，以致舒张压升高明显，收缩压升高不明显，脉压减小。如心率减慢，舒张压降低明显，收缩压降低不明显，脉压增大。

(4) **大动脉管壁的弹性** 大动脉管壁的弹性因能缓冲动脉血压的变化而使收缩压不致过高，舒张压不致过低，减小脉压。老年人大动脉管壁由于胶原纤维增加，弹性纤维减少，使管壁弹性减弱，缓冲血压的作用减小，造成收缩压升高而舒张压降低，脉压增大。如果老年人的小动脉伴有硬化而致口径变小，使外周阻力增大，舒张压也可能升高。

(5) **循环血量与血管容积** 正常情况下循环血量与血管容积相适应，保持血管内有足量血液充盈，这是形成动脉血压的重要前提。如果发生大失血使循环血量明显减少，而血管容积未相应减小，则引起动脉血压急剧下降，应及时给病人输血、输液以补充循环血量。相反，细菌毒素的作用或药物过敏而使全身小动脉扩张时，血管容积增大，循环血量不变，血管充盈度降低，血压急剧下降，此时应使用血管收缩药物，使血管收缩，血管容积变小，血压回升。

（二）动脉脉搏

心动周期中，动脉管壁随心脏舒缩而产生的周期性搏动，称为动脉脉搏 arterial pulse，简称脉搏。这是由于心室节律性收缩和舒张，引起浅表部位动脉血管的搏动。搏动发生于主动脉起始部，能沿动脉管壁向外周传播。正常情况下，用手指能扪到身体浅表部位（如桡动脉）的动脉脉搏，脉搏的频率和节律与心搏频率和节律一致，约60～100次/分钟，脉搏的强弱和紧张度能反映每搏输出量的多少，故扪诊脉搏可在一定程度上反映心血管的功能状态。

三、静脉血压和静脉回心血量

静脉是血液回心的通道，因容易扩张，容量大，对贮存血液起重要作用。而静脉血压的高低则能有效地调节回心血量和心输出量，以适应机体不同情况的需要。血液从大动脉流向心房的过程中，由于克服血流阻力而不断消耗能量，使血压逐渐下降，其中流经小动脉和微动脉时的血压降落幅度最大，到腔静脉时血压已接近于零。

（一）外周静脉压和中心静脉压

各器官或肢体的静脉血压，称为外周静脉压。腔静脉或右心房内的血压，称为中心静脉压 central venous pressure（CVP），正常范围为 $4\sim12cmH_2O$（$0.39\sim1.18kPa$）。中心静脉压的高低取决于心脏的射血能力和静脉回心血量。心脏射血功能良好，能及时将回心血液射入动脉，则中心静脉压较低；反之，心射血能力减弱，中心静脉压则升高。此外，若静脉回心血量增加（如输液过多、过快），中心静脉压也会升高；反之，中心静脉压则降低。故临床上测定中心静脉压有助于了解心脏功能状态，同时可作为临床控制补液速度和量的指标。

（二）影响静脉回心血量的因素

单位时间内静脉回心血量取决于外周静脉压与中心静脉压之差，凡能改变这个压力差的因素，均能影响静脉血回流。

1. 循环系统平均充盈压 循环系统平均充盈压是反映血管充盈程度的指标。当循环血量增加或容量血管收缩时，循环系统平均充盈压升高，静脉回心血量增多。反之，循环血量减少或容量血管舒张时，循环系统平均充盈压降低，静脉回心血量减少。

2. 心肌收缩力 心肌收缩力改变是影响静脉血回流最重要的因素。心肌收缩力增强，每搏输出量增多，心舒期室内压低，有利于静脉血回心；反之，则不利于静脉血回心。如左心衰竭，左心室收缩力减弱，则引起肺静脉回流受阻，造成肺淤血、肺水肿。若发生右心衰竭，右心室收缩力减弱，使静脉回心血量减少，患者可出现颈静脉怒张、肝大、下肢浮肿等体循环淤血的体征。

3. 重力和体位 平卧体位，全身静脉与心基本处在同一水平，重力对静脉血压和静脉血流的影响不大。当人由卧位突然站立时，因受重力影响，心脏以下的静脉血管扩张充盈，所容纳的血液增多，静脉回心血量减少，心输出量减少，导致动脉血压下降和脑供血不足，便可能引起眼前发黑、头晕等症状。长期卧床的病人，其下肢静脉血管因紧张性降低而更易扩张，加之下肢肌肉收缩无力，挤压静脉的作用减弱，故容纳更多血液，造成静脉回心血量比正常人更少，心输出量减少，上述症状更明显。所以对体弱多病、长期卧床患者不能突然改变体位，以免发生意外。

4. 骨骼肌的挤压作用 骨骼肌收缩时，位于肌肉内和肌肉间的静脉受挤压，促进静脉血回流；当骨骼肌舒张时，静脉瓣能阻止血液倒流，同时促进毛细血管内的血液流入静脉。所以，骨骼肌的节律性舒缩活动，加之静脉瓣的协助，具有"肌肉泵"的作用，从而促进静脉血回流。例如，在步行或跑步时，两下肢肌肉泵的作用就能使回心血量明显增加。但是，如果经常久立不动，肌肉持续紧张性收缩，使下肢静脉回流受阻，静脉压升高，将导致下肢静脉曲张。

课堂互动

想一想：人蹲久了突然从蹲位站立时为什么出现眼发黑、头晕？

5. 呼吸运动 吸气时胸膜腔负压增大，使胸腔内的大静脉和右心房更加扩张，由于容积增大，中心静脉压下降，促进静脉血回流；呼气时相反，使静脉血回流减少。

四、微循环

(一) 微循环的概念和组成

微动脉与微静脉之间的血液循环称为微循环 microcirculation。它是血液循环与组织细胞直接接触的部分,是血液循环的基本功能单位,能实现血液与组织间的物质交换,调节局部组织血流量,对组织细胞的代谢及功能活动有很大的影响。典型的微循环由微动脉、后微动脉、毛细血管前括约肌、真毛细血管、通血毛细血管、动-静脉吻合支和微静脉等七部分组成(图2-3-13)。

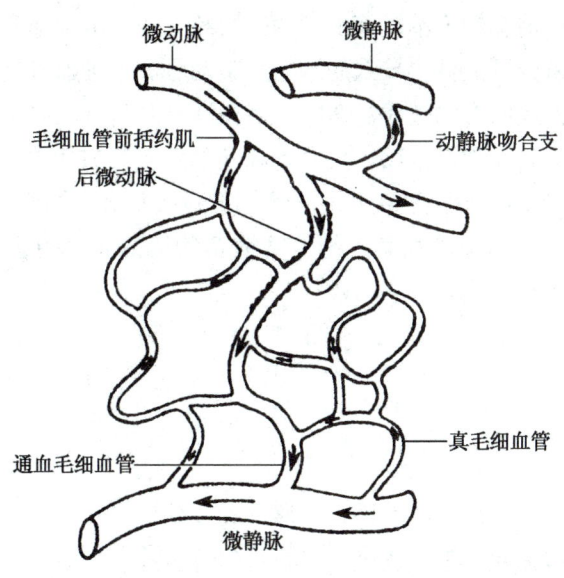

图 2-3-13 微循环示意图

(二) 微循环的通路及功能

1. 直捷通路 直捷通路指血液经"微动脉→后微动脉→通血毛细血管→微静脉"的通路,它经常处于开放状态。该通路直接贯通于微动脉与微静脉,其血管口径较大,弯曲少,阻力小,血流速度快,流经通血毛细血管时很少进行物质交换。这条通路的主要生理意义在于使部分血液迅速通过微循环,经静脉系统回流到心,从而保证回心血量。

2. 迂回通路 迂回通路指血液经"微动脉→后微动脉→毛细血管前括约肌→真毛细血管网→微静脉"的通路。真毛细血管管壁薄,穿插于细胞间隙中,迂回曲折,相互交错成网,血流缓慢,血管交替开放,是血液与组织细胞进行物质交换的主要场所,故又称为营养通路。

3. 动-静脉短路 动-静脉短路指血液经"微动脉→动-静脉吻合支→微静脉"的通路。血液流经此通路时,不进行物质交换,故又称非营养通路。在一般情况下,这一通路经常处于关闭状态。在皮肤中，这类通路较多。当通路开放时，使皮肤血流量增加，促进皮肤散热，故其主要功能是调节体温的作用。

（三）微循环血流的调节

微动脉位于微循环的起始部位，微静脉则位于微循环的最后部分。微循环血量取决于血管的舒缩活动，微动脉起"总闸门"作用，微静脉起"后闸门"作用，主要受交感神经和肾上腺素、去甲肾上腺素等体液因素的调节。后微动脉和毛细血管前括约肌位于真毛细血管的起始端，起"分闸门"作用，主要接受缺氧和局部代谢产物的调节。

在安静状态下，真毛细血管是轮流开放和关闭的。当组织代谢水平低时，组织中代谢产物积聚较少，后微动脉和毛细血管前括约肌收缩，使真毛细血管网关闭；一段时间后，代谢产物积聚，氧分压降低，导致局部的后微动脉和毛细血管前括约肌舒张，毛细血管开放，于是积聚的代谢产物被血流清除，后微动脉和毛细血管前括约肌又收缩，使毛细血管网再次关闭。如此周而复始。后微动脉和毛细血管前括约肌每分钟交替收缩和舒张约 5~10 次，并保持约 20% 的真毛细血管处于开放状态。当组织代谢活动加强时，代谢产物积聚，导致更多的微动脉和毛细血管前括约肌舒张，更多的真毛细血管网开放，以适应代谢活动水平的增高。

五、组织液和淋巴液

（一）组织液的生成及影响因素

组织液是存在于组织间隙中的液体，是血浆经毛细血管滤出而形成的，是血液与组织细胞进行物质交换的媒介。组织液不断更新是维持内环境稳态和组织细胞正常新陈代谢的基本条件。

1. 组织液的生成与回流　毛细血管壁的通透性是组织液生成的结构基础，血浆中除大分子蛋白质外，其余成分都可通过毛细血管壁滤出。组织液生成和回流的动力是有效滤过压，它取决于毛细血管血压、组织液静水压、血浆胶体渗透压和组织液胶体渗透压四个因素。其中毛细血管血压和组织液胶体渗透压是促进组织液生成的力量，而血浆胶体渗透压和组织液静水压是促进组织液回流的力量。促使组织液生成的力量与促使组织液回流的力量之差称为有效滤过压，用下式表示：

有效滤过压 =（毛细血管血压 + 组织液胶体渗透压）-（血浆胶体渗透压 + 组织液静水压）

毛细血管动脉端血压平均为 32mmHg，血液流至毛细血管静脉端时，血压降低为 14mmHg，血浆胶体渗透压为 25mmHg，组织液胶体渗透压约为 8mmHg，组织液静水压约为 2mmHg。根据上式计算，毛细血管动脉端的有效滤过压为 13mmHg；而静脉端的有效滤过压为 -5mmHg。所以，在毛细血管的动脉端生成组织液，静脉端大部分组织液又回流入毛细血管，剩余的一小部分组织液进入毛细淋巴管生成淋巴液，再经淋巴系统回流入血液（图 2-3-14）。

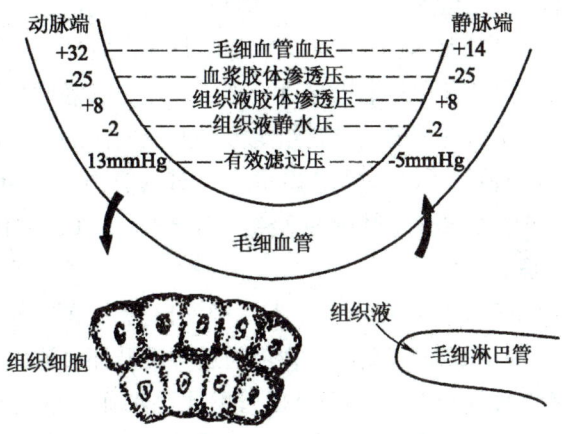

图 2-3-14 组织液生成与回流示意图

2. 影响组织液生成与回流的因素 正常情况下,组织液的生成与回流是处于动态平衡的。有效滤过压中各种因素的改变,以及毛细血管壁的通透性发生改变,均可破坏这种动态平衡,造成组织液生成增多或回流障碍,使组织间隙中液体过多,从而引起水肿。

(1) **毛细血管血压** 当毛细血管血压升高而其他因素不变时,有效滤过压升高,组织液生成增多而回流减少。如炎症部位的微动脉扩张,引起毛细血管血压升高而发生局部水肿。又如右心衰竭时,静脉回流受阻,毛细血管血压升高,组织液生成也会增加,引起全身水肿。

(2) **血浆胶体渗透压** 一般情况下血浆胶体渗透压很少变化,但某些肾脏疾病可使肾小球滤过膜通透性增大,使大量血浆蛋白随尿排出;肝脏疾病时蛋白质合成减少,以及营养不良时蛋白质摄入过少等均可使血浆胶体渗透压下降,导致有效滤过压升高,使组织液生成增多而出现水肿。

(3) **淋巴回流** 正常时一部分组织液经淋巴管回流入血液,所以当淋巴回流受阻时,受阻部位以前的组织间隙中组织液积聚,可出现严重的水肿。在丝虫病或肿瘤细胞阻塞淋巴管时可见到这种情况。

(4) **毛细血管壁通透性** 在过敏反应时毛细血管壁通透性增高,部分血浆蛋白质渗出,使血浆胶体渗透压降低,组织液胶体渗透压升高,导致组织液生成增多而发生水肿。

(二) 淋巴液的生成及意义

组织液渗入毛细淋巴管生成淋巴液,淋巴液经淋巴系统回流入静脉。

1. 淋巴液的生成与回流 组织液进入淋巴管即成为淋巴液。因此,来自一种组织的淋巴液其成分与该组织的组织液非常近似。从毛细血管动脉端滤出组织液,约有90%于毛细血管静脉端回流入血液,另外10%进入毛细淋巴管生成淋巴液。

毛细淋巴管末端是一盲囊,起始于组织间隙,管壁仅由单层内皮细胞构成,相邻的内皮细胞边缘像瓦片状相互覆盖，形成只向管腔开放的单向活瓣。毛细淋巴管通透性较毛细血管大，当组织液积聚到一定程度时即渗入毛细淋巴管内生成淋巴液。毛细淋巴管汇入大淋巴管，最后经胸导管和右淋巴导管分别流入左、右静脉角而进入血液循环。所以淋巴系统犹如血液循环的一条侧枝，是组织液向血液回流的重要辅助系统。

正常成人在安静状态下，每小时约120mL，每日约有2000~4000mL淋巴液生成和回流，几乎相当于全身的血浆量。其中约3/4经胸导管，1/4经右淋巴导管进入血液。

2. 淋巴循环的生理意义

（1）*调节血浆与组织液之间液体平衡*　毛细淋巴管由单层内皮细胞构成，管壁无基膜层，通透性极高，所以能将多余的组织液通过淋巴循环再返回血液。

（2）*回收组织液中的蛋白质*　毛细淋巴管壁比毛细血管壁的通透性大，由毛细血管壁逸出的微量蛋白质可随组织液透入毛细淋巴管运回血液，每天可回收蛋白质约75~200g，这对维持血管内外胶体渗透压及水平衡具有重要生理意义。

（3）*运输脂肪等营养物质*　食物消化以后，经小肠黏膜吸收营养物质，尤其是脂肪80%~90%是由小肠绒毛中的毛细淋巴管吸收的，因此小肠的淋巴液呈乳糜状。

（4）*防御和屏障作用*　因出血而进入组织间隙中的红细胞，及侵入体内的细菌等可进入毛细淋巴管。淋巴结的淋巴窦内含有许多巨噬细胞，能清除淋巴液中的红细胞、细菌及其他异物微粒。此外淋巴结还产生淋巴细胞和浆细胞，参与免疫反应，起防御和屏障作用。

第三节　心血管活动的调节

机体在不同生理情况下，各器官组织的代谢水平不同，对血流量的需要也不同。机体通过神经和体液调节，改变心输出量和外周阻力，协调各器官组织之间的血流分配，以满足各器官组织对血流量的需要，并保持动脉血压相对稳定。

一、神经调节

心肌和血管平滑肌接受自主神经支配。机体对心血管活动的神经调节是通过心血管反射实现的。

（一）心和血管的神经支配

1. 心的神经支配及其作用　心受心迷走神经和心交感神经的双重支配。

（1）*心迷走神经及其作用*　心迷走神经属于副交感神经，其节前纤维起始于延髓的心迷走神经背核和疑核，终止于心壁内的神经元，换元后其节后纤维支配窦房结、心房肌、房室交界、房室束及其分支，心室肌也受少量心迷走神经纤维支配。心迷走神经节后纤维为胆碱能纤维，末梢释放的递质为乙酰胆碱（ACh）。心迷走神经兴奋时，其末梢释放的ACh与心肌细胞膜上的M受体结合，提高细胞膜对K^+的通透性，促进K^+外流，并抑制Ca^{2+}通道，使Ca^{2+}内流减少。从而抑制心肌，使心率变慢、房室传导减速、心缩力减弱、心输出量减少、血压下降。M 受体阻断剂阿托品可阻断心迷走神经对心脏的抑制作用。

（2）**心交感神经及其作用**　心交感神经起始于脊髓胸段（$T_1 \sim T_5$）灰质侧角神经元，其节后纤维支配窦房结、房室交界、房室束、心房肌和心室肌。心交感神经的节后纤维为肾上腺素能纤维，末梢释放的递质为去甲肾上腺素（NA）。当心交感神经兴奋时，其节后纤维末梢释放去甲肾上腺素，与心肌细胞膜上的 $β_1$ 受体结合，可使心肌细胞膜对 Ca^{2+} 的通透性增大，促进 Ca^{2+} 内流，使心率加快，传导加速，心缩力增强，输出量增多，血压升高。β 受体阻断剂美托洛尔（倍他洛克）可阻断心交感神经对心脏的兴奋作用。

2. 血管的神经支配及其作用　支配血管平滑肌的神经分为交感缩血管神经和舒血管神经。

（1）**交感缩血管神经及其作用**　绝大多数血管只受交感缩血管神经的支配。其节前神经元位于脊髓的胸腰段中间外侧柱内（$T_1 \sim L_2$ 或 L_3），发出节前纤维于椎旁和椎前神经节内换元，节后纤维支配体内几乎所有的血管。但不同部位的血管中缩血管纤维分布的密度不同。皮肤血管中缩血管纤维分布最密，骨骼肌和内脏的血管次之，冠状血管和脑血管中分布最少；在同一器官的各段血管中，动脉的分布高于静脉，而动脉中以微动脉的密度最高，毛细血管前括约肌中分布很少。其节后纤维末梢释放的去甲肾上腺素与血管平滑肌细胞膜上 α 受体结合后使血管收缩，外周阻力增大，血压上升。α 受体阻断剂酚妥拉明可以阻断交感缩血管神经收缩血管的作用。

在安静状态下，交感缩血管纤维持续发放低频冲动，称为交感缩血管紧张，从而使血管平滑肌保持一定程度的收缩状态。在此基础上，交感缩血管紧张增强，血管进一步收缩，血压增高；反之，血管舒张，血压下降。交感缩血管神经就是通过这种方式来调节不同器官的血流阻力和血流量。

（2）**舒血管神经及其作用**　有两类舒血管神经。一类是交感舒血管神经，它支配骨骼肌血管。平时没有紧张性活动，只有当情绪激动或运动时才发放冲动，其末梢释放乙酰胆碱，作用于血管平滑肌的 M 受体，使骨骼肌血管舒张，血流量增多，与肌肉活动增强相适应。另一类是副交感舒血管神经，支配脑、唾液腺、胃肠外分泌腺和外生殖器等部位的血管，作用范围局限。其兴奋时末梢释放乙酰胆碱，与血管平滑肌的 M 受体结合，使血管舒张。舒血管纤维的活动只对所支配器官组织的局部血流量起调节作用，对循环系统总的外周阻力影响很小，对血压影响小。

（二）心血管中枢

中枢神经系统内与调节心血管活动有关的神经元集中的部位，统称为心血管中枢 cardiovascular center，分布于从脊髓到大脑皮质的各个水平。它们功能各异，可发生不同程度的联系与整合，使心血管活动协调一致，并与整体的活动相适应。

1. 延髓心血管中枢　最基本的心血管中枢位于延髓，包括心血管交感中枢和心迷走中枢（或称心抑制中枢）。它们分别通过心交感神经、交感缩血管神经和心迷走神经调节心脏和血管活动。

延髓心血管中枢的心迷走神经元和控制心交感神经与交感缩血管神经活动的神经元，在平时都有紧张性活动，分别称为心迷走紧张、心交感紧张和交感缩血管紧张。在安静状态时，这些延髓神经元的紧张性活动表现为心迷走神经纤维和交感神经纤维持续的低频放电活动。目前认为，延髓头端腹外侧部是缩血管区，是心交感紧张和交感缩血管紧张的起源。延髓尾端腹外侧部是舒血管区，可抑制缩血管区神经元的活动，延髓孤束核是传入神经接替站。延髓的迷走背核和疑核是心抑制区，是心迷走紧张的起源。

2. 延髓以上的心血管中枢　在延髓以上的脑干、下丘脑以及小脑和大脑中，也都存在与心血管活动有关的神经元。它们相互联系、统一协调，在心血管活动和机体其他功能之间起着复杂的整合功能。例如，下丘脑是非常重要的功能整合部位，在调节内脏活动、体温调节以及发怒、恐惧等情绪反应的整合中，都包含有一系列相应的心血管活动的改变。

大脑皮质及边缘系统的一些结构，能调节下丘脑或延髓等其他部位的心血管神经元的活动，并与机体各种行为的变化相协调。

（三）心血管活动的反射性调节

心血管的神经调节以反射的方式进行，其生理意义在于使循环功能适应当时机体所处的状态或环境的变化。

1. 颈动脉窦和主动脉弓压力感受性反射　当动脉血压升高时，可引起压力感受性反射，其反射效应是使血压下降，也称为降压反射 depressor reflex。

（1）**反射弧**　存在于颈动脉窦和主动脉弓血管外膜下的感觉神经末梢，能感受血压升高对管壁的机械牵张刺激，称为动脉血压力感受器。颈动脉窦的传入神经是窦神经，上行时加入舌咽神经；主动脉弓的传入神经是主动脉神经，行走于迷走神经干内。它们都进入延髓，到达孤束核，然后投射到心迷走中枢、心交感中枢和缩血管中枢。传出神经分别是心迷走神经、心交感神经和交感缩血管神经，效应器则为心脏和血管。

（2）**反射效应**　当动脉血压升高时，颈动脉窦和主动脉弓压力感受器所受牵张刺激增强，沿窦神经和主动脉神经分别经舌咽神经、迷走神经传到延髓的冲动增多，使心迷走中枢紧张性增强而心血管交感中枢紧张性减弱，经心迷走神经传至心的冲动增多，经心交感神经传至心的冲动减少，因而心跳减慢，心肌收缩力减弱，心输出量减少；由交感缩血管神经传至血管的冲动减少，因此血管舒张，外周阻力降低。因心输出量减少，外周阻力降低，使动脉血压下降至正常水平，故称为降压反射。相反，如果动脉血压降低，压力感受器所受牵张刺激减弱，沿相应传入神经传入冲动减少，使心血管交感中枢紧张性增强而心迷走中枢紧张性减弱，则引起心输出量增多，外周阻力增大，血压升高。

> **课堂互动**
>
> 想一想：蹲久了的人突然从蹲位站立时出现眼发黑、头晕，但为什么很快又恢复正常？

（3）**特点**　压力感受器感受血压变化的范围在 60～180mmHg，对血压在 100mmHg 的变化最敏感。当动脉血压低于 60mmHg 或高于 180mmHg 时，此反射便失去作用。压力感受器对动脉血压的突然变化比较敏感，而对缓慢持续的血压变化不敏感，故高血压病人不能通过该反射使血压降到正常水平。

（4）**生理意义**　压力感受性反射在心输出量、外周血管阻力、血量等发生突然变化的情况下，对动脉血压进行快速调节，使动脉血压不致发生过大的波动。生理意义在于缓冲血压的急剧变化，维持动脉血压相对恒定。

2. 颈动脉体和主动脉体化学感受性反射　在颈总动脉分叉处和主动脉弓区域有颈动脉体和主动脉体，能感受血液中某些化学成分变化的刺激，称为化学感受器。当血液中缺氧、CO_2 增多或 H^+ 浓度增高时，它们均可刺激化学感受器，发放兴奋冲动沿窦神经和主动脉神经传入延髓，主要兴奋延髓呼吸中枢，引起呼吸加深、加快，肺通气量增多；其次通过提高缩血管中枢紧张性，使交感缩血管神经传出冲动增多，使血管收缩，外周阻力增大，动脉血压升高。

颈动脉体和主动脉体化学感受性反射主要对呼吸具有经常性调节作用，对维持血中 O_2 和 CO_2 含量的相对稳定起着重要作用；对心血管活动的调节，只有在机体缺氧、窒息、失血、酸中毒等异常情况下才有较明显的作用。

3. 心肺感受器引起的心血管反射　在心房、心室和肺循环大血管壁存在许多感受器，总称为心肺感受器，其传入神经行走于迷走神经内。当血压升高或血容量增多时，心房或血管壁受到牵张刺激，可兴奋这些机械或压力感受器。此外，一些化学物质，如前列腺素、缓激肽等也能使心肺感受器兴奋。大多数心肺感受器受刺激时，引起的反射效应是心交感紧张降低、心迷走紧张增强，导致心率减慢、心输出量减少、外周阻力降低，故血压下降。心肺感受器兴奋时，肾交感神经活动受抑制特别明显，肾素、血管升压素的释放减少，使肾血流量增加，肾排水和排钠量增多，以调整循环血量不至于过多。反之，当循环血量减少时，心肺感受器所受刺激减弱，则发生相反的调节效应。

二、体液调节

心血管活动的体液调节包括由血液运输到全身的激素，以及局部组织中形成的一些化学物质或代谢产物，这些体液因素作用的范围分为全身性和局部性两类。

（一）全身性体液因素

全身性体液因素是某些激素经血液循环广泛作用于心血管系统，主要有肾上腺素、去甲肾上腺素、血管紧张素等。

1. 肾上腺素和去甲肾上腺素　血液中的肾上腺素 epinephrine 和去甲肾上腺素 norepinephrine（NE）或 noradrenaline（NA）主要由肾上腺髓质所分泌，两者对心脏和血管的作用有许多共同点，但并不完全相同，这是因为它们与心肌和血管平滑肌细胞膜上不同的肾上腺素能受体的结合能力不同所致。

肾上腺素主要与心肌细胞膜上 $β_1$ 受体结合，使心率增快，心肌收缩力增强，心输出量增多，临床常作为强心急救药；肾上腺素既可与皮肤、胃肠、肾血管平滑肌细胞膜上 α 受体结合，使皮肤、胃肠、肾血管收缩，又可与骨骼肌、肝、冠状血管平滑肌细胞膜上 $β_2$ 受体结合，使骨骼肌、肝、冠状血管舒张，所以对总外周阻力影响不大。

去甲肾上腺素也可与心肌细胞膜上 $β_1$ 受体结合，但较肾上腺素对心脏的作用弱；去甲肾上腺素主要与血管平滑肌细胞膜上 α 受体结合，能使除冠状动脉外的血管收缩，尤其是小动脉的强烈收缩，使外周阻力显著增大，血压明显升高，因此临床上常用去甲肾上腺素作为升压药。由于血压升高，降压反射增强，心迷走神经兴奋，表现出对心脏的抑制作用；与其对心脏的兴奋作用相比，抑制作用稍强；故整体内应用去甲肾上腺素后心脏抑制作用稍明显。

2. 血管紧张素　血液中血管紧张素有三种，即血管紧张素 I、II、III。因失血或肾疾病导致肾血流量减少或血 Na^+ 降低时，刺激肾小球旁器的球旁细胞分泌肾素 renin，肾素进入血液作用于肝产生的血管紧张素原，转变成血管紧张素 I，后者经肺循环时，在血管紧张素转换酶作用下变成血管紧张素 II angiotensin II（Ang II），再在血液和组织中的氨基肽酶 A 的作用下成为血管紧张素 III。

血管紧张素 I 一般不具有活性；血管紧张素 II 能使全身小动脉收缩，外周阻力增大，血压升高，此外，还可刺激肾上腺皮质球状带合成分泌醛固酮，醛固酮作用于肾小管，起保 Na^+、保水、排 K^+ 作用，从而引起血容量增多，血压升高；血管紧张素 III 的缩血管作用较血管紧张素 II 弱，促进醛固酮分泌的作用却强于血管紧张素 II。

3. 血管升压素　血管升压素 vasopressin（VP）由下丘脑视上核和室旁核的神经元合成与分泌，经下丘脑-垂体束运输至神经垂体储存，在适宜刺激下释放入血。在正常情况下，血浆中血管升压素浓度升高时主要促进肾集合管上皮细胞对水的重吸收，尿量减少，故又称为抗利尿激素 antidiuretic hormone（ADH）。只有当其血浆浓度明显高于正常时，才引起血压升高。血管升压素对体内细胞外液量的调节起重要作用。在禁水、失水、失血等情况下，血管升压素释放增加，不仅对保留体内液体量，而且对维持动脉血压，都起重要的作用。

4. 心房钠尿肽（心钠素）　心房钠尿肽 atrial natriuretic peptide（ANP）是一类多肽，当血容量增多和血压升高，心房壁受到牵拉时由心房肌细胞释放入血，引起下列作用：可使血管舒张，外周阻力降低，血压降低；也可使心率减慢，每搏输出量减少，故心输出量减少；还能使肾排水和排钠增多。此外，心房钠尿肽抑制肾素、醛固酮以及血管升压素的释放，在维持体内水盐平衡上起重要作用。

（二）局部性体液因素

局部性体液因素绝大多数在局部发挥作用，是由局部组织细胞所产生的某些化学物质，对局部组织的血液循环起一定的调节作用。

1. 激肽　常见的激肽 kinin 有缓激肽和血管舒张素，具有强烈的舒血管作用，并能增加毛细血管壁的通透性。在一些腺体器官中生成的激肽，可以使器官局部的血管舒张，以增加局部血流量。循环血液中的缓激肽和血管舒张素能引起全身性血管舒张，使外周阻力降低而出现血压降低。

2. 组胺　在皮肤、肺和肠黏膜的肥大细胞中含有大量的组胺，当组织受到损伤或发生炎症或过敏反应时释放出来。具有强烈的舒血管作用，并能增加毛细血管和微静脉管壁的通透性，导致局部组织水肿。

3. 局部代谢产物　器官血流量主要通过局部代谢产物（如 CO_2、H^+、腺苷、ATP、K^+ 等）的浓度进行自身调节。

4. 血管内皮所生成血管活性物质　近年来已证实，血管内皮细胞可生成并释放多种血管活性物质，引起血管平滑肌舒张或收缩。

（1）*血管内皮生成的舒血管物质*　血管内皮生成和释放的舒血管物质主要有一氧化氮 nitric oxide（NO）和前列环素。NO 可激活血管内的可溶性鸟苷酸环化酶，升高 cGMP 浓度，降低游离 Ca^{2+} 浓度，使血管舒张。前列环素也称前列腺素 I_2（PGI_2），可在内皮细胞内由前列环素合成酶催化合成，它可引起血管舒张。

（2）*血管内皮生成的缩血管物质*　内皮素 endothelin（ET）是内皮细胞合成和释放的由 21 个氨基酸残基构成的多肽，具有强烈而持久的缩血管效应和促进细胞增殖与肥大的效应，并参与心血管细胞的凋亡、分化、表型转化等多种病理过程。

三、社会心理因素对心血管活动的影响

循环功能常常受到社会心理因素的影响。例如，愤怒时血压升高，惊恐时心跳加速，害羞时面部血管扩张等。许多心血管疾病也与社会心理因素有密切的关系。一些从事工作压力较大的职业人员中，由于极度紧张的气氛使高血压的发病率显著增加。在有酗酒、吸烟等不良生活习惯的人群中，高血压的发病率高于无此类不良生活习惯的人群。在一些发达国家高血压的发病率高达 1/4，在我国多数城乡人群的普查资料也显示较高的发病率。以上事实说明社会心理因素对心血管功能和心血管疾病的发生有着十分重要的影响。因此，应当高度重视社会心理因素的影响，积极预防心血管疾病的发生。

第四节　器官循环

由于各器官的结构和功能各异，故血流量的调节也有其本身的特点。本节主要叙述心、肺、脑的血液循环特征及其调节。

一、冠脉循环

（一）冠状血管的解剖特点

冠状动脉开口于主动脉根部，其主干行走于心脏的表面，其小分支垂直于心脏表面

穿入心肌，在心内膜下层分支成网。这种分支方式使冠脉血管在心肌收缩时容易受到压迫。冠脉的毛细血管网分布极为丰富，毛细血管数和心肌纤维数的比例为 1∶1。冠脉的侧支较细小，血流量很少。因此，冠状动脉突然阻塞，不易很快建立有效侧支循环，易发生心肌梗死。

（二）冠脉血流的生理特点

心肌的血液由左、右冠状动脉供应。每条冠状动脉通过毛细血管汇入心肌静脉，最后汇入右心房。冠脉血流的主要特点有：

1. 血压高，血流量大 冠状动脉起始于主动脉根部，最后汇入右心房，其循环途径短，血压高，血流量大。安静时，中等体重的人冠脉血流量约为 225mL/min，占心输出量的 4%~5%，每 100g 心肌的血液供应达 60~80mL/min。当剧烈运动时心肌活动加强，冠脉血流量可增加 4~5 倍，以适应心脏工作量大、耗氧多的需要。

2. 耗氧量高，动静脉氧差大 心肌富含肌红蛋白，具有较强的摄氧能力。动脉血流经心脏后其中 65%~70%（约 12mL）的氧被心肌摄取，比骨骼肌摄氧率（5~6mL）大 1 倍多，以满足心肌对氧的需求。因此，安静时冠脉循环动静脉氧差大。这种现象提示，当机体进行剧烈运动使心肌耗氧量增加时，心肌依靠从单位血液摄取氧的潜力较小，此时心肌主要依靠扩张冠脉血管来增加血液供应。

3. 冠脉血流受心室舒缩的影响较大 由于冠脉分支大部分深埋在心肌中，故心肌节律性舒缩对冠脉血流的影响较大。心室收缩时，心肌压迫冠状小血管，血流阻力增加，使冠脉血流量减少。心室舒张时，心肌对小血管的压迫解除，血流阻力下降，冠脉血流量增加。就左心室而言通常收缩期的冠脉血流量仅为舒张期的 20%~30%，因此心脏的血液供应主要在心舒期。可见，冠脉血流量的多少，主要取决于舒张压的高低和心舒期的长短。如心动过速时，因心舒期缩短可导致冠脉血流量减少。右心室肌比较薄弱，收缩时对右冠脉的压迫作用较小，因此右冠脉血流量在心动周期中的变化不大。

冠状动脉硬化时血流阻力加大，使冠脉血流量下降。心肌对缺血、缺氧十分敏感，一旦供血不足，可发生心绞痛。

（三）冠脉血流量的调节

1. 心肌代谢水平 实验证明，冠脉血流量与心肌代谢水平成正比。心肌的耗氧量较大，但心肌的氧储备较小。在骨骼肌运动时，心肌代谢活动增强，对氧的需求量增加，主要通过冠脉血管舒张，增加冠脉血流量以满足心肌对氧的需求。现已证实，心肌代谢增强引起冠脉血管舒张的原因是由于心肌某些代谢产物（乳酸、腺苷、H^+、CO_2）的增加，其中腺苷是最重要的因素。当心肌代谢增强而局部组织中氧分压降低时，ATP 分解产生腺苷，腺苷浓度会增加 3~4 倍。此外，PGE 和缓激肽也能引起冠脉舒张。

2. 神经调节 冠状动脉受迷走神经和交感神经支配。迷走神经的直接作用是引起冠脉舒张，但迷走神经兴奋又使心率减慢，心肌代谢率降低，可抵消迷走神经对冠状动脉直接的舒张作用。心交感神经的直接作用是使冠脉收缩，使心率加快，心肌耗氧量增加，而使冠脉舒张。在整体条件下，冠脉血流量主要由心肌本身的代谢水平调节，神经因素的影响被心肌代谢改变的作用所掩盖。

3. 激素调节 肾上腺素和去甲肾上腺素可通过增强心肌的代谢活动和耗氧量使冠脉血流量增加；也可直接作用于冠脉血管 α 或 β 肾上腺素能受体，引起冠脉血管收缩或舒张。甲状腺素可通过加强心肌代谢使冠脉舒张，血流量增加。血管紧张素Ⅱ以及大剂量的血管升压素可使冠状动脉收缩，冠脉血流量减少。

二、脑循环

（一）脑循环的特点

1. 脑血流量大，耗氧量大 脑组织的代谢水平高，血流量较大。在安静情况下，每100g脑的血流量为50~60mL/min，整个脑的血流量约为750mL/min，占心输出量的15%左右。脑组织的耗氧量也较大，在安静情况下，整个脑的耗氧量约占全身耗氧量的20%。

2. 血流量变化小 脑位于骨性的颅腔内，故容积固定。颅腔内由脑、脑血管和脑脊液所充满，三者容积的总和也是固定的，由于脑组织不可压缩，故脑血管舒缩程度受到很大的限制，血流量的变化比其他器官小得多。

3. 存在血-脑屏障和血-脑脊液屏障 在血液和脑组织之间存在限制某些物质扩散的屏障，称为血-脑屏障。甘露醇、蔗糖和许多离子不易通过，而 O_2、CO_2 等脂溶性物质、某些麻醉药物及葡萄糖和氨基酸容易通过血-脑屏障。另外，在血液和脑脊液之间也存在特殊的屏障，称为血-脑脊液屏障。这两种屏障的存在，对于保持脑组织内环境的相对稳定和防止血液中的有害物质侵入脑内，保证脑组织的正常活动具有重要的生理意义。

（二）脑血流量的调节

1. 脑血管的自身调节 当平均动脉血压在60~140mmHg范围内变化时，脑血管可通过自身调节使脑血流量保持恒定。但当平均动脉血压降低到60mmHg以下时，脑血流量就会显著减少，引起脑的功能障碍。反之，当平均动脉血压超过140mmHg时，脑血流量显著增加，可因毛细血管血压过高引起脑水肿。

2. 局部性体液调节 脑血管的舒缩活动主要受局部化学因素的影响。CO_2、H^+、K^+、腺苷等代谢产物，引起脑血管舒张，使脑血流量增多。

3. 神经调节 脑血管接受少量的交感缩血管纤维和副交感舒血管纤维支配，但神经对脑血管活动的调节作用很小。

三、肺循环

（一）肺循环的生理特点

1. 血流阻力小，血压低 与体循环相比，肺循环血管及其分支短而粗，可扩张性较高，血流阻力较小，血压较低。在正常人，肺动脉的收缩压平均为 22mmHg，舒张压为 8mmHg，平均动脉血压约为 13mmHg。毛细血管平均压为 7mmHg。肺静脉和左心房内压为 1~4mmHg，平均约 2mmHg。因此，肺循环是一个低阻力血压系统。由于毛细血管压仅 7mmHg，低于血浆胶体渗透压，因此正常情况下，有效滤过压为负值，使肺泡间隙内没有组织液生成，使肺泡膜和毛细血管壁紧密相贴，有利于肺泡和血液之间的气体交换，还有利于吸收肺泡内的液体，保持肺泡内干燥，有利于肺的通气功能。

2. 血容量大，变动范围大 肺血容量占全身血量的 9%，约为 450mL。在用力呼气时，肺部血容量减少到约 200mL；而在深吸气时可增加到约 1000 mL。由于肺的血容量较多，而且变化范围较大，故肺循环血管起着储血库的作用。当机体失血时，肺循环可将一部分血液转移至体循环，起代偿作用。

（二）肺循环血流量的调节

1. 神经调节 肺循环血管受交感神经和迷走神经支配。刺激交感神经对肺血管的直接作用是引起收缩和血流阻力增大；但在整体情况下，交感神经兴奋时体循环的血管收缩将一部分血液挤入肺循环，使肺血容量增加，刺激迷走神经可使肺血管舒张，血流阻力降低。

2. 肺泡气的氧分压 肺泡气的氧分压对肺血管的舒缩活动有明显的影响。当一部分肺泡因通气不足而氧分压降低时，这些肺泡周围的微动脉收缩，使局部血流阻力增大，于是血流减少，而使较多的血液流入其他通气充足的肺泡，使血液得到充分的氧合。

3. 血管活性物质对肺血管的影响 肾上腺素、去甲肾上腺素、血管紧张素Ⅱ、血栓素 A_2、前列腺素等能使肺循环的微动脉收缩，而组胺、5-羟色胺能使肺部微静脉收缩，乙酰胆碱等使肺血管舒张。

复习思考题

1. 名词解释：心率 心动周期 心输出量 搏出量 射血分数 房室延搁 期前收缩代偿间歇 自动节律性 窦性节律 血压 收缩压 舒张压 脉压 中心静脉压 微循环。
2. 心动周期中瓣膜开闭、心腔压力、心室容积、血流方向的变化如何。
3. 简述影响心输出量的因素。
4. 解释影响动脉血压各种因素对血压的影响有何不同。
5. 简述减压反射的过程。

第四章 呼 吸

学习目标

1. 掌握肺通气的动力；O_2、CO_2的运输；影响气体交换的因素；呼吸的基本中枢及化学感受性反射。
2. 熟悉胸内负压的形成及生理意义；气体交换的机制；肺牵张反射。
3. 了解肺通气阻力；气体交换的过程；呼吸节律的形成及呼吸肌本体感受性反射。

机体与外界环境之间的气体交换过程称为呼吸 respiration。通过呼吸，机体从外界环境中摄取新陈代谢所需的O_2，排出代谢所产生的CO_2，从而维持机体内环境中O_2和CO_2含量的相对稳定。呼吸是维持机体新陈代谢和机能活动所必需的基本生理过程之一，呼吸一旦停止，生命也将结束。

呼吸的过程由3个环节组成：①外呼吸 external respiration，即外界环境与肺毛细血管血液之间的气体交换；包括肺通气和肺换气，其中肺通气是指外界环境与肺泡之间的气体交换；肺换气是指肺泡与肺毛细血管之间的气体交换；②气体在血液中的运输；③内呼吸 internal respiration，即组织细胞与血液之间的气体交换，又称组织换气，有时也将细胞内的氧化过程包括在内（图2-4-1）。所以，人体的呼吸过程是依赖呼吸系统与血液系统共同完成的。

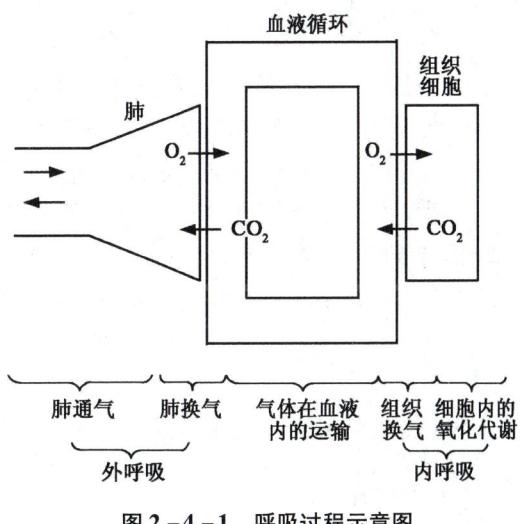

图2-4-1 呼吸过程示意图

第一节 肺通气

肺通气 pulmonary ventilation 是指肺与外界环境之间的气体交换。实现肺通气的结构包括呼吸道、肺泡和胸廓等。呼吸道是沟通肺泡与外界的通道，肺泡是气体交换的场所，胸廓节律性的扩大和缩小则是实现肺通气的原动力。肺通气的直接动力是肺泡内气压与大气压之差。

一、呼吸道的功能和调节

呼吸道包括鼻、咽、喉、气管和支气管，是气体进出肺的管道。

（一）呼吸道的功能

1. 通气功能 是呼吸道的主要功能。

2. 加温与湿润功能 呼吸道黏膜内壁有丰富的血管网，并有黏液腺分泌黏液，它的这些结构特征使吸入的空气在到达肺泡之前就得到湿润和加温。

3. 防御作用 对吸入气体中的尘埃以鼻毛阻挡其进入，或通过黏膜上皮的纤毛运动将其排出，从而使肺泡获得较为洁净的空气。

（二）呼吸道口径的调节

1. 神经调节 呼吸道平滑肌受迷走神经和交感神经双重支配。迷走神经兴奋时，节后纤维末梢释放乙酰胆碱与 M 型胆碱能受体结合，使气管平滑肌收缩，气道阻力增加；交感神经的作用与此相反，当其兴奋时，节后纤维末梢释放去甲肾上腺素，与 β_2 型肾上腺素能受体结合，使气管平滑肌舒张，气道阻力减小。

2. 体液调节 组胺、5-羟色胺、缓激肽和慢反应过敏物质等，可以引起呼吸道平滑肌强烈收缩。肾上腺素、去甲肾上腺素、前列腺素 E2 可引起呼吸道平滑肌舒张。

二、肺泡的结构和功能

肺泡是支气管树的终末部分，是进行气体交换的主要场所。

（一）肺泡的结构

肺泡为半球形的小囊，直径为 80~250μm，是实现肺换气功能的主要场所。成人肺约有 3 亿~4 亿个肺泡。肺泡壁由肺泡单层上皮细胞及支持它的网织性基膜构成。肺泡上皮细胞主要有两型：Ⅰ型细胞（又称扁平细胞）和Ⅱ型细胞（又称分泌上皮细胞）。相邻肺泡之间的薄层结缔组织构成肺泡隔，隔内有丰富的毛细血管网、弹力纤维及少量胶原纤维等，使肺具有一定的弹性，对维持肺泡和气道的稳定开放具有重要意义。

（二）呼吸膜

肺泡与肺毛细血管血液之间进行气体交换所通过的组织结构，称为呼吸膜 respiratory membrane。其平均厚度不到 1μm，具有很大的通透性。人两肺呼吸膜的总面积可达 70m²。呼吸膜在电子显微镜下可分为 6 层，自肺泡内表面向外依次为：含肺泡表面活性物质的液体层、肺泡上皮细胞层、上皮基底膜层、肺泡上皮与毛细血管膜之间的间质层、毛细血管基膜层和毛细血管内皮细胞层（图 2-4-2）。

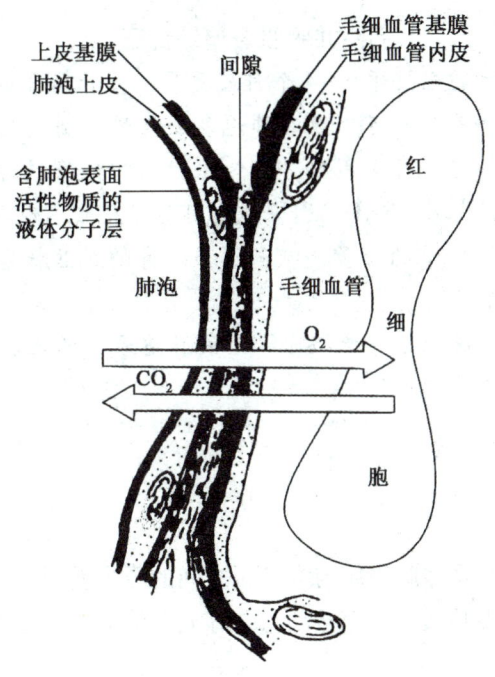

图 2-4-2　呼吸膜结构示意图

（三）肺泡表面活性物质

肺泡表面活性物质 pulmonary surfactant 是肺泡 Ⅱ 型上皮细胞分泌的一种复杂的脂蛋白混合物，其主要成分是二棕榈酰卵磷脂 dipalmitoy lecithin（DPL），具有降低肺泡表面张力的作用，对维持肺泡呼吸功能具有重要的生理意义。

1. 维持肺泡容积的相对稳定　根据 Laplace 定律 $P = 2T/r$（P：肺泡回缩力；T：表面张力；r：液泡的半径）得出：大小肺泡在表面张力相同的情况下，小肺泡的回缩力较高，大肺泡的回缩力较低；如果两者彼此连通，则小肺泡中的气体将流入大肺泡，致使小肺泡萎缩而大肺泡膨胀。但通常这种情况并不会发生，原因在于肺泡表面活性物质的分布密度随肺泡张缩而发生相应改变。当肺泡缩小时，肺泡表面活性物质分布密度增大，对抗表面张力的能力增加，可防止肺泡过度缩小；当肺泡扩张时，其分布密度下降，使肺泡表面张力相应增大，不至于使肺泡过度扩张，从而使各肺泡的容积保持相对稳定。

2. 防止体液在肺泡积聚　肺泡表面张力使肺泡回缩，肺组织间隙势必扩大，导致组织间隙静水压降低，从而使毛细血管滤出的液体过多而形成肺水肿。但由于肺泡表面活性物质的存在，降低了液体自肺毛细血管滤出的滤过压力，从而有效防止了液体在肺泡的积聚，保证肺换气正常进行。

3. 降低吸气阻力　由于肺泡表面活性物质能有效降低肺泡表面张力，使肺泡易于扩张，降低了吸气阻力。

> **知识链接**
>
> **新生儿呼吸窘迫综合征**
>
> 　　胎儿肺泡Ⅱ型细胞在妊娠6~7个月或更后，才开始合成和分泌肺泡表面活性物质。因此，早产儿也可因缺乏肺泡表面活性物质发生肺不张和肺泡内表面透明质膜形成，造成呼吸困难，称为新生儿呼吸窘迫综合征 neonatal respiratory distress syndrome（NRDS），严重者可导致死亡。现在已可以通过检测羊水中肺泡表面活性物质的含量，以了解肺发育的成熟状态，预测新生儿发生该种疾病的可能性。
>
> 　　成年人患肺炎、肺血栓等疾病时，可因肺泡表面活性物质减少而发生肺不张，主要表现为吸气困难。

三、肺通气动力

气体之所以能进出肺是靠肺内压与大气压之间的压力差驱动的。所以，肺内压与大气压之间的压力差是实现肺通气的直接动力，肺通气的原动力是呼吸运动。

（一）呼吸运动

呼吸肌收缩、舒张引起胸廓节律性扩大和缩小的运动称为呼吸运动 respiratory movement，包括吸气运动和呼气运动。在安静状态下，呼吸运动平稳缓和，频率为12~18次/分钟，称为平静呼吸 eupnea。在平静呼吸时，吸气动作主要通过膈肌和肋间外肌的收缩，使胸廓上下径、左右径和前后径增大，肺随之扩张而容积增大，肺内压降低，低于大气压，引起吸气；呼气动作则是膈肌与肋间外肌舒张，膈顶、肋骨和胸骨均回位，使胸廓和肺容积缩小，肺内压升高，高于大气压，产生呼气。可见，在平静呼吸过程中，吸气运动是主动的，而呼气运动则是被动的。

当机体活动时，或吸入气中 CO_2 含量增加、O_2 含量减少或机体需 O_2 增加时，呼吸将加深、加快，这种形式的呼吸运动称为用力呼吸 forced breathing 或深呼吸 deep breathing。这时不仅有膈肌和肋间外肌参与收缩，吸气时还有吸气辅助肌（如斜角肌、胸锁乳突肌、胸肌及背肌等）参与，呼气时则有肋间内肌和腹肌等参与。故用力呼吸时，其特点是无论吸气还是呼气都是主动过程。

在呼吸运动中，以肋间肌舒缩、胸部起伏为主的呼吸运动称胸式呼吸 thoracic breathing。以膈肌舒缩、腹部起伏为主的呼吸运动称腹式呼吸 abdominal breathing。正常成人呈混合式呼吸。小儿及男性以腹式呼吸为主；女性在妊娠时，因膈肌活动受限，以胸式呼吸为主。

(二) 肺内压

肺内压 intrapulmonary pressure 是指肺泡内气体的压力。在呼吸过程中，肺内压呈周期性变化。平静吸气之初，由于肺随着胸廓扩大而增大了容积，肺内压力下降而低于大气压约 1~2mmHg，空气顺压力差进入肺泡，肺内压逐渐升高，至吸气末，肺内压与大气压相等。反之，呼气之初，肺容积缩小，肺内压高于大气压约 1~2mmHg，于是肺泡内气体通过呼吸道流向外界，肺内压逐渐下降，至呼气末，肺内压又降到与大气压相等 (图 2-4-3)。

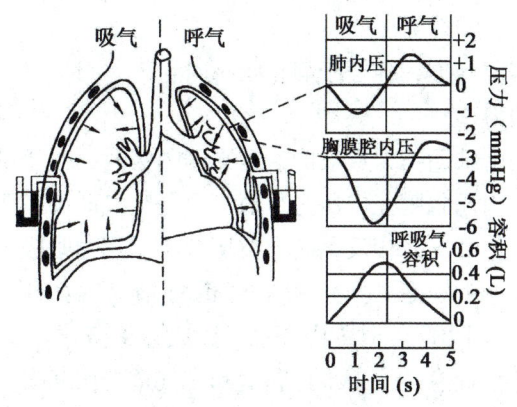

图 2-4-3 吸气和呼气时肺内压、胸膜腔内压、呼吸气容积的变化（右）以及胸膜腔内压直接测量示意图（左）

肺内压变化的幅度与呼吸深浅、缓急和呼吸道的通畅程度有关。用力呼吸或呼吸道不通畅时，肺内压变化较平静呼吸时显著增大。如故意紧闭声门而尽力做强烈的呼吸运动，则吸气时肺内压可降低到 -30~-100mmHg，而呼气时则可高于大气压 60~140mmHg。

人工呼吸的原理

肺内压的周期性变化是引起肺通气的直接动力，临床上根据这一原理，可在自然呼吸停止时，用人为的方法建立肺内压与大气压之间的压力差，以维持肺通气，即人工呼吸 artifical respiration。人工呼吸可通过施以正压引起吸气，也可通过施以负压引起吸气。如口对口人工呼吸为正压人工呼吸，节律性地挤压胸廓为负压人工呼吸。

(三) 胸膜腔内压

胸膜腔内压 intrapleural pressure 是指胸膜腔内的压力，简称胸内压。胸膜腔是由脏层胸膜和壁层胸膜紧密相贴形成的密闭潜在腔隙，其内有少量的浆液。胸膜腔内的浆液不仅起着润滑作用，可减少呼吸运动时两层胸膜间的摩擦，而且由于液体分子的吸附作用，使两层胸膜互相紧贴，不易分开，从而保证肺能随胸廓的张缩而张缩。

胸内压可用连有检压计的针头刺入胸膜腔内直接测得，也可测定食管内压间接反映。测量结果表明：正常人平静呼气末胸内压为 -3~-5mmHg，平静吸气末为 -5~

-10mmHg，均低于大气压，故称为胸内负压。

胸内负压的形成与肺和胸廓的自然容积不同有关。在人的生长发育过程中，胸廓发育的速度比肺快，故胸廓的自然容积大于肺的自然容积。由于两层胸膜紧贴在一起，所以从出生后第一次呼吸开始，肺便被胸廓牵拉而始终处于扩张状态。因此，胸内负压实际上是由作用于胸膜脏层的两种压力间接形成的。一是使肺扩张的肺内压；二是肺组织由于被动扩张而产生的弹性回缩力。因此胸膜腔内的实际压力是：

胸内压 = 肺内压 − 肺回缩力

在平静吸气末或呼气末，肺内压与大气压相等，因此：

胸内压 = 大气压 − 肺回缩力

若以大气压力为零位标准，肺处于静止状态时：

胸内压 = − 肺回缩力

可见，胸内负压是由肺回缩力形成的。在平静呼吸时，由于肺始终处于扩张状态而总是表现出回缩倾向，因而胸膜腔内压为负值，只是吸气时肺扩张的程度增大，回缩力增大，胸内负压也增大；呼气时相反，胸内负压减小。用力呼吸或气道阻力增加时，由于肺内压大幅度改变，胸内负压变化的幅度也将增大。如用力吸气时可达 − 30 ~ − 80mmHg；而紧闭声门用力呼气时胸内压也可以成为正值。

胸内负压有重要的生理意义：①维持肺泡和小气道扩张状态；②有助于胸腔大静脉和淋巴回流；③有助于肺随胸廓的运动而运动。当胸膜腔的密闭性遭到破坏时，空气立即进入胸膜腔，形成气胸 pneumothorax。气胸时，胸内负压减小或消失，两层胸膜彼此分开，肺因回缩力而塌陷，严重影响通气功能；胸腔大静脉和淋巴回流也将受阻，甚至因呼吸、循环功能严重障碍而危及生命。

综上所述，呼吸肌收缩、舒张引起的胸廓扩大和缩小提供肺通气的原动力，由于胸膜腔和胸膜腔负压的结构功能特征，使肺随胸廓的张缩而张缩，肺容积和肺内压也随之产生周期性变化，进而造成肺内压与大气压之间的压力差，将原动力转化为直接动力。

四、肺通气阻力

呼吸时，呼吸肌运动所产生的动力必须克服肺通气的阻力才能实现肺通气功能。肺通气阻力包括弹性阻力和非弹性阻力两种。前者占总阻力的70%，后者约占30%。

（一）弹性阻力

外力作用于弹性物体使之变形时所遇到的阻力称为弹性阻力 elastic resistance。弹性阻力大者不易变形，弹性阻力小者易变形。呼吸器官的弹性阻力包括肺弹性阻力和胸廓弹性阻力。

1. 肺的弹性阻力 肺的弹性阻力约2/3来自肺泡表面张力，1/3左右来自肺内弹力纤维。

2. 胸廓的弹性阻力 胸廓的弹性阻力来自胸廓的弹性成分。胸廓处于自然位置时无变形，不表现有弹性阻力。只有当它扩张或缩小而发生弹性变形时，才表现出弹性阻力。胸廓被牵引向内而缩小,其弹性阻力向外,是吸气的动力、呼气的阻力;胸廓被牵引向外而扩大,其弹性阻力向内,成为吸气的阻力、呼气的动力。所以,胸廓的弹性阻力既可能是肺通气的阻力,也可能是动力,这要视胸廓的位置而定。这与肺的情况不同,肺的弹性阻力总是吸气的阻力。

(二)非弹性阻力

非弹性阻力 non-elastic resistance 包括气道阻力、惯性阻力以及黏滞阻力。

气道阻力是非弹性阻力的主要成分,约占 80%~90%。气道阻力主要是气流通过呼吸道时气体分子间和气流与管壁间产生的摩擦阻力。

气道阻力受气流速度、气流形式和气道管径等因素影响。气道管径的改变是影响气道阻力的主要因素,管径变小则气道阻力增大,管径变大则气道阻力减小。

五、肺容积和肺容量

(一)肺容积

肺容积 pulmonary volume 是指四种互不重叠的呼吸气量,全部相加后等于肺总容量。

1. 潮气量 tidal volume(TV) 每次呼吸时吸入或呼出的气量称为潮气量。正常成年人平静呼吸时约为 400~600mL,平均约 500mL。

2. 补吸气量 inspiratory reserve volume(IRV) 平静吸气末,再尽力吸气所能吸入的气量称补吸气量,也称吸气储备量。正常成年人约为 1500~2000mL。

3. 补呼气量 expiratory reserve volume(ERV) 平静呼气末,再尽力呼气所能呼出的气量称补呼气量,也称呼气储备量。正常成年人约为 900~1200mL。

4. 残气量 residual volume(RV) 指最大呼气末存留于肺内的气量。正常成年人约 1000~1500mL。

(二)肺容量

肺容量 pulmonary capacity 是肺容积中两项或两项以上的联合气量(图 2-4-4)。

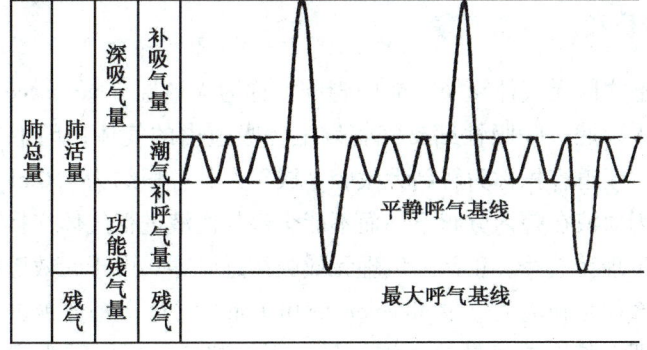

图 2-4-4 肺容量及其组成

1. 深吸气量 平静呼气末做最大吸气时所能吸入的气量为深吸气量。它是补吸气量与潮气量之和，是衡量最大通气潜力的一个重要指标。胸廓、胸膜、肺组织和呼吸肌等病变可使深吸气量减少，从而降低最大通气潜力。

2. 功能残气量 指平静呼气末肺内残存的气量，即补呼气量和残气量之和。它对每次呼吸时肺泡内 P_{O_2} 和 P_{CO_2} 的变化起着缓冲作用。肺弹性降低、呼吸道狭窄致通气阻力增大时可使功能残气量增加。

3. 肺活量和时间肺活量 是指一次最深吸气后，用力呼气所能呼出的气量。它是补吸气量、潮气量和补呼气量三者之和。正常成年男性平均约为3500mL，女性约为2500mL。时间肺活量又称为用力肺活量，是指在最大吸气后，以最快速度呼气所能呼出的最大气量。它不仅反映一次呼吸的最大通气量，而且反映呼吸时所遇阻力的变化，是评价肺通气功能的较好指标。但在临床最为常用的是用力呼气量，它是在测定用力肺活量的基础上，再分别测定呼气的第1、2、3秒末所呼出气体的量（分别用 FEV_1、FEV_2、FEV_3 表示）占用力肺活量的百分数（分别用 $FEV_1\%$、$FEV_2\%$、$FEV_3\%$ 表示）。正常成年人 $FEV_1\%$ 约为83%，$FEV_2\%$ 约为96%，$FEV_3\%$ 约为99%。$FEV_1\%$ 临床意义最大，$FEV_1\%$ 如低于65%，则提示有一定程度的气道阻塞。

4. 肺总容量 肺所能容纳的最大气量，即为肺总容量，它等于潮气量、补吸气量、补呼气量和残气量之和。正常成年男性平均约为5000mL，女性约为3500mL。

六、肺通气量

（一）每分通气量

每分通气量 minute ventilation volume 是指每分钟呼出或吸入肺的气体量。每分通气量 = 潮气量 × 呼吸频率。

成人在平静呼吸时每分通气量为 6~8L/min。人体以最大的呼吸深度和呼吸速度所达到的每分通气量称为最大通气量 maximal voluntary ventilation。正常成人最大通气量可达 70~120L/min，它能反映肺通气功能的最大潜力，是估计一个人能进行多大运动量的生理指标。

（二）无效腔和肺泡通气量

从鼻腔到肺泡之间无气体交换功能的管腔，称为无效腔 dead space。无效腔包括解剖无效腔和生理无效腔。呼吸性细支气管以上呼吸道内的气体，因不参与气体交换过程，故将这部分呼吸道容积称为解剖无效腔，成年人其容积约为150mL。此外，进入肺泡内的气体，可因血液在肺内分布不均而不能全部与血液进行气体交换，未参加气体交换的肺泡腔称为生理无效腔。正常人生理无效腔接近于零。由于无效腔的存在，真正能进行气体交换的气量是肺泡通气量 alveolar ventilation，它是指每分钟进入肺泡或由肺泡呼出的气体量，即：肺泡通气量 =（潮气量 - 无效腔气量）× 呼吸频率。如果某人潮气量为500mL，无效腔气量为150mL，则每次吸入肺泡的新鲜空气量是350mL，若呼吸频率为 12 次/分钟，则肺泡通气量为 4.2L/min。因无效腔容积相对恒定，故肺泡通气量主要受潮气量和呼吸频率的影响（表 2-4-1）。

表 2-4-1 不同呼吸形式时肺泡通气量的变化

呼吸形式	呼吸频率（次/分钟）	潮气量（mL）	每分通气量（mL/min）	肺泡通气量（mL/min）
平静呼吸	12	500	6000	4200
浅快呼吸	24	250	6000	2400
深慢呼吸	6	1000	6000	5100

由表 2-4-1 可知，从气体交换的效果看，适当深而慢地呼吸时，肺泡通气量较大，有利于气体交换。

第二节 气体的交换和运输

气体的交换是指肺泡与血液之间、血液与组织细胞之间 O_2 和 CO_2 的交换过程，前者称为肺换气，后者称为组织换气。气体在血液中的运输是实现肺换气和组织换气的重要环节。

一、气体交换的原理

（一）气体的扩散

按照物理学原理，各种气体无论是气体状态还是溶解于液体中，气体分子总是由压力高处向压力低处移动，直至两处压力相等，这个过程成为气体扩散 diffusion。气体交换以扩散的方式进行。

（二）气体扩散速率及影响因素

单位时间内气体扩散的容积为气体扩散速率 diffusion rate（D），受下列因素的影响：

1. 气体分压差 分压（P）是指混合气体中，某一种气体所具有的压力。混合气体中各气体分压等于混合气体总压力乘以该气体的容积百分比。空气是混合气体，在标准状态下大气压力约为 101.3kPa（760mmHg），空气中 O_2 约占 20.96%，CO_2 约占 0.04%，故氧分压（P_{O_2}）为 21.2kPa（159mmHg），二氧化碳分压（P_{CO_2}）为 0.04kPa（0.3mmHg）。两个区域之间某一种气体的分压差（ΔP）是该气体扩散的动力，分压差大，则扩散快、扩散速率大；分压差小，则扩散慢、扩散速率小。

2. 气体的分子量和溶解度 在相同条件下，气体扩散速率和气体分子量（M_W）的平方根成反比。在液体中或气液交界面上，气体的扩散速率还与它在液体中的溶解度（S）成正比。S 与 M_W 的平方根之比为扩散系数，它取决于气体分子本身的特性。

3. 扩散面积和距离 气体扩散速率与扩散面积（A）成正比，与扩散距离（d）成反比。

4. 温度 气体扩散速率与温度（T）成正比。

综上所述，气体扩散速率与诸因素的关系是：

$$扩散速率(D) \propto \frac{分压差(\Delta P) \times 扩散面积(A) \times 温度(T) \times 气体溶解度(S)}{扩散距离(d) \times \sqrt{分子量(M_W)}}$$

二、肺换气和组织换气

（一）肺泡、血液及组织液中的氧分压和二氧化碳分压

混合气体中各组成气体的扩散方向只与该气体的分压差有关，而不受其他气体或其分压差的影响。空气、肺泡、血液及组织液中的氧分压和二氧化碳分压见表2-4-2。

表2-4-2 海平面空气、肺泡气、血液和组织内O_2和CO_2的分压（mmHg）

	空气	肺泡气	混合静脉血	动脉血	组织
P_{O_2}	159	104	40	100	30
P_{CO_2}	0.3	40	46	40	50

（二）肺泡气体交换过程

混合静脉血流经肺毛细血管时，其P_{O_2}为40mmHg，低于肺泡气P_{O_2}，O_2便顺此分压差由肺泡向血液扩散；混合静脉血的P_{CO_2}约为46mmHg，高于肺泡气的P_{CO_2}。所以，CO_2由血液扩散进入肺泡。O_2和CO_2的扩散都极为迅速，仅需约0.3秒即可达到平衡。通常情况下，血液流经肺毛细血管的时间约为0.7秒，所以当血液流经肺毛细血管全长约1/3时，静脉血就已变成了动脉血（图2-4-5）。

（三）影响肺泡气体交换的因素

气体扩散的速率受气体分压差、气体溶解度、扩散面积、扩散距离、气体分子量及温度等因素的影响。其中气体溶解度、温度和分子量的影响前文已述及，现主要介绍扩散面积和扩散距离的影响。

1. 呼吸膜的厚度和面积 气体扩散速率快，气体交换也快；反之则慢。影响气体扩散速率的有关因素前文已述及，这里进一步讨论呼吸膜面积和厚度对肺换气的影响。在肺部，呼吸膜面积是肺泡与毛细血管血液进行气体交换的扩散面积。安静状态下，呼吸膜的扩散面积约为40m²，而在运动或劳动时，则因肺毛细血管舒张和开放数量增多，扩散面积可增大到70m²以上。扩散面积可因肺本身的病变（如肺不张、肺实变和肺气肿等），也可因毛细血管关闭和阻塞而减少，从而使气体交换减少。呼吸膜的厚度是气体的扩散距离，正常呼吸膜很薄，平均厚度不到1μm，对气体的通透性很大。但在肺炎、肺纤维化、肺水肿等病理情况下呼吸膜增厚，将导致气体交换速率减少。安静状态

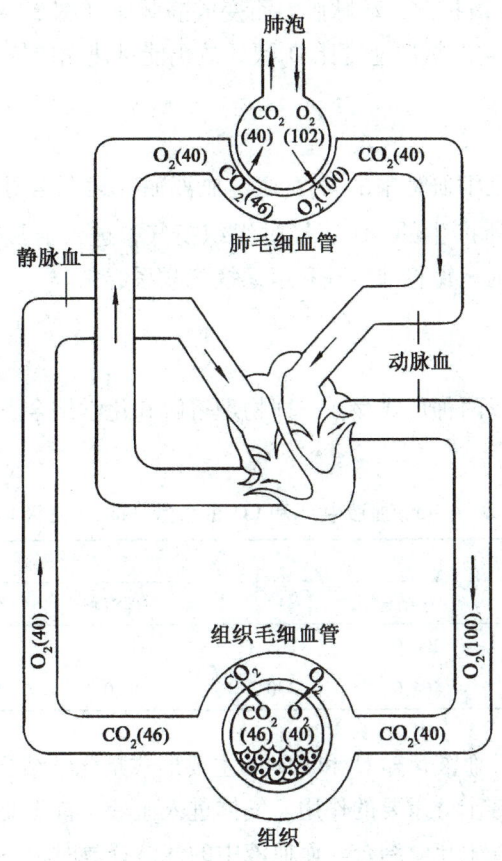

图 2-4-5 肺换气和组织换气示意图

下,呼吸膜的扩散面积约为 40m²,而在运动或劳动时,则因肺毛细血管舒张和开放数量增多,扩散面积可增大到 70m² 以上。扩散面积可因肺本身的病变(如肺不张、肺实变和肺气肿等),也可因毛细血管关闭和阻塞而减少,从而使气体交换减少。在肺炎、肺纤维化、肺水肿等病理情况下呼吸膜增厚,将导致气体交换速率减少。

2. 通气/血流比值 通气/血流比值 ventilation/perfusion ratio (V/Q) 是指每分钟肺泡通气量(V)与每分钟肺血流量(Q)的比值。正常人安静时肺泡通气量约为 4.2L/min,肺血流量约为 5L/min,则 V/Q 为 0.84,此种情况下流经肺部的混合静脉血能充分地进行气体交换,都变成动脉血。如果 V/Q 增大,说明通气过度或血流减少,表示有部分肺泡气不能与血液充分进行气体交换;如果因通气不良或血流过多,导致 V/Q 减小,则表示有部分静脉血未能充分进行气体交换而混入动脉血中。以上两种情况都使气体交换的效率或质量下降,因此 V/Q 可作为评价肺换气功能的指标。

(四) 组织气体交换过程

在组织内由于 O_2 被细胞利用,P_{O_2} 降到 30mmHg 以下;组织代谢产生的 CO_2 可使 P_{CO_2} 上升至 50mmHg 以上。当动脉血流经组织毛细血管时,O_2 便顺分压差由血液向组织扩散，CO_2则由组织向血液扩散，动脉血因而变成静脉血（图 2-4-5）。CO_2分压差虽不如O_2的分压差大，但它的扩散速度比O_2快，故仍能迅速完成气体交换。

三、气体在血液中的运输

经肺换气扩散到肺毛细血管中的O_2，通过血液循环运至全身各组织供细胞代谢需要；同时，细胞内代谢所产生的CO_2，经过组织换气，进入血液循环运至肺，排出体外。所以，血液对气体的运输将肺换气和组织换气联系起来。

（一）O_2和CO_2在血液中的存在形式

O_2和CO_2在血液中以两种形式存在，即物理溶解和化学结合。其溶解和结合的量见表 2-4-3。

表 2-4-3　血液中O_2和CO_2的含量（mL/L 血液）

	动脉血		合计	静脉血		合计
	物理溶解	化学结合		物理溶解	化学结合	
O_2	3.1	200.0	203.1	1.2	152.0	153.2
CO_2	26.2	464.0	490.2	30.0	500.0	530.0

从表 2-4-3 来看，血液运输O_2和CO_2的主要形式是化学结合，但从气体交换的角度来看，物理溶解却起着十分重要的作用。气体进入血液，首先要溶解于血浆提高自身的张力，而后才进一步发生化学结合。而血液中的气体释放时，也首先从物理溶解的部分开始，使其在血浆中的张力下降，再由结合状态的气体分离出来加以补充，以便继续释放。同时，物理溶解的气体，在呼吸的化学感受性调节中起着重要作用。在生理范围内，气体在溶解状态和结合状态之间保持着动态平衡。

（二）氧的运输

血液中的O_2主要是以氧合血红蛋白（HbO_2）的形式存在。

1. 氧与血红蛋白的结合　O_2能与红细胞中的血红蛋白（Hb）结合，形成氧合血红蛋白（HbO_2）。O_2和 Hb 结合能力很强，它们的结合是一种可逆结合，生理学上称为氧合 oxygenation。氧合既能迅速结合又能迅速解离，关键取决于血液P_{O_2}的高低。当血液流经肺时，O_2从肺泡扩散入血液，使血中P_{O_2}升高，促使O_2与 Hb 结合，形成HbO_2；当血液流经组织时，O_2从血液扩散入组织，使血液中P_{O_2}降低，HbO_2迅速解离释放出O_2，以供组织利用。以上过程可用下式表示：

$$Hb+O_2 \underset{P_{O_2}低（组织）}{\overset{P_{O_2}高（肺部）}{\rightleftharpoons}} HbO_2$$

氧合血红蛋白呈鲜红色，去氧血红蛋白呈暗红色，当每升血液中去氧血红蛋白含量达 50g 以上时，在毛细血管丰富的表浅部位，如口唇、甲床可出现青紫色，称为发绀

cyanosis。人体缺氧时一般表现出发绀,但有例外,如某些严重贫血患者,因其血液中血红蛋白含量大幅减少,人体虽有缺 O_2,但由于去氧血红蛋白达不到 50g/L,所以也不出现发绀。反之,某些红细胞增多的人(如高原性红细胞增多症),血液中血红蛋白含量大大增多,人体即使不缺 O_2 也可出现发绀。此外,由于 CO 与血红蛋白的亲和力比 O_2 大 210 倍,因此当 CO 中毒时,形成大量一氧化碳血红蛋白(HbCO),使血红蛋白失去与 O_2 结合的能力,也可造成人体缺 O_2。但此时去氧血红蛋白并不增多,患者可不出现发绀,而是出现一氧化碳血红蛋白特有的樱桃红色。

2. 血氧饱和度 血液含氧的多少通常用血氧饱和度表示。在足够的 P_{O_2}(≥100mmHg)下,1g 血红蛋白最多可结合 1.34mL 的 O_2。由于血中 O_2 绝大部分与血红蛋白结合,因此通常将每升血液中血红蛋白所能结合的最大 O_2 量,称为血氧容量或氧容量 oxygen capacity。氧容量受 Hb 浓度的影响。每升血液的实际含 O_2 量,称为氧含量 oxygen content。氧含量主要受 P_{O_2} 的影响。氧含量占氧容量的百分数,称为血氧饱和度,简称氧饱和度 oxygen saturation。动脉血氧饱和度约为 98%,静脉血氧饱和度约为 75%。

3. 氧解离曲线及影响因素

(1) **氧解离曲线** 表示氧分压与血氧饱和度关系的曲线,称为氧解离曲线 oxygen dissociation curve,或简称氧离曲线(图 2-4-6)。在一定范围内,血氧饱和度与氧分压成正相关,但并非完全的线性关系,而是呈近似"S"形的曲线。曲线可分为三段:

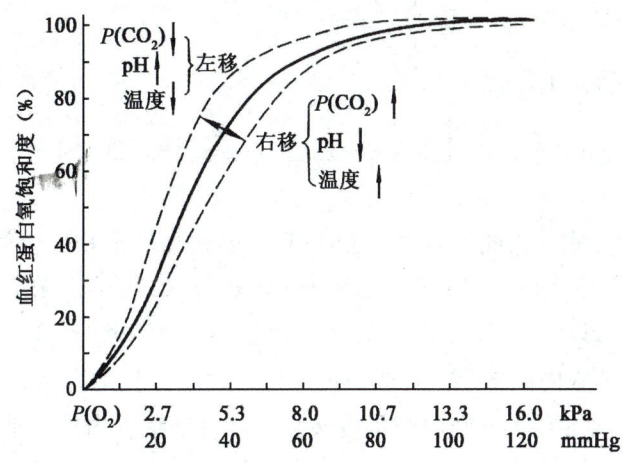

图 2-4-6 氧解离曲线及影响氧解离曲线因素示意图

①当 P_{O_2} 在 60~100mmHg 之间(曲线上段):曲线较平坦,表明 P_{O_2} 的变化对血氧饱和度影响不大,可以认为是反映 Hb 与 O_2 结合的部分。P_{O_2} 在 100mmHg 时,血氧饱和度约为 98%;当 P_{O_2} 降至 80mmHg 时,血氧饱和度下降很少;P_{O_2} 降至 60mmHg 时,血氧饱和度仍可保持在 90%。氧解离曲线的这一特性使生活在高原地区的人,或当呼吸系统疾病造成 V/Q 比值减小时,只要 P_{O_2} 不低于 60mmHg,血氧饱和度就可维持在 90% 以上,从而保证了人体对 O_2 的需要。氧解离曲线的这一特性还说明,若吸入气中 P_{O_2} 大于 100mmHg,血氧饱和度变化却很小,最多能增加 2.0%,提示此时仅靠提高吸入气中

P_{O_2} 并无助于 O_2 的摄取。

② P_{O_2} 在 40~60mmHg 之间（曲线中段）：曲线较陡，表明血氧饱和度随 P_{O_2} 的下降而下降，是反映 HbO_2 释放 O_2 的部分。P_{O_2} 为 40mmHg，即相当于混合静脉血的 P_{O_2} 时，Hb 氧饱和度约为 75%。

③ P_{O_2} 在 15~40mmHg 之间时（曲线下段）：曲线陡直，表明 P_{O_2} 稍有下降，血氧饱和度就明显降低，是反映 HbO_2 释放 O_2 的部分。氧离曲线的这一特点有利于对低 O_2 环境的组织细胞供 O_2。当剧烈运动时，组织 O_2 耗量增多，P_{O_2} 可降至 15mmHg，当血液流经这样的组织后，血氧饱和度降至 22% 左右，血氧含量只有 44mL/L 血液，说明每 100mL 血液能供给组织约 15mL 氧，为安静时的 3 倍。同时，氧离曲线的这一特点还提示，当动脉血 O_2 分压较低时，只要吸入少量的 O_2，就可以明显提高血氧饱和度和血氧含量。这就为慢性阻塞性呼吸系疾病的低氧血症，进行低流量持续吸氧治疗提供了理论基础。

(2) **影响氧解离曲线的因素**　氧解离曲线受许多因素的影响，其中主要影响因素是血液中 P_{CO_2}、pH 和温度。血液中 P_{CO_2} 升高，pH 减小，温度升高，使氧解离曲线右移（图 2-4-6），即血红蛋白与 O_2 的亲和力降低，O_2 的释放增多；反之，则使氧解离曲线左移（图 2-4-6），血红蛋白与 O_2 的亲和力增加而 O_2 的释放减少。此外，红细胞在无氧糖酵解中形成的 2,3 二磷酸甘油酸（2,3-DPG），也能使氧解离曲线右移，这有利于人体对低 O_2 环境的适应。

（三）二氧化碳的运输

物理溶解 CO_2 总量的 5%，其余 95% 以结合形式运输。CO_2 的化学结合形式有以下两种：

1. 碳酸氢盐的形式　以此种形式运输的 CO_2，约占血液中 CO_2 运输总量的 88%。组织细胞生成的 CO_2 扩散入血浆，溶解于血浆的 CO_2 扩散入红细胞。在红细胞中，碳酸酐酶催化 CO_2 与 H_2O 形成 H_2CO_3，H_2CO_3 又迅速解离成 H^+ 和 HCO_3^-。细胞内生成的 HCO_3^- 除小部分与细胞内的 K^+ 结合成 $KHCO_3$ 外，大部分扩散入血浆与 Na^+ 结合生成 $NaHCO_3$，与此同时血浆中 Cl^- 则向细胞内转移，以使红细胞内外保持电荷平衡，此现象称氯转移，而 H_2CO_3 解离出的 H^+ 则与 HbO_2 结合，形成 HHb，同时释放出 O_2（图 2-4-7）。由此可见，进入血浆的 CO_2 最后主要以 $NaHCO_3$ 形式在血浆中运输，而 HCO_3^- 则主要在红细胞内生成。

上述反应是完全可逆的，反应的方向取决于 P_{CO_2} 的高低。当静脉血流至肺泡时，肺泡内 P_{CO_2} 较低，反应向相反方向进行，HCO_3^- 自血浆进入红细胞，在碳酸酐酶的催化下形成 H_2CO_3，再解离出 CO_2。CO_2 扩散入血浆，然后扩散入肺泡，排出体外。

2. 氨基甲酰血红蛋白的形式　进入红细胞中的 CO_2 还能直接与 Hb 的氨基结合，形成氨基甲酰血红蛋白（HHbNHCOOH）。这一反应无须酶的参与，迅速，可逆。如下式所示：

$$HbNH_2O_2+H^++CO_2 \underset{肺泡}{\overset{组织}{\rightleftharpoons}} HHbNHCOOH+O_2$$

该反应主要受氧合作用的影响。HbO_2 与 CO_2 结合形成氨基甲酰血红蛋白的能力比去氧血红蛋白小。在组织，HbO_2 中 O_2 的释放可促进血红蛋白与 CO_2 的结合，形成大量的氨基甲酰血红蛋白；在肺部，由于 HbO_2 形成，迫使已结合的 CO_2 解离，扩散入肺泡。

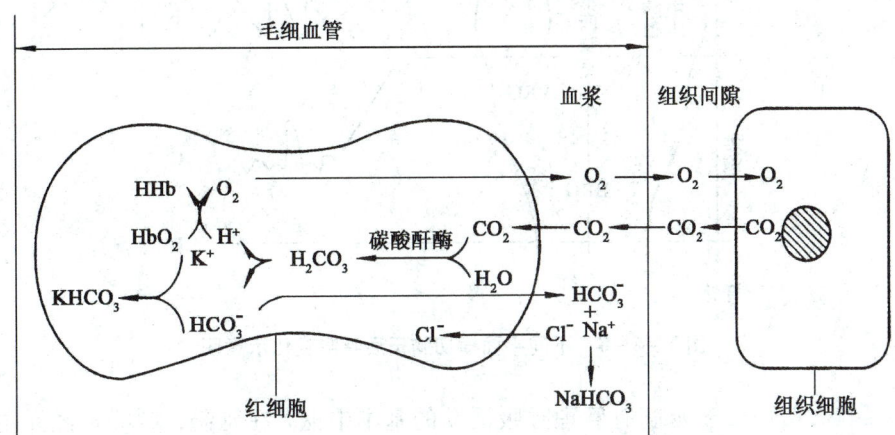

图 2-4-7 CO_2 以碳酸氢盐形式运输示意图

以氨基甲酰血红蛋白形式运输的 CO_2 量，虽然只占运输总量的 7%，但在肺部排出的 CO_2 总量中，约有 18% 是由氨基甲酰血红蛋白所释放，可见这种形式的运输对 CO_2 的排出有重要意义。

第三节 呼吸运动的调节

呼吸运动是一种节律性的活动，其节律性起源于中枢神经系统。呼吸运动的深度和频率可随机体内外环境的改变而发生相应改变，从而保持血液中 O_2 和 CO_2 含量的相对恒定。

一、呼吸中枢与呼吸节律的形成

（一）呼吸中枢

中枢神经系统内产生和调节呼吸运动的神经细胞群，称为呼吸中枢 respiratory center。这些神经元分布在中枢神经系统的各级水平，但基本呼吸节律产生于低位脑干。

低位脑干指脑桥和延髓。在动物的中脑和脑桥之间横断脑干后（图 2-4-8，A 平面），呼吸节律不改变，但在延髓和脊髓之间横断（图 2-4-8，D 平面），呼吸立即停止，说明呼吸节律起源于低位脑干。如在脑桥上、中部之间横断（图 2-4-8，B 平面），呼吸变深变慢，如再切断两侧颈部迷走神经，吸气明显延长，说明脑桥上部存在抑制吸气的中枢。在脑桥和延髓之间横断后（图2-4-8，C平面），仍存在节律不规则的喘息样呼吸gasping，不受切断迷走神经的影响，说明延髓存在着可独立产生呼吸节律的基本中枢。

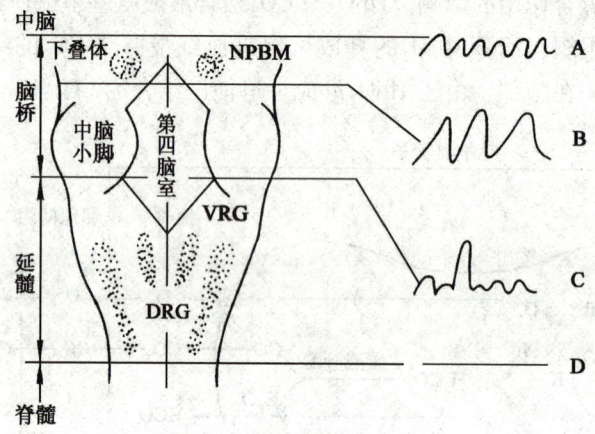

图2-4-8　不同平面横切脑干后呼吸变化示意图

1. 延髓呼吸中枢　延髓有管理呼吸活动的基本中枢。在延髓，呼吸神经元主要集中分布在背内侧和腹外侧两个区域，分别称为背侧呼吸组和腹侧呼吸组。背侧呼吸组主要含吸气神经元，腹侧呼吸组有吸气和呼气两类神经元。

2. 脑桥呼吸中枢　脑桥上部有呼吸调整中枢 pneumotaxic center。脑桥内呼吸神经元相对集中于脑桥背侧前端的臂旁内侧核（NPBM）及相邻的（KF）核，合称PBKF核群。实验证明，切断迷走神经和损毁脑桥呼吸神经元都可导致吸气活动延长，提示其作用为限制吸气，促使吸气向呼气转换。

除受延髓、脑桥呼吸中枢控制外，呼吸还受脑桥以上中枢部位如大脑皮层、边缘系统、下丘脑等的影响。其中，大脑皮质在一定限度内可随意控制呼吸，以保证其他重要的与呼吸相关活动的完成，如说话、唱歌、哭笑、咳嗽、吞咽、排便等。

（二）呼吸节律的形成

关于正常呼吸节律形成的机制，目前尚不清楚。主要有两种可能机制：一是起步细胞学说，一是神经元网络学说。起步细胞学说认为，节律性呼吸运动如窦房结起搏细胞的节律性兴奋引起整个心脏产生节律性收缩，由延髓内具有起步样活动的神经元的节律性兴奋而引起。神经元网络学说认为，呼吸节律的产生依赖于延髓呼吸神经元之间的相互联系和相互作用。目前认为两种机制在正常呼吸节律的形成过程中都起作用。随着研究方法和技术的不断更新，关于呼吸节律的产生部位和机制的研究仍在不断深入。

二、呼吸的反射性调节

中枢神经系统接受各种感受器传入冲动，实现对呼吸运动调节的过程，称为呼吸的反射性调节。主要包括机械和化学两类感受性反射调节。

(一)肺牵张反射

由肺扩张或肺缩小引起吸气抑制或吸气兴奋的反射,称为肺牵张反射 pulmonary stretch reflex,又称黑-伯反射 Hering-Breuer reflex。肺牵张反射包括肺扩张反射和肺缩小反射。

1. 肺扩张反射 肺充气或扩张时引起吸气抑制的反射称为肺扩张反射。肺扩张时,位于支气管和细支气管平滑肌层内的牵张感受器受到扩张刺激而兴奋,冲动沿迷走神经传入延髓,兴奋吸气切断机制,使延髓吸气神经元活动受抑,吸气终止,转入呼气。在动物实验中,切断双侧迷走神经后,吸气将延长、加深,出现深而慢的呼吸。可见,肺扩张反射的生理意义是防止吸气过度、加速吸气向呼气转换和调节呼吸频率与深度。

肺扩张反射具有种属差异,在动物(尤其是兔)这一反射较明显。而在正常成年人体,当潮气量超过 800mL 时才会引起该反射。因此,在平静呼吸时,肺扩张反射不参与呼吸调节。但在某些病理情况下,如肺炎、肺充血、肺水肿及肺栓塞等时,由于肺的顺应性降低,患者需进行用力吸气,此时会过度牵拉牵张感受器,而引起肺扩张反射,使呼吸变得浅而快。

2. 肺缩小反射 肺缩小时引起吸气兴奋的反射称为肺缩小反射。该反射只是在肺过度缩小时才发生,对防止呼气过度和肺不张有一定作用,而在平静呼吸的调节中意义不大。

(二)化学感受性反射

动脉血或脑脊液中 P_{O_2}、P_{CO_2} 和 H^+ 浓度的变化,通过化学感受器,反射性地改变呼吸运动,称为化学感受性反射。呼吸的化学感受性反射是一种经常发挥作用的调节活动,对维持血液 P_{O_2}、P_{CO_2} 和 H^+ 水平有着十分重要的作用。

1. 化学感受器 参与呼吸调节的化学感受器依其所在部位不同,分为外周化学感受器和中枢化学感受器。外周化学感受器指的是颈动脉体和主动脉体,它们能感受动脉血中 P_{O_2}、P_{CO_2} 或 H^+ 浓度的变化,当动脉血中 P_{O_2} 降低、P_{CO_2} 升高或 H^+ 浓度升高时可产生兴奋,冲动经窦神经和主动脉神经传入延髓呼吸中枢,反射性地引起呼吸加深、加快。其中,颈动脉体对呼吸调节的作用大于主动脉体。中枢化学感受器位于延髓腹外侧浅表部位,它的生理刺激是脑脊液和局部细胞外液中的 H^+,血液中的 CO_2 能迅速通过血-脑屏障,在碳酸酐酶的作用下,CO_2 与 H_2O 形成 H_2CO_3,解离出 H^+,从而刺激中枢化学感受器,引起呼吸中枢兴奋。所以,外周血中的 CO_2 也能兴奋中枢化学感受器。由于外周血中的 H^+ 不易通过血-脑屏障,故外周血 pH 变动对中枢化学感受器的作用不大。中枢化学感受器与外周化学感受器不同,它不感受缺 O_2 的刺激,但对 CO_2 的敏感性比外周的高。

2. CO_2、[H^+] 和 O_2 对呼吸的调节

(1) CO_2 对呼吸的调节 CO_2 是调节呼吸最重要的生理性化学因素。一定水平的 P_{CO_2} 对维持呼吸中枢的兴奋性是必要的。人如果过度通气,CO_2 排出过多,血液中 CO_2

浓度降低，可导致呼吸暂停。一定范围内动脉血 P_{CO_2} 的升高，可以加强对呼吸的刺激作用，使呼吸加深、加快，肺通气量增加，促进 CO_2 的排出（图 2-4-9）。但当动脉血 P_{CO_2} 过高时，可抑制中枢神经系统，引起呼吸困难、头痛、头昏，甚至昏迷，出现 CO_2 麻醉。

CO_2 兴奋呼吸的作用是通过刺激中枢化学感受器和外周化学感受器两条途径实现的，但以前者为主。

(2) [H^+] 对呼吸的调节　动脉血 H^+ 浓度增高，可导致呼吸加深、加快，肺通气量增加；H^+ 浓度降低时，呼吸受到抑制（图 2-4-9）。虽然中枢化学感受器对 H^+ 的敏感性较高，约为外周化学感受器的 25 倍，但由于 H^+ 不易通过血-脑屏障，所以血液中的 H^+ 主要是通过外周化学感受器来调节呼吸活动。

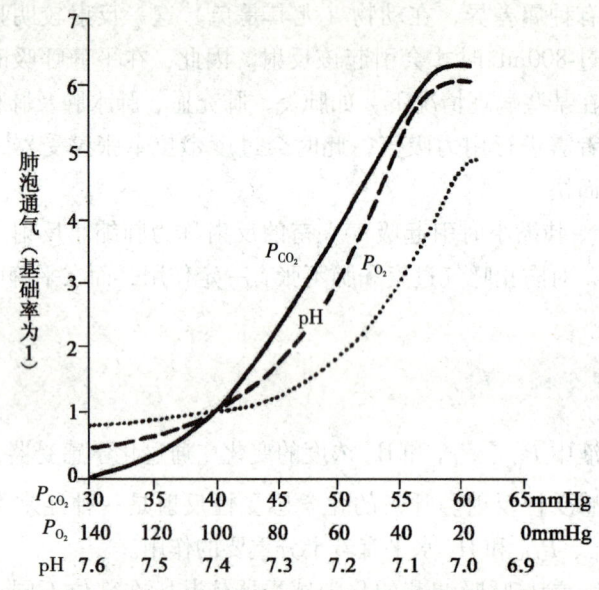

图 2-4-9　改变动脉血液 P_{CO_2}、P_{O_2}、pH 三因素之一而维持另外两个因素正常时的肺泡通气反应

(3) O_2 对呼吸的调节　吸入气 P_{O_2} 降低时，肺泡气、动脉血 P_{O_2} 都随之降低，可引起呼吸增强，肺通气量增加（图 2-4-9），但需动脉血中 P_{O_2} 降低到 80mmHg 以下时，才有明显效应。可见，动脉血 P_{O_2} 对正常呼吸的调节作用不大，仅在特殊情况下，低 O_2 刺激才具有重要意义。

低 O_2 对呼吸的刺激作用完全是通过外周化学感受器实现的。切断动物外周化学感受器的传入神经，急性低 O_2 的呼吸兴奋反应消失，反而出现呼吸抑制现象。表明低 O_2 不仅可通过刺激外周化学感受器兴奋呼吸中枢，还可对呼吸中枢进行直接抑制，其总效应取决于二者效应的总和。在严重低 O_2 时，外周化学感受性反射不足以克服低 O_2 对中枢的抑制作用，将导致呼吸障碍。

综上所述，当血液 P_{CO_2} 升高、P_{O_2} 降低、H^+ 浓度升高时，都可兴奋呼吸，尤以 P_{CO_2}

的作用显著。但在整体情况下，往往是以上一种因素的改变会引起其他因素相继改变或几种因素同时改变。如 P_{CO_2} 升高时，H^+ 浓度也随之升高，两者的作用发生总和，使肺通气反应较单独 P_{CO_2} 升高时为大。H^+ 浓度增加时，因肺通气量增大使 CO_2 排出增加，所以 P_{CO_2} 下降，H^+ 浓度也有所降低，两者可部分抵消 H^+ 兴奋呼吸的作用。P_{CO_2} 下降时，也因肺通气量增加，呼出较多的 CO_2，使 P_{CO_2} 和 H^+ 浓度下降，从而减弱低 O_2 的刺激作用。

（三）其他反射

1. 呼吸肌本体感受性反射　呼吸肌是骨骼肌，其本体感受器主要是肌梭。当肌梭受到牵张刺激而兴奋时，冲动经背根传入脊髓中枢，反射性地引起呼吸运动增强，称为呼吸肌本体感受性反射。该反射在维持正常呼吸运动中起一定的作用，尤其在运动状态或气道阻力加大时，可反射性地加强呼吸肌的收缩力，克服气道阻力，以维持正常肺通气功能。

2. 防御性呼吸反射　呼吸道黏膜受刺激时所引起的一系列保护性呼吸反射称为防御性呼吸反射，其中主要有咳嗽反射和喷嚏反射。

（1）**咳嗽反射**　咳嗽反射是最常见的防御反射，系因喉部、气管和支气管黏膜受到物理、化学性刺激时引起的一系列协调、有序的反射性效应。感受器受刺激发生的兴奋经迷走神经传入延髓呼吸中枢，反射性地引起深吸气，随即紧闭声门，呼气肌强烈收缩，使肺内压迅速升高，然后突然开启声门，气体快速由肺内冲出，以便清除呼吸道内的异物或分泌物。

（2）**喷嚏反射**　喷嚏反射的感受器在鼻黏膜，传入神经是三叉神经，发生反射时引起轻微的吸气动作，同时腭（悬雍）垂下降，舌压向软腭，而不是声门关闭，并产生爆发性呼气，使高压气体由鼻腔急促喷出，以便清除鼻腔内的刺激物。

复习思考题

1. 名词解释：呼吸　肺通气　肺换气　肺活量　时间肺活量　潮气量　肺泡通气量　通气血流比值（V/Q）
2. 简述呼吸的全过程及意义。
3. 简述胸膜腔内压的形成和生理意义。
4. 简述肺泡表面活性物质的生理作用。
5. 简述影响肺换气的因素有哪些。
6. 简述 P_{CO_2} 升高、P_{O_2} 升高、H^+ 浓度降低对呼吸运动的影响。

第五章 消化和吸收

 学习目标

1. 掌握消化、吸收的概念；胃、小肠的运动形式；胃液、胰液及其作用；小肠内主要营养物质的吸收。
2. 熟悉胆汁、小肠液及其作用；营养物质吸收的机制；消化器官活动的神经调节。
3. 了解消化道平滑肌的生理特性；咀嚼和吞咽；唾液及其作用；大肠内消化。

人体在进行新陈代谢的过程中，不仅要从外界环境中摄取氧气，还必须摄取各种营养物质，包括蛋白质、脂肪、糖类、水、无机盐和维生素。其中水、无机盐和维生素为小分子物质，不需要消化可以直接被人体吸收利用；蛋白质、脂肪和糖类为天然的大分子物质，必须经过消化系统加工后才能被吸收。食物在消化道内分解成可吸收的小分子物质的过程称为消化 digestion。食物经过消化后的小分子物质以及水、无机盐和维生素通过消化道黏膜进入血液或淋巴液的过程称为吸收 absorption。消化系统的主要功能是消化食物和吸收营养物质，还能排泄某些代谢产物。此外，消化器官还能分泌多种胃肠激素，具有重要的内分泌功能。

消化包括机械性消化 mechanical digestion 和化学性消化 chemical digestion 两个密切相关的过程。机械性消化是指通过消化道肌肉的运动，将食物磨碎，并使之与消化液充分混合，同时将食物不断向远端推送的过程；化学性消化是指在消化液中消化酶的作用下，将食物中的蛋白质、脂肪和糖类等大分子物质分解成可以被吸收的小分子物质的过程。一般来说，机械性消化是初步的，它只能使食物发生物理性状的改变，化学性消化则是彻底的，最后完成消化的全过程。在整个消化过程中，两种消化方式同时进行，密切配合，为机体的新陈代谢提供营养和能量。

在消化道中，除口腔、咽、食管上段和肛门外括约肌是骨骼肌外，其余部分的肌组织都是平滑肌。消化道平滑肌与其他肌肉组织一样，也具有兴奋性、传导性和收缩性，但由于其结构、生物电活动和功能不同又有其自身的特点：①自动节律性：消化道平滑肌在离体后，置于适宜的人工环境中，仍能自动产生节律性收缩，但远不如心肌规则。

②富有伸展性：消化道平滑肌能适应需要进行很大程度的伸展。这一特性的生理意义在于使中空的消化器官特别是胃能容纳大量食物而不发生明显的压力变化。③兴奋性较低，收缩缓慢：消化道平滑肌的兴奋性比骨骼肌低，收缩的潜伏期、缩短期、舒张期均较长。④紧张性：消化道平滑肌经常保持微弱的持续收缩状态，称为紧张性或紧张性收缩。它使消化道内经常保持一定的基础压力，维持胃肠等器官的形态和位置。此外，消化道平滑肌的各种运动都是在紧张性收缩的基础上进行的。⑤对某些理化刺激的敏感性：消化道平滑肌对电刺激不敏感，仅被电刺激时平滑肌往往不收缩，但其对温度、机械牵拉、化学性刺激特别敏感。例如，微量的乙酰胆碱能引起其收缩，微量的肾上腺素则使其舒张。消化道平滑肌的这一特性与它所处的生理环境密切相关，消化道内容物的机械扩张、化学刺激、温度改变等，是引起内容物推进和排空的自然刺激因素。

第一节　消　化

食物的消化是从口腔开始的，食物在口腔内停留的时间约 15～20 秒。食物在口腔内通过咀嚼运动和唾液淀粉酶的作用，得到初步消化，然后经吞咽动作通过食管进入胃内。

一、口腔内消化

（一）咀嚼与吞咽

口腔内的机械性消化是通过咀嚼和吞咽实现的。

1. 咀嚼　咀嚼 mastication 是通过咀嚼肌协调而有序的收缩完成的反射动作，它受意识控制。咀嚼的作用是通过牙齿对食物的切割、研磨和舌的搅拌使食物切碎，与唾液混合形成食团以便吞咽；并使食物与唾液淀粉酶充分接触而发生化学性消化，还能反射性地引起胃液、胰液、胆汁的分泌，为下一步消化和吸收做好准备。

2. 吞咽　吞咽 swallowing 是指口腔内的食团经咽、食管进入胃的过程，是一种复杂的反射活动。根据食团经过的解剖部位，可将吞咽过程分为连续的三个时期。

（1）口腔期　是指食团从口腔进入咽的时期。此期受大脑皮层的随意控制，通过舌的翻卷运动，将食团由舌背推至咽部。

（2）咽期　是指食团从咽进入食管上端的时期，约需 0.1 秒。食团刺激咽部感受器，冲动传到延髓和脑桥下端网状结构的吞咽中枢，反射性地引起咽部肌群的有序收缩，使软腭和悬雍垂上举，咽后壁前凸封闭鼻、口、喉通道，呼吸暂停，避免食物进入气管或逆流入鼻腔。由于喉头上移，咽肌收缩，食管上端舒张，食团被挤入食管。

（3）食管期　是指食团从食管上端进入胃的时期。此期主要由食管的蠕动完成。蠕动 peristalsis 是消化道平滑肌共有的一种运动形式，由食管平滑肌的顺序舒缩引起的一种向前推进的波行运动。食管蠕动表现为食团上端平滑肌收缩，下端平滑肌舒张，食团被挤入舒张部分，由于蠕动波依次下行，于是食团不断下移被推送进入胃内（图 2 -

5-1)。

总之，吞咽是在神经系统控制下进行的复杂的高度协调的反射活动。吞咽反射的基本中枢位于延髓。在昏迷、深度麻醉和患某些神经系统疾病时，可引起吞咽障碍，口腔、上呼吸道分泌物或食物容易误入气管。

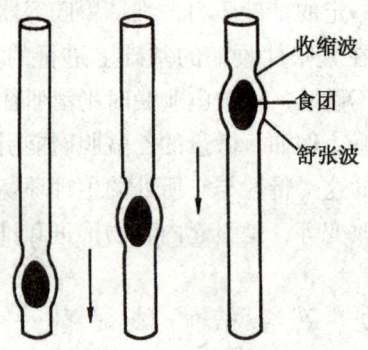

图 2-5-1 食管蠕动示意图

（二）唾液及其作用

唾液 saliva 是由三对大的唾液腺（腮腺、颌下腺和舌下腺）以及散在于口腔黏膜中的许多小唾液腺分泌的混合液。这些腺体均有导管开口于口腔黏膜，其分泌物总称为唾液。

1. 唾液的性质和成分　唾液是无色、无味、近中性（pH6.6~7.1）的低渗液体，其中水约占99%，还有少量的有机物和无机物。有机物主要为黏蛋白、免疫球蛋白、唾液淀粉酶 salivary amylase 和溶菌酶等。无机物主要有 Na^+、K^+、Cl^-、HCO_3^- 和硫氰酸盐（SCN^-）等。

2. 唾液的作用

（1）湿润和溶解食物　引起味觉并使食物易于吞咽。

（2）清洁和保护口腔　清除口腔内的食物残渣，稀释与中和进入口腔的有害物质，唾液中的溶菌酶和免疫球蛋白具有杀菌和杀病毒作用。

（3）化学性消化作用　唾液中的唾液淀粉酶（最适 pH 值为6.9，pH 值低于4.5时完全失活）可将淀粉水解成麦芽糖，当其随食物入胃后不久便失去作用。

（4）排泄作用　某些进入体内的重金属（如铅、汞等）、氰化物和狂犬病毒可通过唾液分泌而被排泄出去。

二、胃内消化

胃是消化道中最膨大的部分，成年人胃的容量为1~2L，具有暂时贮存和初步消化食物的功能。食物在胃内通过胃的运动被研磨，以及被胃液水解，形成食糜并被逐步地推入十二指肠。

（一）胃的运动形式

1. 紧张性收缩 胃壁平滑肌经常处于一定程度的缓慢持续收缩状态，称为紧张性收缩 tonic contraction。其主要作用是使胃保持一定的形状和位置；维持胃内一定的基础压力，以利于胃液渗入食团中；是胃进行其他运动的基础。

2. 容受性舒张 当咀嚼和吞咽时，食物刺激口腔、咽和食管等处的感受器，通过迷走－迷走反射引起胃底和胃体平滑肌的舒张，称为容受性舒张 receptive relaxation。参与该反射的迷走神经传出纤维为抑制性纤维，其节后纤维释放的递质是某种肽类物质。其主要作用是使胃的容量由空腹时的 50mL 增加到进餐后的 1.5L 左右，而胃内压却无明显升高，以完成容纳和贮存食物的功能。

3. 蠕动 食物入胃后约 5 分钟，胃即开始蠕动 peristalsis。蠕动波始于胃中部，逐渐向幽门方向传播，一个蠕动波约需 1 分钟到达幽门，频率约 3 次/分钟，通常是一波未平，一波又起。胃蠕动的生理意义主要在于：

（1）研磨食物 研磨进入胃内的食团，使之与胃液充分混合形成糊状食糜，以利于化学消化。

（2）推进食物 将食糜从胃体向幽门方向推进，并以一定的速度逐步推入十二指肠。

（二）胃排空及其控制

1. 胃排空 食物由胃排入十二指肠的间断性过程称为胃排空 gastric emptying。食物入胃后 5 分钟左右胃排空就开始，胃排空的速度与食物的物理性状和化学组成相关。一般来说，液体食物比固体食物排空快，小颗粒食物比大块食物快。在三大营养物质中，排空速度按快慢依次为糖类、蛋白质、脂肪。混合食物完全排空需要 4~6 小时。

2. 胃排空的控制

（1）胃内因素促进胃排空 在消化期，由于食糜对胃的扩张刺激，可通过迷走－迷走反射和壁内神经丛局部反射使胃运动加强，从而导致胃内压大于十二指肠内压，促进胃排空。此外，蛋白质的分解产物和食物的扩张刺激可引起胃幽门部 G 细胞释放促胃液素，该激素能促进胃的运动，增加幽门括约肌的收缩，总效应是延缓胃排空。

（2）十二指肠内因素抑制胃排空 当食糜进入十二指肠后，食糜中的酸、脂肪和高渗液以及对肠壁的机械扩张均可刺激十二指肠壁上的感受器，反射性地抑制胃的运动，使胃排空减慢，此反射称为肠－胃反射。此外，食糜中的酸和脂肪还可刺激小肠黏膜释放促胰液素、抑胃肽等，抑制胃运动，延缓胃排空。随着十二指肠内容物中的胃酸被中和，食物的消化产物逐渐被吸收，抑制胃排空的因素消除，促进胃排空的因素又占优势，使胃运动逐渐增强，胃排空再次发生。两个因素互相消长和更替，如此反复，直至食糜全部由胃排入十二指肠为止。可见，胃排空是在神经和体液因素的控制下间断进行的。

(三) 呕吐

呕吐是将胃及部分肠内容物经口腔强力驱出的动作。舌根、咽部、胃、肠、胆总管、泌尿生殖器官、视觉和前庭器官等处的感受器受刺激时均可反射性地引起呕吐。呕吐前常有恶心、流涎、呼吸急促和心跳加快而不规则等症状。剧烈呕吐时,十二指肠和空肠上段也强烈收缩,使十二指肠内压高于胃内压,十二指肠内容物倒流入胃,故呕吐物中有时混有胆汁和小肠液。呕吐是一系列复杂的反射活动,呕吐中枢位于延髓。颅内压升高时,可直接刺激呕吐中枢,引起喷射性呕吐。呕吐可将胃肠内有害物质排出,因而是一种具有保护意义的防御性反射;但持续、剧烈的呕吐不仅影响正常进食,而且由于消化液大量丢失,可导致水、电解质和酸碱平衡紊乱。

(四) 胃液及其作用

1. 胃液的性质和成分　纯净的胃液是无色的酸性液体,pH 为 0.9~1.5。胃液中除水外,主要成分有盐酸、胃蛋白酶原、内因子和黏液。

2. 胃液的作用

(1) **盐酸**　即胃酸 gastric acid,主要由泌酸腺中的壁细胞分泌。胃酸以两种形式存在:一种呈解离状态,称为游离酸;另一种与蛋白质结合,称结合酸。游离酸与结合酸的总浓度称为胃液总酸度。纯净胃液中游离酸占大部分。空腹 6 小时后,胃酸也有少量分泌,称为基础胃酸分泌,正常成人平均为 0~5mmol/h。在消化期,胃酸的分泌量明显增加。在食物或药物的刺激下,正常人最大胃酸分泌量可达 20~25mmol/h。胃酸的分泌量直接反映了壁细胞的数量和功能状态。

胃液中 H^+ 浓度比血浆高 3×10^6 倍,因此,壁细胞分泌 H^+ 是逆着巨大浓度梯度而进行的主动过程(图 2-5-2)。H^+ 的分泌是依靠壁细胞顶端分泌小管膜中的质子泵(H^+,K^+ - ATP 酶)的转运完成的。壁细胞分泌 H^+ 来自胞浆内水的解离($H_2O \rightarrow H^+ + OH^-$)。$H^+$ 在质子泵的作用下,主动转运到小管腔内;OH^- 在碳酸酐酶作用下,与 CO_2 结合生成 HCO_3^-,HCO_3^- 通过壁细胞基底侧膜上的 $Cl^- - HCO_3^-$ 交换体转运入血液,而 Cl^- 则进入细胞,再经顶端膜上的 Cl^- 通道分泌入小管腔,与 H^+ 结合形成 HCl。

胃酸具有多种生理作用:①激活胃蛋白酶原成有活性的胃蛋白酶,并为胃蛋白酶发挥作用提供适宜的酸性环境;②使食物中的蛋白质变性,易于水解;③杀灭随食物进入胃内的细菌,维持胃和小肠内相对无菌状态;④盐酸进入小肠后,促进胰液、胆汁和小肠液的分泌;⑤盐酸造成的酸性环境有利于小肠对铁和钙的吸收。因此,胃酸分泌过少,可引起食欲不振、腹胀、腹泻等消化不良症状和贫血等。由于盐酸属于强酸,若分泌过多,会对胃和十二指肠黏膜产生侵蚀作用,诱发或加重溃疡病。

(2) **胃蛋白酶原**　胃蛋白酶原 pepsinogen 由泌酸腺中的主细胞合成和分泌。在盐酸或已被激活的胃蛋白酶的作用下,无活性的胃蛋白酶原转变成有活性的胃蛋白酶 pepsin。胃蛋白酶的主要作用是水解食物中的蛋白质,使之变为胨和腖、少量多肽和游离氨基酸。胃蛋白酶发挥作用的最适 pH 为 1.8~3.5,当 pH 超过 5.0 时,即发生不可逆

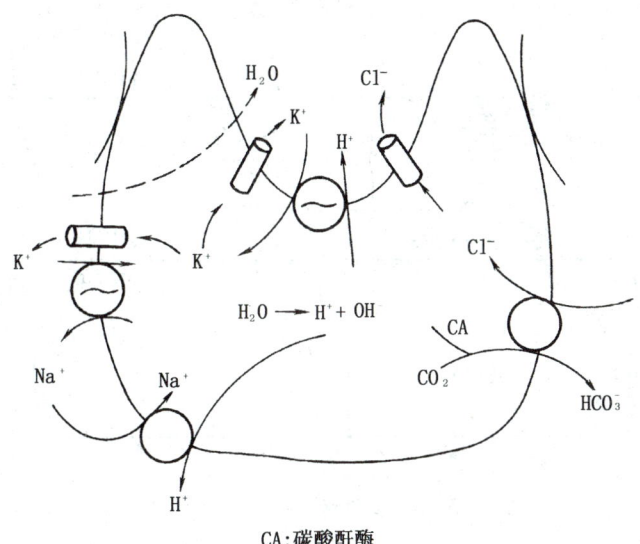

图 2-5-2 壁细胞分泌胃酸模式图

转的变性而失去活性。

(3) 内因子 内因子 intrinsic factor 是由泌酸腺中的壁细胞分泌的一种糖蛋白。内因子能与进入胃内的维生素 B_{12} 结合，形成内因子-维生素 B_{12} 复合物，使维生素 B_{12} 免受肠内水解酶的破坏，并促进维生素 B_{12} 在远端回肠被吸收。当内因子缺乏时，将引起维生素 B_{12} 吸收障碍，从而影响红细胞生成继而产生巨幼红细胞性贫血。内因子与盐酸均为壁细胞所分泌，因此引起胃酸分泌的各种刺激，如组胺、迷走神经兴奋等，也可促进内因子分泌；而萎缩性胃炎、胃酸缺乏的人，同时也缺乏内因子。

(4) 黏液 胃液中的黏液是由泌酸腺、贲门腺和幽门腺的黏液细胞、胃黏膜表面的上皮细胞共同分泌的，其主要成分是糖蛋白。胃黏液具有较强的黏滞性，它形成厚约 0.25~0.5mm 的凝胶状薄层覆盖在胃黏膜表面，这一厚度约为表面上皮细胞厚度的 10~20 倍，具有润滑食物和保护胃黏膜的作用，减少粗糙食物对胃黏膜的机械损伤。黏液中还有由胃黏膜内非泌酸细胞分泌的 HCO_3^-，两者联合形成黏液-碳酸氢盐屏障（图 2-5-3）。由于黏液的黏稠度为水的 30~260 倍，可大大限制胃液中 H^+ 向胃黏膜扩散的速度。H^+ 在向黏膜细胞方向扩散时，不断地与从黏液层近黏膜细胞侧向胃腔扩散的 HCO_3^- 发生中和，从而使黏液层形成一个 pH 梯度，近胃腔侧，pH 约 2.0，近黏膜细胞侧，pH 约 7.0，可使胃蛋白酶失去活性。因此，黏液-碳酸氢盐屏障可保护胃黏膜免受胃内盐酸的侵蚀和胃蛋白酶的消化作用。

除黏液-碳酸氢盐屏障对胃黏膜具有保护作用外，由胃黏膜上皮细胞的顶端膜和相邻细胞侧膜间的紧密连接构成的生理屏障，也具有防止 H^+ 由胃腔向胃黏膜逆向扩散的作用，称为胃黏膜屏障。当大量饮酒或服用大量吲哚美辛、阿司匹林等药物时，不但抑制黏液及 HCO_3^- 的分泌，破坏黏液-碳酸氢盐屏障，而且抑制胃黏膜合成前列腺素，降低细胞的保护作用，从而损伤胃黏膜。而硫糖铝等药物能与胃黏膜的黏蛋白络合，并

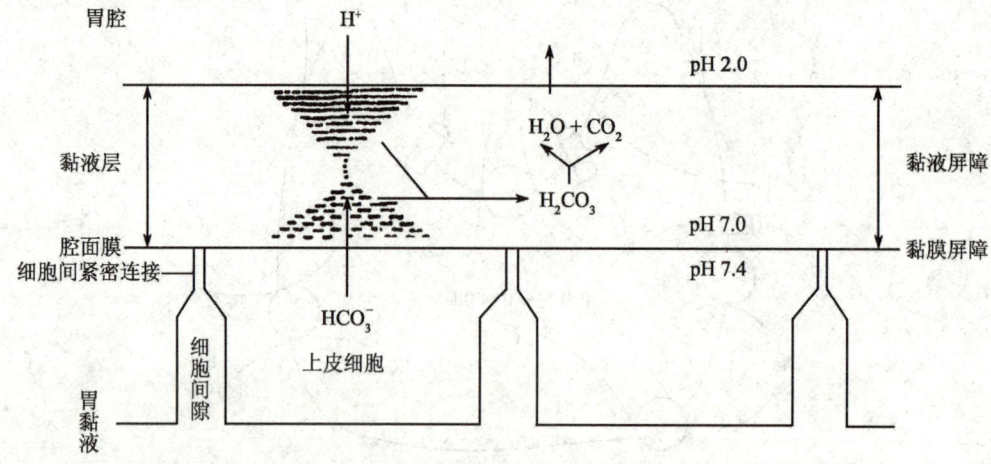

图 2-5-3 胃黏液、黏膜屏障示意图

有抗酸作用，对黏液-碳酸氢盐屏障和胃黏膜屏障都有保护和加强作用，因而可用于临床治疗消化性溃疡。

> **知识链接**
>
> **幽门螺杆菌与消化性溃疡**
>
> 幽门螺杆菌 helicobacter pylori 是 1982 年 4 月由西澳大利亚皇家医院的年轻住院医师马歇尔（Barry J. Marshall）和病理学家瓦伦（J. Robin Warren）偶然从一位慢性活动性胃炎患者的胃窦黏膜切片中发现的。消化性溃疡的发生一向被认为是攻击因子如胃酸和胃蛋白酶与胃黏膜保护机制之间的不平衡所致。Sehwarz 的名言"无酸则无溃疡"，成为将近一个世纪以来西方医学界制服溃疡的指导思想和治疗原则。研究资料表明，幽门螺杆菌与消化性溃疡发生有密切的关系。幽门螺杆菌是十二指肠溃疡形成和复发的产生原因，在十二指肠溃疡患者胃中几乎 100% 可检出此菌。目前国际上推崇三联疗法。此种疗法是将铋制剂（枸橼酸铋钾和胶体次水杨酸铋）与阿莫西林 amoxicillin 及甲硝唑 metronidazole 合用，效果很好，也有人用四环素代替上述三联中的阿莫西林，对此菌的根除率接近 90%。二联疗法也有人应用，如用奥美拉唑 omeprazole 和阿莫西林治疗，根除率可大于 80%。

三、小肠内消化

小肠内消化是食物消化过程中最重要的阶段。食糜通过小肠运动的机械性消化以及胰液、胆汁和小肠液的化学性消化而转变成可被吸收的小分子物质，食物经过小肠后消化过程基本完成，未被消化的食物残渣从小肠进入大肠。食物在小肠内停留的时间随食物的性质而有所不同，混合性食物一般为 3~8 小时。

（一）小肠的运动形式

1. 紧张性收缩　紧张性收缩 tonic contraction 是小肠进行其他各种运动的基础，并使小肠保持一定的形状和位置。当紧张性收缩增强时，有利于小肠内容物的混合与推进；紧张性收缩减弱时，肠内容物混合与推进速度减慢。

2. 分节运动　分节运动 segmental motility 是以小肠壁环形肌收缩和舒张为主的节律性运动。表现为食糜所在肠管的环形肌以一定的间隔交替收缩或舒张，把肠管内食糜分成许多节段，数秒后，原收缩处舒张，原舒张处收缩，将每段食糜又分成两半，邻近的两半重新组合成新的节段，如此反复进行（图2-5-4）。空腹时分节运动几乎不存在，食糜进入小肠后逐步加强。由上至下，小肠分节运动的频率逐渐减慢。分节运动的生理意义是：①使食糜与消化液充分混合，有利于化学消化；②使食糜与肠壁紧密接触，并不断挤压肠壁以促进血液和淋巴的回流，有利于吸收；③分节运动由上至下递减的频率梯度对食糜有较弱的推进作用。

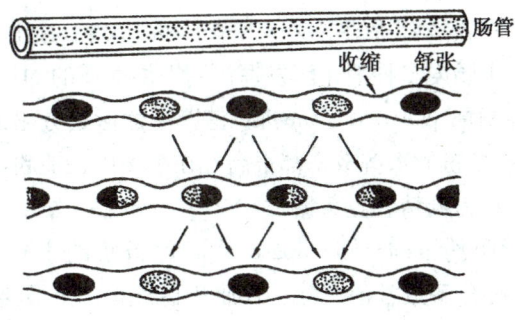

图2-5-4　小肠的分节运动

3. 蠕动　小肠的任何部位均可发生蠕动 peristalsis，其速度约为0.5~2.0cm/s，从幽门部到回盲瓣需要3~5小时，近端蠕动速度较远端快。通常每个蠕动波将食糜向前推送数厘米后即消失。蠕动的意义在于使经过分节运动作用后的食糜向前推进，到达一个新的节段后再开始分节运动，如此反复进行。此外，小肠还有一种进行速度很快(2~25cm/s)、传播很远的蠕动称为蠕动冲 peristaltic rush，它可一次将食糜从小肠始段推送到小肠末端，有时可至大肠。蠕动冲可由吞咽动作或食糜进入十二指肠引起，有些药物（如泻药）的刺激，也可引起蠕动冲。

小肠蠕动推送肠内容物（包括水和气体）时产生的声音称肠鸣音。肠鸣音的强弱可反映肠蠕动的情况。肠蠕动增强时，肠鸣音亢进；肠麻痹时，肠鸣音减弱或消失。

（二）回盲括约肌的功能

在回肠末端与盲肠交界处环形肌显著加厚，称回盲括约肌。回盲括约肌在平时保持轻度收缩状态，食物入胃后，可通过胃-回肠反射引起回肠蠕动加强，当蠕动波到达近回盲括约肌数厘米处时，回盲括约肌舒张，回肠内容物进入盲肠。肠内容物对盲肠的机械扩张刺激可通过壁内神经丛的局部反射，引起回盲括约肌收缩。回盲括约肌的这种活瓣样作用，一方面可防止回肠内容物过快地排入大肠，从而延长食糜在小肠内停留时间，有利于食物在小肠内完全消化和吸收；另一方面可阻止大肠内容物返流入回肠。

（三）小肠的化学性消化

1. 胰液及其作用　　胰腺是兼有内分泌和外分泌两种功能的腺体。胰腺的外分泌腺分泌胰液，由胰腺腺泡细胞和小导管管壁上皮细胞分泌，经胰腺导管排入十二指肠，具有很强的消化能力。

(1) 胰液的性质和成分　　胰液是无色无嗅的碱性液体，pH7.8～8.4，渗透压与血浆大致相等，人每日分泌量约为1～2L。胰液中除含有大量水分外，还含有无机物和有机物。无机物主要是碳酸氢盐，它们主要由胰腺小导管上皮细胞分泌。有机物主要是多种消化酶，如胰淀粉酶、胰脂肪酶、胰蛋白酶和糜蛋白酶、羧基肽酶、核糖核酸酶和脱氧核糖核酸酶等，由腺泡细胞分泌。

(2) 胰液的作用

①碳酸氢盐：胰液中碳酸氢盐的主要作用是中和进入十二指肠的胃酸，使肠黏膜免受强酸侵蚀，同时也为小肠内多种消化酶发挥作用提供最适的pH环境（pH7～8）。

②胰淀粉酶：胰淀粉酶 pancreatic amylase 是以活性形式分泌的，最适pH为6.7～7.0。胰淀粉酶对生、熟淀粉的水解效率都很高。在小肠内，淀粉与胰液接触约10分钟就能全部水解，消化产物为糊精、麦芽糖。

③胰脂肪酶：胰脂肪酶 pancreatic lipase 是消化脂肪的主要消化酶，最适pH为7.5～8.5。可将甘油三酯分解成甘油一酯、甘油和脂肪酸。如果胰脂肪酶缺乏，将引起脂肪消化不良。目前认为，胰脂肪酶只有在胰腺分泌的另一种小分子蛋白质即辅脂酶的存在下才能发挥作用。胰液中还含有一定量的胆固醇酯酶和磷脂酶 A_2，可分别水解胆固醇酯和卵磷脂。

④胰蛋白酶和糜蛋白酶：胰蛋白酶 trypsin 和糜蛋白酶 chymotrypsin 刚分泌出来时都是以无活性的酶原形式存在，进入十二指肠后，在小肠液中肠激酶 enterokinase 的作用下，胰蛋白酶原 trypsinogen 被激活成有活性的胰蛋白酶。此外，盐酸、胰蛋白酶本身以及组织液也能将胰蛋白酶原激活。糜蛋白酶原 chymotrypsinogen 是在胰蛋白酶作用下被激活为有活性的糜蛋白酶。胰蛋白酶和糜蛋白酶作用相似，都能将蛋白质水解成胨和胨，当两者同时作用于蛋白质时，可将蛋白质分解成小分子多肽和游离氨基酸；糜蛋白酶还有较强的凝乳作用。如果胰蛋白酶、糜蛋白酶和肠激酶缺乏，将引起蛋白质消化不良而导致严重腹泻。

正常情况下，胰液中的蛋白水解酶并不消化胰腺本身，因为胰蛋白水解酶均以酶原形式存在。此外，胰液中含有胰蛋白酶抑制因子，它能使胰蛋白酶失活，并能部分抑制糜蛋白酶的活性，因此能抵抗少量胰蛋白酶对胰腺本身的消化作用。当暴饮暴食引起胰液分泌增多时，胰管内压力升高，导致胰小管和胰腺腺泡破裂，胰蛋白酶原大量溢入胰腺间质被组织液激活，大大超过胰蛋白酶抑制因子的作用能力，于是引起胰腺自身消化而发生急性胰腺炎。

⑤其他酶类：胰液中还有核糖核酸酶、脱氧核糖核酸酶、羧基肽酶等水解酶，它们也以酶原的形式分泌，在糜蛋白酶作用下激活，分别水解核糖核酸、脱氧核糖核酸、含有羧基末端的多肽为单核苷酸和具有羧基的氨基酸。

由上述可知，胰液中含有水解糖、脂肪和蛋白质三类营养物质的消化酶，消化力最强，因此胰液是所有消化液中最重要的一种。如果胰液分泌障碍，即使其他消化液分泌正常，也会明显影响脂肪和蛋白质的消化与吸收，易导致脂肪泻，但糖的消化与吸收一般不受影响。

2. 胆汁及其作用 胆汁 bile 由肝细胞连续不断地分泌，称肝胆汁。在非消化期，肝细胞分泌的胆汁贮存于胆囊内；进食后，食物及消化液刺激胆囊收缩，将贮存于胆囊内的胆汁排入十二指肠，称为胆囊胆汁。

(1) 胆汁的性质和成分　　胆汁是一种有色、味苦、较黏稠的液体。肝胆汁为金黄色或橘棕色，透明清亮，pH 为 7.4。胆囊胆汁因被浓缩颜色变深，为深棕色，又因碳酸氢盐在胆囊中被吸收而呈弱酸性，pH 为 6.8。成年人每日分泌量为 0.8~1.0L，其中除水分外，有机物主要有胆盐、胆固醇、胆色素、卵磷脂等；无机物有 Na^+、K^+、Ca^{2+}、HCO_3^- 等。胆盐是胆汁酸与甘氨酸或牛磺酸结合形成的钠盐或钾盐，是胆汁中参与脂肪消化与吸收的主要成分；胆固醇是肝脏脂肪代谢的产物；胆色素是血红蛋白的分解产物，包括胆红素和胆绿素，胆色素的种类和浓度决定了胆汁的颜色。胆汁中的胆盐、胆固醇和卵磷脂保持一定的比例是维持胆固醇呈溶解状态的必要条件。当胆汁中的胆固醇过多或胆盐、卵磷脂减少时，胆固醇容易从胆汁中析出而形成胆固醇结石。

(2) 胆汁的作用　　胆汁中不含消化酶，但胆汁中的胆盐对脂肪的消化和吸收有重要的促进作用，因此是一种重要的消化液。胆汁的主要作用有：①乳化脂肪：胆汁中的胆盐、胆固醇和卵磷脂等均可作为乳化剂，降低脂肪表面张力，使脂肪乳化成微滴，大大增加胰脂肪酶的作用面积，使其分解脂肪的速度加快，从而促进脂肪的消化。②促进脂肪和脂溶性维生素的吸收：胆盐能与不溶于水的长链脂肪酸、甘油一酯等结合形成水溶性复合物即混合微胶粒 mixed micelle，从而促进脂肪分解产物的吸收，同时也促进脂溶性维生素 A、D、E、K 的吸收。③中和胃酸及利胆作用：排入十二指肠的胆汁可中和一部分胃酸；进入小肠的胆盐绝大部分由回肠黏膜吸收入血，经门静脉回到肝脏再形成胆汁，这一过程称为胆盐的肠-肝循环。回到肝脏的胆盐有刺激肝胆汁分泌的作用，称为胆盐的利胆作用。

3. 小肠液及其作用 小肠液是由十二指肠腺和小肠腺分泌的。十二指肠腺主要分泌含黏蛋白的碱性液体，黏稠度很高；小肠腺分泌液是小肠液的主要部分。

(1) 小肠液的性质和成分　　小肠液是一种弱碱性液体，pH 约为 7.6，渗透压与血浆相近，成人每日分泌量为 1~3L。小肠液中除水和无机盐外，还有肠激酶和黏蛋白。小肠液中还常混有脱落的上皮细胞所释放的肽酶、麦芽糖酶和蔗糖酶等，但它们进入小肠后，对小肠内消化不再起作用。

(2) 小肠液的作用　　①稀释作用：大量的小肠液可稀释消化产物，降低肠内容物的渗透压，从而有利于吸收；②保护作用：保护十二指肠黏膜免受胃酸的侵蚀；③消化作用：小肠液中的肠激酶可使胰液中的胰蛋白酶原激活，从而促进蛋白质的消化。

四、大肠的功能

大肠没有重要的消化活动，其主要功能在于吸收水分和无机盐；吸收结肠内微生物产生的维生素 B 和 K；暂时贮存食物残渣并将其转变为粪便排出体外。

（一）大肠的运动形式

大肠运动少而缓慢，对刺激发生反应也较迟钝。这些特点都是与大肠的功能相适应的。大肠的运动形式有：

1. 袋状往返运动 袋状往返运动是空腹和安静时最常见的一种运动形式，是由环形肌无规律地收缩引起的，可使结肠袋中的内容物向前、后两个方向作短距离的位移，但并不向前推进，它有助于水和无机盐的吸收。

2. 分节或多袋推进运动 分节或多袋推进运动是一个结肠袋或多个结肠袋收缩，将肠内容物向下一肠段推移的运动。进食或拟副交感药物可使这种运动增强。

3. 蠕动 大肠的蠕动是由一些稳定向前推进的收缩波所组成。通常蠕动较缓慢，偶尔发生收缩力强、速度很快、传播很远的蠕动称为集团蠕动 mass peristalsis。它通常始于横结肠，可将一部分大肠内容物推送至降结肠或乙状结肠。集团蠕动常见于进食后，尤其是早餐后 1 小时内，可能是由于胃内容物进入十二指肠，形成十二指肠 - 结肠反射引起。

（二）大肠内细菌的活动

大肠内有大量细菌，如大肠杆菌、葡萄球菌等，主要来自食物和空气。大肠内的酸碱度和温度较适合一般细菌的生长、繁殖。据估计，粪便中的细菌约占粪便固体总量的 20%～30%。细菌体内含有能分解食物残渣的酶。细菌对糖和脂肪的分解称为发酵，其产物有乳酸、乙酸、CO_2、甲烷等。细菌对蛋白质的分解称为腐败，其产物为胨、氨基酸、氨、硫化氢、组胺、吲哚等。其中有些成分有毒，由肠壁吸收后到肝中进行解毒。消化不良及便秘时，其中一些有毒物质产生和吸收增多，严重时可危害人体。在一般情况下，由于吸收甚少，经肝解毒后，对人体无明显不良影响。

大肠内的细菌还能利用肠内较简单的物质合成维生素 B 及维生素 K，它们可被人体吸收利用，若长期使用肠道抗菌药物，肠内细菌被抑制，可引起维生素 B 族和维生素 K 缺乏。

（三）排便

排入大肠的肠内容物在大肠内停留约 10 小时以上，其中一部分水、无机盐和维生素被大肠黏膜吸收，未被消化的食物残渣经结肠内细菌的发酵和腐败作用后形成粪便，粪便中除食物残渣外，还有脱落的肠黏膜上皮细胞和大量的细菌。此外，机体的一些代谢产物如由肝排出的胆色素衍生物，以及由血液通过肠壁排至肠腔中的某些金属，如铅、汞、钙、镁等的盐类，也随粪便排出体外。

排便是一种反射活动。平时直肠内并无粪便，粪便一旦进入直肠，刺激直肠壁内的压力感受器，冲动经盆神经和腹下神经传至脊髓腰、骶段的初级排便中枢，同时上传到大脑皮层产生便意。在条件允许的情况下，则发生排便反射 defecation reflex，冲动由盆神经传出，使降结肠、乙状结肠和直肠收缩，肛门内括约肌舒张，同时阴部神经的传出冲动减少，肛门外括约肌舒张，使粪便排出体外。此外，支配腹肌和膈肌的神经兴奋，腹肌和膈肌收缩，腹内压增加，有助于粪便的排出。如果条件不允许，大脑皮层发出传出冲动，抑制脊髓排便中枢的活动，使排便受到抑制。如果经常对便意给予制止，将使直肠对粪便的压力刺激失去正常敏感性，使粪便在结肠内停留时间延长，水分吸收过多而变得干硬，可导致功能性便秘。经常便秘又可引起痔疮、肛裂等疾病。因此，应该养成定时排便的良好习惯。

近年来，关于食物中的纤维素对肠功能和肠疾病发生的影响引起了医学界的重视。事实证明，适当增加纤维素的摄取具有增进健康、预防便秘和结肠疾病发生的作用。

第二节 吸 收

吸收是指食物的消化产物、无机盐、水和维生素等通过消化道黏膜上皮细胞进入血液或淋巴液的过程。营养物质的吸收是在食物被消化的基础上进行的，吸收对于维持人体正常生命活动具有十分重要的意义。

一、吸收的部位及机制

由于消化道各部分组织结构不同，以及食物在消化道各段内被消化的程度不同、停留的时间各异，因此消化道各段的吸收能力和吸收速度也不相同。在口腔和食管内，食物基本不被吸收。胃的吸收能力也很弱，仅能吸收少量的水、乙醇及某些药物等。小肠是吸收营养物质的主要部位，小肠吸收营养物质的种类最多，量也最大。一般来说，蛋白质、糖类和脂肪的消化产物大部分在十二指肠和空肠被吸收；胆盐和维生素 B_{12} 在回肠被吸收。大肠可吸收的主要是水和无机盐。食物中大部分营养物在到达回肠时，吸收过程已基本完成，回肠主要是吸收功能的储备部分。

小肠是营养物质吸收的主要场所，是由以下有利条件决定的：①小肠有巨大的吸收面积。正常成年人的小肠长 4~5m，小肠黏膜有许多环形皱襞，皱襞上有大量绒毛，绒毛表面的柱状上皮细胞顶端膜上还有许多微绒毛，这就使小肠的吸收面积比同样长度的简单圆筒的面积增加约 600 倍，达到 200~250m^2。②食物在小肠内已被充分消化成可以吸收的小分子物质。③食物在小肠内停留的时间较长，大约 3~8 小时，使营养物质有充分的时间被吸收。④小肠绒毛内部有丰富的毛细血管、毛细淋巴管、平滑肌和神经纤维，进食时绒毛产生节律性的伸缩和摆动，可加速绒毛内血液和淋巴流动，有利于吸收。营养物质的吸收机制包括被动转运、主动转运及胞饮等。

二、小肠内主要营养物质的吸收

(一) 糖的吸收

食物中的糖类以消化分解为单糖的形式被小肠黏膜上皮细胞吸收入血。肠腔内的单糖主要是葡萄糖,约占单糖总量的80%,其余的单糖是半乳糖、果糖和甘露糖等。各种单糖的吸收速率有很大差别,己糖的吸收很快,而戊糖则很慢。在己糖中,又以半乳糖和葡萄糖的吸收为最快,果糖次之,甘露糖最慢。

葡萄糖的吸收是逆浓度差进行的继发性主动转运过程,能量来自钠泵。小肠黏膜上皮细胞的基底侧膜上有钠泵,其顶端膜存在 Na^+ – 葡萄糖同向转运体。由于钠泵的运转,造成细胞膜外即肠腔液中 Na^+ 的高势能,当 Na^+ 通过与转运体结合顺浓度差进入细胞内时,由此释放的能量可用于葡萄糖分子逆浓度差进入细胞。葡萄糖再通过细胞基底膜上的载体,以易化扩散的方式扩散入血,而 Na^+ 被细胞侧膜上的 Na^+ 泵转运到细胞外。

(二) 蛋白质的吸收

食物中的蛋白质以消化分解为氨基酸的形式被小肠黏膜上皮细胞吸收入血,吸收的部位主要在十二指肠和近端空肠。近年来发现,许多二肽和三肽可被小肠黏膜上皮细胞吸收,然后在细胞内被二肽酶和三肽酶进一步分解为氨基酸,再扩散入血。此外,少量食物蛋白可完整地进入血液,但由于吸收量很少,并无多大营养意义,但可作为抗原引起过敏反应或中毒反应。

氨基酸的吸收过程与葡萄糖的吸收过程相似,也是与 Na^+ 吸收耦联进行的继发性主动转运过程。目前认为刷状缘上有四种转运体,分别转运中性、酸性、碱性氨基酸和多肽。

(三) 脂肪的吸收

脂肪消化产物有甘油、脂肪酸、甘油一酯和胆固醇。其中,长链脂肪酸(含12个碳原子以上)、甘油一酯和胆固醇等不溶于水,必须与胆汁中的胆盐结合形成水溶性混合微胶粒,通过小肠黏膜上皮细胞表面的不流动水层到达上皮细胞表面。然后,长链脂肪酸、甘油一酯和胆固醇从混合微胶粒释出,通过单纯扩散进入细胞内,但胆盐并不进入。进入小肠上皮细胞的长链脂肪酸和甘油一酯大部分重新合成甘油三酯,并与细胞中生成的载脂蛋白合成乳糜微粒,随即形成囊泡,然后以出胞的方式释出乳糜微粒,进入细胞间液的乳糜微粒再扩散入淋巴。甘油和中、短链脂肪酸在小肠上皮细胞内不再变化,因能溶于水,可直接吸收进入血液。脂肪的吸收有血液和淋巴两条途径,因膳食中的动、植物油含长链脂肪酸较多,所以脂肪的吸收以淋巴途径为主。

(四) 无机盐的吸收

各种无机盐吸收的难易程度不同。单价的碱性盐类如 Na^+、K^+、NH_4^+ 吸收速度很快，多价碱性盐类如 Mg^{2+}、Ca^{2+} 则吸收很慢。凡与 Ca^{2+} 结合形成沉淀的盐，如硫酸钙、磷酸钙均不能被吸收。食物中的铁大部分是 Fe^{3+}，不易被吸收，必须还原为 Fe^{2+} 才较易被吸收。维生素 C 能将 Fe^{3+} 还原为 Fe^{2+} 而促进铁的吸收。铁在酸性环境中易溶解而便于被吸收，故胃酸可促进铁的吸收，胃大部分切除的患者易伴发缺铁性贫血。食物中的 Ca^{2+} 仅小部分被吸收，大部分随粪便排出。酸性环境、高活性的维生素 D [1, 25 $(OH)_2D_3$] 均能促进小肠对 Ca^{2+} 的吸收。小肠黏膜细胞吸收 Fe^{2+} 和 Ca^{2+} 均是主动过程。

（五）水的吸收

成人每日摄入的水约为 1.5~2L，由消化腺分泌的液体可达 6~8L，所以每日吸收的水约为 8L 左右，而随粪便排出的水仅为 0.1~0.2L。水的吸收都是跟随溶质分子的吸收而被动吸收的，各种溶质，特别是 NaCl 的主动吸收所产生的渗透压梯度是水吸收的主要动力。

（六）维生素的吸收

维生素分为脂溶性维生素和水溶性维生素两类。大多数水溶性维生素（如维生素 B_1、B_2、B_6、PP）是通过依赖于 Na^+ 的同向转运体在小肠上段被吸收的，但维生素 B_{12} 必须与内因子结合成复合物后，再到回肠被主动吸收；脂溶性维生素 A、D、E、K 的吸收与脂肪不溶于水的消化产物吸收机制相同。

> **知识链接**
>
> **保护视力的营养素**
>
> 以健康饮食为原则，吸收一些关键营养素，就可以帮助保护视力。如维生素 A、B、C、E、类胡萝卜素（包括 β-胡萝卜素、叶黄素、玉米黄素）、花青素、Omega-3 脂肪酸等营养素都对眼睛健康很有帮助。最佳的护眼食物是各种新鲜蔬果：深绿色叶菜如菠菜、甘蓝、芥蓝、萝蔓莴苣、西兰花、白菜、椒类食物、玉米等，富含叶黄素、玉米黄素等，可预防黄斑病变；橘黄色的蔬菜如胡萝卜、南瓜、甜椒等，富含 β-胡萝卜素；草莓、番石榴、西红柿、柑橘、猕猴桃等含有大量的维生素 C，对提神、缓解疲劳有帮助；牛奶富含 B 族维生素，对因缺乏 B 族维生素而易患神经炎、神经病变的人有益。坚果（杏仁、榛子等）是补充维生素 E 的良好来源，可扫除伤害眼睛的自由基。蛋黄可以提供维生素 A，预防干眼症及维护视网膜的健康。最新发现与视力健康有关的营养素还有 Omega-3 脂肪酸，这种成分多半存在于鱼油当中。因长期食用鱼类而体内 Omega-3 脂肪酸浓度较高的人不容易罹患老年性黄斑部病变。

第三节 消化器官活动的调节

消化系统的功能活动与其他系统的功能活动紧密协调,都是在神经和体液因素共同调节下进行的。消化系统各器官之间的功能活动相互密切配合,完成对食物的消化和吸收功能。

一、神经调节

(一) 消化器官的神经支配及其作用

支配消化器官的神经有外来的自主神经和位于消化道壁内的神经丛。自主神经包括交感神经和副交感神经,其中副交感神经对消化功能的影响更大。

1. 交感神经和副交感神经及其作用 除口腔、咽、食管上段肌肉及肛门外括约肌为骨骼肌,受躯体运动神经支配外,消化器官的其他部位均受交感和副交感神经的双重支配。支配消化道的交感神经来自第5胸段至第2腰段脊髓侧角,在相应的神经节换元后,节后纤维支配唾液腺、胃、小肠、结肠、肝、胆囊和胰腺。一般情况下,交感神经兴奋时,节后纤维末梢释放去甲肾上腺素,引起胃肠道运动减弱,腺体分泌减少;但对胃肠道括约肌如胆总管括约肌、回盲括约肌、肛门括约肌则引起它们的收缩,对某些唾液腺(如颌下腺)也起到刺激分泌的作用。

支配消化器官的副交感神经主要来自迷走神经和盆神经,迷走神经发自延髓的迷走神经背核,支配食管下段、胃、小肠、结肠右2/3、肝、胆囊和胰腺。盆神经起自脊髓骶段,支配远端结肠和直肠。副交感神经兴奋时,除少数纤维外,大多数节后纤维释放乙酰胆碱,使胃肠道运动增强,腺体分泌增加,但对胃肠道括约肌则引起舒张。一般来说,交感神经和副交感神经对同一器官的调节表现为既相互拮抗又相互协调,但以副交感神经的作用占优势。

2. 壁内神经丛及其作用 壁内神经丛分布于食管中段至肛门的绝大部分消化道管壁内(图2-5-5),包括位于黏膜下层的黏膜下神经丛和位于环行肌与纵行肌之间的肌间神经丛。

壁内神经丛中含有感觉神经元、中间神经元和运动神经元,构成一个完整的、相对独立的整合系统,可完成局部反射活动,在胃肠活动调节中具有重要的作用。当食物刺激消化管壁时,不需要中枢参与就可通过壁内神经丛完成局部反射。切断外来神经后,局部反射仍可进行,但在整体内,壁内神经丛的活动受外来神经的调节。

(二) 消化器官活动的反射性调节

调节消化器官活动的反射中枢位于延髓、下丘脑、边缘叶及大脑皮层等处。消化器官活动的反射性调节包括非条件反射和条件反射。

1. 非条件反射性调节 非条件反射是由食物直接刺激消化管壁的机械感受器和化

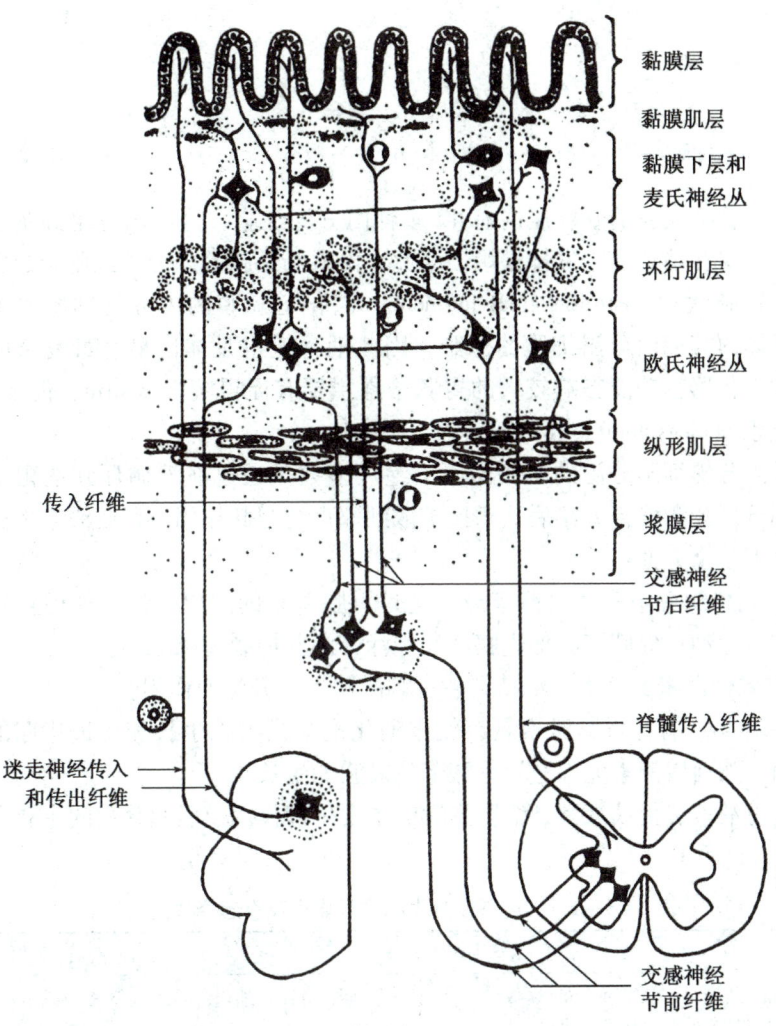

图 2-5-5 壁内神经丛

学感受器引起的。食物在口腔内刺激口腔黏膜、舌和咽部感受器，能反射性引起唾液分泌；食物对胃肠的刺激，可通过迷走－迷走反射、壁内神经丛反射促进胃肠运动和分泌。此外，下段消化管影响上段消化管的活动。例如，当酸性食糜进入十二指肠后，通过肠－胃反射和体液因素抑制胃运动，延缓胃排空。同时，上段消化管的活动，也可影响下段消化管的活动。例如，食物在口腔内咀嚼和吞咽时，可反射性引起胃的容受性舒张以及胃液、胰液和胆汁的分泌。以上都属于非条件反射，通过这些反射，使消化器官的各部分活动相互影响，密切配合，更好地完成消化功能。

2. 条件反射性调节　在人类，条件反射对消化功能的影响十分广泛而明显。在日常生活中，食物的形象、气味，进食的环境以及与进食有关的语言、文字等均可成为条件刺激，通过视、听、嗅觉等感受器，反射性引起消化道运动和消化腺分泌的改变。条件反射效应为食物的消化做好了准备，使机体的消化活动更好地适应内、外环境的变化。

二、体液调节

（一）胃肠激素

消化道从胃到大肠的黏膜层内有 40 多种内分泌细胞，这些内分泌细胞合成和释放的多种激素主要在消化道内发挥作用，因此，由胃肠黏膜的内分泌细胞合成并分泌的激素，统称为胃肠激素 gastrointestinal hormone。消化道黏膜的内分泌细胞种类多、数量大，超过了体内其他内分泌细胞的总和，因此消化道也是体内最大最复杂的内分泌器官。其中对消化器官功能影响较大的胃肠激素主要有促胃液素 gastrin、促胰液素 secretin、缩胆囊素 cholecystokinin（CCK）等。

由胃肠内分泌细胞分泌的胃肠激素，绝大多数是通过血液循环到达靶细胞发挥作用，也有部分胃肠激素自分泌后，直接扩散到邻近组织起作用。胃肠激素的生理作用主要表现在以下三个方面：

1. 调节消化腺分泌和消化管运动 这是胃肠激素的主要作用，如促胃液素能促进胃液分泌和胃运动；促胰液素促进胰液和胆汁分泌并抑制胃肠运动。

2. 调节其他激素的释放 如抑胃肽有刺激胰岛素分泌的作用。

3. 营养作用 有些胃肠激素具有促进消化道黏膜组织生长和促进代谢的作用，称为营养作用。如促胃液素能促进胃泌酸部位黏膜的生长。

现将促胃液素、促胰液素、缩胆囊素的主要生理作用及引起释放的主要因素归纳于表 2-5-1。

表 2-5-1 三种胃肠激素的主要作用及引起释放的因素

激素名称	主要生理作用	引起释放的主要因素
促胃液素	促进胃液（以胃酸和胃蛋白酶原为主）、胰液、胆汁分泌，加强胃肠运动和胆囊收缩，促进消化道黏膜生长	迷走神经兴奋、蛋白质消化产物
促胰液素	促进胰液（以分泌 H_2O 和 HCO_3^- 为主）、胆汁、小肠液分泌，胆囊收缩，抑制胃肠运动和胃液分泌	盐酸、脂肪酸
缩胆囊素	促进胃液、胰液（以消化酶为主）、胆汁、小肠液分泌，加强胃肠运动和胆囊收缩，促进胰腺外分泌部生长	蛋白质消化产物、脂肪酸

近年来研究发现，某些胃肠激素的肽类物质，也存在于中枢神经系统内；而一些原来认为只存在于中枢神经系统中的神经肽类，也在消化道中被发现。这些消化道和中枢神经系统内双重分布的肽类被称为脑-肠肽 brain-gut peptide。迄今已被确认的脑-肠肽有 20 多种，如促胃液素、缩胆囊素、血管活性肠肽、抑胃肽、P 物质、神经降压素、生长抑素等，其数目还在继续增加。脑-肠肽概念的提出，揭示神经系统与消化系统之间存在着密切的内在联系。

（二）其他体液因素

1. 组胺 胃黏膜的泌酸腺区黏膜内含有大量的组胺。组胺由肠嗜铬样细胞产生，具有强烈的刺激胃酸分泌的作用。组胺与壁细胞膜上组胺Ⅱ型受体（H_2受体）结合，促进胃酸分泌。H_2受体阻断剂如西咪替丁不仅可阻断组胺与H_2受体结合，减少胃酸分泌，还可降低壁细胞对乙酰胆碱和促胃液素的敏感性，使胃酸分泌大大减少，因此临床上H_2受体阻断剂可用于溃疡病的治疗。

2. 盐酸 盐酸既是胃腺分泌的产物，又是胃酸分泌的调节物。当胃窦或十二指肠内盐酸增多时，可抑制G细胞分泌促胃液素，从而使胃液分泌减少。盐酸对胃液分泌的这种负反馈调节作用在胃液分泌调节中具有重要的意义。

3. 胆盐 胆盐进入十二指肠后，其中绝大部分被重吸收入血，通过肠–肝循环到达肝细胞，刺激胆汁分泌。

综上所述，人体对消化器官的调节主要包括了神经调节和体液调节两种机制。在消化的各个阶段，这两种调节机制所起的作用虽有所不同，但它们互相配合与协调，共同完成消化与吸收的全过程。

复习思考题

1. 名词解释：消化　吸收　胃排空　胃肠激素。
2. 简述消化的种类及消化道的运动形式。
3. 简述胃液的成分及作用。
4. 简述胰液的成分及作用。
5. 简述吸收的主要部位及理由。
6. 简述胃肠激素的生理作用。

第六章 能量代谢与体温

 学习目标

1. 掌握能量代谢的概念；基础代谢率的概念；体温的正常值和生理波动。
2. 熟悉影响能量代谢的因素；基础状态；机体产热器官、散热方式。
3. 了解机体能量的来源和去路；体温的调节机制。

第一节 能量代谢

新陈代谢是生命的基本特征之一，它包括物质代谢和能量代谢两个方面。机体一方面不断从外界摄取糖、脂肪、蛋白质等营养物质，以合成机体新的组织，贮存能量；另一方面又不断分解自身物质，释放能量以满足生命活动的需要。通常将机体内物质代谢过程中所伴随的能量释放、转移、贮存和利用的过程，称为能量代谢 energy metabolism。

一、能量的来源和去路

（一）来源

机体一切生命活动所必需的能量主要从摄入体内的糖、脂肪、蛋白质等营养物质中获得。供能的主要物质是糖，约占70%左右，根据供氧情况不同分为有氧氧化和无氧酵解。其次由脂肪供能。正常情况下，蛋白质是机体细胞的重要组成成分，并不作为主要供能物质。当长期饥饿、不能进食或能量消耗过大时，蛋白质才分解供应能量。

（二）转移和利用

糖、脂肪、蛋白质这三大营养物质在机体内经过生物氧化释放出的能量，50%以上转化成为热能的形式，用于维持体温。其余部分以"自由能"的形式，贮存在三磷酸腺苷（ATP）中，当机体进行各种生命活动需要能量时，ATP的高能磷酸键断裂，转变为二磷酸腺苷（ADP），同时释放能量，供应人体合成代谢以及各种生理活动的需要，如肌肉的收缩和舒张、神经传导等。因此 ATP 既是机体重要的贮能物质，又是直接供能的物质。另外在能量产生过剩时，ATP 可将高能磷酸键转移给肌酸，形成磷酸肌酸（CP），将能量贮存起来。CP 主要存在于肌肉组织中，其只是储能形式，不能直接供能。CP 可将贮存的能量再转给 ADP，生成 ATP，以补充 ATP 的消耗。因此，CP 可看作是 ATP 的贮存库。

二、影响能量代谢的因素

（一）肌肉运动

机体任何轻微的活动均会使能量代谢率提高，产热量增加，其中尤为显著的是肌肉运动。因此，常用能量代谢率作为肌肉运动强度的评估指标。

（二）精神活动

人平静思考时，脑本身的代谢率改变不明显，产热量通常不超过 4%。但若人体处于烦恼、愤怒、恐惧或情绪激动等紧张状态时，随之而来的无意识肌张力增加及甲状腺素、肾上腺素等释放增加，可显著增加产热量。

（三）环境温度

安静状态下的人处于 20℃~30℃ 的环境温度时，能量代谢最稳定。不论环境温度增高还是降低均会增加代谢率。环境温度低于 10℃，可因寒战或肌紧张增加而使代谢率显著增加；环境温度高于 30℃，可因体内生化过程加速、汗腺活动增加及呼吸、循环功能增强等因素而使代谢率逐渐增加。

（四）食物的特殊动力效应

人从进食 1 小时左右开始，持续 7~8 小时，虽然处于安静状态，但却比进食前产热量有所增加。这种食物刺激机体产生"额外"热量的现象称为食物的特殊动力效应 specific dynamic effect。其产生机制，目前尚未完全清楚。有实验提示，可能是由于进食后，蛋白质的分解产物，如氨基酸在肝脏氧化脱氨基反应时额外消耗能量等。食物的特殊动力效应以食用蛋白质作用最强，可增加产热量 30% 左右，脂肪增加 4%，糖达 6%，混合食物则为 10% 左右。

由于能量代谢受多种因素的影响，所以测量基础代谢率时，受试者必须排除肌肉运动等影响因素而在基础状态下进行。

三、基础代谢

基础代谢 basal metabolism 是指基础状态下的能量代谢。基础状态是指清醒、静卧、禁食 12 小时以上、室温在 20℃~25℃ 时的人体状态。此时，排除了能量代谢的各种影响因素，体内消耗的能量只用于维持基本生命活动，能量代谢比较稳定。因此，将基础条件下，单位时间及机体单位体表面积的能量代谢称为基础代谢率 basal metabolism rate

(BMR)。其单位为 kJ/（m²·h）或 kcal/（m²·h）。

通常 BMR 随性别、年龄等不同而有生理波动。因此，将不同年龄、性别正常人 BMR 的平均值视作正常值（表 2-6-1）。实测值与同性别、同年龄组的正常值进行比较，差异在 10%~15% 范围内变动，均属正常。相差超过 20% 则视为病理改变。由于甲状腺激素对能量代谢影响显著，当甲状腺功能亢进时，BMR 可高于正常值的 25%~80%；甲状腺功能减退时，BMR 比正常值低 20%~40%。故而 BMR 测量是临床诊治甲状腺疾病的重要辅助性手段之一。但目前由于可以直接测定反映甲状腺功能的血清激素水平，故现在较少使用。

表 2-6-1　我国人正常基础代谢率的平均值 [kJ/（m²·h）]

年龄（岁）	11~15	16~17	18~19	20~30	31~40	41~50	>51
男性	195.4	193.3	166.1	157.7	158.6	154.0	149.0
女性	172.4	181.6	154.0	146.4	146.9	142.3	138.5

第二节　体　温

机体内复杂的酶促生化反应是新陈代谢和生命活动的基础，而酶类必须在适宜的温度条件下才能发挥作用。体温过高或过低都影响其活性，使新陈代谢发生障碍。因此，机体保持一定的温度是新陈代谢和生命活动的必要条件。人体各部位的温度不尽相同，包括表层温度 shell temperature 和深部温度 core temperature。此处所说的表层和深部并非是严格的解剖学结构，乃是生理学对机体温度所做的功能划分（图 2-6-1）。表层温度又称体壳温度，即体表及皮肤、皮下组织等体表下结构的温度，由于受着衣、环境温度及散热等因素的影响而表现较大幅度的波动。深部温度又称体核温度，是指机体内脏等深部组织的温度，其温度高于表层温度。深部温度波动幅度小，相对较稳定。

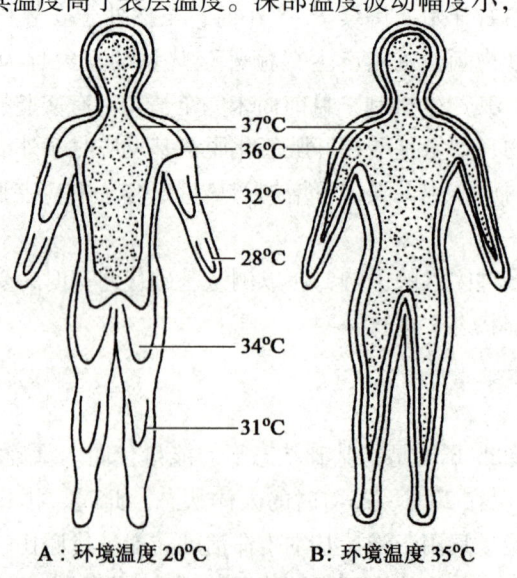

A：环境温度 20℃　　B：环境温度 35℃
图 2-6-1　不同环境温度下人体体温分布图

一、人体的正常体温及其生理变动

(一) 正常体温

生理学所说的体温 body temperature 是指机体深部的平均温度。正常约为 37℃。由于直接测量较困难,所以临床上常用直肠、口腔、腋窝等处的温度来代表。其中以直肠温度最接近深部平均温度。人类体温的正常值,直肠温度为 36.9℃~37.9℃;口腔温度为 36.6℃~37.6℃,平均比直肠温度低 0.3℃;腋下温度约为 36.0℃~37.4℃。在研究工作中,也可测量食管中段温度代表机体深部温度,其比直肠温度约低 0.3℃;或测量鼓膜温度,作为脑组织温度的参考指标,因为鼓膜温度的变化通常与下丘脑温度的变化一致。

体温计是在意大利科学家伽利略 (Galileo Galilei, 1564~1642) 1592 年发明的温度计的基础上改进而成的。在 1867 年,英国伦敦的一位名叫奥尔巴特 (Thomas Clifford Allbutt, 1836~1925) 的医生根据测量人体体温的特点和需要,研制出一种专门用于测量人或动物体温的水银温度计,这种体温计就一直被沿用至今。1984 年,芬兰的一位医疗器械设计师又发明了更方便、准确的电子体温计。随后不久,美国的一家医疗器械公司又研制出一种专用于婴儿的奶嘴式体温计。随着高新科技的发展,今后还将会研制出更先进、更科学、更准确的新型体温计。

(二) 体温的生理变动

1. 昼夜变化 机体体温所表现出的日周期性变动称为昼夜节律 circadian rhythm。一般清晨 2~6 时体温最低,午后 1~6 时体温最高,波动幅度不超过 1℃。这种昼夜节律由体内生物钟 biological clock 控制,具体机制尚不清楚。动物实验提示,其控制中心可能位于下丘脑的视交叉上核。

2. 性别 成年女性平均比男性体温高 0.3℃。而且,女性晨醒后起床前所测定的体温,即基础体温 basal body temperature 可随月经周期而发生波动 (图 2-6-2):月经期体温下降约 0.2℃~0.3℃,排卵日最低,排卵后体温又复升高,直到下次月经期。因此,测定成年女性的基础体温是了解有无排卵和确定排卵日期的辅助手段。女性体温的这种周期性波动现象与体内孕激素水平周期性变化有关。

3. 年龄 新生儿、儿童、青少年的基础代谢率较成年人和老年人略高,所以体温也略高。但新生儿特别是早产儿的体温调节机构尚未发育成熟,调节体温的能力差,易受环境温度的影响而变动,故而应注意保温。

4. 肌肉活动 进行肌肉活动时,代谢率明显增加可导致体温升高。因此临床上测量体温时,应让病人先安静一段时间。

此外,情绪激动、精神紧张时,由于肌张力增加和激素作用,可使产热增加,体温升高;进食导致的食物特殊动力效应以及高温环境也会升高体温。许多麻醉药可抑制体温调节中枢或扩张皮肤血管而增加散热,使体温降低,故而术中、术后均要注意保温。

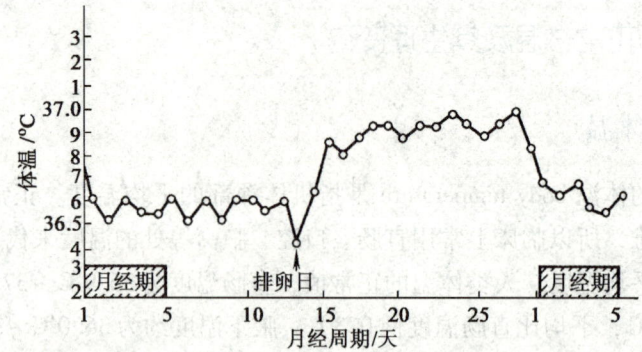

图 2-6-2 女子月经周期中基础体温曲线

二、机体的产热与散热

正常人体之所以能维持相对恒定的体温，是因为在体温调节机制的控制下，产热与散热取得动态平衡即体热平衡的结果。

（一）机体的产热过程

机体的热量来源于三大营养物质在各组织器官的分解代谢。安静时，产热的主要器官是内脏和脑，内脏中以肝脏为主。运动时，产热的主要器官是骨骼肌，当运动较剧烈时，其产热量可增加 40 倍。影响产热的因素很多，例如当机体处于寒冷环境中时，散热量显著增多，此时机体便通过战栗（即骨骼肌屈肌和伸肌同时发生的不随意的节律性收缩）增加机体的产热量，补充人体体热的散失。其他如甲状腺激素、肾上腺髓质激素和交感神经兴奋，均可直接刺激细胞代谢，增加机体的产热。

（二）机体的散热过程

机体散热的主要部位是皮肤，其次可随呼吸、尿、粪等排泄物而散发热量。主要的形式有辐射、传导、对流和蒸发。

1. 散热的主要方式

（1）**辐射散热** 辐射散热 thermal radiation 是机体以热射线的形式将体热传给外界较冷物质的散热形式。人体安静、裸露并处于 21℃ 环境中，约有 60% 的热量以这种方式发散。其影响因素包括皮肤与环境的温度差、机体有效辐射面积等。当体表温度高于外界环境温度时，机体才能通过辐射散热，体表皮肤与周围环境的温度差越大，有效辐射面积越大，辐射散热量就越多。

（2）**传导散热** 传导散热 thermal conduction 是机体的热量直接传给与之接触的较冷物体的散热形式。其影响因素包括皮肤与所接触物体间的温度差、接触物面积及导热性等。当接触比皮肤温度低的良导热体如金属和冰块时，传导迅速，体热散发快。临床常据此用冰帽、冰袋给高热患者降温。

（3）**对流散热** 对流散热 thermal convection 是指通过气体或液体的流动散发体热的

散热形式。对流是传导散热的一种特殊形式。体热把靠近皮肤的较冷空气加温，不断流动的空气将热空气带走，冷空气则流向体表而再被加温，如此反复使体热得以散发。其影响因素包括空气的流速和皮肤与环境的温度差。若无风则空气流速慢，对流散热缓慢，夏天扇扇子时，风速大则散热多；冷时人能增衣御寒，就是因为棉毛织品不仅导热性差，而且棉毛纤维间空气不易流动可减少散热的缘故。

(4) **蒸发散热** 蒸发散热 thermal evaporation 是指通过体表水分蒸发而散发体热的散热形式。其效率极高，体表每蒸发 1g 水，可散发 2.43kJ（0.58kcal）热量。当皮肤温度等于或低于环境温度时，蒸发就成为机体唯一的散热方式。蒸发散热包括不感蒸发 insensible evaporation 和可感蒸发 sensible evaporation 两种。不感蒸发指机体无论环境、温度的高低，体内水分可直接透过皮肤和黏膜表面蒸发。这个过程在体表持续进行，且未形成明显水滴，故不易被人察觉。常温下人体不感蒸发量每天约为 1000mL 左右，其中通过皮肤蒸发约 600~800mL，通过呼吸道蒸发约 200~400mL。因此患者行补液治疗时，应考虑不感蒸发所失去的体液量。可感蒸发又称为显汗或发汗 sweating，是指汗腺分泌汗液至皮肤表面而被蒸发的现象。可感蒸发受空气流速、劳动强度、环境温度和湿度的影响。劳动强度越大，环境温度越高，空气流速越大，湿度越低则出汗量越多，散热越多。反之出汗减少。汗液中水分占 99% 以上，固体成分不到 1%。大部分固体成分为氯化钠，也有少量氯化钾和尿素。机体大量出汗而丧失体液时，失水量显著高于失盐量，易导致高渗性脱水。临床上，对高热不退的患者常利用蒸发散热的原理来对患者进行降温，如酒精擦浴。

2. 散热的调控 参与散热调控的因素主要有发汗和皮肤血流量改变两种方式。

(1) **发汗** 包括温热性发汗 thermal sweating 与精神性发汗 mental sweating。下自脊髓，上到大脑皮层都存在着发汗中枢，但起主要作用的部位在下丘脑。温热性发汗与蒸发散热有关，是温热刺激及交感神经兴奋引起小汗腺分泌以散发体热的现象，对体温调节具有重要意义。精神性发汗与蒸发散热无关，是人在觉醒状态下，精神紧张、情绪激动反射性引起交感神经肾上腺素能纤维兴奋，使大汗腺分泌增多的现象。大汗腺主要集中于手掌、足趾、腋窝、外阴、前额等处。精神性出汗在体温调节中意义不大。

(2) **皮肤血流量改变** 辐射、传导、对流等物理散热量与皮肤和环境之间的温度差密切相关，而皮肤温度则取决于皮肤血流量，而皮肤血流量与皮肤血管口径有关。在炎热环境中，交感神经紧张度降低，皮肤小动脉舒张，动-静脉吻合支开放，皮肤血流量增大，并且此时汗腺活动增强，使较多的体热从机体深部被带到机体表层，深部温度范围扩大而增强了散热作用。反之，在寒冷环境中则散热量减少。

三、体温调节

恒温动物和人类要维持体温的相对稳定，必须在体温调节机构的作用下维持产热与散热的相对平衡。人体的体温调节机制主要包括自主性体温调节 autonomic thermoregulation 与行为性体温调节 behavioral thermoregulation 两个方面。自主性体温调节是在下丘脑体温调节中枢控制下，机体随内外环境温热性刺激信息的变动而通过增减皮肤血流量、发汗、寒战等生理反应以维持体温相对恒定的过程。行为性体温调节则是机体通过一定的行为来保温或降温的过程。下面主要讨论自主性体温调节。

（一）温度感受器

按所在部位的不同，温度感受器可分为外周与中枢两类；根据其感受温度的特点又可分为冷觉感受器和温觉感受器。

1. 外周温度感受器 外周温度感受器广泛存在于皮肤、黏膜、腹腔内脏及大静脉周围。分布于皮肤的冷觉感受器约为温觉感受器数量的 4~5 倍，可见外周温度感受器主要对冷敏感，起防止体温降低的作用。人类在实际生活中，当皮肤温度为 30℃ 时产生冷觉，皮肤温度在 35℃ 时则产生温觉。

2. 中枢温度感受器 中枢温度感受器是指分布于脊髓、脑干网状结构及下丘脑等部位对温度变化敏感的神经元。包括热敏神经元 warm – sensitive neuron 和冷敏神经元 cold – sensitive neuron，前者的放电频率随着脑组织温度的升高而增加，而后者则在局部组织温度降低时放电频率增加。实验表明，热敏神经元主要位于下丘脑的视前区 – 下丘脑前部 preoptic – anterior hypothalamus（PO/AH）；冷敏神经元以延髓、脑干网状结构及下丘脑弓状核居多。局部脑组织温度变动 0.1℃，这两种温度敏感神经元的放电频率就会改变，而且不出现适应现象。

（二）体温调节中枢

调节体温的中枢结构广泛分布于中枢神经系统内。实验证实：切除多种恒温动物的大脑皮层及部分皮层下结构，但保持下丘脑及其以下神经结构的完整性，则动物体温仍能保持相对稳定；如果进一步破坏下丘脑，动物就不能维持相对恒定的体温；致热原等化学物质直接作用于 PO/AH 的温度敏感性神经元后，能引发体温调节反应；同时，PO/AH 温度敏感神经元，既能感受局部组织温度的变化，又能对其他途径传入的温度变化信息作整合处理。因此，可认为体温调节的基本中枢位于下丘脑，而 PO/AH 区是关键部位，在体温调节中发挥着中枢整合作用。

（三）体温调节机制

自主性体温调节是由负反馈控制系统来实现的。如图 2 – 6 – 3 所示，下丘脑体温调节中枢是控制部分，其传出信息可控制受控部分，例如通过自主神经系统调节血管舒缩、发汗等反应；或通过躯体运动神经调节骨骼肌的紧张性并参与行为性体温调节；或通过激素分泌调节机体代谢，以维持正常体温。当体温受内外因素（如机体运动、环境气温、空气湿度、风速等）干扰而变动时，温度检测装置（即外周与中枢温度感受器）检测到体温变化的信息，并将此信息反馈到下丘脑的体温调节中枢，而下丘脑体温调节中枢将这些信息整合后，再调整受控部分的活动，从而使机体在多种因素干扰下依然能使体温维持在正常水平。

人体正常体温之所以能维持在 37℃ 左右，目前多用调定点 set point 学说予以解释。

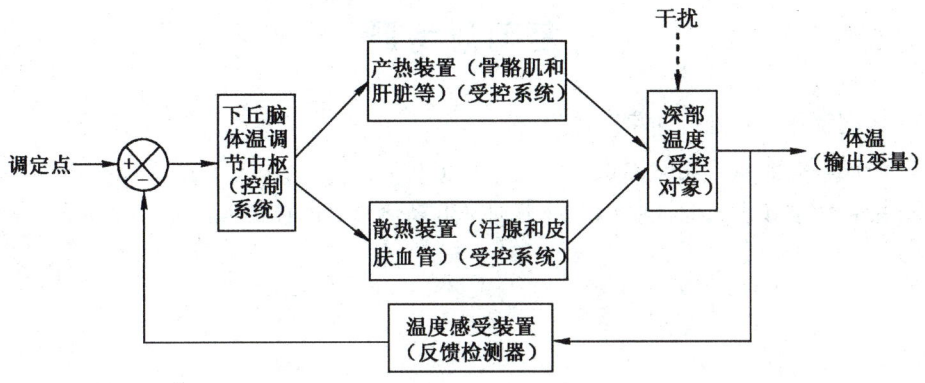

图 2-6-3 体温调节自动控制示意图

该学说认为，PO/AH 区的中枢温度敏感神经元的调控作用与恒温调节器相类似，是体温调节的调定点。如果调定点规定数值为 37℃，则当体温超过 37℃ 时，即可刺激热敏神经元兴奋，引起散热大于产热，将升高了的体温调回到 37℃，使产热和散热达到平衡，维持正常体温；当体温低于 37℃ 时，则刺激冷敏神经元兴奋，引起产热大于散热，使降低了的体温回升到 37℃，最终使体温较稳定地维持在 37℃ 水平。

当机体感染病原微生物或体内产生某些生物活性物质时，致热原将作用于 PO/AH 热敏神经元，使其感受温度的阈值上升，造成调定点上移（例如上移至 39℃）。而体温调节机制则根据新的调定点进行调节，使机体在发热前表现恶寒、战栗等产热反应而增温，直至体温升至新的调定点水平（例如 39℃）时才达到产热与散热的平衡。如果致热原被清除，调定点回降到 37℃，此时 39℃ 的体温就会刺激热敏神经元兴奋，从而抑制产热，增强散热反应，出现皮肤血管扩张、出汗等退热的表现，使体温回降至 37℃。因此，发热的关键是由于调定点温度上移所致，体温调节机制并未停止工作。而中暑却与之不同，机体在高温环境中中暑，是由于体温调节中枢本身功能障碍而造成体温升高。

知识链接

为了能更好地适应环境，机体还有一种能力即习服。习服是指机体为能适应新环境（如高温、低氧、失重、高压等）生存而产生的一系列适应性改变。如人体长期在高温或低温的环境中居住、生活或工作，就会对相应的环境温度逐渐适应而维持正常的健康状态，这种现象就称为对高温或低温的习服。对高温或低温习服的人，即使处在高温或寒冷的环境中，也不会出现由高温或低温引起的不良反应，仍然能够正常地生活和工作。

复习思考题

1. 名词解释：基础代谢率　体温。
2. 简述影响能量代谢的因素。
3. 结合所学知识，简述临床上该如何降低高热患者的体温？

第七章 肾的排泄

 学习目标

1. 掌握肾小球的滤过作用；肾小管和集合管的重吸收；肾小管和集合管的分泌；影响和调节尿生成的因素。
2. 熟悉排泄的概念和途径；肾血流量的自身调节。
3. 了解尿浓缩和稀释的基本过程；肾髓质渗透压梯度的形成和保持；影响尿浓缩和稀释的因素；尿量及尿液的理化性质；尿的贮存和排放。

第一节 概 述

排泄 excretion 是指机体将新陈代谢的终产物、体内不需要的物质和过剩的物质及药物等，经血液循环的途径排出体外的过程。

人体主要的排泄器官有：①呼吸器官：肺呼出气体中的 CO_2、少量水分和挥发性代谢产物及挥发性药物等；②消化器官：唾液腺可排出少量的铅和汞，肝可排出胆色素和无机盐等，但是食物经消化吸收后留下的残渣形成粪便由消化管排出，因未进入血液循环，故不属于排泄物；③皮肤：以不显汗和显汗的形式排出水、NaCl、KCl、尿素和乳酸等；④肾：通过尿的生成排出体内代谢终产物和过剩的物质等。

由肾排出的代谢终产物种类最多、数量最大，并可随机体的不同状态而改变尿量和尿中物质的含量，故肾是人体最重要的排泄器官。同时肾还参与了体内水平衡、电解质代谢和酸碱平衡的调节，对维持内环境稳态具有十分重要的意义。此外，肾还能产生多种激素，如促红细胞生成素、前列腺素及肾素等，所以肾也是一个内分泌器官。

一、肾的结构和血液循环的特点

（一）肾的结构特点

肾脏是尿生成器官，其基本结构包括肾单位和集合管两部分。

1. 肾单位和集合管 肾单位 nephron 是肾的结构和功能的基本单位，它与集合管共同完成尿的生成过程。肾单位由以下各部分构成：

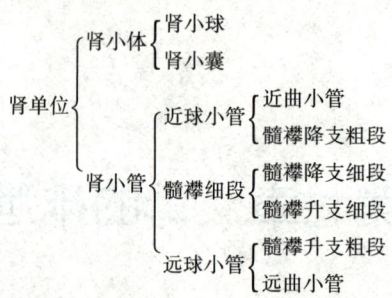

集合管不属肾单位，但在尿生成过程中，尤其是在尿的浓缩和稀释以及保持体内电解质平衡中起着重要的作用。尿液在集合管内生成后，汇入乳头管，最后经肾盏、肾盂、输尿管进入膀胱贮存。

根据肾小体所在部位不同，肾单位可分为皮质肾单位和近髓肾单位（表2-7-1）。

表2-7-1 皮质肾单位和近髓肾单位的结构及特点比较

	皮质肾单位	近髓肾单位
分布	肾皮质的外层和中层	肾皮质的近髓层
占肾单位总数	85%~90%，肾小球体积较小	10%~15%，肾小球体积较大
入、出球小动脉口径	入球小动脉>出球小动脉	差异甚小
出球小动脉分支	形成的毛细血管网几乎全部缠绕在皮质部肾小管周围	形成肾小管周围毛细血管网和U形直小血管
髓袢	短，只达外髓层	长，深入内髓层，甚至达乳头部
球旁器	有，肾素含量多	几乎无
主要作用	形成原尿，分泌肾素	参与尿液浓缩、稀释

2. 球旁器 juxtaglomerular apparatus 又称为近球小体，主要分布在皮质肾单位，由球旁细胞、致密斑和球外系膜细胞组成（图1-4-48）。球旁细胞是位于入球小动脉中膜内的肌上皮样细胞，其胞质内的分泌颗粒含肾素。致密斑由位于远曲小管起始部的呈高柱状上皮细胞构成，它同入球小动脉和出球小动脉相接触，其功能是感受小管液中NaCl含量的变化，并将相关信息传至球旁细胞，调节肾素的释放。球外系膜细胞分布在入球小动脉和出球小动脉之间，具有吞噬功能。

（二）肾血液循环的特点

1. 血流量大 正常人两肾重300g，仅占体重的0.5%。但安静时机体两肾血流量约为1200mL/min，相当于心输出量的20%~25%。肾的血流量大，有利于完成其生成尿的功能。流经肾皮质的血流量约为肾血流量的94%，通常所说的肾血流量主要是指肾皮质血流量。

2. 肾小球毛细血管血压较高 由于皮质肾单位的出球小动脉较入球小动脉细，所以肾小球毛细血管血压就比较高，这有利于肾小球的滤过。

3. 肾小管周围毛细血管血压较低 肾小管周围毛细血管血压较肾小球毛细血管血

压低，有利于将肾小管中的液体重吸收入毛细血管中。

二、肾血流量的调节

保证肾血流量稳定是尿生成的前提。肾血流量的调节包括肾血流量的自身调节和神经调节、体液调节。

（一）自身调节

实验表明，当肾动脉血压在 80~180mmHg（10.7~24.0kPa）之间变动时，肾血流量能维持相对稳定。这种肾血流量不依赖于神经和体液因素作用，而在一定的血压波动范围内保持相对恒定的现象，称为肾血流量的自身调节。它对于维持肾排泄功能的正常进行具有重要意义。

肾血流量自身调节的机制尚未完全阐明。多数学者认同肌源学说，认为肾灌流压在 80~180mmHg 范围内增高时，入球小动脉受到的牵张刺激逐渐增强，小动脉平滑肌的紧张性增加，口径缩小，阻力增大，以对抗灌流压的增高，使流入的血液量不致因血压的增高而增多；而灌流压由 180mmHg 降至 80mmHg 的过程中，入球小动脉则逐渐舒张，血流阻力减小，流入的血液量不致随血压的减小而减少；如果灌流压高于 180mmHg 或低于 80mmHg 时，小动脉平滑肌的收缩和舒张能力分别超过其调节能力，不能继续维持肾血流量稳定的调节。

（二）神经和体液调节

分布到肾的神经以交感神经为主，虽说有副交感神经进入肾，但其作用尚不清楚；调节肾血流量的体液因素主要有去甲肾上腺素和抗利尿激素等，二者均使肾血管收缩，肾血流量减少，此时分配至运动着的肌肉和脑的血量增多。当人体处于失血性或中毒性休克等病理状态时，除交感神经活动增强外，还伴有血管紧张素和抗利尿激素等的生成和释放增多，使肾血管强烈收缩，肾血流量急剧减少至无血流，以保证脑、心等重要脏器的血液供应。

可见，通过自身调节的作用，可使肾血流量保持相对稳定，以完成正常人安静时肾生成尿的功能。而在人体功能状态发生变化，如处于剧烈运动时，则通过神经和体液调节，使体内血液重新分配，以保证当时整体功能活动的正常进行。

第二节　尿生成的过程

尿生成是一个复杂的过程。通常认为包括三个基本环节：首先通过肾小球的滤过作用形成原尿，再经肾小管和集合管的重吸收和分泌作用，以及对尿液的浓缩或稀释作用，最后形成终尿。下面将分别予以叙述。

一、肾小球的滤过作用

当血液流经肾小球时，在肾小球有效滤过压的驱动下，血浆中的水和小分子物质经滤过膜滤入肾小囊腔内形成原尿的过程，称为肾小球的滤过（glomerular filtration）作用。

用微穿刺技术从大鼠肾小囊腔中取出原尿，进行微量化学分析，发现原尿与血浆比较中除蛋白质含量较少，其他成分的质量浓度以及晶体渗透压、pH 值等都与血浆中基本相同（表 2-7-2）。可见，原尿的生成是一种滤过作用。由于红细胞、大分子的蛋白质未能滤出来，所以，原尿就是血浆的超滤液。

表 2-7-2 血浆、原尿和终尿中物质含量及每天的滤过量和排出量

成分	血浆 （g/L）	原尿 （g/L）	终尿 （g/L）	终尿/血浆 倍数	滤过总量 （g/d）	排出量 （g/d）	重吸收率 （%）
Na^+	3.3	3.3	3.5	1.1	594.0	5.3	99
K^+	0.2	0.2	1.5	7.5	36.0	2.3	94
Cl^-	3.7	3.7	6.0	1.6	666.0	9.0	99
碳酸根	1.5	1.5	0.07	0.05	270.0	0.1	99
磷酸根	0.03	0.03	1.2	40.0	5.4	1.8	67
尿素	0.3	0.3	20.0	67.0	54.0	30.0	45
尿酸	0.02	0.02	0.5	25	3.6	0.75	79
肌酐	0.01	0.01	1.5	150.0	1.8	2.25	0
氨	0.001	0.00	0.4	400.0	0.18	0.6	0
葡萄糖	1.0	1.0	0	0	180.0	0	100*
蛋白质	80	微量	0	0	微量	0	100*
水					180000	1500	99

*几乎为 100%

在有足够肾血流量为前提的条件下，血液流经肾小球时能否滤过，主要与肾小球滤过膜及其通透性和有效滤过压有关，以下分别讨论它们在原尿生成中的作用。

（一）滤过膜及其通透性

滤过膜由三层结构组成，每层结构上都存在有不同直径的微孔。内层是毛细血管的内皮细胞，细胞间有许多直径为 50~100nm 的圆形微孔，可阻止血细胞通过，对血浆中的物质几乎无限制作用，故肾小球毛细血管的通透性大。中间层是基膜，厚约 300nm，是由水和凝胶形成的纤维网结构，网孔直径 4~8nm，可允许水和部分溶质通过，网孔是通透性最小的一层结构。外层是肾小囊脏层上皮细胞，伸出许多足突贴附于基膜外面，足突相互交错，形成的裂隙称为裂孔，裂孔上覆盖着一层薄膜，膜上有 4~14nm 的微孔，可限制蛋白质通过。以上三层结构上的微孔组成了滤过膜机械屏障（图 2-7-1）。由于基膜上的微孔直径最小，一般认为它是滤过膜机械屏障的主要部分。除机械屏障外，在滤过膜的各层均覆盖着一层带负电荷的物质涎蛋白（主要是糖蛋白），这些物质的分布因电荷的性质而起着电学屏障的作用。

血浆中的物质能否通过滤过膜，取决于被滤过物质的有效半径及所带的电荷。研究

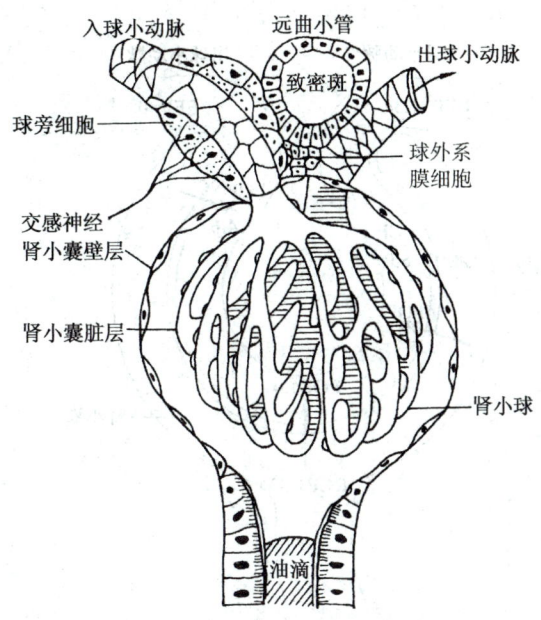

图 2-7-1 肾小球滤过膜示意图

表明：凡分子量小于 60000，有效半径小于 1.8nm 的带正电荷或呈电中性的物质，如水、Na^+、尿素、葡萄糖等，均可自由通过滤过膜上的微孔。分子量大于 69000，有效半径大于或等于 3.6nm 的大分子物质，即使带正电荷，由于机械屏障的作用，也难以通过。所以，一般以物质分子量为 70000 作为肾小球滤过的界限，分子量大于 70000 的物质完全不能滤过。虽然血浆白蛋白的分子量小于 69000，有效半径为 3.5nm，但由于带负电荷，因膜上同性电荷的作用不能通过电学屏障，故原尿中仅含少量蛋白质。进一步的研究发现，电学屏障的作用不如机械屏障明显，故 Cl^-、HCO_3^-、PO_4^{3-} 和 SO_4^{2-} 等带负电荷的微小物质也可顺利通过滤过膜。

（二）有效滤过压

有效滤过压 effective filtration pressure 是肾小球滤过作用的动力，在滤过膜通透性和肾血浆流量不变时，原尿的生成量主要由有效滤过压的大小来决定。肾小球有效滤过压与组织液生成的有效滤过压相似，由滤过的动力和阻力两部分组成，是两者的差值。

促使肾小球滤过的力是肾小球毛细血管压和肾小囊内滤出液的胶体渗透压。由于肾小囊内液中的蛋白质含量极低，形成的胶体渗透压可忽略不计，故肾小球毛细血管血压是肾小球滤过作用的唯一动力。阻止肾小球滤过的力是血浆胶体渗透压和肾小囊内压（图 2-7-2）。因此，肾小球的有效滤过压 = 肾小球毛细血管血压 -（血浆胶体渗透压 + 肾小囊内压）。

用微穿刺技术测定大鼠皮质肾小球的毛细血管血压，发现在入球小动脉端和出球小动脉端的压力几乎相等，约为 45mmHg，囊内压约为 10mmHg。在入球小动脉端，测定其肾小球毛细血管内的血浆胶体渗透压的值为 25mmHg，故其有效滤过压 = 45 -（25 +

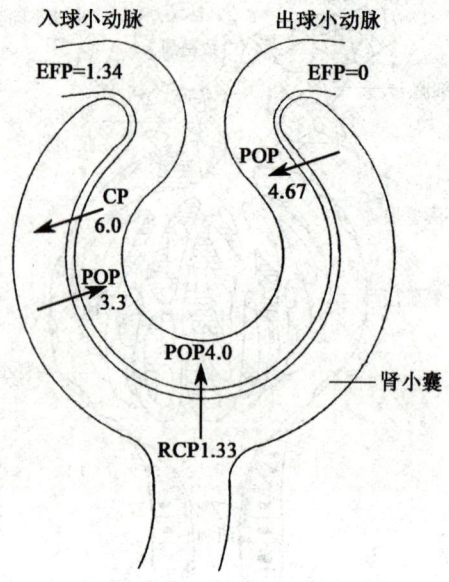

图 2-7-2　肾小球有效滤过压变化示意图
EFP：有效滤过压；CP：毛细血管压；POP：血浆胶体渗透压；RCP：肾小囊内压

10）=10mmHg。在血液流向出球小动脉端的过程中，由于水分和晶体物质不断被滤出，使血浆中蛋白质浓度相对增加，血浆胶体渗透压逐渐升高，出球端血浆胶体渗透压升高至35mmHg，有效滤过压=45-（35+10）=0 mmHg，滤过作用停止。

由上可见，尽管肾小球毛细血管全长都具有使血浆中某些物质通过的功能，但从入球小动脉端到出球小动脉端移行过程中，只是有效滤过压为零之前的一段毛细血管才产生了滤过作用。产生滤过作用的毛细血管长度取决于有效滤过压下降的速率。当有效滤过压下降速率减小时，则产生滤过作用的毛细血管长度延长，生成的原尿量增多；反之减少。

在肾小球有效滤过压的作用下，血浆中的水、小分子物质以及微量的蛋白质可经滤过膜进入肾小囊内形成原尿。单位时间（每分钟）内两肾生成的原尿量，称为肾小球滤过率 glomerular filtration rate（GFR）。肾小球滤过率是衡量肾功能的重要指标，正常人安静时约为125mL/min。肾小球滤过率与每分钟肾血浆流量的比值，称为滤过分数 filtration fraction（FF）。正常人安静时肾血浆流量为660mL/min，滤过分数=125/660×100%=19%。滤过分数表明，约有1/5的肾血浆流量由肾小球滤出到肾小囊内形成原尿。

二、肾小管和集合管的重吸收作用

原尿进入肾小管后称为小管液。小管液流经肾小管和集合管后，与原尿相比，质和量均发生了明显的变化（表2-7-2），这是由于肾小管和集合管具有重吸收和分泌作用所致。

小管液在流经肾小管和集合管时,其中大部分的水和溶质(有的几乎是全部)被管壁细胞吸收回血液的过程,称为肾小管和集合管的重吸收 reabsorption。从表2-7-2可见,各种物质重吸收率不尽相同,说明肾小管和集合管对不同物质的重吸收是有选择的。例如,按每分钟两肾生成的原尿量为125mL计算,每日生成的总量可达到180L,而终尿量一般为1.5L,说明99%以上原尿中的水被重吸收入血。对葡萄糖和Na^+、HCO_3^-,可将其全部或大部分重吸收;对尿素和HPO_4^{2-}等为部分重吸收;肌酐等代谢产物和进入体内的异物(如药物),则不被重吸收而全部排出体外。这种选择性重吸收作用,既保留了对机体有用的物质,又清除了对机体有害的和过剩的物质,实现了对人体内环境的净化。

(一) 重吸收的部位和方式

1. 部位　肾小管和集合管都具有重吸收的功能,但近球小管重吸收的物质种类最多,数量最大,因而是各类物质重吸收的主要部位。这是由近球小管的一些结构和功能特点所决定的。如近球小管上皮细胞的管腔膜上有大量密集的微绒毛形成的刷状缘,使吸收面积达到$50\sim60m^2$,管腔膜对Na^+、K^+和Cl^-的通透性大;上皮细胞内有大量的线粒体及酶类,代谢活跃;管腔膜上的载体数量以及管周膜和基侧膜上的钠泵数量多。正常情况下,小管液中的葡萄糖、氨基酸等营养物质,几乎全部在近球小管重吸收;80%~90%的HCO_3^-,65%~70%的水和Na^+、K^+、Cl^-,也在此重吸收。余下的水和盐类的绝大部分在髓襻细段、远球小管和集合管重吸收,少量随尿排出。虽然在这些部位重吸收的量较近球小管少,但却与机体内水盐和酸碱平衡的调节密切相关。

2. 方式　重吸收的方式有主动和被动两种。主动重吸收是指肾小管和集合管上皮细胞在耗能的情况下,将小管液中的溶质逆浓度差或电位差转运到管周组织毛细血管中的过程。主动重吸收根据能量是否直接利用,又分为原发性和继发性主动重吸收两种。前者所需能量由上皮细胞膜上的三磷酸腺苷直接水解提供,如Na^+和K^+的重吸收主要靠管周细胞膜上的钠泵水解三磷酸腺苷提供能量;后者所需能量不是直接来自于钠泵,但是同Na^+的主动重吸收耦联进行,如葡萄糖、氨基酸和有机酸等,它们分别与Na^+共用细胞膜上的不同转运体,以相同的方向通过细胞膜而被吸收,其动力来自Na^+顺电化学梯度转运时释放的势能,故是间接消耗三磷酸腺苷。被动重吸收是指小管液中的物质顺浓度差或电位差或渗透压差,从管腔内转运至管周组织毛细血管中的过程,如尿素顺浓度差和Cl^-顺电位差从小管液中扩散至管周组织液,水顺渗透压差而被重吸收等。

(二) 几种物质的重吸收

1. NaCl和水的重吸收　从表2-7-2可知,每日滤过的Na^+总量可达到594g,排泄量仅为5.3g,表明原尿中的Na^+有99%以上被重新吸收入血。除髓襻降支细段外,肾小管各段和集合管对Na^+均具有重吸收能力,主要以主动形式重吸收。

在近球小管重吸收的NaCl,占滤液总量的65%~70%。肾小管上皮细胞的管腔膜对Na^+的通透性大,小管液中的Na^+浓度比细胞内高,Na^+顺浓度差扩散入细胞内,随即被管周膜和基侧膜上的钠泵泵入管周组织液中。随着细胞内的 Na^+ 被泵出，小管液中的 Na^+ 又不断进入细胞内。伴随 Na^+ 的重吸收，细胞内呈正电位，管腔内呈负电位，加之小管液中的 Cl^- 浓度比小管内高，Cl^- 顺其电位差和浓度差而被动重吸收。NaCl 进入管周组织液，使其渗透压升高，并促使小管液中的水不断进入上皮细胞及管周组织液。NaCl 和水进入后，使细胞间隙的静水压升高，促使 Na^+ 和水通过基膜进入相邻的毛细血管而被重吸收。部分 Na^+ 和水也可能通过紧密连接回漏到小管腔内（图 2-7-3）。故在近球小管，Na^+ 的重吸收量等于主动重吸收量减去回漏量。这种 Na^+ 的重吸收过程称为泵-漏模式机制。

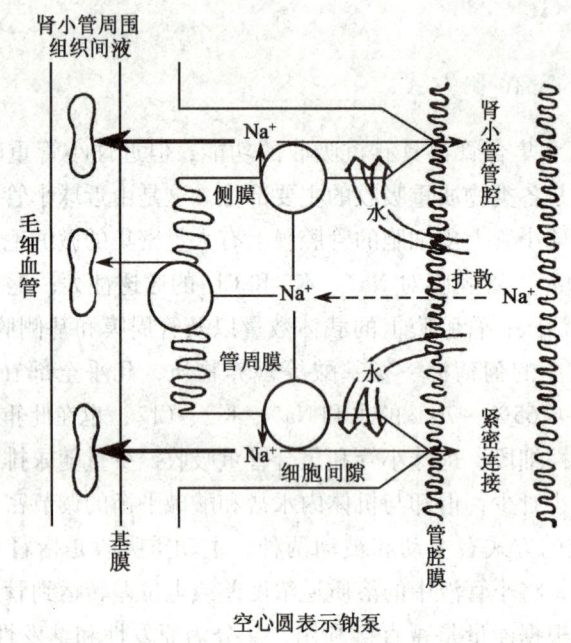

空心圆表示钠泵

图 2-7-3 肾小球有效滤过压变化示意图

在髓袢的重吸收是指小管液流经髓袢的过程中，重吸收的 NaCl 约占滤液中总量的 20%。髓袢各段对 NaCl 的重吸收情况不一样。降支细段对 NaCl 的通透性极低，但对水的通透性高，由于水分不断渗透至管周组织液，使小管液中 NaCl 浓度升高。升支细段对水几乎不通透，但对 Na^+ 和 Cl^- 的通透性高，小管液中的 Na^+ 和 Cl^- 顺浓度差扩散至管周组织液，故小管液中的 Na^+、Cl^- 的浓度又明显降低。升支粗段对 NaCl 的重吸收，是通过钠泵和管腔膜上转运体的活动，将 Na^+、Cl^-、K^+ 协同转运，一起转入细胞内，其比例为 $Na^+:2Cl^-:K^+$（图 2-7-4）。髓袢升支粗段对水几乎不通透，水不被吸收而留在小管内，由于其中的 NaCl 被上皮细胞重吸收入管周组织液，因此造成小管液渗透降低而管周组织液渗透压增高。该段对水和 NaCl 重吸收的分离，对尿液的浓缩和稀释具有重要作用。呋塞米（速尿）和依他尼酸等利尿剂，能特异性地与管腔膜转运体上的 Cl^- 结合点相结合，抑制 Na^+、$2Cl^-$、K^+ 的协同转运，导致重吸收减少而达到利尿作用。

远曲小管和集合管主动重吸收的 NaCl 约占滤液中总量的 10%～12%。在机体缺水或缺盐时，对水或盐的重吸收增加。在集合管，Na^+ 和水的重吸收分别受醛固酮和抗利尿激素的调节，属于调节性重吸收。而其余肾小管各段对 Na^+ 和水的重吸收，同机体是否存在水、Na^+ 不足或过剩无直接关系，属于必需性重吸收。

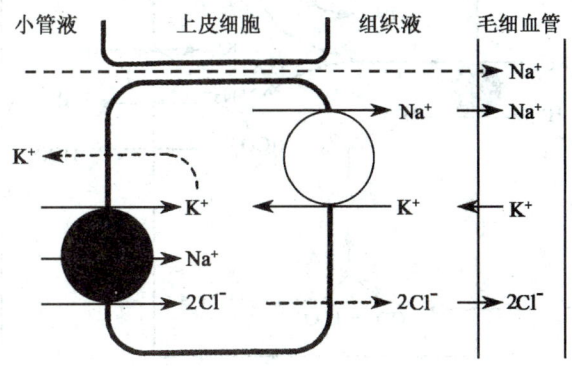

实心圆表示转运体，空心圆表示钠泵

图 2-7-4　髓袢升支粗段对 Na^+、Cl^- 和 K^+ 的转运

可见，肾小管各段和集合管对 Na^+ 的重吸收，在维持细胞外液 Na^+ 平衡和渗透压中有重要作用。而且，随着 Na^+ 的主动重吸收，促进了葡萄糖和氨基酸的继发性主动重吸收，间接促进了 HCO_3^-、Cl^- 的被动重吸收（在髓袢升支粗段，Cl^- 属继发性主动重吸收），同时还促进了 Na^+-H^+ 交换和 Na^+-K^+ 交换的过程（见后述）。因此，Na^+ 的重吸收在肾小管和集合管对其他物质的重吸收及分泌功能中也起着关键的作用。

2. K^+ 的重吸收　滤液中的 K^+ 绝大部分在近球小管重吸收，终尿中的 K^+ 是远曲小管和集合管分泌的。因为近球小管重吸收 K^+ 是逆着 K^+ 的浓度差和电位差进行的，所以是主动转运。

3. HCO_3^- 的重吸收　小管液中 80%～85% 在近球小管重吸收。小管液中的 HCO_3^- 与小管细胞分泌的 H^+ 结合生成 $NaHCO_3$ 而后分解为 CO_2 和 H_2O。CO_2 是高脂溶性的物质，很快通过细胞膜被重吸收，所以 HCO_3^- 是以 CO_2 的形式被重吸收的。进入细胞内的 CO_2 在碳酸酐酶的催化下和细胞内的水又生成 H_2CO_3，H_2CO_3 解离成 H^+ 和 HCO_3^-，H^+ 被分泌到小管腔内，而 HCO_3^- 与 Na^+ 一起被重吸收回血（图 2-7-5）。如果滤过的 HCO_3^- 超过了分泌的 H^+，多余的 HCO_3^-、CO_2 通过管腔的速度明显高于 Cl^- 的速度，故 HCO_3^- 的重吸收常优先于 Cl^-。HCO_3^- 是体内主要的碱储备物质，其优先重吸收对于体内酸碱平衡的维持具有重要的意义。

4. 葡萄糖的重吸收　正常人血糖浓度为 4.44～6.67mmol/L（0.8～1.2g/L），终尿中几乎不含葡萄糖。微穿刺实验表明，葡萄糖的重吸收部位仅限于近球小管（主要在近曲小管），其余各段肾小管无重吸收葡萄糖的能力。所以，一旦近球小管不能将小管液中的葡萄糖全部重吸收，余下的部分则随尿排出。

葡萄糖的重吸收是继发于 Na^+ 的主动重吸收。小管液中的葡萄糖和 Na^+ 与上皮细胞

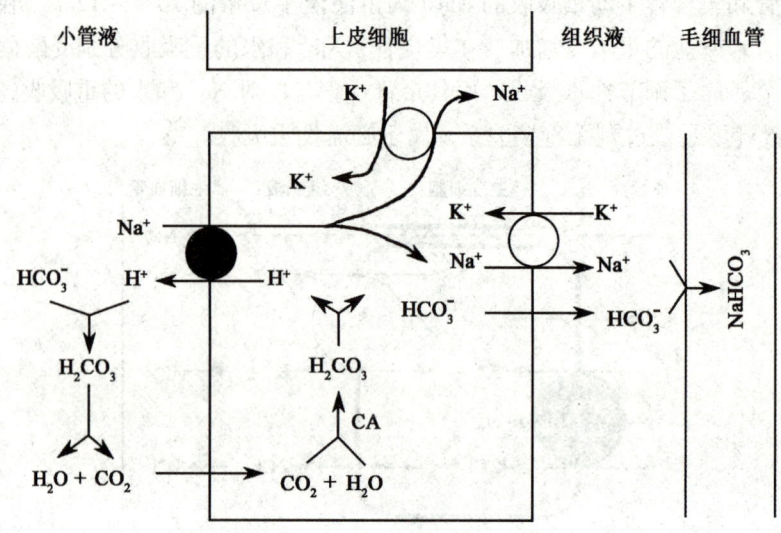

CA: 碳酸酐酶　　实心圆表示转运体，空心圆表示钠泵

图 2-7-5　HCO_3^- 的重吸收示意图

刷状缘上的转运体结合形成复合体，当 Na^+ 易化扩散入细胞内时，葡萄糖也同时被转运到细胞内。随后，Na^+ 被泵出到细胞间隙，葡萄糖则通过易化扩散被转运到组织液而重吸收回血液中。

近球小管对葡萄糖的重吸收有一定的限度。当血糖浓度超过 8.88～9.99mmol/L（1.6～1.8g/L）时，部分近球小管上皮细胞对葡萄糖的吸收已达到极限，葡萄糖就不能被全部重吸收，于是随尿排出而出现糖尿。尿中开始出现葡萄糖时的最低血糖浓度，称为肾糖阈（renal glucose threshold）。随着血糖浓度的进一步升高，肾小管对葡萄糖吸收达极限的上皮细胞数量增加，随尿排出的葡萄糖便增多。

5. 其他物质的重吸收　氨基酸、HPO_4^{2-}、SO_4^{2-} 等的重吸收机制基本上与葡萄糖相同，但转运体可能不同。部分尿酸在近球小管重吸收。大部分的 Ca^{2+} 和 Mg^{2+} 在髓襻升支粗段重吸收。小管液中微量的蛋白质，在近球小管内通过入胞作用可被摄入细胞内，再经溶酶体酶水解成氨基酸后，通过与葡萄糖重吸收相同的机制进入组织液。在近球小管和髓襻升支细段及内髓部集合管，对尿素有不同程度的通透性。由于水的重吸收，使小管液的尿素浓度增加，尿素顺浓度差扩散而被吸收。

三、肾小管和集合管的分泌作用

肾小管和集合管上皮细胞将自身代谢产生的物质分泌到小管液中的过程称为肾小管和集合管的分泌；肾小管和集合管上皮细胞将血液中的某种物质排入小管液中的过程称为排泄。由于二者的物质都是排入管腔，因而通常两者不严格区分，一般统称为肾小管和集合管的分泌作用。肾小管和集合管主要能分泌 H^+、NH_3 和 K^+，这对保持体内的酸碱和 Na^+、K^+ 平衡具有重要意义。

（一）分泌 H^+

近球小管、远曲小管和集合管上皮细胞均有分泌 H^+ 的功能，但主要在近球小管。由细胞代谢产生或由小管液进入管周上皮细胞的 CO_2，在碳酸酐酶的催化下，CO_2 和 H_2O 生成 H_2CO_3，H_2CO_3 解离成 H^+ 和 HCO_3^-。细胞内的 H^+ 和小管液中 Na^+ 与细胞膜上的转运体结合，H^+ 被分泌到小管液中，而小管液中的 Na^+ 则被重吸收入细胞。H^+ 的分泌与 Na^+ 的重吸收呈逆向转运，二者相互联系，称为 Na^+-H^+ 交换。在细胞内生成的 HCO_3^-，扩散至管周组织液，同其中的 Na^+ 生成 $NaHCO_3$ 并入血。分泌入小管液的 H^+ 与其内的 HCO_3^- 生成 H_2CO_3，后者分解的 CO_2 又以单纯扩散的方式进入管周上皮细胞，在细胞内再生成 H_2CO_3。如此循环往复，每分泌一个 H^+，可重吸收 1 个 Na^+ 和 1 个 HCO_3^- 回到血液（图 2-7-6）。碳酸氢钠是体内重要的碱贮备，因此，肾小管和集合管分泌 H^+ 的作用对维持体内酸碱平衡是非常重要的。

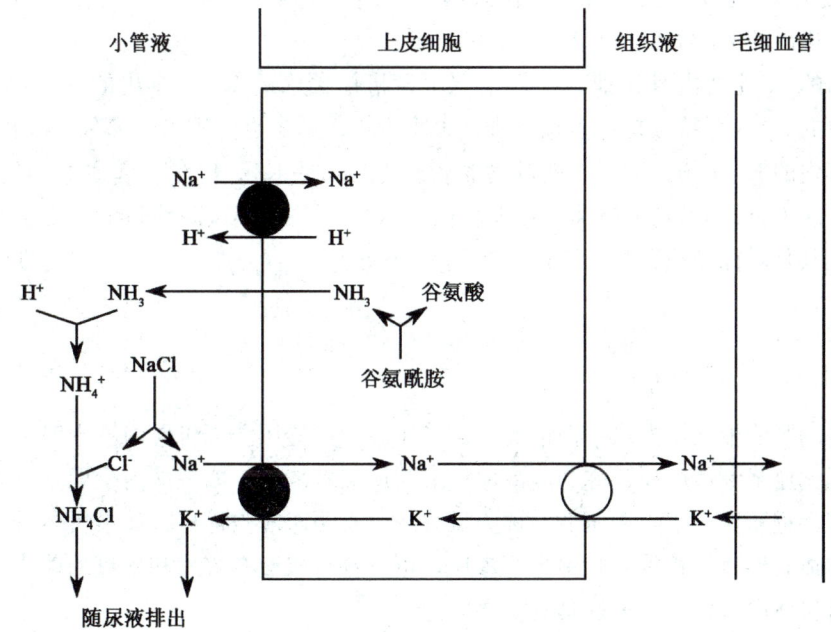

实心圆表示转运体，空心圆表示钠泵

图 2-7-6　H^+、NH_3 和 K^+ 分泌关系示意图

（二）分泌 NH_3

正常情况下，NH_3 主要由远曲小管和集合管分泌。酸性中毒时，近球小管也可分泌 NH_3。细胞内的 NH_3 主要来源于小管上皮细胞内谷氨酰胺的脱氨反应，其次来自其他氨基酸。NH_3 是脂溶性物质，易于通过细胞膜扩散入小管液中，并与其中的 H^+ 结合成 NH_4^+，NH_4^+ 的生成减少了小管液中的 H^+，有助于 H^+ 的继续分泌。小管液中的 NH_4^+

则与强酸盐（如 NaCl）的负离子结合生成铵盐（NH_4Cl）随尿排出。强酸盐的正离子（如 Na^+）则与 H^+ 交换而进入肾小管细胞，然后和细胞内的 HCO_3^- 一起被转运入血。随着小管液中的 NH_3 与 H^+ 结合生成 NH_4^+，小管液中的 NH_3 降低，有利于 NH_3 的继续分泌（图 2-7-6）。因此，NH_3 的分泌同样具有排酸保碱、维持机体酸碱平衡的作用。

（三）分泌 K^+

如图 2-7-6 所示，K^+ 的分泌与 Na^+ 的主动重吸收有密切的联系。由于 Na^+ 的主动重吸收使管内电位降低，K^+ 则顺电位差扩散到小管液中。K^+ 的分泌与 Na^+ 的重吸收的这种关系称为 Na^+-K^+ 交换。由于 Na^+-K^+ 交换和 Na^+-H^+ 交换都是 Na^+ 依赖性的，故二者呈竞争性抑制，即当 Na^+-H^+ 交换增强时，Na^+-K^+ 交换减弱；反之，Na^+-H^+ 交换减弱时，Na^+-K^+ 交换增强，在人体酸中毒时，小管细胞内的碳酸酐酶活性增多，H^+ 生成量增加，导致 Na^+-H^+ 交换增强，而 Na^+-K^+ 交换则减弱，K^+ 随尿排出减少，可能出现血钾升高。在人体碱中毒时，Na^+-H^+ 交换减弱，Na^+-K^+ 交换增强，排出的 K^+ 增多，可能发生血钾降低。

体内的 K^+ 主要由肾排泄。正常情况下，机体摄入的 K^+ 和排出的 K^+ 保持动态平衡。体内的 K^+ 代谢特点是：多吃多排，少吃少排，不吃也要排出一部分。故在临床上，为维持体内的 K^+ 平衡，应对不能进食的病人适当地补 K^+，以免引起血 K^+ 降低。肾功能不全的病人，排 K^+ 功能障碍，可发生高血 K^+ 症。血 K^+ 过高或过低，都会对人体的功能，尤其是对神经和心脏的兴奋性产生不利影响。

第三节 尿的浓缩和稀释

机体的肾能根据体内水平衡情况来调节尿液的渗透压。当机体内缺水时，排出的尿液渗透压比血浆渗透压高，称为高渗尿，表明尿液被浓缩；如果体内摄取水过多，则排出的尿液渗透压比血浆渗透压低，称为低渗尿，表明尿液被稀释；如果机体排出的尿液渗透压与血浆渗透压相等，则称为等渗尿。可见肾对尿液有浓缩和稀释的能力。这一功能对维持机体内水代谢的平衡具有重要的意义。

一、尿浓缩和稀释的基本过程

尿液的浓缩和稀释过程是在肾髓质内进行的。肾皮质组织液的渗透压与血浆渗透压之比为 1，说明皮质组织液与血浆的渗透压相等。而由髓质外层向乳头部深入，组织液的渗透压逐渐升高，分别为血浆的 2、3 和 4 倍（图 2-7-7），即形成一个肾髓质渗透压梯度。当机体缺水、抗利尿激素分泌较多时，远曲小管和集合管上皮细胞对水的通透性增大，由髓袢升支粗段来的低渗小管液在流经远曲小管和集合管的过程中，在管外高渗透压的作用下，水不断被重吸收，小管液便不断被浓缩而成为高渗液。可见，肾髓质渗透压梯度的建立是尿液浓缩的必要条件。当体内水过多、抗利尿激素分泌减少时，远曲小管和集合管上皮细胞对水的通透性降低，水的重吸收减少，但在醛固酮作用下，

NaCl 被不断重吸收，因而尿被稀释为低渗尿。

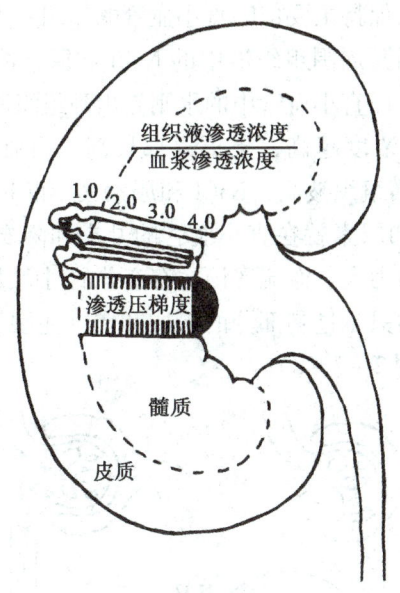

图 2-7-7　肾髓质渗透压梯度示意图

二、肾髓质渗透压梯度的形成和保持

肾髓质渗透压梯度的形成与肾小管各段具有不同的生理特性密切相关（图2-7-8）。

位于外髓部的髓袢升支粗段能主动重吸收 Na^+ 和 Cl^-，但对水不通透，故随着对 NaCl 的主动重吸收，升支粗段内小管液的 NaCl 浓度和渗透压均逐渐降低，而升支粗段管周组织液的渗透压则升高，于是从皮质到近内髓部的组织液形成了一个渗透压增高的梯度。所以在外髓部，渗透压梯度的形成是由于髓袢升支粗段对 Na^+ 的主动性重吸收和对 Cl^- 的继发性主动重吸收所致。

在内髓部，渗透压梯度是由尿素的再循环和 NaCl 的扩散共同形成的。尿素再循环的过程是：远曲小管及皮质部、外髓部的集合管对尿素不易通透，但对水易通透。由于水被重吸收，小管液的尿素浓度将逐渐增高；内髓部的集合管容易让尿素通透，尿素顺浓度差进入内髓部组织液，使其渗透压增高；升支细段对尿素的通透性大，内髓组织液中的尿素顺浓度差扩散入升支细段，经远球小管及皮质部和外髓部集合管，至内髓集合管时再扩散入组织液，形成尿素的再循环。尿素的再循环有助于内髓高渗透压梯度的形成和加强。NaCl 的扩散发生于内髓部。髓袢细段降支对 Na^+ 不通透，但对水易通透。在内髓部渗透压的作用下，小管液中的水不断进入内髓组织间，使小管液的 NaCl 浓度和渗透压逐渐增高，在髓袢折返部达到最高。在升支细段，管壁对 Na^+ 易通透而对水不通透，NaCl 顺浓度差扩散入组织液，参与内髓部高渗透压梯度的形成。这样，在降支细段和升支细段就构成了一个逆流倍增系统，使内髓组织液的渗透压由近外髓部至乳头部逐渐增高,形成渗透压梯度。

肾髓质高渗透压梯度的保持主要依靠直小血管的作用。直小血管与髓襻平行,当其中的血液沿降支下行时,因其周围组织液中的 NaCl 和尿素浓度逐渐增加,这些物质便顺浓度差扩散入直小血管,而直小血管中的水则渗出到组织液中。越深入内髓层,直小血管血液中的 NaCl 和尿素浓度越高,至折返部最高。当血液沿升支回流时,其中的 NaCl 和尿素浓度比同一水平组织液高,NaCl 和尿素又不断扩散到组织液,水又重新渗入直小血管。这样,NaCl 和尿素就在直小血管的升支和降支间循环,产生逆流交换的作用。直小血管细而长、阻力大、血流缓慢,有充分的时间进行逆流交换。当直小血管升支离开外髓部时,带走的只是过剩部分的溶质和水(主要是水)。这样,就使髓质的高渗透压梯度得以保持(图2-7-8)。

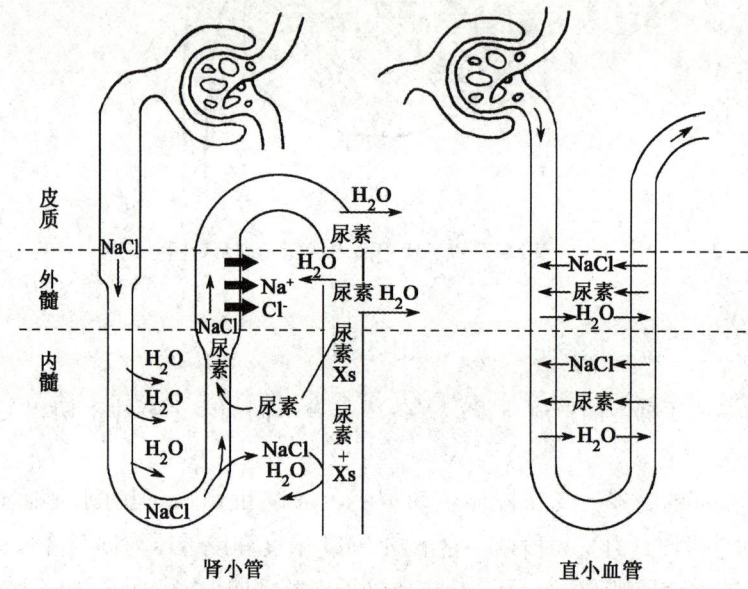

粗箭头表示升支粗段主动重吸收 Na^+ 和 Cl^-。
髓襻升支粗段和远曲小管前段对水不通透。Xs 表示未被重吸收的溶质。

图 2-7-8 尿浓缩机制示意图

三、影响尿浓缩和稀释的因素

(一)髓襻的功能

由于某种原因使内髓层受损,会导致肾的尿浓缩能力降低;或某些因素抑制髓襻升支粗段对 Na^+、Cl^- 和 K^+ 的转运,使小管液中的 NaCl 含量增加,同时使外髓部的高渗透压梯度降低,即使有抗利尿激素存在,皮质和外髓部集合管对水的重吸收亦减少,故排出的尿量增多,其中的 NaCl 含量也增多。

(二) 直小血管的血流

直小血管血流过快，随血流带走的 NaCl 和尿素增多；而血流过慢，过剩的水又不能及时被血流带走，二者都会使内髓高渗透压梯度降低，尿的浓缩能力减弱。

(三) 尿素的含量

尿素是内髓高渗状态形成梯度的重要溶质。尿素为蛋白质代谢的产物。营养不良的病人，蛋白质摄入量不足，蛋白质代谢减弱，尿素生成量减少，内髓质中尿素也减少，渗透压梯度将降低，肾对尿的浓缩能力减弱。补充蛋白质后，肾对尿的浓缩功能可得到改善。

第四节 影响和调节尿生成的因素

尿生成有赖于肾小球滤过作用和肾小管、集合管的重吸收和分泌作用。因此，机体对尿生成的调节也是通过影响这些作用来实现的。

一、影响肾小球滤过的因素

肾小球滤过作用主要与有效滤过压、滤过膜面积和通透性以及肾血流量有关，这些因素的改变，均可影响肾小球滤过作用。

(一) 滤过膜的面积和通透性

滤过膜面积变化主要影响尿量，滤过膜通透性的改变主要影响滤液的成分。成人两侧肾小球滤过膜总面积在 $1.5m^2$ 以上。在生理状态下，滤过膜的面积和通透性都比较稳定。但当肾脏疾病引起滤过膜面积和通透性发生改变时，肾小球滤过率也将发生显著变化。如急性肾小球肾炎引起肾小球损害，有效滤过面积减少，肾小球滤过率下降，尿量减少，出现少尿或无尿；另外，肾小球肾炎还使肾小球滤过膜上机械屏障和电学屏障破坏，导致滤过膜的通透性增大，使原来难以滤过或不能滤过的血细胞与蛋白质也可通过滤过膜而进入肾小囊，出现血尿和蛋白尿。

(二) 有效滤过压

凡能影响肾小球毛细血管血压、血浆胶体渗透压和肾小囊内压的因素都会引起滤过压的变动，从而影响肾小球滤过率。

1. 肾小球毛细血管血压 肾小球毛细血管血压受全身动脉血压的影响。当血压在 80~180mmHg 范围内变动时，由于自身调节机制的存在，肾小球毛细血管血压保持相对稳定，因而肾小球滤过率基本不变。当动脉血压降低到 80 mmHg 以下时，超出肾脏自身调节范围，肾小球毛细血管血压下降，有效滤过压降低，肾小球滤过率减少，导致少尿。当动脉血压进一步下降到 40mmHg 以下时，肾小球滤过率将减小到零，出现无尿。所以，临床上大量失血引起动脉血压下降的病人，常出现少尿甚至无尿。

2. 血浆胶体渗透压　血浆胶体渗透压主要取决于血浆蛋白浓度，生理状态下相对比较稳定，对有效滤过压影响不明显。静脉快速输入大量生理盐水时，血浆中的蛋白质被稀释，导致血浆胶体渗透压降低，因而有效滤过压升高，肾小球滤过率增加，使尿量增多。

3. 肾小囊内压　正常情况下，肾小囊内压比较稳定。只有在肾盂、输尿管结石或肿瘤压迫等原因引起尿路阻塞时，导致肾小囊内压升高，有效滤过压降低，肾小球滤过率下降，尿量减少。此外，某些药物（如磺胺类），极易在小管液的酸性环境中析出结晶；或某些疾病如溶血过多，血红蛋白在酸性环境中变性凝固，导致肾小管堵塞而使肾小囊内压升高，肾小球有效滤过压和滤过率下降。

（三）肾血浆流量

在其他条件不变时，肾血浆流量与肾小球滤过率成正变关系，肾血流量变化对肾小球滤过率有很大影响。如果肾血浆流量增加，肾小球毛细血管内血浆胶体渗透压升高的速度和有效滤过压下降的速度均减慢，产生滤过作用的毛细血管长度增加，肾小球滤过率增多。相反，在剧痛、大失血、休克、严重缺氧等病理状态时，交感神经兴奋性增强，肾血管收缩，肾血流量减少，血浆胶体渗透压上升的速率和有效滤过压下降的速率均加快，具有滤过作用的毛细血管长度缩短，肾小球滤过率减少。

二、肾小管和集合管功能调节

肾小管、集合管的重吸收和分泌作用的调节包括肾内自身调节和神经体液调节。

（一）肾内自身调节

肾内自身调节主要包括小管液中溶质的浓度、球管平衡和管球反馈等对尿生成的调节。

1. 小管液中溶质的浓度　小管液的溶质所形成的渗透压，是对抗肾小管和集合管重吸收水分而使尿量减少的力量。如果小管液中溶质浓度增多，小管液渗透压便增高，对抗水重吸收的力量增大，肾小管特别是近球小管对水的重吸收减少，使尿量增多。例如糖尿病患者，由于血糖浓度增加，超过了肾糖阈，葡萄糖不能被肾小管完全重吸收，小管液中渗透压增高，妨碍了水的重吸收，造成尿量增多并出现糖尿。这种由于小管液中的溶质含量增多，渗透压增高，使水的重吸收减少而发生尿量增多的现象，称为渗透性利尿 osmotic diuresis。因此，临床上给某些水肿病人使用可被肾小球滤过但不被肾小管重吸收的药物，如甘露醇和山梨醇等，就是通过提高小管液溶质的浓度，增加渗透压，从而达到利尿和消肿的目的。

2. 球－管平衡　近球小管对小管液的重吸收量与肾小球滤过率之间有着密切的联系。无论肾小球滤过率增多或减少，近球小管的重吸收量始终占滤过量的65%~70%，即多滤多吸、少滤少吸，这种平衡关系称为球－管平衡 glomerulo－tubular balance。其生理意义在于使尿量不致因肾小球滤过率的增减而出现大幅度的变化。当肾小球滤过率增高时，尿量不致过多；当肾小球滤过率降低时，尿量不致过少。在某些情况下，球-管平衡可能被打破。如在使用渗透性利尿剂时，近球小管重吸收率减少，而肾小球滤过率不受影响，重吸收率小于65%~70%，排出的NaCl和尿量就会明显增多。

（二）神经体液调节

1. 肾交感神经系统 肾交感神经兴奋性增强时主要通过以下三方面调节尿生成：①使入球小动脉和出球小动脉收缩，但前者收缩程度大于后者，流入阻力增大，肾血流量减少，肾小球滤过率下降；②刺激球旁细胞释放肾素，使血管紧张素Ⅱ、醛固酮生成增加，肾小管对Na^+、水的重吸收增多；③促进肾小管和集合管对Na^+、Cl^-和水的重吸收。但是，在正常生理状态下，交感神经传出冲动频率较低，对尿生成过程影响较小。只有在大量失血、严重呕吐和腹泻使体液丧失，导致血容量不足和血压降低时，交感神经传出冲动增多，上述作用才能得以充分发挥。

2. 抗利尿激素

（1）抗利尿激素的来源及作用 抗利尿激素 antidiuretic hormone（ADH）又称为血管加压素，由下丘脑视上核和室旁核的神经内分泌细胞分泌，沿下丘脑-垂体束运输至神经垂体贮存，并由此释放入血。抗利尿激素的主要生理作用是提高远曲小管和集合管上皮细胞对水的通透性，促进水的重吸收；增加髓襻升支粗段对NaCl主动重吸收，使髓质渗透浓度提高，尿液被浓缩，尿量减少，从而发挥抗利尿作用。

（2）抗利尿激素分泌和释放的调节 调节抗利尿激素分泌的主要因素是血浆晶体渗透压和循环血量的变化。

①血浆晶体渗透压：血浆晶体渗透压是调节抗利尿激素分泌的最主要因素。下丘脑视上核和室旁核及其周围区域存在渗透压感受器，其对血浆晶体渗透压的改变非常敏感。人体大量出汗、严重的呕吐、腹泻等失水时，血浆晶体渗透压升高，对渗透压感受器刺激增强，使抗利尿激素的合成和释放增加，促进远曲小管和集合管对水的重吸收，尿液浓缩，尿量减少。反之，如短时间内大量饮清水，血浆晶体渗透压降低，对渗透压感受器刺激减弱，抗利尿激素合成和释放减少，远曲小管和集合管对水的重吸收减少，则尿液稀释，尿量增加。这种由大量饮清水后引起尿量明显增多的现象，称为水利尿 water diuresis。临床上常用水利尿试验来检测受试者肾对尿液的稀释功能。

②循环血量的改变：在左心房和胸腔大静脉壁上存在容量感受器。当循环血量发生改变时，可刺激容量感受器，反射性调节抗利尿激素的分泌和释放，从而调整血容量。循环血量过多时（静脉大量输液），左心房和腔静脉管壁扩张，刺激容量感受器兴奋，冲动经迷走神经传入中枢（下丘脑），抑制抗利尿激素合成和释放，使水的重吸收减少，尿量增多，以排出体内过剩的水分，有利于血容量恢复；反之，当血容量减少时，心房容量感受器受到的刺激减弱，传入冲动减少，抗利尿激素合成和分泌增加，尿量减少，血容量得以恢复。

以上可见，血浆晶体渗透压和循环血量的改变，都可通过负反馈机制，调节抗利尿激素的分泌和释放，进而维持血浆晶体渗透压和循环血量的相对稳定。此外，其他因素也可影响抗利尿激素合成和释放。如动脉血压升高时，刺激颈动脉压力感受器，可反射性地抑制抗利尿激素的释放；反之，动脉血压下降时，对压力感受器刺激减弱，反射性增加抗利尿激素的释放，使尿量减少。下丘脑或下丘脑-垂体束发生病变时，抗利尿激素合成和释放障碍，尿量明显增多，每日排尿量达10L以上，临床上称为尿崩症。

3. 醛固酮

（1）**醛固酮的来源及作用** 醛固酮是肾上腺皮质球状带分泌的重要的盐皮质激素，可促进远曲小管和集合管上皮细胞对 Na^+ 的重吸收和 K^+ 的分泌，通过重吸收 Na^+ 而增加对 Cl^- 和水的重吸收，因此，醛固酮具有保 Na^+、排 K^+、保水和增加细胞外液容量的作用。

（2）**醛固酮分泌的调节** 醛固酮的分泌主要受肾素-血管紧张素系统和血 K^+、血 Na^+ 浓度的调节（图2-7-9）。

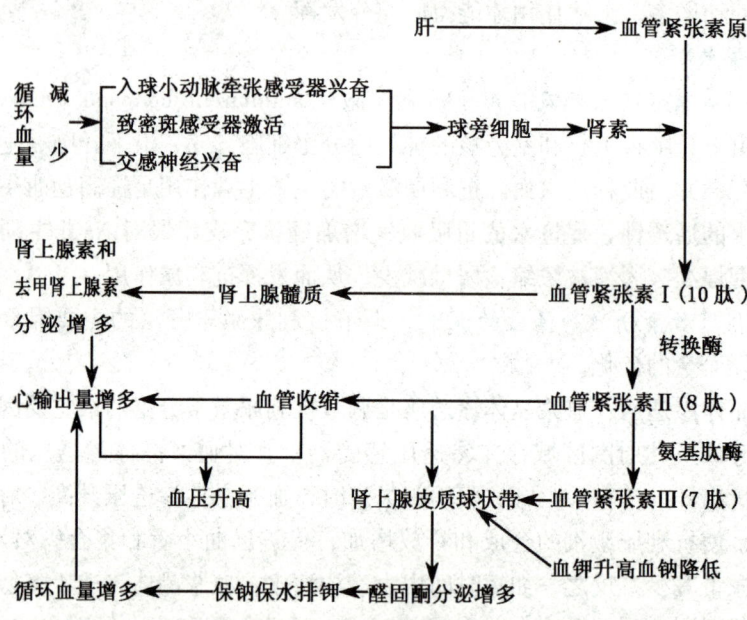

图2-7-9 肾素-血管紧张素-醛固酮系统的生成和作用示意图

①肾素-血管紧张素-醛固酮系统：肾素主要由球旁细胞分泌，是一种蛋白水解酶，它能催化血浆中血管紧张素原（主要在肝脏产生，是一种α-球蛋白）分解，生成血管紧张素Ⅰ（10肽）。血管紧张素Ⅰ可刺激肾上腺髓质分泌肾上腺素，对血管的直接作用则较弱。血管紧张素Ⅰ在血液和组织经转换酶（该酶在肺中含量最丰富）作用，水解成血管紧张素Ⅱ（8肽），血管紧张素Ⅱ有很强的收缩血管作用。血管紧张素Ⅱ在氨基肽酶作用下进一步水解为血管紧张素Ⅲ（7肽）。血管紧张素Ⅱ和Ⅲ都具有收缩血管和刺激醛固酮分泌的作用，但血管紧张素Ⅱ的缩血管作用较强，血管紧张素Ⅲ刺激醛固酮的分泌作用强（图2-7-9）。生理状态下，肾素、血管紧张素、醛固酮在血浆中

的水平保持一致，构成一个相互关联的功能系统，称为肾素－血管紧张素－醛固酮系统（RAAS）。

肾素－血管紧张素－醛固酮系统的激活是从肾素开始的，肾素的分泌受多种因素调节。循环血量降低、交感神经兴奋、肾上腺髓质释放肾上腺素和去甲肾上腺素增加时，均可促进肾素释放。循环血量降低刺激肾素分泌机制有三：其一，当循环血量降低时，心房容量感受器与动脉压力感受器受到的刺激减弱，传入冲动减少，反射性引起肾交感神经活动增强，入球小动脉球旁细胞分泌肾素增多；其二，由于循环血量降低使肾动脉压下降，可刺激肾入球小动脉的压力感受器，引起球旁细胞分泌肾素增多；其三，因循环血量降低，肾动脉压下降，使肾小球滤过率和滤过的 Na^+ 量减少，流经致密斑的 Na^+ 量也减少，刺激致密斑感受器，使入球小动脉球旁细胞肾素释放增多。

②血 K^+ 和血 Na^+ 的浓度：血 K^+ 浓度升高或血 Na^+ 浓度降低，均可直接刺激肾上腺皮质球状带合成和分泌醛固酮，促进肾小管、集合管的保 Na^+ 排 K^+ 作用。相反，当血 K^+ 浓度降低或血 Na^+ 浓度升高时，醛固酮合成和分泌减少，保 Na^+ 排 K^+ 作用减弱。这对恢复血 K^+、血 Na^+ 的正常浓度起着重要作用。肾上腺皮质球状带对血 K^+ 浓度的变化比血 Na^+ 更为敏感，血 K^+ 浓度升高 0.5mmol/L 即可刺激其分泌活动增加，而血 Na^+ 浓度则需更大程度降低才能引起同样的效应。

4. 心房钠尿肽 心房钠尿肽 atrial natriuretic peptide（ANP）是由心房肌细胞生成的一种激素。循环血量增加时，心房容积扩大，心房肌细胞受到牵张而释放心房钠尿肽。心房钠尿肽的主要作用是使血管平滑肌舒张和抑制集合管对 NaCl 的重吸收，具有明显的促进钠、水排出的作用。心房钠尿肽调节肾排钠的机制如下：①心房钠尿肽同集合管上皮细胞管周膜上的受体结合后，可引起管腔膜上的钠通道关闭，直接抑制 Na^+ 重吸收；②抑制肾球旁细胞释放肾素，并抑制肾上腺皮质分泌醛固酮，从而降低血液醛固酮水平，间接抑制肾小管对 Na^+ 重吸收，使肾排钠量增加；③能舒张入球和出球小动脉，使肾小球滤过率增加，肾排钠量增加。

第五节 尿液的贮存和排放

尿的生成是连续不断的过程。尿液生成后经输尿管进入膀胱内贮存。当尿液达到一定量时，通过反射性排尿动作，将尿液一次性经尿道排出体外。膀胱排尿动作受中枢神经系统控制。

一、尿液及其理化特性

（一）尿量

尿量是反映肾功能的重要指标之一。正常成人每天排尿量约为 1000~2000mL。尿量的多少随机体水平衡情况而变化，当摄入的水多和出汗很少时，尿量增多；反之，摄入的水少或出汗很多时，尿量减少。若每天尿量持续超过 2500 mL，称为多尿 polyuria；

每天尿量在 100~500 mL，称为少尿 oliguria；每天尿量少于 100mL，称为无尿 anuria。多尿、少尿、无尿均属异常现象。正常成人每天约产生 35g 固体代谢产物，在尿中溶解度为 7%，所以最少需 500mL 尿量才能将其溶解并排出。少尿或无尿可造成代谢产物在体内堆积；长期多尿会使机体丧失大量水分，造成脱水。这些变化都会破坏机体内环境的稳态。

（二）尿液的理化性质

1. 化学成分　尿由水及溶于其中的固体物质组成，水占 95%~97%，其余固体物质占 3%~5%。固体物质包括有机物和无机物两大类（见表 2-7-2）。此外尿中还含有微量蛋白质、糖、酮体等，临床常规方法不能将其测出，可忽略不计。若用常规方法在尿中检测出糖、蛋白质、酮体等物质，则提示异常。

2. 颜色气味　正常尿液透明呈淡黄色。颜色主要来自胆红素代谢产物尿胆原、尿胆素。某些食物和药物可影响尿的颜色，如进食胡萝卜或服用核黄素，尿色可呈深黄色。正常新鲜尿液有一定气味，主要来自挥发酸。放置过久，因尿素分解可出现氨味。若新鲜尿有氨味，提示膀胱炎或尿潴留。

3. 酸碱度　正常尿液呈弱酸性，pH 5.0~7.0。尿的酸碱度受疾病、饮食等的影响。饮食富含蛋白质，尿呈酸性；食用蔬果的素食者，尿偏碱性。

4. 比重　正常成年人尿液比重为 1.015~1.025，最大变动范围为 1.001~1.035。大量饮水后，尿比重降低，机体缺水，尿量减少，比重升高。若尿比重长期固定低于 1.010，提示肾实质损害，尿浓缩功能障碍，为肾功能不全的表现。

二、排尿反射

（一）支配膀胱和尿道的神经及其作用

膀胱受盆神经和腹下神经支配，尿道还受阴部神经支配。

1. 盆神经　起自骶髓，副交感神经。传出冲动引起膀胱逼尿肌收缩，尿道内括约肌松弛，促进排尿。

2. 腹下神经　起自腰髓，交感神经。传出冲动引起膀胱逼尿肌松弛（作用较弱），尿道内括约肌收缩，阻止排尿。

3. 阴部神经　起自骶髓，躯体神经。引起尿道外括约肌收缩，阻止排尿。这一作用受意识控制。

三组神经都含有传入纤维。盆神经中含有传入膀胱充盈感觉的纤维，腹下神经中含有传导膀胱痛觉的纤维，阴部神经中含有传导尿道感觉的纤维（图 2-7-10）。

（二）排尿反射

排尿反射 micturition reflex 是一种通过自主神经和躯体神经进行的复杂反射活动（图 2-7-11）。其基本反射中枢在骶髓，但同时受到脑桥、中脑和大脑皮层控制。当

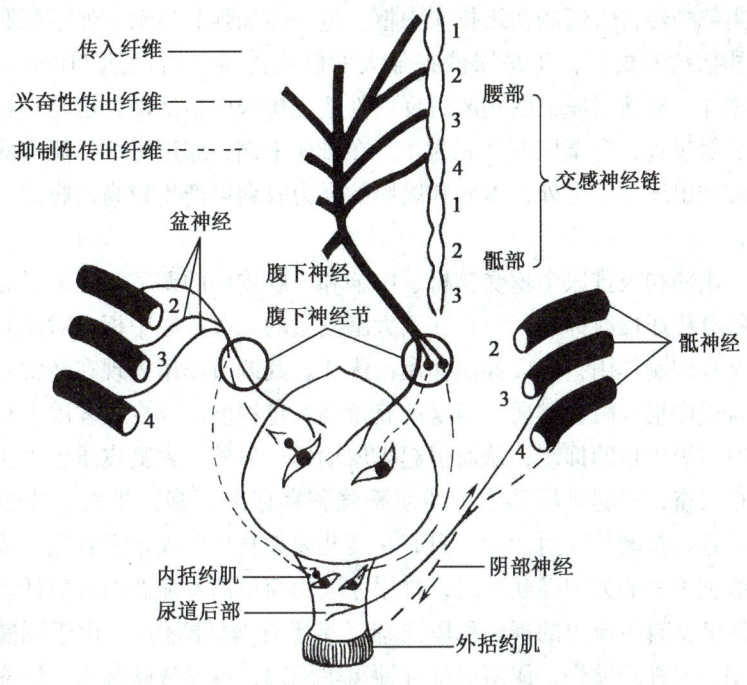

图 2-7-10 膀胱和尿道的神经支配

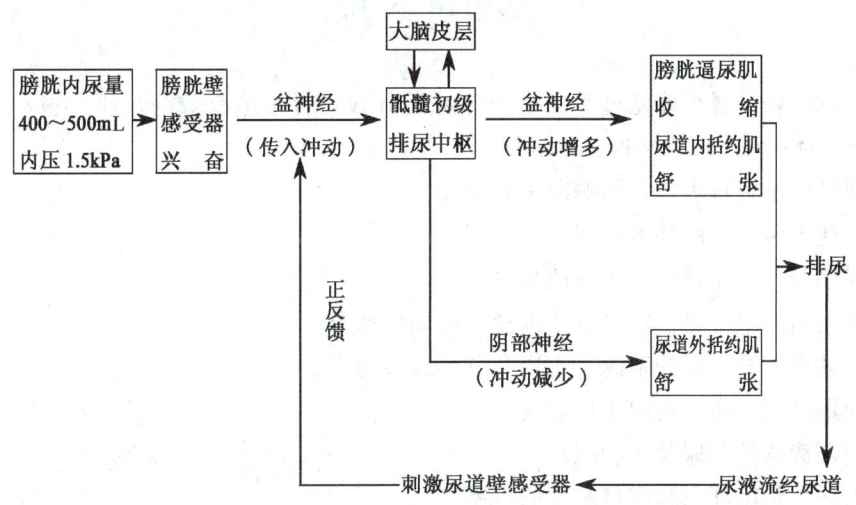

图 2-7-11 排尿反射过程示意图

膀胱内尿量达到 400~500mL 时，膀胱内压急剧上升，膀胱壁上的牵张感受器受刺激而兴奋，冲动沿盆神经上传到骶髓的初级排尿中枢，同时兴奋冲动也上行到达大脑皮层的高级排尿反射中枢，产生尿意。若环境允许排尿，由大脑皮层高级排尿反射中枢发出的冲动加强初级中枢的兴奋性，经盆神经传出冲动增多，腹下神经和阴部神经活动受到抑制，引起逼尿肌收缩，尿道内括约肌松弛，尿液进入后尿道。后尿道感受器受到尿液刺激，冲动沿阴部神经传入骶髓初级排尿中枢，进一步加强其活动，使逼尿肌收缩进一步加强，尿道外括约肌松弛，于是尿液在强大的膀胱内压（可高达110mmHg）驱动下，顺畅地排出体外。尿液对尿道的刺激可反射性增强排尿中枢活动，这是一种正反馈，可以促进排尿反射过程，直至尿液排完为止。在排尿末期，尿道海绵体肌肉收缩，将残余在尿道的尿液排出体外。另外，腹肌和膈肌的强力收缩可产生较高的腹内压，有利于克服排尿阻力。

在整体，骶髓初级排尿中枢受脑桥、中脑和大脑皮层的调节。在脑桥有排尿反射易化区，在中脑有排尿反射抑制区。存在于大脑皮层的高级排尿中枢，对骶髓初级排尿中枢既有兴奋又有抑制作用，但以抑制作用占优势。其调节作用表现在经常发放下行抑制冲动至初级排尿中枢以阻止排尿，当膀胱充盈到一定程度时，皮质因上行感觉冲动的作用，解除对初级中枢的抑制，从而引起排尿动作。另外，大脑皮质也可主动促进骶髓初级排尿中枢兴奋，引起排尿动作，即使膀胱积存尿液不多，排尿动作也可发生。因此，排尿是受意识控制的反射活动。只有在婴儿因大脑皮质尚未发育完全或成人初级排尿中枢与高级脑中枢失去神经联系时，排尿才成为简单而不随意的反射活动。排尿失去意识控制，尿液不自主流出的现象称尿失禁（见于脊髓横断伤）。由于骶髓排尿中枢活动障碍或抑制、盆神经损伤、尿道机械性梗阻等原因，可导致膀胱内尿液充盈但不能自主排除，此现象称为尿潴留。

复习思考题

1. 名词解释：肾小球滤过率　肾小球滤过分数　肾小球有效滤过压　肾小管重吸收　排泄　肾糖阈　球管平衡　水利尿。
2. 何谓肾小管重吸收？影响因素有哪些？
3. 简述尿液生成的基本过程。
4. 何谓肾小球滤过率？正常值是多少？
5. 肾素由哪里分泌？它对机体水盐平衡如何调节？
6. 简述血管升压素的来源、作用和分泌调节因素。
7. 何谓球管平衡？有何生理意义？
8. 何谓渗透性利尿及水利尿？
9. 简述大量出汗引起尿量减少的机制。
10. 简述影响肾小球滤过的因素及肾脏疾患时出现蛋白尿的可能原因。

第八章 感觉器官

 学习目标

1. 掌握感受器与感觉器官的概念。
2. 熟悉眼的折光功能；眼的感光功能；外耳与中耳的传音功能。
3. 了解感受器的生理特性；与视觉有关的生理现象；内耳的感音功能；前庭器官的功能；其他感觉器官。

感觉 sensation 是客观物质世界在人主观上的反映。人体内、外环境变化的刺激首先作用于特定的感受器或感觉器官，感受器通过换能作用使各种能量转变为相应的动作电位，动作电位经传入神经传向大脑皮层的特定区域，最后经中枢分析而产生主观感觉。

第一节 概　述

一、感受器与感觉器官

感受器 receptor 是指位于体表或组织内部专门感受机体内、外环境变化的结构或装置。机体感受器的结构各不相同，某些感受器（如痛觉感受器）即为游离神经末梢；某些感受器则在裸露的神经末梢周围包绕被膜样的结缔组织，共同构成特殊的结构，如与触-压觉有关的触觉小体，与牵张反射有关的肌梭等；另外还有一些在结构和功能上都高度分化了的感受细胞，例如光感受细胞（视网膜中的视杆细胞和视锥细胞）、声波感受细胞（耳蜗中的毛细胞）等，这些高度分化的感受细胞连同其非神经性附属结构，构成各种复杂的感觉器官 sense organ。人最主要的感觉器官有眼、耳、前庭、鼻、舌等。

感受器的分类方法很多，根据所在部位不同，感受器可分为外感受器和内感受器。外感受器位于体表，感受外界环境的刺激，如光、声、触、嗅、味等；内感受器位于体内的血管、内脏、肌肉和关节之中，感受内环境的刺激，如血浆渗透压、动脉血压和动脉氧分压等。根据所接受的刺激性质不同，感受器可分为机械感受器、化学感受器、温度感受器和光感受器等。

二、感受器的生理特性

(一) 适宜刺激

一种感受器往往只对某种刺激特别敏感，这种刺激就称为该感受器的适宜刺激 adequate stimulus。例如，一定的温度变化是温度感受器的适宜刺激；一定波长的电磁波是视网膜感光细胞的适宜刺激等。虽然感受器对其他非适宜刺激不敏感，但是也可能引起一定的反应，只是刺激强度要比适宜刺激大得多。例如，按压眼球也可能产生光感。

(二) 换能作用

感受器接受刺激后可以将各种刺激能量转变为相应传入神经或特殊感受细胞的电位变化，这种作用称为感受器的换能作用 transducer function。感受器受刺激后，先产生一个幅度较小的局部电位，称为感受器电位或启动电位。感受器电位不具备"全或无"性质，当达到阈电位时，便可触发传入神经产生动作电位。

(三) 编码作用

感受器在感受刺激进行换能的过程中，还将刺激所包含的环境变化信息转移到动作电位的序列之中，这就是感受器的编码作用 coding。中枢神经系统再根据传入神经动作电位的序列变化获得对外界的主观认识。编码作用的详细机制目前尚不清楚，可能是通过传入神经纤维上动作电位的频率高低和参与传导这一信息的神经纤维数量来进行的。

(四) 适应现象

当刺激保持同一强度，并持续作用于感受器时，传入神经纤维上的动作电位频率会逐渐减少，这种现象称为感受器的适应现象 adaptation。其出现的快慢可因感受器不同而存在较大差异，因此又将感受器分为快适应和慢适应感受器两类。典型的快适应感受器是皮肤触觉感受器，适应快，受刺激后的短时间内，传入纤维的冲动就开始减少甚至消失，其有利于快速地再次接受新的刺激，以适应变化的环境。典型的慢适应感受器包括肌梭、颈动脉窦和主动脉弓压力感受器、关节囊感受器等，其适应慢，通常在刺激开始后传入冲动稍下降，但却可持续到刺激消失为止，有利于机体随时监测姿势、血压等机能活动，及时进行调整，维持相对稳定。

第二节　视觉器官

视觉器官 vision apparatus 由眼、视神经和视觉中枢组成。眼作为外周视觉器官，主要由眼球和附属器构成，具有折光成像与感光换能两种作用。人眼的适宜刺激是波长为 380~760nm 的电磁波。外界物体发出的光线，经眼的折光系统，在视网膜上形成清晰的物像，视网膜上的感光细胞接受物像刺激，产生动作电位，沿着视神经传到视觉中枢，产生视觉。据估计，在人脑获得的外界信息中，大约有 70% 以上来自视觉系统，因而眼无疑是人体最重要的感觉器官。

一、眼的折光功能

（一）眼的折光与成像

人眼的折光系统 refractive system 是一个复杂的光学系统，由角膜、房水、晶状体和玻璃体构成。眼的折光成像机制与凸透镜的成像机制基本相似，但过程十分复杂。为了能准确表述其原理，常将上述复杂的折光系统设计为折光效果基本相同但更简单的光学模型，即简化眼 reduced eye 加以说明。简化眼的光学参数与人眼折光系统的总光学参数相等。简化眼的眼球是一个前后径为 20mm 的单球面折光体，折射率为 1.33，入射光线只在空气进入球形界面时折射一次，节点 n 在角膜后方，距离角膜 5mm。这个模型和正常安静时的人眼一样，正好能使 6m 以外物体发出的光线聚焦在视网膜上，形成一个缩小、倒立的实像（图 2-8-1）。利用下列计算公式即可计算出物像大小。因为 nb 为 15mm，AB 和 Bn 可以通过测量获得。

$$\frac{AB(物体大小)}{Bn(物体至节点距离)} = \frac{ab(物像大小)}{nb(节点至视网膜距离)}$$

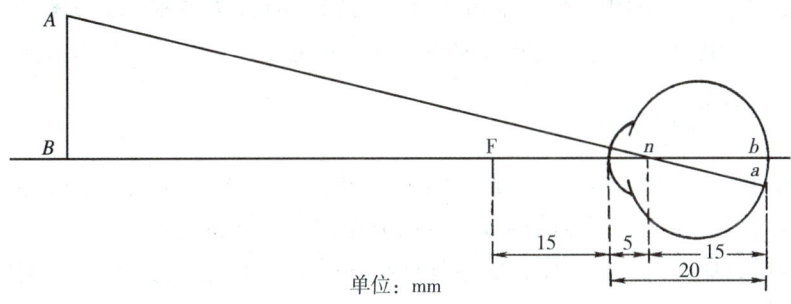

图 2-8-1　简化眼及其成像情况

（二）眼的调节

正常人眼安静地注视 6m 以外物体时，不需要调节，物体发出的平行光线能清晰地成像于视网膜上。通常将人眼不做任何调节所能看清楚的最远距离称为远点 far point of vision。如果注视 6m 以内物体时，进入眼内的光线呈辐射状，经折射成像于视网膜后方，即到达视网膜的光线尚未聚焦，因而物像是模糊的。但正常人眼在看近物时也十分清楚，这是由于眼在看近物时已进行了调节。这种调节主要包括晶状体调节、瞳孔调节和双眼视轴会聚三个方面。

1. 晶状体调节　晶状体是一个富有弹性的组织，呈双面凸形，其四周借悬韧带附着在睫状体上。眼视远物时，睫状肌舒张，悬韧带拉紧，晶状体被拉成扁平状。眼视近物时，视网膜上模糊的物像反射性引起动眼神经副交感纤维兴奋，使睫状肌收缩，睫状体前移，继而悬韧带松弛，晶状体借助自身弹性向前、后凸出，曲度增加，折光能力增强，在视网膜上形成清晰的物像。眼在作最大限度的调节后，所能看清楚的最近物体距离眼的距离称为近点 near point of vision。

人眼看近物时，晶状体的调节能力是有一定限度的。这主要取决于晶状体的弹性。近点越近，说明晶状体弹性越好。但是，随着年龄的增长晶状体弹性逐渐丧失，其调节能力逐渐减弱，近点也随之逐渐变远。人眼在8岁、20岁、60岁的平均近点分别是8.6cm、10.4cm、83.3cm。老年人晶状体调节能力下降，近点变远，称为老视 presbyopia。

2. 瞳孔调节 因为正常人的瞳孔直径可变动于1.5~8.0mm之间，所以瞳孔可调节进入眼内的光线量。视近物时，反射性引起双侧瞳孔缩小，称为瞳孔调节反射。其意义是减少入眼的光量，保证光线由晶状体中心进入，以减小球面像差和色相差，使成像清晰。

瞳孔大小还决定于环境中光线的强弱。光线增强时瞳孔缩小，光线减弱时瞳孔扩大。这种瞳孔随入射光线的强弱变化而变化的反应称为瞳孔对光反射 papillary light reflex。其意义是调节进入眼内的光量，以免过强刺激损伤视网膜，又可在光线弱时看清物体。瞳孔对光反射的中枢在中脑，临床通过检查这一反射，可以作为判断麻醉深浅度和病情危重程度的重要监测指标。

3. 双眼会聚 当双眼注视一个由远移近的物体时，两眼视轴向鼻侧会聚的现象，称为双眼会聚。其意义是能使视网膜成像对称，避免复视，以产生清晰的视觉。

（三）眼的折光异常

正常人眼无须进行任何调节，就可使6m以外的平行光线聚焦在视网膜上；在一定范围内的近距离物体，经过眼的调节也可以成像清晰，此为正视眼 emmetropia。如果眼的折光系统或眼球形态结构异常，眼在静息状态时平行光线不能聚焦于视网膜上，称为折光异常或屈光不正，包括近视、远视和散光（图2-8-2）。

1. 近视 眼折光力过强，将使远方物体发出的平行光线聚焦在视网膜前方，造成视网膜成像模糊，这种折光功能异常称为近视 myopia。多数是由于眼球前后径即眼轴过长，少数是因角膜和晶状体凸度过大所致。近视眼不能看清远处物体，远点比正视眼近；但在看近物时，近物发出的辐射状光线，眼只需作较小的调节或无须进行调节即可在视网膜上形成清晰的物像，近点比正视眼近，能看清更近的物体。近视眼可用凹透镜加以矫正。

2. 远视 由于眼折光力过弱，眼处于静息状态时，远物发出的入眼平行光线聚焦在视网膜的后方，造成视物模糊，这种折光异常称为远视 hyperopia。多数是由眼轴过短，少数是因角膜平坦或晶状体屈光力不足所致。远视眼在视远物时需要调节晶状体，使平行光线提前聚焦于视网膜上；在看近物时，则需要做更大程度的调节，甚至在作最大限度调节后仍不能看清楚物体，近点较正视眼远。因此，远视眼无论看近物还是远物

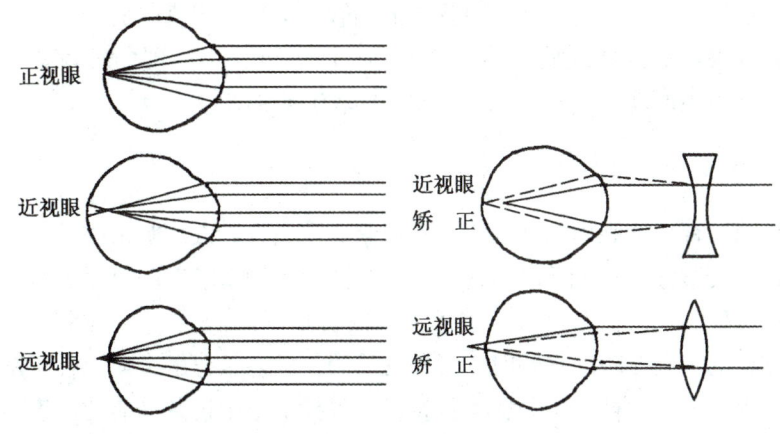

图 2-8-2 眼的折光异常及其矫正

都要进行调节，容易疲劳。矫正远视眼可用凸透镜。

3. 散光 正视眼折光系统的每个折光面都是正球面，各方向的曲度相等，所以均有共同的焦点。但散光者最常见为角膜折光面每一个方向的曲度不同，致使通过各个不同曲度部分的光线无法聚焦于同一平面上。光线经过曲度较大部分时，聚焦于视网膜之前；光线经过曲度较小部分时，聚焦于视网膜之后。因此，视网膜上不能形成清晰的物像，这种折光异常称为散光 astigmatism。可用适当的柱面镜使曲度过大的部分折光能力减小，而使曲度过小的部分折光能力增强，以矫正散光。

二、眼的感光功能

眼的感光系统由视网膜构成。视网膜的结构十分复杂，细胞种类很多，其中能感受光线刺激的是视杆细胞和视锥细胞。视杆细胞主要分布在视网膜的周边部分，视锥细胞主要分布在视网膜的中央部分，它们分别与双极细胞形成突触联系，双极细胞再与神经节细胞形成突触联系。神经节细胞发出的轴突构成了视神经，它在视网膜表面形成视神经乳头。视神经乳头处无感光细胞，光线折射在该处不引起视觉，故而被称为生理盲点 blind spot。

（一）视网膜的感光换能系统

在人和大多数脊椎动物的视网膜中存在着两种感光换能系统，即视杆系统和视锥系统。

1. 视杆系统 视杆系统又称为晚光觉或暗视觉 scotopic vision 系统，由视杆细胞和有关的双极细胞及神经节细胞组成。视杆系统对光的敏感度高，在弱光环境中即能看到物体，但难于分辨物体的细微结构；而且视杆细胞含有的感光色素（视紫红质）不能分辨颜色。以晚间活动为主的动物（如猫头鹰、鼠），视网膜上就只有视杆细胞。

2. 视锥系统 视锥系统又称为昼光觉或明视觉 photopic vision 系统，由视锥细胞和与它有关的传递细胞如双极细胞、神经节细胞组成。视锥系统对光的敏感度差，但在照明度提高到一定程度时能看清物体，对物体的细微结构分辨力高。而且视锥细胞含有的感光色素与视杆细胞的视紫红质结构略微不同，因此可分为不同的视色素，能分辨颜色。以白昼活动为主的动物（如鸡），视网膜上只有视锥细胞。

（二）视网膜的光化学反应

现已经证明，视杆细胞内的感光物质是视紫红质。视紫红质是由视黄醛和视蛋白构成的结合蛋白。视紫红质在光照时迅速分解为视蛋白和构型较直的全反型视黄醛；但在酶的作用下视黄醛和视蛋白又可重新合成视紫红质（图2-8-3）。视紫红质的分解和合成是同时进行的。人在暗处视物时，视紫红质的合成多于分解，使视杆细胞对光的敏感度提高。相反，人在亮处时，分解大于合成，视杆细胞中视紫红质的浓度较低，导致对光的敏感度降低，此时，人在强光下的视觉将由视锥细胞所含的感光色素来完成。视紫红质在分解与合成的过程中，有一部分视黄醛被消耗，必须由血液中的维生素A补充。因此，血液中维生素A长期不足将影响视紫红质的光化学反应过程，会影响人的暗视觉，引起夜盲症 nyctalopia。

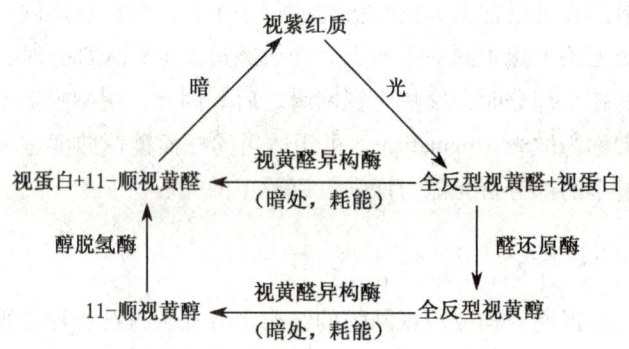

图2-8-3 视紫红质的光化学反应

人在强光下的视觉与视锥细胞的光化学反应有关，且视锥细胞的重要特点是能分辨颜色。正常视网膜可分辨波长380~760nm之间的约150种不同颜色，每种颜色都与一定波长的光线相对应。在此范围内，只要波长增减3~5nm，视觉系统即可分辨出不同的颜色，称为色觉。关于色觉形成的机制，通常用三原色学说 trichromatic theory 加以解释。该学说认为视网膜中有三种视锥细胞，分别含有对红、绿、蓝三种色光敏感的感光色素，它们吸收光谱的范围各不相同，不同的色觉是这三种视锥细胞按不同比例受到刺激，然后由不同组合的视神经冲动传入大脑所形成。

三原色学说可以较好地解释色盲和色弱的发病机制。色盲者缺乏辨别某种颜色的能力；色弱者只是对某种颜色的辨别能力较差。色盲分为全色盲和部分色盲两类。全色盲极为罕见，只能分辨光线明暗。部分色盲包括红色盲、绿色盲和蓝色盲，前两者较为多见。其病因可能与缺乏某种特殊视锥细胞有关。近年来，随着基因克隆技术的发展，认为编码敏感色素的基因位于X染色体上，相应基因片段丢失或被杂合基因取代是部分色盲发生的主要分子机制。色盲大多数为先天遗传性疾病，少数由视网膜病变引起。而色弱患者并非缺乏某种视锥细胞，只是视锥细胞对某种颜色的识别能力比正常人差一些，多数由后天因素引发。

三、与视觉有关的几种现象

（一）视力

眼对物体细小结构的分辨能力，称为视力或视敏度 visual acuity，亦即眼睛识别两点间最小距离的能力。因此，临床上常用分辨某物体缺口方向的方法制成视力表以检查视力。目前国际上通用的视力表有两种：其一为 Snellen 图，由大小不等的 E 字母构成。另一种为 Landolt 环视力表。通常以眼分辨的最小视角作为衡量标准，即视敏度 = 1/视角。所谓视角是指物体上两点发出的光线射入眼球后，通过节点时所形成的夹角。视角越小，表示眼分辨两点间最小距离的能力越强，视力越好；反之视力越差。视力表就是根据这个原理设计的。正常人眼能分辨的最小视角为 1 分角，1 分角的视力是 1.0，按对数视力表表示为 5.0。视角的大小与视网膜上的物像大小有关，1 分角的视网膜像稍大于一个视锥细胞的直径，此物像两点间正好有一个未受刺激的视锥细胞，冲动传入中枢后，形成两点分开的感觉。

（二）视野

单眼固定注视正前方一点不动时，该眼所能看到的空间范围称为视野 visual field。视野的大小与感光细胞在视网膜上的分布情况及面部结构的遮挡有关。在同一光照条件下，用不同颜色目标物测得的视野大小不一样，白色视野最大，其次是黄蓝色，再次为红色，而绿色视野最小。由于部分光线被鼻和额阻挡，正常人的视野鼻侧与上侧较窄，颞侧与下侧较宽。临床上检查视野，可帮助诊断视网膜或视觉传导通路上的某些疾病。

（三）双眼视觉

人与灵长类动物双眼位于头的前侧，两个鼻侧视野相互重叠，凡处于此范围的物体都能同时被双眼看到，此时产生的视觉称为双眼视觉 binocular vision。牛、马等双眼长于两侧的动物，两眼视觉完全不能重叠，因而仅产生单眼视觉。人两眼视同一物体时，虽然在两侧视网膜上各成一像，但由于眼外肌精细的协调运动，使同一物体成像于两眼视网膜的对称点上，主观上看到的仍是一个物体。与单眼视觉比较，其具有扩大视野，弥补生理盲点，增强物体大小、距离判断的准确性，同时形成立体感。

（四）暗适应和明适应

人从亮处进入暗处时，最初任何东西都看不清楚，经过一段时间才逐渐恢复视觉的现象称为暗适应 dark adaptation。相反，明适应 light adaptation 是指从暗处来到亮处时，最初感到一片耀眼光亮不能看清物体，片刻之后才能恢复视觉的现象。

暗适应是眼突然进入暗处后，对光敏感性逐渐提高的过程。强光下，视杆细胞的视紫红质分解，剩余较少，而视锥细胞感光色素的分解与合成处于动态平衡，以维持明视觉和分辨颜色。一般进入暗处最初 5~8 分钟内，视锥细胞感光色素迅速合成，但视锥细胞对光的敏感性较弱，仍不能有效看清暗处物体；当进入暗处约 25~30 分钟时，视杆细胞合成的视紫红质才达到高峰，从而清楚看见一开始看不见的物体。所以，暗适应主要与视杆细胞有关，且需时较长。测定暗适应能力具有实际意义。长期在缺氧环境中作业的人，由于不能充分提供视紫红质合成所需要的能量，往往造成暗适应功能受损；早期维生素 A 缺乏症的患者，因视紫红质的合成减少也可表现暗适应障碍。

明适应是眼突然进入亮处后，对光敏感性逐渐降低的过程。初到明处，视杆细胞在暗处合成所蓄积的大量视紫红质遇强光即刻分解，对光敏感性较强，产生耀眼的光感，随着感光色素的迅速分解，视杆细胞逐渐失去感光作用，使光敏感性逐渐降低。此时，对光不敏感的视锥细胞才能在亮处感光而产生明视觉。由于感光色素分解速度比合成速度快得多，所以明适应进程快，通常在几秒钟之内即可完成。

第三节　位听器官

耳是听觉的外周感觉器官。声源振动引起空气产生的疏密波通过外耳、中耳的传音作用到达内耳耳蜗，再经由耳蜗的感音、换能作用转变为听神经的传入神经冲动，到达大脑皮层听觉中枢，产生听觉 hearing。

一、外耳与中耳的传音功能

（一）外耳、中耳的功能

外耳由耳郭和外耳道组成。耳郭的形状有利于收集声波和判断声源位置；外耳道长约 2.5cm，起共振作用，从而增加作用于鼓膜的声压。

中耳由鼓膜、听骨链、鼓室和咽鼓管等结构组成。鼓膜呈椭圆形，面积为 50~90mm^2，厚 0.1mm，形状似漏斗，具有较强的共振特性，能如实地反映声波的振动而很少失真。听骨链由锤骨、砧骨、镫骨依次连接而成。锤骨柄附着于鼓膜，镫骨底板与前庭窗膜相贴，砧骨居中。听骨链在功能上相当于角度固定而支点刚好位于其重心的杠杆，长臂为锤骨柄，短臂为砧骨长突。

中耳具有明显的增压效应。其原因有两个方面：其一，鼓膜的实际振动面积约为 59.4mm^2，而前庭窗膜的面积为 3.2mm^2，二者之比达 18.6∶1。如果听骨链传递时总压力不变，则作用于前庭窗膜的压强将被增大 18.6 倍。另一方面，听骨链杠杆的长臂与短臂之比为 1.3∶1，根据杠杆的作用原理，短臂上所产生的压力将增大 1.3 倍。通过以上两方面的作用，在整个中耳传递过程中总的增压效应为 24.2 倍。

咽鼓管是连接鼓室和鼻咽部之间的通道。一般情况下，鼻咽部的开口处于闭合状态，在打哈欠、吞咽时开放，鼓室与外界相通，使鼓室与外界大气压保持平衡，以维持鼓膜的正常位置、形状和功能。

（二）声波传入内耳的途径

1. 气传导 声波经外耳振动鼓膜，再经听骨链和前庭窗膜传入耳蜗，这种传导方式称为气传导 air conduction。它是声波传导的主要途径。当听骨链运动障碍时，鼓膜的振动也可以引起鼓室内空气的振动，再经前庭窗传入耳蜗，发挥一定的补偿作用。但这条途径在正常情况下并不重要。

2. 骨传导 声波直接振动颅骨，从而引起耳蜗内淋巴振动，这种传导方式称为骨传导 bone conduction。骨传导的敏感性较低，在正常听觉的传导中作用甚微。但在鼓膜或中耳功能障碍引起传音性耳聋时，气传导作用受损，而骨传导却不受影响，甚至相对地代偿性增强。临床上可通过检查患者气传导和骨传导受损的情况，来判断听觉异常的产生部位和原因。

二、内耳的感音功能

（一）耳蜗的结构特点

内耳感音的主要部位是耳蜗。耳蜗由骨质管道绕蜗轴盘旋 2.5~2.75 圈形成。耳蜗骨管被基底膜和前庭膜分成三个腔，分别为前庭阶、鼓阶和蜗管（图 2-8-4）。前庭阶和鼓阶内充满外淋巴，两者借蜗顶处的蜗孔相通。蜗管为一充满内淋巴的盲管，与外淋巴不相通。基底膜上有毛细胞和支持细胞构成的螺旋器，又称为柯蒂器 organ of Corti，是听觉的感受器。毛细胞顶端有整齐排列的听毛，其中较长的听毛埋植于盖膜的胶冻状物质中。盖膜的内缘固定于蜗轴，外缘游离，可因基底膜振动而与毛细胞发生位移。毛细胞的底部则与蜗神经末梢形成突触联系。

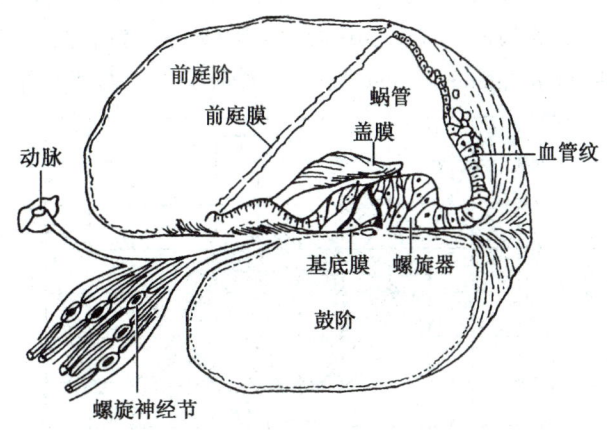

图 2-8-4 耳蜗管横断面

声波传入内耳，振动耳蜗内的淋巴，引起基底膜的振动，使毛细胞与盖膜之间相对位置不断发生改变，毛细胞受到刺激而兴奋，把声波振动的机械能转变为电能，产生一系列电位变化，最后引起耳蜗神经产生动作电位，形成神经冲动，传入大脑皮层颞叶，产生听觉。

(二) 基底膜的振动与行波学说

根据行波学说 traveling wave theory，振动从基底膜的底部开始，以行波的方式沿基底膜逐渐向蜗顶部推进，就像有人抖动一条绸带，有行波传向远端一样。实验表明，声波频率越高，则行波传播越近，引起的最大振幅越靠近前庭窗处；反之，声波频率越低，则行波传播越远，最大振幅出现的部位也越靠近蜗顶。由于声波频率不相同，行波传播的远近和最大振幅出现的部位也不同，使毛细胞受到的刺激也不相同，向中枢传入的冲动也有差异，从而产生不同的音调感觉。

(三) 耳蜗与蜗神经的生物电现象

毛细胞的底部与蜗神经形成突触联系，当耳蜗受到刺激时，在耳蜗及其附近记录到一种与声波频率和波形完全一致的电位变化，称为微音器电位，同时释放递质，递质与蜗神经末梢的受体结合产生电位变化，当神经末梢的电位达到阈电位时产生动作电位，以神经冲动的形式传到中枢，引起听觉。在一定范围内，微音器电位的振幅随声波压强的增大而增强，它是多个毛细胞产生的感受器电位的复合表现。

三、听阈与听域

声波的振动频率和强度必须达到一定的程度，才能被人听到。对每一频率的声波都有一个刚好引起听觉的最小强度，叫作听阈 hearing threshold。当振动频率大于听阈并继续增大时，听觉感受也相应地增强，到达某一限度将不仅引起听觉，同时还伴有鼓膜的疼痛，这个强度限度称为最大可听阈，进而可绘制出听域图（图 2-8-5）。其下方曲线表示不同振动频率的听阈，上方表示其最大可听阈，二者所包含的面积代表人所能感受的声音范围，即听域 frequency of hearing。正常情况下，人耳所能听到的声波频率范

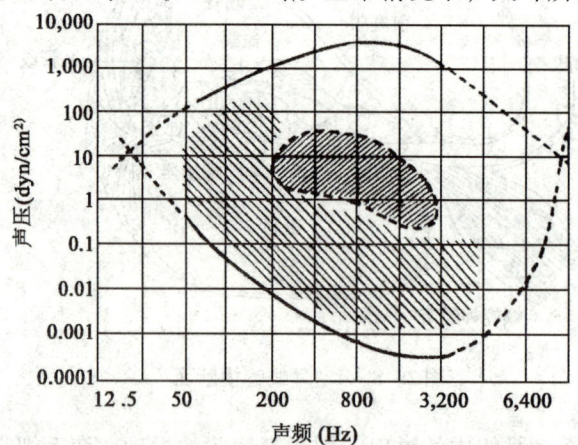

中心斜线区：通常的语言区　　下方斜线区：次要的语言区

图 2-8-5　人的正常听域图

围是 20～20000Hz，强度范围在 0.0002～1000dyn/cm^2 之间。

四、前庭器官

前庭器官 vestibular apparatus 由内耳中的 3 个半规管、椭圆囊和球囊组成。可感知头部在空间的位置和身体运动状态，产生前庭感觉 vestibular sensation。

（一）椭圆囊和球囊的功能

椭圆囊、球囊内各有一囊斑，囊斑上有感受性的毛细胞，毛细胞顶部的纤毛埋植于耳石膜内。正常头的位置保持其矢状面和额面与地面垂直。当头部和身体位置不在此正常状态，或做直线变速运动时，由于惯性及重力作用，耳石膜与毛细胞发生相对位移，刺激毛细胞使之发生兴奋，通过突触再影响前庭神经，使人能感知头部位置和运动状态的变化。

（二）半规管的功能

半规管包括上、外、后三个。每个半规管与椭圆囊的相连处都有一个膨大的部位，称为壶腹，其内有一隆起的结构，称为壶腹嵴。壶腹嵴上有感受性的毛细胞，顶端的纤毛埋植于终帽中。当人体做旋转变速运动时，与旋转方向相应的半规管腔内的内淋巴液因惯性作用冲击终帽，牵拉纤毛从而刺激毛细胞使之兴奋，冲动经前庭神经传入中枢，进而引起旋转感觉。

来自前庭器官的传入冲动，除引起运动觉和位置觉外，还可引起各种姿势反射和自主神经反应，这些反应统称为前庭反应。前庭反应敏感的人，即使受到不强的刺激，也可出现强烈的自主神经反应，例如晕船、晕车等。

第四节　其他感觉器官

一、嗅觉器官

位于鼻腔上端嗅黏膜中的嗅细胞是嗅觉的感受器。嗅细胞呈杆状，其顶部有纤毛，底部的突起组成无髓鞘神经纤维，即嗅丝。嗅丝穿过筛板进入嗅球，进而传向更高级的嗅觉中枢，引起嗅觉 olfaction。嗅觉的适宜刺激是有气味的物质。某种气味物质引起嗅觉的最小浓度称为嗅阈。

二、味觉感受器

主要分布于舌表面和舌缘的味蕾是味觉感受器。适宜刺激是一些溶于水的物质。基本味觉 gustation 包括酸、甜、苦、咸四种，这四种味觉按不同比例混合，则产生复杂的味觉体验。舌表面不同部位所感受的味觉存在差异，一般舌尖对甜味比较敏感，舌两侧对酸味比较敏感，舌两侧前部对咸味比较敏感，而软腭和舌根部则对苦味较敏感。

三、皮肤中的感受器

皮肤感觉功能与皮肤中所分布的多种感受器有关。例如,轻微的机械刺激可兴奋皮肤浅层触觉感受器,而较强的机械刺激可兴奋深部压觉感受器,产生触-压觉。冷、热刺激则兴奋温度感受器。

复习思考题

1. 名词解释:感受器 感觉器官。
2. 眼的折光装置有哪些结构?

第九章 神经系统

学习目标

1. 掌握突触生理功能；丘脑及其感觉投射系统的概念；脊髓对躯体运动的调节；脑干对肌紧张的调节；自主神经的主要功能。
2. 熟悉外周递质和受体概念和分类；痛觉的概念；大脑皮层对躯体运动的调节；自主神经系统的结构和功能特征。
3. 了解神经纤维的生理功能；中枢神经元的联系方式；脊髓的感觉传导功能；大脑皮质的感觉分析功能；基底核和小脑对躯体运动的调节；脑的高级功能活动。

人体各器官、系统的功能都是直接或间接处于神经系统的调节控制之下，神经系统是整体内起主导作用的调节系统。人体是一个极为复杂的有机体，各器官、系统的功能不是孤立的，它们之间互相联系、互相制约；同时，人体生活在经常变化的环境中，环境的变化随时影响着体内的各种功能。这就需要对体内功能不断作出迅速而完善的调节，使机体适应内外环境的变化。实现这一调节功能的系统主要是神经系统。

神经系统可分为中枢神经系统和周围神经系统两大部分。中枢神经系统包括脑与脊髓。周围神经系统包括脑神经和脊神经。根据周围神经系统在各器官、系统中分布对象的不同，可分为躯体神经和内脏神经。躯体神经分布于体表、骨、关节和骨骼肌，内脏神经则分布于内脏、心血管和腺体。

第一节 神经元与反射活动的一般规律

一、神经元与神经纤维

神经元 neuron 是神经系统的结构和功能单位，它具有接受信息、传导信息及整合信息的功能。

神经纤维主要由轴突组成，它的基本功能是传导兴奋。感受器感受刺激，通过传入神经纤维将信息传到中枢，通过传出神经纤维把中枢的信息传到效应器。在受到刺激产生兴奋时，神经纤维除表现出一系列电位变化和兴奋性改变外，还具有许多重要的生理现象。

（一）神经纤维传导冲动的特征

1. 生理完整性 神经冲动的正常传导，有赖于神经纤维结构和功能的完整。如果神经纤维被切断，破坏其结构的完整性，冲动即不可能通过断口；如果神经纤维在麻醉药或低温作用下，破坏其正常生理功能，冲动传导也会发生阻滞。

2. 双向传导 在实验条件下，刺激神经纤维的某一点时，产生的动作电位可沿该纤维同时向两端传导，称为双向传导。这是由于局部电流可在刺激点的两端发生，并继续传向远端。

3. 绝缘性 混合神经干内包含有许多条神经纤维，各条神经纤维传导冲动时互不干扰，这就是神经纤维传导的绝缘性。这是因为各纤维之间存在着结缔组织的缘故。其生理意义是保证神经调节的精确性。

4. 相对不疲劳性 神经纤维长时间接受刺激仍能保持传导冲动的能力，称为相对不疲劳性。其原因是神经传导冲动时耗能极少。

（二）神经纤维的传导速度

不同的神经纤维传导冲动的速度可以不同。一般来说，神经纤维的直径越大，其传导速度越快；有髓鞘的纤维比无髓鞘的纤维传导速度快；神经纤维的传导速度还受温度影响，随着温度下降，神经传导速度减慢，当降至0℃以下时，神经传导就要发生阻滞，局部可暂时失去感觉，这就是临床上应用局部低温麻醉的依据。当周围神经受到损伤时，神经纤维的传导速度将减慢，因此，通过测定周围神经的传导速度，可帮助临床诊断和估计神经损伤的预后。

（三）神经纤维的分类

生理学中神经纤维常用的分类方法有两种：一种方法是根据电生理学特性即传导速度将神经纤维分为A、B、C三类，这种方法多适用于传出神经纤维的分类；另一种方法是根据神经纤维的来源与直径大小，分为Ⅰ、Ⅱ、Ⅲ、Ⅳ四类，这种方法多适用于传入神经纤维的分类。两种分类方法及对应关系见表2-9-1。

表2-9-1 神经纤维的分类

按电生理学特性分类		传导速度（m/s）	直径（μm）	来源	按来源及直径分类
A类	A_α	70~120	13~22	肌梭、腱器官传入纤维支配梭外肌传出纤维	Ⅰ
	A_β	30~70	8~13	皮肤触压觉传出纤维	
	A_γ	15~30	4~8	支配梭内肌传出纤维	
	A_δ	12~30	1~4	皮肤痛温觉传入纤维	Ⅲ

续表

按电生理学特性分类		传导速度（m/s）	直径（μm）	来源	按来源及直径分类
B 类		3~15	1~3	自主神经节前纤维	
C 类	sC	0.7~2.3	0.3~1.3	自主神经节后纤维	
	drC	0.6~2.0	0.4~1.2	脊后根痛觉传入纤维	Ⅳ

二、突触生理

人类的神经系统约含有 1000 亿个神经元，它们组成了极为复杂的神经网络，传递各种信息。神经元之间在结构上并没有原生质直接相连，仅是相互接触。神经元之间相互接触并传递信息的部位称为突触 synapse。

（一）突触的分类

按神经元接触部位的不同，一般将突触分为轴-体突触、轴-树突触、轴-轴突触（图 2-9-1）；按对突触后神经元作用方式的不同，分为化学突触和电突触；按对突触后神经元效应的不同，分为兴奋性突触和抑制性突触等。

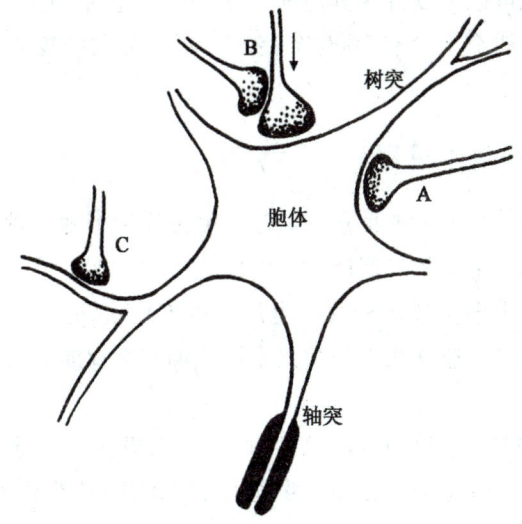

图 2-9-1　突触的类型
A：轴-体突触　B：轴-轴突触　C：轴-树突触

（二）突触的结构

电镜发现，突触有特殊的微细结构。一个神经元的轴突末梢常分成许多小支，每一小支末端膨大成球状，称为突触小体，它与另一个神经元的胞体或突起相接触。在此接触处两层细胞膜彼此隔开，轴突末梢的膜称为突触前膜，厚约 7.5nm；与之相对的另一个神经元的胞体膜或突起膜称为突触后膜，厚度亦约为 7.5nm；两膜之间为突触间隙，宽约20~40nm。可见，突触是由突触前膜、突触后膜与突触间隙三部分构成（图2-9-2）。在突触小体的轴浆内，含有大量线粒体和囊泡（突触小泡）。囊泡直径约20~80nm，囊泡内含有神经递质，突触后膜上有许多受体或化学门控式通道。可见，突触的结构与神经肌肉接头的结构极为相似。不同的突触内，所含小泡的形状、大小及递质种类可能不同，这样就构成了人体内极为复杂的突触传递。

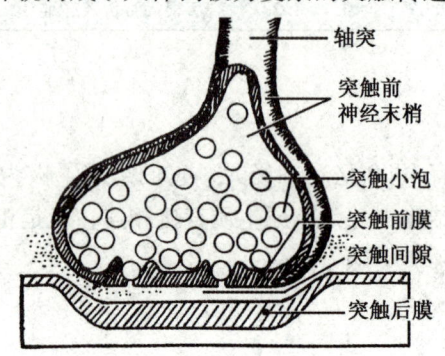

图2-9-2 突触结构模式图

一方面，一个神经元的轴突末梢反复分支形成许多的突触小体与许多突触后神经元关联；另一方面，它也可以接受许多其他神经元突触传递的影响。据估计，一个脊髓前角运动神经元的胞体和树突上可有2000个突触，而一个大脑皮质的神经元，突触数目可达30000个。

（三）突触传递的基本过程

突触传递是指突触前神经元的信息，通过突触传递给突触后神经元的过程。

突触传递的过程基本上与神经肌肉接头的传递过程相似。当突触前神经元的神经冲动传到轴突末梢时，使突触前膜去极化，电压门控Ca^{2+}通道开放，Ca^{2+}内流使突触小泡向突触前膜移动，通过出胞作用，释放兴奋性或抑制性递质到突触间隙，通过突触间隙的扩散到达突触后膜。

1. 兴奋性突触后电位 其特征是突触后膜产生去极化，它的产生是由于突触前神经元兴奋，末梢释放兴奋性递质，作用于突触后膜上的特异性受体或化学门控式通道，提高突触后膜对Na^+、K^+，特别是对Na^+的通透性，Na^+扩散入细胞内，从而引起突触后膜去极化。这种突触后膜的局部去极化称为兴奋性突触后电位（EPSP）。兴奋性突触后电位是局部电位，当突触前神经元活动增强或参与活动的神经纤维数目增多时，EPSP可以发生总和，当达到阈电位水平时，便可产生动作电位；如果没有达到阈电位水平，虽然不能引起动作电位，但这种局部电位能使突触后神经元兴奋性升高，使之容易产生动作电位。

2. 抑制性突触后电位 其特征是突触后膜产生超极化。它的产生是由于突触前神经元兴奋，末梢释放抑制性递质，当它与突触后膜的受体结合后，可提高突触后膜对Cl^-的通透性，Cl^-进入膜内，出现突触后膜的超极化，这种突触后膜的超极化称为抑制性突触后电位（IPSP）。抑制性突触后电位也可以总和，它使突触后神经元不易产生动作电位而出现抑制效应。

三、神经递质

神经递质 neurotransmitter 是在神经元之间或神经元与效应细胞之间起传递信息作用的化学物质。在人体的神经系统内存在着许多化学物质，但不一定都是神经递质。符合生理学确认标准的神经递质，可按产生部位的不同，分为外周神经递质和中枢神经递质两大类。

（一）外周神经递质

1. 乙酰胆碱　乙酰胆碱（ACh）是外周神经末梢释放的重要递质。凡末梢释放乙酰胆碱的神经纤维，称为胆碱能纤维。在人体内，交感神经和副交感神经的节前纤维、副交感神经的节后纤维、躯体运动神经纤维以及小部分交感神经的节后纤维末梢，都释放乙酰胆碱。

2. 去甲肾上腺素　去甲肾上腺素（NE）是外周神经末梢释放的另一种重要的神经递质。末梢释放去甲肾上腺素的神经纤维，称为肾上腺素能纤维。人体内大部分交感神经节后纤维末梢都释放去甲肾上腺素。

除上述两类主要的外周神经递质外，还发现有嘌呤类和肽类递质，它们主要存在于胃肠。这类神经元的胞体位于胃肠壁内神经丛中，接受副交感神经节前纤维支配，其纤维末梢释放的递质是嘌呤类或肽类化合物（如三磷酸腺苷、血管活性肠肽等），可引起胃肠平滑肌电位变化和活动改变。

（二）中枢神经递质

中枢神经递质要比外周神经递质复杂得多。目前，中枢神经系统内发现了许多化学物质，其中已确定的神经递质主要有四类。

1. 乙酰胆碱　在脊髓、脑干网状结构、丘脑、尾状核、边缘系统等处，都有乙酰胆碱递质存在。其功能与感觉、运动、学习和记忆等活动有关。

2. 单胺类　单胺类递质包括多巴胺、去甲肾上腺素、肾上腺素和 5 - 羟色胺，它们分别组成不同的递质系统。脑内的多巴胺主要由中脑的黑质产生，沿黑质 - 纹状体投射系统分布，组成黑质 - 纹状体多巴胺递质系统，对基底神经节和大脑皮质的神经细胞起抑制作用，其功能被破坏是出现震颤麻痹（锥体外系疾病）的主要原因。去甲肾上腺素递质系统的神经元主要位于低位脑干的网状结构内，其功能与觉醒、睡眠、情绪活动有关。5 - 羟色胺递质系统主要位于脑干的中缝核内，与镇痛、睡眠、自主神经功能等活动有关。

3. 氨基酸类　现已明确的主要有谷氨酸、门冬氨酸、γ - 氨基丁酸、甘氨酸。前两种为兴奋性氨基酸，谷氨酸主要分布于大脑皮质和感觉传入系统，目前对门冬氨酸的研究资料尚不多；后两种为抑制性氨基酸，在脊髓、小脑和大脑皮质中均有分布。

4. 肽类 某些下丘脑肽能神经元分泌的多肽类神经激素,可能也是神经递质。脑内具有吗啡样活性的阿片样肽(内啡肽、脑啡肽、强啡肽)与痛觉调节有关。脑内还有胃肠肽等,它们与摄食活动等生理过程有关。

除上述几类已经确定的中枢神经递质以外,还有一些物质也可能属于神经递质,例如一氧化氮和一氧化碳就具有神经递质的许多特征。

四、受体

受体 receptor 是指细胞膜或细胞内能与递质发生特异性结合并诱发生物效应的蛋白质。神经递质要发挥其生理效应,必须和相应的受体结合。如果受体先被药物结合,则递质就不能发挥作用。这种能与受体结合从而占据受体或改变受体的构型,使递质不能发挥作用的药物,称为受体阻断剂。一种递质对于同种组织细胞,由于作用的受体不同,可出现不同的效应。受体的种类很多,一般根据与其结合的神经递质命名。能与 ACh 特异性结合的受体,称为胆碱能受体;能与 NE 或 E 特异性结合的受体称为肾上腺素能受体。

(一)胆碱能受体

胆碱能受体可分为两种类型:

1. 毒蕈碱受体 因为它能与毒蕈碱结合,产生与乙酰胆碱结合相类似的反应,故称为毒蕈碱受体(M 受体)。这类受体主要分布于副交感神经节后纤维支配的效应器细胞膜上,以及小部分交感神经节后纤维支配的效应器细胞膜上。乙酰胆碱与 M 受体结合后,可产生一系列副交感神经末梢兴奋的效应,如心脏活动被抑制,支气管、消化管平滑肌和膀胱逼尿肌收缩,消化腺分泌增加,瞳孔缩小,汗腺分泌增多,骨骼肌血管舒张等反应。阿托品是毒蕈碱受体的阻断剂。

2. 烟碱受体 因为它能与烟碱结合,产生与乙酰胆碱结合相类似的反应,故称为烟碱受体(N 受体)。N 受体有两个亚型:位于突触后膜上的受体为 N_1 受体;存在于骨骼肌运动终板膜上的受体为 N_2 受体。乙酰胆碱与 N_1 受体结合,可引起自主神经节的节后神经元兴奋;如与 N_2 受体结合,则引起运动终板电位,导致骨骼肌的兴奋。六烃季铵主要是 N_1 受体的阻断剂;十烃季铵主要是 N_2 受体的阻断剂;筒箭毒为 N_1 受体和 N_2 受体的阻断剂,故能使肌肉松弛(表 2-9-2)。

表 2-9-2 胆碱能和肾上腺素能受体的分布、主要效应及其拮抗剂

受体	分布	主要效应	受体拮抗剂
胆碱能受体			
M 受体	大多数副交感神经节后纤维支配的效应器,交感神经节后纤维支配的汗腺,骨骼肌血管的平滑肌细胞膜	心脏活动抑制,支气管平滑肌、消化道平滑肌、膀胱逼尿肌、瞳孔括约肌收缩,消化腺、汗腺分泌增加和骨骼肌血管舒张	阿托品
N 受体			筒箭毒
N_1 受体	自主神经节神经元的突触后膜	兴奋自主神经节后神经元	六烃季铵

续表

受体	分布	主要效应	受体拮抗剂
N_2受体	神经-肌接头的骨骼肌终板膜	引起骨骼肌收缩	十烃季铵
肾上腺素能受体			
α受体			酚妥拉明
$α_1$受体	大多数血管、虹膜辐射状肌、胃肠括约肌、尿道括约肌等	血管收缩、平滑肌舒张	哌唑嗪
$α_2$受体	突触前膜、小肠平滑肌	抑制突触前膜释放去甲肾上腺素、引起小肠平滑肌舒张	育亨宾
β受体			心得安
$β_1$受体	心脏	心肌兴奋	阿替洛尔
$β_2$受体	血管、支气管、胃肠等平滑肌	血管、支气管、胃肠等平滑肌舒张	丁氧胺
$β_3$受体	脂肪组织	脂肪分解	

知识链接

急性有机磷农药中毒是指有机磷农药短时大量进入人体后造成的以神经系统损害为主的一系列伤害。有机磷对人畜的毒性主要是对乙酰胆碱酯酶的抑制，引起乙酰胆碱蓄积，使胆碱能神经受到持续冲动，导致先兴奋后衰竭的一系列的毒蕈碱样、烟碱样和中枢神经系统等症状。在治疗用药中，氯解磷是胆碱酯酶复能剂，能够恢复胆碱酯酶的活力，对有机磷中毒引起的肌束震颤、肌无力、肌麻痹起对抗作用；阿托品是抗胆碱药，而且在治疗中以阿托品最常用，抗胆碱药与乙酰胆碱争夺胆碱能受体，对抗急性有机磷农药中毒所致的呼吸中枢抑制、支气管痉挛、肺水肿、循环衰竭。

（二）肾上腺素能受体

肾上腺素能受体也有两种类型：

1. α肾上腺素能受体 简称α受体。有$α_1$和$α_2$两种亚型。$α_1$受体主要分布于血管、虹膜辐射状肌、胃肠括约肌、尿道括约肌等，其兴奋产生血管收缩、虹膜辐射状肌收缩等兴奋性效应；$α_2$受体主要位于小肠平滑肌和突触前膜上，其兴奋可引起小肠平滑肌舒张和抑制突触前膜释放去甲肾上腺素。α受体的拮抗剂是酚妥拉明。

2. β肾上腺素能受体 简称β受体。它可分为$β_1$和$β_2$两种。$β_1$受体主要分布于心脏组织中，如窦房结、房室传导系统、心肌等处，脂肪组织中也有$β_1$受体；$β_2$受体分布于支气管、胃、肠、子宫及许多血管平滑肌细胞上。去甲肾上腺素与β受体结合引起的效应以抑制为主，如血管、子宫、小肠和支气管等平滑肌舒张。但也有例外，如对心肌产生兴奋效应。普萘洛尔（心得安）是重要的β受体阻断剂，它对$β_1$和$β_2$两种受体都有阻断作用；阿替洛尔主要阻断$β_1$受体；丁氧胺则主要阻断$β_2$受体。

实际上α受体和β受体不仅对交感神经释放的递质去甲肾上腺素起反应，也能与血液中的去甲肾上腺素和肾上腺素（儿茶酚胺类物质）起反应，而且不同的物质与受体结合产生的作用强弱不一。去甲肾上腺素主要作用于α受体，对β受体的作用较弱；肾上腺素对α受体和β受体都有很强的作用；异丙肾上腺素（一种人工合成的药物）主要对β受体有较强的兴奋作用。

五、中枢神经元的联系方式

在中枢神经系统内神经元的数量巨大、种类繁多，它们之间的联系必然非常复杂。但其基本联系方式主要有以下几种（图2-9-3）。

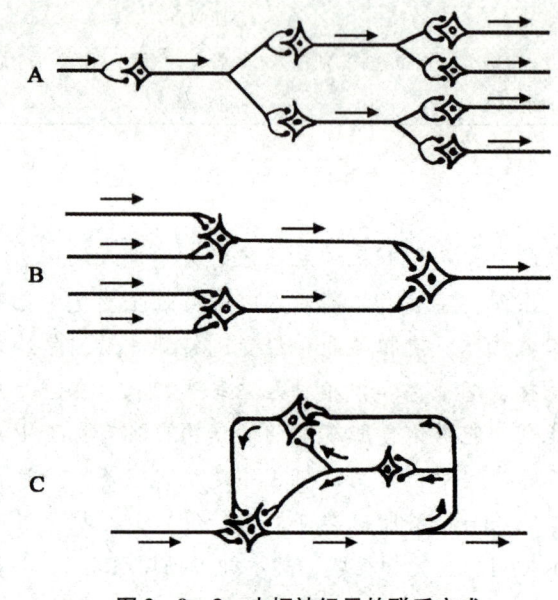

图2-9-3 中枢神经元的联系方式
A：辐散　B：聚合　C：环式和连锁式联系

（一）辐散

一个神经元的轴突通过分支与许多神经元建立突触联系，这种联系方式称为辐散。它能使一个突触前神经元的兴奋引起许多突触后神经元兴奋或抑制。辐散式联系在传入途径上多见。

（二）聚合

许多神经元的轴突末梢与同一个神经元建立突触联系，这种联系方式称为聚合。它能使许多突触前神经元的作用集中到同一突触后神经元，从而发生总和或整合作用。聚合式联系在传出途径上多见。

（三）环式和连锁式联系

中间神经元的联系方式更为复杂，形式多样，有的形成环式，有的形成连锁式。在这些联系中辐散与聚合式联系同时存在。通过环式联系引起正反馈或负反馈，可产生后发放或使兴奋及时终止。连锁式联系可以在空间上扩大作用范围。

六、中枢兴奋传布的特征

在反射活动过程中，中枢兴奋传布与神经纤维上的冲动传导不同，必须经过突触传递。它具有以下特征：

（一）单向传递

兴奋在神经纤维上的传导是单向的，而经过突触传递只能从突触前神经元传向突触后神经元，不能逆传，这是由突触的结构及传递性质决定的。由于突触的单向传递，故中枢神经系统内反射活动的兴奋扩布总是有一定的方向性。

（二）中枢延搁

兴奋通过突触时，需要经历递质的释放、扩散、与突触后膜受体结合及产生突触后电位等一系列过程，因而消耗时间较长，这种现象称为突触延搁，也称中枢延搁。据测定，兴奋通过一个突触需时 0.3~0.5ms，所以在反射活动中，通过的突触数目越多，反射时间越长。

（三）总和

在中枢神经系统内，兴奋和抑制都可产生总和。总和可分为空间总和与时间总和。聚合式联系是产生空间总和的结构基础。总和在中枢神经系统的活动中具有重要作用。

（四）兴奋节律的改变

实验中发现，在反射活动中，传出神经上的冲动频率往往与传入神经上的频率不同。这是因为传出神经的兴奋节律，既受传入神经冲动频率的影响，又与反射中枢的功能状态有关，因此传出神经的冲动频率是各种因素总和后的结果。

（五）后发放

在反射活动中，对传入神经的刺激停止后，传出神经可在一定时间内继续发放冲动，使反射活动仍持续一段时间，这种现象称为后发放。产生后发放的原因是多方面的，神经元间的环式联系是产生后发放的主要原因。

（六）对内环境变化的敏感性和易疲劳性

突触部位易受内环境变化的影响，如缺氧、CO_2 增多等均可影响突触传递。另外，在整个反射弧中，突触是最容易出现疲劳的部位。实验中发现，用较高频率连续刺激突触前神经元时，经过一段时间后，突触后神经元的放电频率会逐渐减少，反射活动明显减弱。疲劳的产生可能与突触前膜内递质的耗竭有关。疲劳的出现，可避免神经元过长时间兴奋，因此具有一定的保护作用。

七、中枢抑制

中枢的活动不仅有兴奋过程，还有抑制过程。兴奋和抑制是中枢的基本活动过程，缺一不可。反射活动能按一定次序和强度协调地进行，就是因为中枢神经系统内既有兴奋活动又有抑制活动的结果。一般根据突触抑制的机制发生在突触后膜还是突触前膜，将中枢抑制分为突触后抑制 postsynaptic inhibition 和突触前抑制 presynaptic inhibition。

（一）突触后抑制

突触后抑制都是由抑制性中间神经元的活动引起。抑制性中间神经元兴奋，释放抑制性递质，使突触后膜产生抑制性突触后电位 IPSP，从而使突触后神经元发生抑制。突触后抑制又分为两种类型：

1. 侧支性抑制 传入神经纤维兴奋一个中枢神经元的同时，发出侧支兴奋一个抑制性中间神经元，进而使另一个神经元产生抑制，这种现象称为侧支性抑制，又称交互抑制。例如，屈肌反射时其传入纤维进入脊髓后，在兴奋支配屈肌的运动神经元的同时，通过侧支兴奋抑制性中间神经元，转而抑制支配伸肌的运动神经元，引起屈肌收缩而伸肌舒张，以完成屈反射（图2-9-4A）。它的意义在于使反射活动协调起来。

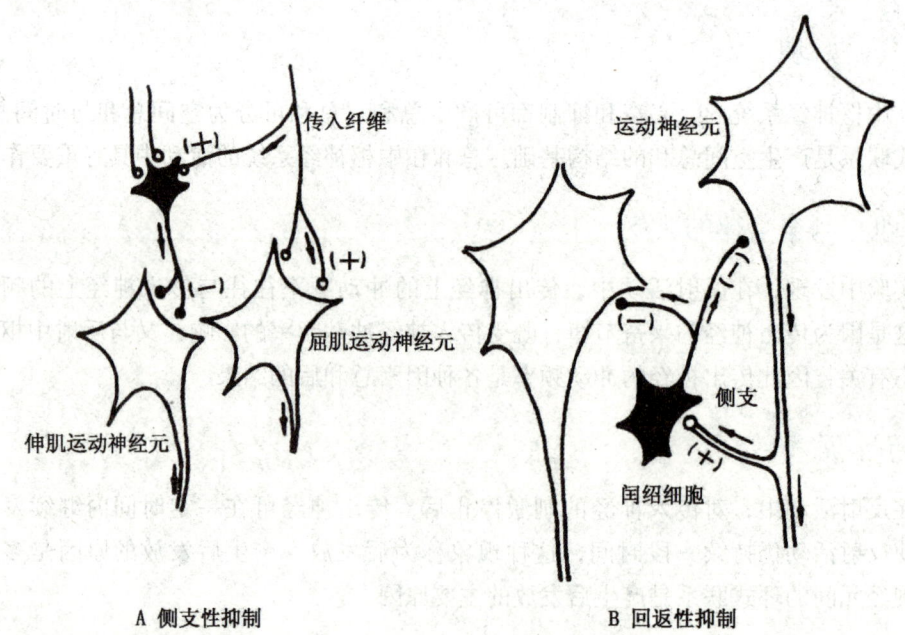

图 2-9-4　两类突触后抑制示意图

2. 回返性抑制　这是一种典型的反馈抑制。某一中枢的神经元兴奋时，通过其轴突侧支兴奋另一个抑制性中间神经元，该抑制性中间神经元兴奋后经轴突回返到原先发生兴奋的神经元及同一中枢的其他神经元，抑制它们的活动，这种抑制称为回返性抑制。回返性抑制的结构基础是神经元之间的环式联系。例如，脊髓前角运动神经元支配骨骼肌时，在轴突尚未离开脊髓灰质之前，发出侧支兴奋闰绍细胞。闰绍细胞是抑制性中间神经元，其轴突回返抑制原先发放冲动的运动神经元的活动（图2-9-4B）。其意义在于使神经元的活动及时终止，同时促使同一中枢内许多神经元之间的活动协调一致。

（二）突触前抑制

突触前抑制是通过改变突触前膜的活动而使突触后神经元产生抑制。其结构基础是轴-轴突触（图2-9-5）。在图2-9-5中，轴突A与轴突B构成轴-轴突触，轴突A的末梢又与运动神经元C的胞体形成轴-体突触。当刺激轴突A时，可使神经元C产生10mV的兴奋性突触后电位。假如在刺激轴突A之前先刺激轴突B，则通过A、B轴突之间的轴-轴突触可使神经元C发生的兴奋性突触后电位减小，仅有5mV，产生抑制效应。其发生机制是：当轴突B兴奋时，其末梢释放的递质使轴突A末梢去极化，在这种情况下，当轴突A兴奋时，轴突A产生的动作电位变小，其末梢释放的递质也减少，从而使运动神经元C产生的兴奋性突触后电位减小。

突触前抑制在中枢神经系统广泛存在，尤其多见于感觉传入途径中。它的生理意义是控制从外周传入中枢的感觉信息，故对感觉传入的调节具有重要作用。

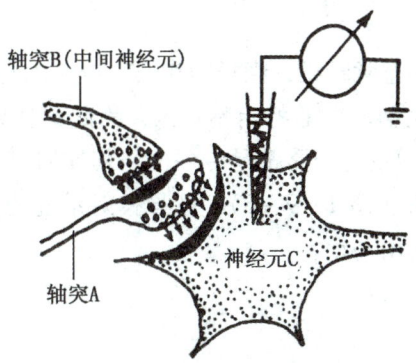

图2-9-5　突触前抑制示意图

第二节　神经系统的感觉功能

机体内外环境的各种变化作用于感受器或感觉器官所产生的神经冲动，传送到中枢神经系统后，经过神经系统的分析与综合，从而形成各种各样的感觉。中枢神经系统从低级部位的脊髓一直到最高级部位的大脑皮质都与感觉功能有关，它们在产生感觉的过程中发挥不同的作用。

一、脊髓的感觉传导功能

脊髓是重要的感觉传导通路。来自各种感受器的神经冲动，除经脑神经传入中枢外，大部分都经脊神经后根进入脊髓，然后经各种感觉传导路上行到大脑皮质。

由脊髓传到大脑皮质的感觉传导路可分为两大类：一类为浅感觉传导路，另一类为深感觉传导路。浅感觉传导路传导躯干、四肢的痛觉、温度觉和轻触觉，其传入纤维较细，由后根进入脊髓，然后在后角更换神经元，再发出纤维在中央管前交叉到对侧，分别经脊髓丘脑侧束（传导痛、温度觉）和脊髓丘脑前束（传导轻触觉）上行到达丘脑；深感觉传导路传导肌肉本体感觉和深部压觉，其传入纤维较粗，由后根进入脊髓后在同侧后索上行，抵达延髓下部的薄束核和楔束核后更换神经元，再发出纤维交叉到对侧经内侧丘系到丘脑。因此，浅感觉传导路是先交叉后上行，深感觉传导路是先上行后交叉。在脊髓半离断的情况下，浅感觉障碍发生在离断的对侧，而深感觉障碍发生在离断的同侧。

二、丘脑及其感觉投射系统

丘脑是由大量神经元组成的核团集群。除嗅觉外，各种感觉的传导路都在此处更换神经元后投射到大脑皮质。因此，它是感觉传导的总换元站，只对感觉进行粗略的分析与综合。

由丘脑投射到大脑皮质的感觉投射系统，根据其投射特征的不同，分为两大系统。

（一）特异投射系统

人体除嗅觉以外的各种感觉纤维，经脊髓和低位脑干，上传到丘脑的感觉接替核换元后，再发出纤维投射到大脑皮质的特定感觉区，称此为特异投射系统 specific projection system。每种感觉的传导投射径路都是专一的，其外周感受区域与大脑皮质感觉区之间具有点对点的投射关系（图2-9-6）。特异投射系统的主要功能是引起特定的感觉，并激发大脑皮质发出传出冲动。

（二）非特异投射系统

上述经典的感觉传入纤维经过脑干时，发出许多侧支，与脑干网状结构的神经元发生突触联系，经多次换元，抵达丘脑的髓板内核群（如中央中核等），由此发出纤维弥散地投射到大脑皮质的广泛区域，称此为非特异投射系统 nonspecific projection system。非特异投射系统是不同感觉的共同上行通路，不具有点对点的投射关系，失去了原先具有的特异性感觉功能。非特异投射系统的主要功能是维持和改变大脑皮质的兴奋状态。

实验中还发现，脑干网状结构内存在有上行起唤醒作用的功能系统。如用电流刺激此处，可唤醒动物，出现觉醒状态的脑电波。因此也将这一系统称为脑干网状结构上行激活系统。现在认为，这种上行激活作用主要是通过丘脑非特异投射系统来完成的。当

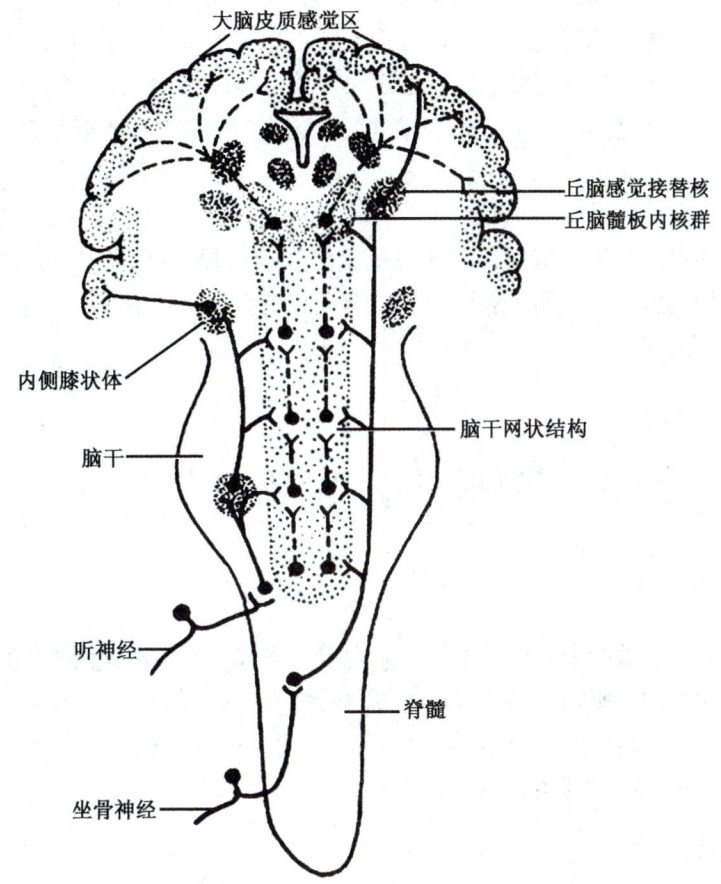

图 2-9-6 感觉投射系统示意图

这一系统的上行冲动减少时,大脑皮质就由兴奋状态转入抑制状态,这时动物表现为安静或睡眠;如果这一系统受损伤,可发生昏睡。

正常情况下,由于有特异和非特异两个感觉投射系统的存在,以及它们之间的作用和配合,才使大脑皮质既能处于觉醒状态,又能产生各种特定的感觉。

三、大脑皮质的感觉分析功能

各种感觉传入冲动最后到达大脑皮质,通过分析与综合产生不同的感觉。因此,大脑皮质是产生感觉的最高级中枢。皮质的不同区域在功能上具有不同的作用,这就是大脑皮质的功能定位。不同性质的感觉在大脑皮质有不同的代表区。

(一)体表感觉区

全身体表感觉的主要投射区在中央后回,称为第一体表感觉区。其投射特点为:①投射纤维是交叉性的,即一侧体表感觉的传入冲动投射到对侧皮质的相应区域,但头面部感觉投射到双侧皮质;②投射区域的空间排列是倒置的,即下肢的感觉区在皮质的顶部，上肢感觉区在中间，头面部感觉区在底部，但头面部内部的安排是正立的；③投射区的大小与不同体表部位的感觉灵敏程度有关，感觉灵敏度高的拇指、食指、唇的皮质代表区大，而感觉迟钝的背部皮质代表区小。第一体表感觉区定位明确而且清晰。人脑在中央前回和岛叶之间存在第二体表感觉区，它能对感觉进行比较粗糙的分析。

(二) 内脏感觉区

内脏感觉的投射区位于第一、二体表感觉区及运动辅助区和边缘系统等皮质部位。它与体表感觉投射区有较多的重叠，但内脏感觉投射区较小且不集中，这可能是内脏感觉定位不够准确的原因。

(三) 本体感觉区

本体感觉是指肌肉、关节等的运动觉。目前认为，中央前回既是运动区，也是肌肉本体感觉投射区。

(四) 视觉区

视觉投射区位于枕叶距状裂的上下缘。左眼颞侧和右眼鼻侧视网膜的传入纤维投射到左侧枕叶皮质，而右眼颞侧和左眼鼻侧视网膜的传入纤维投射到右侧枕叶皮质。另外，视网膜的上半部传入纤维投射到距状裂的上缘，下半部传入纤维投射到它的下缘，视网膜中央的黄斑区投射到距状裂的后部。

(五) 听觉区

听觉投射是双侧性的，即一侧皮质代表区接受双侧耳蜗听觉感受器传来的冲动。听觉的皮质代表区位于颞叶的颞横回和颞上回。

(六) 嗅觉区和味觉区

嗅觉的皮质投射区位于边缘叶的前底部，包括梨状区皮质的前部、杏仁核的一部分。味觉的皮质投射区在中央后回头面部感觉区的下侧。

四、痛觉

痛觉是人体受到伤害性刺激时产生的一种不愉快的主观感觉，常伴有情绪变化和防卫反应，这对机体具有保护意义。痛觉又常是许多疾病的一种症状，因此认识痛觉的产生及其规律具有重要的临床意义。

(一) 皮肤痛觉

痛觉感受器是游离神经末梢。有些传入神经的末端失去髓鞘，成为裸露的纤细分支，就形成痛觉感受器。一般认为伤害性刺激达到一定强度即能引起痛觉。

当伤害性刺激作用于皮肤时，可先后引起两种感觉。先出现的是快痛，它是受到刺激后立即出现的尖锐的"刺痛",特点是产生和消失迅速,感觉清楚,定位明确。慢痛一般在刺激 0.5~1.0s 后出现,特点是定位不太准确,持续时间较长,为强烈的"烧灼痛",常常难以忍受,伴有心率加快、血压升高、呼吸改变以及情绪变化。在外伤时,这两种痛觉相继出现,不易明确区分,但皮肤炎症时,常以慢痛为主。

(二) 内脏痛与牵涉痛

内脏痛是临床上常见的症状,与皮肤痛相比,内脏痛具有某些显著的特点:①缓慢、持久;②定位不清楚,对刺激的分辨能力差;③对于机械牵拉、痉挛、缺血、炎症等刺激敏感,而对于切割、烧灼等刺激不敏感。如心肌缺血、缺氧时,引起心绞痛;胸膜或腹膜炎症时引起剧烈的胸痛或腹痛。了解疼痛的部位、性质和时间规律对某些疾病的诊断有重要的参考价值。

牵涉痛 referred pain 是指某些内脏疾患引起体表特定部位发生疼痛或痛觉过敏的现象。了解牵涉痛的部位,对诊断某些内脏疾病具有一定的意义。

> **知识链接**
>
> 牵涉痛是疼痛的一种类型,表现为病人感到身体体表某处有明显痛感,而该处并无实际损伤。例如阑尾炎的早期,疼痛常发生在上腹部或脐周围;心肌缺血或梗死,常感到心前区、左肩、左臂尺侧或左颈部体表发生疼痛;胆囊疾患时,常在右肩体表发生疼痛等。牵涉痛是内脏痛觉的一种重要生理特性,引起牵涉痛的机制可能是:①由于内脏和体表的痛觉传入纤维在脊髓同一水平的同一个神经元会聚后再上传至大脑皮质,由于平时疼痛刺激多来源于体表,因此大脑依旧习惯地将内脏痛误以为是体表痛,于是发生牵涉痛;②内脏传入纤维的侧支在脊髓与接受体表痛觉传入的同一后角神经元构成突触联系,从患痛内脏来的冲动可提高该神经元的兴奋性,从而对体表传入冲动产生易化作用,使微弱的体表刺激成为致痛刺激产生牵涉痛。

第三节 神经系统对躯体运动的调节

人体各种姿势的维持及各种躯体运动,都是在中枢神经系统的控制下,以骨骼肌的反射活动为基础的。脊髓是躯体运动最基本的反射中枢。

一、脊髓的躯体运动反射

在脊髓前角中,存在大量的运动神经元,即 α 和 γ 运动神经元。α 神经元既接受来自皮肤、关节、肌肉等外周的传入信息,也接受从脑干到大脑皮质各级中枢下传的信息。γ 运动神经元接受高位中枢的信息,发出轴突支配梭内肌,提高肌梭的敏感性,间接调节肌肉运动。

α运动神经元的胞体较大，纤维较粗，其轴突末梢分出许多小支，每一小支支配一根骨骼肌纤维，它兴奋时引起所支配的肌纤维收缩。由一个α运动神经元及其所支配的全部肌纤维组成的功能单位，称为运动单位。运动单位的大小不一：有的较大，如一个四肢肌的运动神经元，可支配2000根肌纤维，当它兴奋时，受支配的肌纤维都收缩，有利于产生较大的肌张力；有的较小，如一个支配眼外肌的运动神经元只支配6～12根肌纤维，这有利于完成精细的肌肉运动。

（一）牵张反射

骨骼肌受到外力牵拉而伸长时，可反射性引起受牵拉的肌肉收缩，称为牵张反射 stretch reflex。

1. 牵张反射的反射弧 牵张反射的反射弧比较简单。感受器是肌肉中的肌梭，肌梭呈梭形，其外面有一层结缔组织膜，膜内含6～12根特殊的肌纤维，称为梭内肌纤维。一般肌纤维为梭外肌纤维，梭内肌纤维的收缩成分在两端，中间部分是感受装置，无收缩功能，它们呈串联关系，当梭内肌收缩时，感受装置受牵拉而敏感性增高。牵张反射的基本中枢在脊髓，但在整体内受高位中枢调节；肌梭的传入神经纤维末梢分布于肌梭的感受装置；梭外肌接受α运动神经元支配，梭内肌接受γ运动神经元支配，当它兴奋时，可使梭内肌两端收缩，感觉装置被牵拉而兴奋性增高，故γ运动神经元可提高肌梭的敏感性；牵张反射的效应器是该肌肉的肌纤维（图2-9-7）。因此，牵张反射反射弧的显著特点，是感受器和效应器在同一块肌肉中。

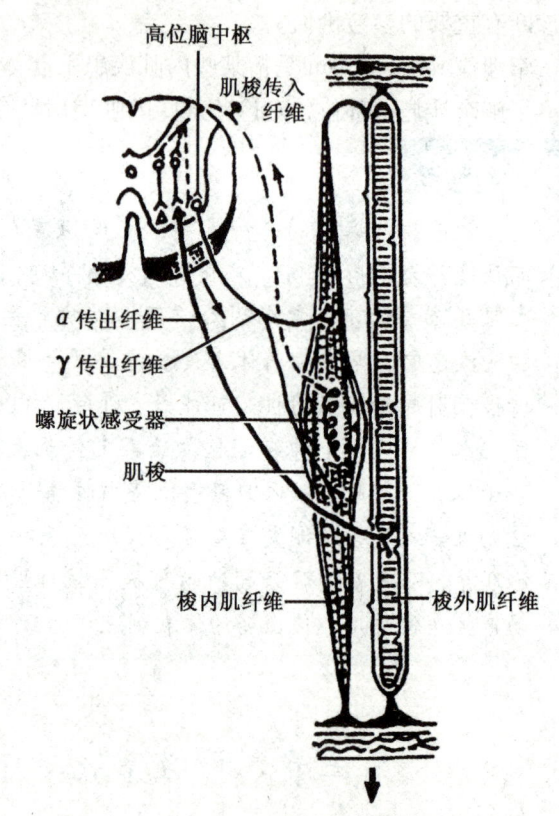

图2-9-7 牵张反射示意图

2. 牵张反射的类型 牵张反射有两种类型，包括腱反射和肌紧张。

（1）**腱反射** 腱反射 tendon reflex 是指快速牵拉肌腱时发生的牵张反射，它表现为被牵拉肌肉迅速而明显地缩短。如当膝关节半屈曲时，叩击股四头肌肌腱，可使股四头肌因受牵拉而发生快速的反射性收缩，称为膝跳反射。腱反射是单突触反射，它的反射时间很短，约为0.7ms。它的中枢常只涉及1～2个脊髓节段，所以反应的范围仅限于受牵拉的肌肉。正常情况下腱反射受上位中枢的控制，所以临床上常通过检查腱反射，了解神经系统的某些功能状态。如果腱反射减弱或消失，常提示该反射弧的某个部分有损伤；而腱反射亢进，说明控制脊髓的高级中枢的作用减弱，这可能是高级中枢有病变的指征。

（2）肌紧张 肌紧张 muscle tonus 是由缓慢而持续地牵拉肌腱所引起的牵张反射。它表现为骨骼肌缓慢而持续地收缩，维持肌肉的紧张性收缩状态。肌紧张是由肌肉中的纤维轮流收缩产生的，所以不易发生疲劳，产生的收缩力量也不大，不会引起躯体明显的位移。肌紧张是维持躯体姿势最基本的反射活动，是姿势反射的基础。肌紧张的反射弧与腱反射相似，但它的中枢为多突触接替，属于多突触反射。肌紧张反射弧的任何部分如果被破坏，即可出现肌张力的减弱或消失，表现为肌肉松弛，这时身体的正常姿势也无法维持。

（二）脊休克

在动物实验中将脊髓与延髓的联系切断（即横断脊髓），离断面以下的脊髓会暂时丧失反射活动能力而进入无反应状态，这种现象称为脊休克 spinal shock。脊休克的主要表现为躯体运动减弱或消失、骨骼肌紧张性下降、外周血管扩张、血压下降（高位离断时方出现）、出汗被抑制、直肠和膀胱内粪尿潴留等症状。脊休克是暂时现象，以后各种脊髓反射活动可逐渐恢复。最先恢复的是比较简单和原始的屈反射和腱反射，而后是较复杂的交叉伸肌反射以及一定程度的排粪、排尿等内脏反射。不同动物的反射恢复时间长短不一。低等动物如蛙在脊髓离断后数分钟即恢复，犬需几天时间，而人类恢复最慢，需数周至数月。脊休克的产生，不是因为脊髓损伤引起，而是由于离断面以下的脊髓突然失去高位中枢的调控，于是出现了无反应的休克状态。这说明正常情况下脊髓的一切功能都是在高级中枢的调控下进行的，但脊髓本身也可以完成某些简单的反射活动。

二、脑干对肌紧张的调节

有人用电刺激动物脑干网状结构的不同区域，观察到网状结构中存在抑制肌紧张和肌运动的区域，称为抑制区；还有加强肌紧张和肌运动的区域，称为易化区。

（一）脑干网状结构易化区

脑干网状结构易化区的范围较广，包括延髓网状结构的背外侧部分、脑桥的被盖、中脑的中央灰质及被盖。此外，下丘脑和丘脑中线核群、延髓的前庭核、小脑前叶两侧对肌紧张也有易化作用。脑干网状结构易化区的主要作用是加强伸肌的肌紧张和肌运动。其作用途径是，通过网状脊髓束与脊髓前角的 γ 运动神经元联系，使 γ 运动神经元传出冲动增加，梭内肌收缩，肌梭敏感性升高，从而增强肌紧张。另外，易化区对 α 运动神经元也有一定的易化作用。

（二）脑干网状结构抑制区

脑干网状结构抑制区较小，位于延髓网状结构的腹内侧部分。它通过网状脊髓束抑制γ运动神经元，使肌梭敏感性降低，从而降低肌紧张。此外，大脑皮质运动区、纹状体、小脑前叶蚓部等处，也有抑制肌紧张的作用，这种作用可能是通过加强脑干网状结构抑制区的活动而实现的。

（三）去大脑僵直

正常情况下，肌紧张易化区的活动较强，抑制区的活动较弱，两者保持相对平衡，以维持正常的肌紧张。在动物实验中发现，如在中脑上、下丘之间切断脑干，会出现伸肌肌肉紧张亢进现象，此时动物四肢伸直、头尾昂起、脊柱挺硬，称为去大脑僵直 decerebrate rigidity（图2-9-8）。它的发生是因为切断了大脑皮质、纹状体等部位与脑干网状结构抑制区的功能联系，使抑制区活动减弱，而易化区活动相对占优势，使伸肌肌紧张加强。

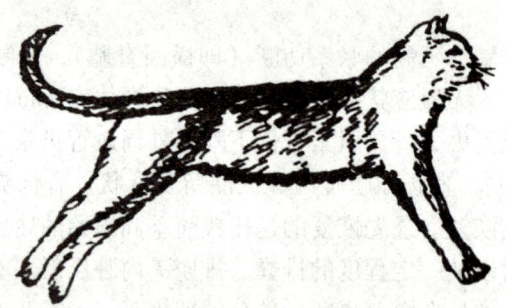

图2-9-8 去大脑僵直

三、基底神经节对躯体运动的调节

（一）基底神经节的组成

基底神经节包括尾状核和豆状核，豆状核又分为壳核和苍白球。尾状核和豆状核合称纹状体，其中苍白球是较古老的部分，称为旧纹状体；尾状核和壳核进化较新，称为新纹状体。此外，丘脑底核、中脑的黑质和红核，在结构和功能上与纹状体紧密相连，因此也常在基底神经节中一并讨论。基底神经节各部分之间有广泛的神经纤维联系，其中苍白球是纤维联系的中心。

（二）基底神经节的功能

基底神经节与随意运动的产生和稳定、肌紧张的调节、本体感觉传入冲动的处理等有关。基底神经节各部分究竟是如何调节躯体运动的，目前仍未阐明。对基底神经节功能的认识，主要是通过基底神经节疾病患者的临床观察得来的。临床上基底神经节损害的主要表现可分为两大类：一类是运动过少而肌紧张增强，例如震颤麻痹；另一类是运动过多而肌紧张降低，例如舞蹈病。

震颤麻痹又称为帕金森病，主要症状有全身肌紧张增强、肌肉强直、随意运动减少、动作缓慢、面部表情呆板，常出现静止性震颤（多见于上肢尤其是手部）等。震颤麻痹的产生，是因为黑质上行的多巴胺递质系统的功能受损，多巴胺含量下降，导致纹状体乙酰胆碱递质系统功能亢进，因而出现一系列症状。临床上使用左旋多巴以增加多巴胺的合成，或应用 M 受体阻断剂阿托品，阻断胆碱能神经元的作用，均对震颤麻痹有治疗作用。

舞蹈病患者的主要症状有头面部和上肢出现不自主、无目的的舞蹈样动作，并伴有肌张力降低。舞蹈病的产生主要是由于纹状体中的胆碱能神经元和 γ - 氨基丁酸神经元功能减退，使黑质多巴胺神经元的功能相对亢进所致。临床实践表明，利用利舍平消耗大量多巴胺类递质，可以缓解舞蹈病患者的症状。

四、小脑对躯体运动的调节

根据小脑的传入、传出纤维联系，可将小脑区分为前庭小脑、脊髓小脑和皮质小脑三个主要的功能部分，它们对躯体运动的调节有不同的作用。

（一）前庭小脑——维持身体平衡

前庭小脑主要由绒球小结叶构成，它与前庭器官和前庭神经核有密切的纤维联系，其主要功能是参与维持身体平衡。其反射途径为：前庭器官→前庭感觉核→前庭小脑→前庭运动核→脊髓运动神经元→骨骼肌。实验证明，切除绒球小结叶的猴，平衡功能严重失调，身体倾斜，只能依墙而立，但其随意运动仍能协调，能很好地完成进食动作。

（二）脊髓小脑——调节肌紧张

脊髓小脑包括小脑前叶和后叶的中间带区。小脑前叶对肌紧张的调节包括易化和抑制双重调节作用。在进化过程中，前叶的肌紧张抑制作用逐渐减退，而易化作用逐渐占主要地位。

后叶中间带也有易化肌紧张的功能，它还接受脑桥纤维的联系，并与大脑皮质运动区之间有环路联系，因此在执行大脑皮质发动的随意运动方面有重要作用。当切除或损伤这部分小脑后，随意动作的力量、方向、速度和顺序将发生紊乱，同时肌张力减退，受损动物或患者不能完成精细动作，在进行某一动作时抖动而把握不住方向，称为意向性震颤。同时患者在行走时摇晃，步态蹒跚，动作越快则协调障碍越明显。患者不能进行拮抗肌轮替快复动作，但在静止时则无肌肉异常运动。这部分小脑损伤后出现的运动性协调障碍，称为小脑共济失调。

（三）皮质小脑——协调随意运动

皮质小脑是指后叶的外侧部。它不接受外周感觉的传入信息，仅接受由大脑皮质感觉区、运动区、联络区传来的信息，并与它们之间形成反馈环路。这种反馈环路联系可以控制随意运动的协调，使随意运动的力量、方向、速度和范围受到适当控制，使动作稳定和准确。

人们进行的精细随意运动是在学习过程中逐渐形成并熟练起来的。在开始阶段，大脑皮质通过锥体系发动的运动是不协调的，这是因为小脑尚未发挥其协调功能。在学习过程中，大脑皮质与小脑之间不断进行着环路联系活动，同时小脑不断接受感觉传入冲动的信息，逐步纠正运动中发生的偏差，使运动逐步协调起来。当精巧运动熟练完善后，小脑中就贮存了一整套程序，这时大脑皮质要发动精巧随意运动，就首先通过环路联系，从小脑中提取贮存的程序，再通过锥体系发动运动。此时所发动的运动表现快速、协调、精巧。

五、大脑皮质对躯体运动的调节

（一）大脑皮质运动区

大脑皮质是调节躯体运动的最高级中枢。大脑皮质中与躯体运动有密切关系的区域，称为大脑皮质运动区。人类大脑皮质运动区主要在中央前回。它对躯体运动的控制具有下列特征：

1. 交叉性控制 即一侧皮质运动区支配对侧躯体的骨骼肌，但咀嚼运动、喉运动及脸上部肌肉的运动受双侧皮质控制。由面神经支配的脸下部肌肉及舌下神经支配的舌肌主要受对侧皮质控制。所以，当一侧内囊损伤时，将引起对侧躯体肌肉、脸下部肌肉及舌肌麻痹，而受双侧控制的脸上部肌肉并不完全麻痹。

2. 功能定位精细 即皮质的一定区域支配身体一定部位的肌肉，总的安排与体表感觉相似，为倒置分布，但头面部内部的分布仍是正立的。

3. 运动代表区的大小与运动的精细程度有关 运动越精细、越复杂的部位，在皮质运动区内所占的范围越大。如手和五指所占的区域几乎与整个下肢所占的区域相等。

除中央前回以外，额叶和枕叶皮质的某些部位还发现与躯体运动有关，在大脑半球内侧还有运动辅助区。动物实验中刺激这些区域，可以引起一定的肢体运动，反应一般为双侧性。

（二）锥体系及其功能

锥体系是指起源于大脑皮质，经过延髓锥体下行到达脊髓的传导束，即皮质脊髓束（锥体束）。由皮质发出到脑神经运动核的皮质脑干束，虽然不通过延髓的锥体，但在功能上与皮质脊髓束相同，所以也包括在锥体系的概念中。

进一步的研究发现，锥体束纤维中，由大锥体细胞发出的粗纤维只占极少数，而大部分是由该区的其他小细胞发出。而且锥体束中，只有10%~20%的上运动神经元纤维与下运动神经元发生直接的单突触联系，而80%~90%的纤维与下运动神经元之间还有一个以上的中间神经元接替。电生理研究表明，这种单突触直接联系在支配上肢的运动神经元中比支配下肢的运动神经元多；支配肢体远端肌肉的运动神经元比支配近端肌肉的运动神经元多。因此，单突触联系与完成精密的技巧性活动能力有关。

锥体系的主要功能有：执行大脑皮质运动区的指令，通过兴奋α运动神经元，发动随意运动；也可以通过兴奋γ运动神经元，调整肌梭的敏感性，协调随意运动。

（三）锥体外系及其功能

锥体外系是指锥体系以外与躯体运动有关的各种下行传导通路。它不直接到达脊髓或脑神经运动核，而是经基底神经节、红核、脑干网状结构等处多次更换神经元，再经下行传导束到达脊髓，控制脊髓前角运动神经元的活动。

锥体外系的皮质起源比较广泛，但主要来源于额叶的感觉区、运动区和运动辅助区。因此，锥体系和锥体外系的皮质起源是相互重叠的。其主要功能是调节肌紧张，协调肌群的运动。

（四）上、下运动神经元损伤对躯体运动的影响

通常将大脑皮质运动区的神经元称为上运动神经元，脊髓前角运动神经元和脑神经运动核神经元称为下运动神经元。根据损伤部位的不同，其临床表现有很大的差别。一般来说，上运动神经元损伤为皮质运动区或锥体束损伤，常表现范围广泛的随意运动麻痹，骨骼肌张力增加，为痉挛性瘫痪（硬瘫），腱反射亢进，还可出现典型的病理反射，如巴宾斯基征阳性等，肌肉无明显萎缩；而下运动神经元损伤为脊髓前角或运动神经损伤，肌肉麻痹的范围较为局限，骨骼肌张力降低，为弛缓性瘫痪（软瘫），肌肉因营养障碍而明显萎缩，腱反射减弱或消失。

> **知识链接**
>
> 脊髓灰质炎 Poliomyelitis 或 Polio 俗称小儿麻痹症，由病毒侵入血液循环系统引起的急性传染病。患者多为一至六岁儿童，主要症状是发热，全身不适，严重时肢体疼痛，发生瘫痪。脊髓灰质炎是一种急性病毒性传染病，其临床表现多种多样，包括程度很轻的非特异性病变，无菌性脑膜炎（非瘫痪性脊髓灰质炎）和各种肌群的弛缓性无力（瘫痪性脊髓灰质炎）。脊髓灰质炎病人由于脊髓前角运动神经元受损，与之有关的肌肉失去了神经的调节作用而发生萎缩，同时皮下脂肪、肌腱及骨骼也萎缩，使整个机体变细。

第四节　神经系统对内脏活动的调节

人体内脏器官的活动，主要受自主神经系统调节。自主神经系统虽不受意识支配，但受中枢神经系统的控制，并不是独立自主的。

一、自主神经系统的结构和功能特征

（一）自主神经系统的中枢起源部位

自主神经系统 autonomic nervous system 的中枢起源部位与躯体神经不同。一般来说，自主神经系统仅指支配内脏器官的传出神经，并将其分为交感神经系统和副交感神经系统两部分。交感神经系统起源于脊髓胸腰段（$T_1 \sim L_3$）灰质侧角；副交感神经系统起源于脑干的副交感神经核和脊髓骶段第 2~4 节灰质相当于侧角的部位。它们广泛地分布于全身各内脏器官。

（二）自主神经的节前纤维和节后纤维

自主神经与躯体神经不同，从中枢神经发出的纤维并不直接到达效应器，而是在到达效应器之前先进入外周神经节内换元，再发出纤维支配效应器官。由中枢发出到达神经节的纤维，称为节前纤维；由节内神经元发出到效应器的纤维，称为节后纤维。交感神经的节前纤维短，节后纤维长；而副交感神经的节前纤维长，节后纤维短。一根交感节前纤维与许多个节后神经元联系，故刺激交感节前纤维，引起的反应比较弥散；而副交感神经则不同，节前纤维与较少的节后神经元联系，因此引起的反应比较局限。

（三）人体大多数器官都接受交感神经和副交感神经的双重支配

人体大多数器官都接受交感神经和副交感神经的双重支配，但交感神经的分布要比副交感神经广泛得多。有些器官如肾上腺髓质、汗腺、竖毛肌、皮肤和肌肉内的血管等，只接受交感神经支配。

（四）交感神经和副交感神经对同一器官的作用常常互相拮抗

迷走神经抑制心脏的活动，而交感神经具有兴奋作用。但也有例外，如支配唾液腺的交感神经和副交感神经，它们兴奋时均可引起唾液腺的分泌，不过交感神经兴奋时分泌的唾液较黏稠，副交感神经兴奋时分泌的唾液较稀薄。

（五）自主神经的紧张性作用

自主神经对内脏器官发放低频率神经冲动，使效应器经常维持一定的活动状态，这就是紧张性作用。各种功能调节都是在紧张性活动的基础上进行的。交感神经和副交感神经都有紧张性。在动物实验中发现，如切断支配心脏的交感神经，交感紧张性作用消失，兴奋心脏的传出冲动减少，心率便减慢；反之，如切断支配心脏的迷走神经，心率便加快。

（六）自主神经活动的生理意义

交感神经在体内分布十分广泛，对全身各个系统和器官几乎都有一定的作用。当它作为一个完整的系统活动时，其主要作用是促使机体迅速适应环境的急骤变化。当人体遭遇紧急情况，如剧痛、失血、窒息、恐惧等，交感神经系统的活动显著加强，同时肾上腺髓质的分泌也增加，表现出一系列交感-肾上腺髓质系统亢进的现象，称为应急反应。这一反应包括呼吸加快，通气量增大；心率加快，心肌收缩力加强，心输出量增多，血压升高；内脏血管收缩，肌肉血流量增多，血液重新分配；代谢活动加强，为肌肉收缩提供充分的能量等。这些活动均有利于机体动员各器官的贮备力，适应环境的急剧变化。实验证明，动物切除双侧交感链以后，尽管在平静的环境中还能生存，但适应环境急剧变化的能力大大降低。

与交感神经相比，副交感神经的活动范围较小，它常伴有胰岛素的分泌，故称迷走-胰岛素系统。这个系统的活动主要在于保护机体、促进消化、积蓄能量以及加强排泄等方面，以保证机体安静时基本生命活动的正常进行。可见，人体由于同时存在交感和副交感两个系统，它们之间密切联系又相互制约，共同调节内脏活动，使所支配的脏器保持动态平衡，以适应整体的需要。

二、自主神经系统的主要功能

自主神经系统的功能在于调节心肌、平滑肌和腺体的活动。其具体功能已在各有关章节中详述（表2-9-3）。

表2-9-3 自主神经的主要功能

	交感神经	副交感神经
循环器官	心率加快、心肌收缩力加强；腹腔内脏、皮肤血管、外生殖器、唾液腺的血管收缩，骨骼肌血管则有的收缩（肾上腺素能）有的舒张（胆碱能）	心率减慢、心房收缩减弱；少数血管舒张，如外生殖器血管
呼吸器官	支气管平滑肌舒张	支气管平滑肌收缩，黏膜腺体分泌
消化器官	抑制胃肠运动，促进括约肌收缩，促进唾液腺分泌黏稠唾液，抑制胆囊活动	促进胃肠运动，促使括约肌舒张，促进唾液腺分泌稀薄唾液，促进胃液、胰液、胆汁的分泌，促进胆囊收缩
泌尿生殖器官	促进尿道内括约肌收缩，逼尿肌舒张，对未孕子宫平滑肌引起舒张，对已孕子宫平滑肌则引起收缩	尿道括约肌舒张，促进膀胱逼尿肌收缩
眼	促进虹膜辐射状肌收缩，瞳孔开大；使睫状体辐射状肌收缩，睫状体环增大；使上眼睑平滑肌收缩	促使虹膜环行状肌收缩，瞳孔缩小；使睫状体环状肌收缩，睫状体环缩小；促进泪腺分泌
皮肤	汗腺分泌，竖毛肌收缩	
代谢	促进糖原分解和肾上腺髓质分泌	促进胰岛素分泌

三、各级中枢对内脏活动的调节

（一）脊髓

脊髓是调节内脏活动的初级中枢。临床上观察到，脊髓损伤的病人在脊休克期过后，部分内脏反射可以逐渐恢复，如血管反射、发汗发射、排尿反射、排便反射和勃起反射等，说明脊髓对内脏活动的确具有一定的调节能力，但由于失去了高位脑中枢的控制，这些反射不能适应正常生理需要。例如，基本的排尿反射虽可进行，但不能受意识控制，而且排尿常不完全。

（二）脑干

脑干内有许多重要的内脏活动中枢，其中延髓具有特别重要的作用。呼吸运动、心血管运动、胃肠运动、消化腺分泌等的基本反射中枢都位于延髓。实验或临床实践中观察到，如延髓被压迫或受伤，可迅速引起呼吸、心跳等生命活动停止，造成死亡。因此，延髓有生命中枢之称。此外，脑桥有呼吸调整中枢和角膜反射中枢，中脑有瞳孔对光反射中枢，具有重要的临床意义。

（三）下丘脑

下丘脑内有许多神经核团，在内脏活动的调节中起重要作用。它与边缘系统、脑干网状结构及垂体间保持着紧密的联系，共同调节着内脏活动。下丘脑的主要功能包括体温调节、水平衡的调节、摄食行为的调节以及情绪反应等方面。下丘脑的视交叉上核的神经元是生物节律的控制中心。

（四）大脑皮质

大脑皮质对内脏活动的调节，目前了解不多。与内脏活动关系密切的皮质结构，是边缘系统和新皮质的某些区域。

边缘系统包括边缘叶以及与其有密切关系的皮质下结构。边缘系统是内脏活动的重要中枢，有人称之为内脏脑。它可调节呼吸、胃肠、瞳孔、膀胱等活动，还与情绪、食欲、性欲、生殖和防御等活动有密切关系。此外，边缘系统还与记忆功能有关。

第五节　脑的高级功能活动

在动物进化过程中，大脑皮质已成为整个机体活动的最高级中枢，机体失去大脑皮质就不能维持正常的生存。大脑皮质除了能产生感觉、调节躯体运动和内脏活动外，还有一些更为复杂的高级功能，如完成复杂的条件反射、学习和记忆、思维、语言、睡眠。

一、条件反射

条件反射 conditioned reflex 的研究方法是著名生理学家巴甫洛夫建立的。按照巴甫洛夫的理论，反射可分为条件反射和非条件反射两种。它们的一般概念和特点已在绪论中介绍过，此处进一步讨论条件反射的有关理论。

（一）条件反射的形成

条件反射必须建立在非条件反射的基础上，是个体在生活过程中获得的，它的建立有一个过程。现举例说明经典条件反射实验的建立过程。在动物实验中，给狗喂食会引起唾液分泌，这是非条件反射，食物是非条件刺激。而给狗以铃声刺激不会引起唾液分泌，因为铃声与进食无关，故称为无关刺激。但是，如果在每次喂食前先出现铃声，然后再给食物，经多次重复后，每当铃声出现，即使不给狗食物，狗也会分泌唾液，这就建立了条件反射。在这种情况下，铃声成为进食的信号，称为条件刺激，由条件刺激引起的反射称为条件反射。由此可见，条件反射形成的基本条件，是无关刺激与非条件刺激在时间上的结合，这个结合过程称为强化。初建立的条件反射一般尚不巩固，容易消退，条件反射的消退并不是条件反射的消失，而是由于皮质中枢内发生了抑制过程。为使条件反射获得巩固，就需要经过多次强化。

有些条件反射比较复杂，动物必须通过自己完成某种动作或操作后才能得到强化，这类条件反射称为操作式条件反射。如训练动物走迷宫、表演某种动作等，就属于这类条件反射，其建立比较困难，需要较长时间的训练。

（二）人类条件反射的特点

人与动物一样，都可以建立条件反射，但人类通过生产劳动和社会活动，大脑皮质得到高度发展。人类皮质活动与动物的主要区别在于，人类具有两个信号系统。

条件反射都是由信号刺激引起的。巴甫洛夫认为，引起人类条件反射的刺激信号可以分为两大类：一类是具体信号，如灯光、铃声、食物的形状和气味等，它们都是以信号本身的理化性质来发挥刺激作用的，称为第一信号；另一类是抽象信号，即语言和文字，它们以信号所代表的含义来发挥刺激作用。例如，"灯光"这个词语，并不是单指某个具体的灯发出的光，而是这一具体事物的抽象和概括，因此是具体信号的信号，故称为第二信号。能对第一信号发生反应的大脑皮质功能系统，称为第一信号系统 first signal system，是人类和动物所共有的；能对第二信号发生反应的大脑皮质功能系统，称为第二信号系统 second signal system，这是人类所特有的，也是人类区别于动物的主要特征。从医学角度来看，由于第二信号系统对人类心理和生理活动能产生重要影响，所以应注意语言、文字对病人的作用。临床实践表明，语言运用恰当，可以收到治疗疾病的效果，而运用不当，则可能成为致病因素，甚至使病情恶化，给病人带来不良后果。

二、大脑皮质的语言中枢

（一）大脑皮质语言中枢的分区

大脑皮质的某些区域与人类语言的发生有较密切的关系。例如，临床发现，如果中央前回底部前方的 Broca 三角区损伤，病人会出现运动失语症；如果额中回后部接近中央前回手部代表区损伤，病人会出现失写症；如果额上回后部损伤，病人会出现感觉失语症；如果角回损伤，病人会出现失读症。可见，大脑皮质的语言功能具有一定的分区，各区管理语言功能的内涵不同，但各区的活动又是紧密关联的。正常情况下，它们共同活动以完成复杂的语言功能。

（二）大脑皮质语言功能的一侧优势

语言活动的中枢主要集中在一侧大脑半球，此称为语言中枢的优势半球 dominant hemisphere。临床实践证明，习惯用右手的人，其优势半球在左侧，因此左侧颞叶受损可发生感觉失语症，而右侧颞叶受损不会发生此病。这种一侧优势的现象是人类所特有的，它的出现虽与一定的遗传因素有关，但主要是在后天生活实践中逐渐形成的，与人类习惯运用右手进行劳动有密切关系。

一侧优势的现象充分说明人类两侧大脑半球的功能是不对称的。左侧半球在语言功能上占优势，而右侧半球则在非语词性认识功能上占优势，例如对空间的辨认、对深度知觉和触觉的认识以及音乐欣赏等。但是这种优势也是相对的，左侧半球有一定的非语词性认识功能，右侧半球也有简单的语词活动功能。

三、大脑皮质的电活动

大脑皮质神经细胞的生物电活动有两种形式：一种是在无外来刺激的情况下，大脑皮质自身具有持续的、节律性的电变化，称为自发脑电活动；另一种是在外加刺激引起的感觉传入冲动激发下，大脑皮质某一区域产生的较为局限的电位变化，称为皮质诱发电位。临床上使用脑电图机在头皮表面用双极或单极导联记录法，所描绘出脑细胞群自发性电位变化的波形，称为脑电图 electroencephalogram（EEG）。如果将颅骨打开，直接在皮质表面安放电极引导，所记录出的脑电波称为皮质脑电图。正常脑电图的波形不规则，一般主要依据频率的不同，分为四种基本波形（图2-9-9）。

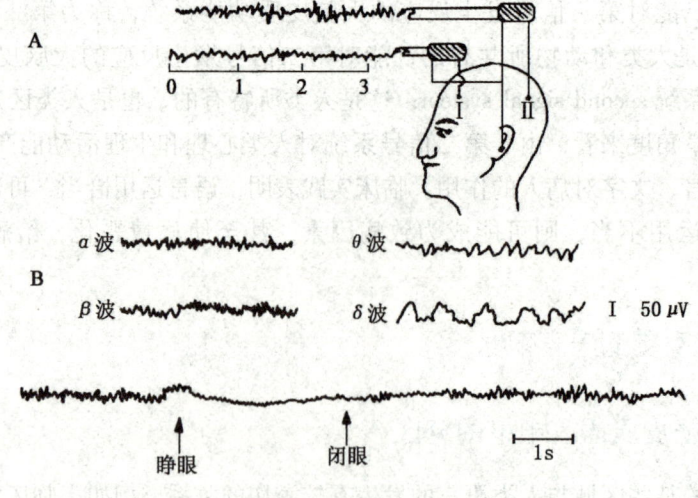

图2-9-9　正常脑电图的几种基本波形

1. α 波 频率为 8～13 次/秒，波幅为 20～100μV。正常在清醒、安静、闭眼时出现。在枕叶、顶叶记录的 α 波最明显。

2. β 波 频率为 14～30 次/秒，波幅为 5～20μV。当受试者睁眼视物或接受其他刺激时即出现 β 波。一般认为，β 波是新皮质处在紧张活动状态下的主要脑电活动表现。

3. θ 波 频率为 4～7 次/秒，波幅为 100～150μV。在困倦时，一般即可看到。

4. δ 波 频率为 0.5～3 次/秒，波幅为 20～200μV。成人在清醒时，见不到 δ 波，但在睡眠期间可以出现。婴儿常可见到 δ 波。

脑电图对某些疾病，如癫痫、脑炎、颅内占位性病变等，有一定的诊断价值。癫痫患者脑电图可出现棘波、尖波、棘慢综合波等异常波形，即使在发作间歇期，亦有异常脑电活动出现，故脑电图对癫痫有较重要的诊断意义。

四、觉醒与睡眠

昼夜交替进行的觉醒与睡眠是人体正常生活中必不可少的两个生理过程。只有在觉醒时，机体才能迅速适应环境变化，从事各种体力和脑力劳动；而通过睡眠可促进精力和体力的恢复。如果睡眠障碍，常导致中枢神经系统特别是大脑皮质活动的失常，发生幻觉、记忆力和工作能力下降等。一般成年人每天需睡眠 7～9h，儿童需要的睡眠时间比成年人长，新生儿约需 18～20h，老年人睡眠时间比成年人短。

（一）觉醒状态的维持

人体的觉醒状态主要依靠脑干网状结构上行激活系统的活动来维持。觉醒状态包括脑电觉醒和行为觉醒两种状态。脑电觉醒状态指脑电图波形由睡眠时的同步化慢波变为觉醒时的去同步化快波，而行为上不一定呈觉醒状态；行为觉醒状态指动物出现觉醒时的各种行为表现。

（二）睡眠的时相

通过对睡眠过程的观察，发现睡眠是由交替出现的两种时相组成，分别称为正相睡眠 orthodox sleep 和异相睡眠 paradoxical sleep。

1. 正相睡眠 人体表现为一般熟知的睡眠状态，其脑电图特征为同步化慢波，故正相睡眠也称为慢波睡眠。正相睡眠期间，垂体前叶生长素的分泌明显增多，有利于促进生长和体力的恢复。

2. 异相睡眠 异相睡眠期间人体表现为各种感觉功能进一步减退，以致唤醒阈升高，骨骼肌反射运动及肌紧张进一步减弱，肌肉几乎完全松弛，睡眠更深。脑电图特征为去同步化快波，因此也称快波睡眠。在整个睡眠过程中，睡眠过程中两个时相互相交替。成人进入睡眠后，首先是慢波睡眠，持续约 80～120 分钟后，转入快波睡眠，维持 20～30 分钟后，又转入慢波睡眠；整个睡眠过程中约 4～5 次交替，越近睡眠后期，快波睡眠持续时间越长。两种睡眠时相均可直接转为觉醒状态，但在清醒状态，一般只能直接进入慢波睡眠，而不能直接进入快波睡眠。

在异相睡眠期间，如将其唤醒，80%左右的人会诉说正在做梦，所以做梦也是异相睡眠的特征之一。还有些实验表明，异相睡眠期间，脑内蛋白质合成加快。由此认为，异相睡眠与幼儿神经系统的成熟、增进记忆和促进精力恢复都有关系。但是，异相睡眠期间也会出现一些阵发性的表现，这可能与某些疾病在夜间突然发作有关。例如心绞痛患者，常在异相睡眠期间先做梦，梦中情绪激动，伴有呼吸和心跳加快，血压升高，继而引起心绞痛发作而觉醒。其他如哮喘、阻塞性肺气肿的缺氧发作等也常在异相睡眠期间突然产生。

复习思考题

1. 名词解释：EPSP　胆碱能纤维　特异性投射系统　牵涉痛　牵张反射。
2. 试述兴奋通过突触传递的过程。
3. 比较突触前抑制与突触后抑制发生机制及生理意义的异同。
4. 试述特异性投射系统和非特异性投射系统的区别。
5. 何为脊休克，其临床表现如何。
6. 比较交感与副交感神经系统的功能特征。
7. 临床应用阿托品后对心、支气管、胃肠运动及分泌、汗腺及瞳孔有何影响？
8. 简述小脑对躯体运动的调节功能。

第十章 内分泌

 学习目标

1. 掌握甲状腺激素、肾上腺皮质激素、肾上腺髓质激素、胰岛素的生理作用。
2. 熟悉激素的概念、分类；腺垂体、神经垂体功能；甲状腺激素分泌调节；胰高血糖素的生理作用。
3. 了解激素作用的原理、一般特征；下丘脑与垂体的功能联系；甲状腺激素的合成与运输；甲状旁腺素、降钙素、前列腺素、松果体激素、胸腺激素的作用。

内分泌系统是由内分泌腺和分散存在于某些组织、器官中的内分泌细胞组成。人体内主要的内分泌腺包括垂体、甲状腺、甲状旁腺、肾上腺、胸腺、松果体等；此外，有些内分泌组织或细胞分散存在于其他器官、组织中，如胰腺内的胰岛、睾丸的间质细胞、卵巢的卵泡和黄体、消化道黏膜中大量的内分泌细胞等。内分泌系统是人体重要的机能调节系统，通过分泌激素发挥体液调节作用。在整体情况下，许多内分泌腺都直接或间接地接受神经系统的控制，因此，内分泌系统在功能上与神经系统密切联系、相互作用，共同调节机体的新陈代谢、生长发育、生殖和维持内环境稳态等功能活动。

第一节 激素的概述

由内分泌腺和散在的内分泌细胞所分泌的高效能生物活性物质，称为激素 hormone，它是细胞与细胞之间信息传递的化学媒介。接受激素信息的器官、组织或细胞分别被称为靶器官、靶组织或靶细胞。激素传递信息的方式有多种：①经典的途径是指大多数激素经血液运输到远距离的靶细胞而发挥作用，这种方式称为远距分泌 telecrine；②有些内分泌细胞分泌的激素只是经组织液扩散作用于邻近细胞，这种方式称旁分泌 paracrine；③如果内分泌细胞分泌的激素在局部扩散，又返回作用于该细胞自身而发挥反馈作用，则称为自分泌 autocrine；④由神经细胞所分泌的激素，称为神经激素。神经激素可通过轴突内的轴浆流动运送至神经末梢释放入血液，再发挥作用，这种方式称为神经分泌 neurocrine。

一、激素作用的一般特征

虽然激素种类繁多，作用复杂，然而它们在发挥作用的过程中也具有以下共同特征。

（一）信息传递作用

内分泌系统是人体生物信息的传递系统，而激素作为细胞间的信息传递者，不构成细胞的成分，不是营养物质，也不为机体提供能量，它只是将各种信息从内分泌细胞传给靶细胞，对其固有的功能活动发挥调节作用。

（二）相对特异性

激素释放入血后，可到达全身各部，但只选择性地作用于某些细胞，激素这种选择性作用的特性，称为激素的特异性。激素作用的特异性是与靶细胞上存在能与该激素发生特异性结合的受体有关。

（三）高效能

激素是高效能的生物活性物质。它在血液中含量甚微，一般为 nmol/L，甚至 pmol/L，但发挥作用却很大。微量的激素与受体结合后，在细胞内发生一系列酶促反应，逐级放大，形成一个高效能的生物放大系统。如 0.1μg 的促肾上腺皮质激素释放激素可引起腺垂体释放 1μg 的促肾上腺皮质激素，后者能引起肾上腺皮质分泌 40μg 糖皮质激素，从而增加约 6000μg 的糖原贮存。

（四）激素间的相互作用

当多种激素共同参与某一生理活动的调节时，激素与激素之间往往存在着相互影响。主要有三种情况：

1. 相互协同 如生长素与肾上腺素，虽然作用的环节不同，但均能使血糖升高。

2. 相互拮抗 如胰岛素的降血糖作用和胰高血糖素的升血糖作用。

3. 允许作用 有的激素本身并不能直接对某些器官、组织或细胞产生生理效应，然而它的存在却可使另一种激素的作用明显增强，这种现象称为允许作用。如糖皮质激素本身并无使血管收缩的作用，但在其存在时，去甲肾上腺素收缩血管作用更强。

二、激素的分类

人体的激素种类繁多，来源和性质各异，作用途径及范围也各不相同，因此可以有多种分类方法。最常用的是按其化学结构可分为两大类：第一类是含氮类激素 nitrogenous hormone，包括肽类、蛋白质类、胺类。含氮激素除了甲状腺激素外均易被消化酶破坏，作为药物使用时一般不宜口服。第二类是类固醇激素 steroid hormone，如肾上腺皮质激素和性激素，这类激素不易被消化酶破坏，可口服使用。此外，激素还有固醇类激素（如维生素 D_3）和脂肪酸衍生物（如前列腺素）。体内主要的激素及其化学本质见表 2-10-1。

表 2-10-1 人体主要的内分泌腺、激素及其化学本质

内分泌腺			激素	化学本质
垂体	神经垂体		抗利尿激素（ADH）、催产素（OXT）	9肽
			生长激素（GH）、催乳素（PRL）	蛋白质
			促肾上腺皮质激素（ACTH）	39肽
	腺垂体		促黑激素（MSH）	22肽
			黄体生成素（LH）、促卵泡激素（FSH）、促甲状腺激素（TSH）	糖蛋白
甲状腺	腺泡		四碘甲腺原氨酸（T_4）、三碘甲腺原氨酸（T_3）	氨基酸
	腺泡旁细胞		降钙素	32肽
甲状旁腺			甲状旁腺激素	蛋白质
胸腺			胸腺激素	多肽类
胰岛	A 细胞		胰高血糖素	29肽
	B 细胞		胰岛素	蛋白质
肾上腺	肾上腺皮质		盐皮质激素、糖皮质激素、性激素	类固醇
	肾上腺髓质		肾上腺素、去甲肾上腺素	儿茶酚胺
性腺	睾丸		睾酮	类固醇
	卵巢	卵泡	雌二醇	类固醇
		黄体	黄体酮、雌二醇	类固醇

三、激素的作用机制

（一）含氮类激素的作用机制——第二信使学说

1965 年 Sutherland 学派提出第二信使学说，认为含氮激素作为第一信使，与靶细胞膜上的特异性受体结合后，激活细胞膜上的腺苷酸环化酶，在 Mg^{2+} 存在的条件下，腺苷酸环化酶促使胞浆内 ATP 转变为 cAMP，cAMP 将信息进一步传递到细胞内。cAMP 作为第二信使，再激活依赖 cAMP 的蛋白激酶 A，继而催化细胞内的磷酸化反应，引起靶细胞的生理效应，如腺细胞分泌、肌肉细胞收缩与舒张、神经细胞产生电位变化等（图 2-10-1）。

目前，激素作用机制中，对细胞跨膜信号转导过程有了更深入的研究，提出了由 G 蛋白耦联受体、酶耦联受体及离子通道介导的信号转导等主要方式。关于第二信使，也发现除 cAMP 外，还有环磷酸鸟苷（cGMP）、三磷酸肌醇（IP_3）、二酰甘油（DG）、Ca^{2+}、前列腺素等。

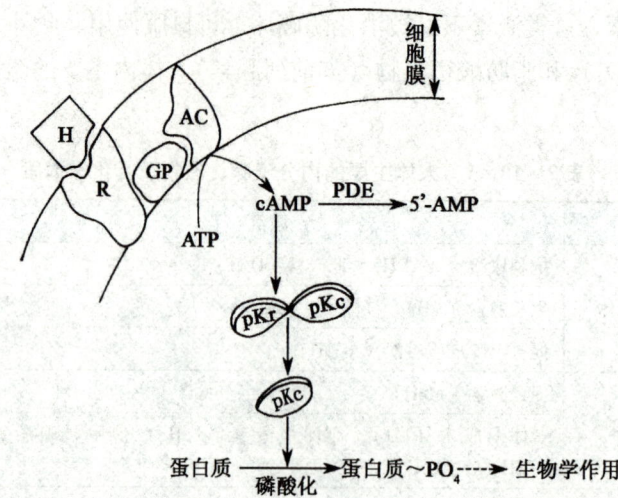

R：受体　GP：G蛋白　AC：腺苷酸环化酶　PDE：磷酸二酯酶
H：激素　pKr：蛋白激酶调节亚单位　pKc：蛋白激酶催化亚单位

图 2-10-1　含氮类激素作用机制示意图

（二）类固醇激素的作用机制——基因表达学说

脂溶性的类固醇激素分子量较小，故能直接透过靶细胞膜进入细胞内。与细胞质中的特异性受体结合后，形成激素-胞质受体复合物，该复合物透过核膜进入核内，再与核内受体结合形成激素-核受体复合物，激发 DNA 转录过程，促进 mRNA 的形成，并诱导或减少特定蛋白质的合成，从而实现生理效应（图 2-10-2）。这种机制的学说称为基因表达学说。

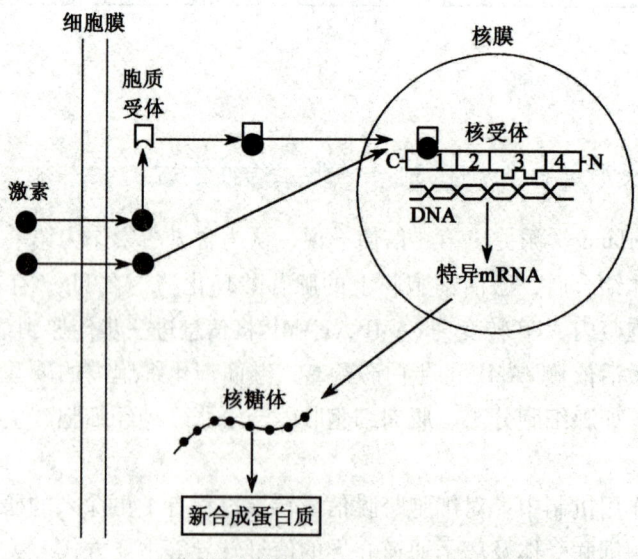

1. 激素结合结构域　2. 核定位信号结构域
3. DNA 结合结构域　4. 转录激活结构域

图 2-10-2　类固醇激素作用机制示意图

上述作用机制并非绝对。例如甲状腺素属于含氮激素，也可直接进入细胞核，与核内受体结合，通过基因表达机制影响细胞的代谢过程。即使是容易进入细胞的类固醇激素也可能不通过基因机制，而是作用于细胞膜上的受体发挥其作用。

第二节 下丘脑与垂体

一、下丘脑与垂体的功能联系

（一）下丘脑 - 腺垂体系统

1. 下丘脑促垂体区和下丘脑调节肽　在下丘脑基底部存在"促垂体区"，主要包括正中隆起、弓状核、腹内侧核、视交叉上核及室周核等核团。这些部位的神经元体积较小，可分泌肽类激素，这些多肽调节腺垂体的活动。由下丘脑促垂体区肽能神经元分泌的能调节腺垂体活动的肽类激素，统称为下丘脑调节肽 hypothalamic regulatory peptides。目前已明确的有 9 种，其中有 5 种已分离纯化称为激素，其他 4 种称为因子。它们的结构及作用见表 2-10-2。

表 2-10-2　下丘脑调节肽的化学性质和主要作用

下丘脑调节肽	英文缩写	化学性质	主要作用
促甲状腺激素释放激素	TRH	3 肽	促进 TSH 释放，也能刺激 PRL 释放
促性腺激素释放激素	GnRH	10 肽	促进 LH 和 FSH 释放（以 LH 为主）
生长激素释放抑制激素（生长抑素）	GHRIH	14 肽	抑制 GH 释放，对 LH、FSH、TSH、PRL 及 ACTH 的分泌也有抑制作用
生长激素释放激素	GHRH	44 肽	促进 GH 释放
促肾上腺皮质激素释放激素	CRH	41 肽	促进 ACTH 释放
促黑（素细胞）激素释放因子	MRF	肽	促进 MSH 释放
促黑（素细胞）激素释放抑制因子	MIF	肽	抑制 MSH 释放
催乳素释放因子	PRF	肽	促进 PRL 释放
催乳素释放抑制因子	PIF	多巴胺	抑制 PRL 释放

2. 垂体门脉　垂体的动脉分支在正中隆起和漏斗柄处形成第一级毛细血管网，然后汇集成若干条小静脉，沿结节部下行到达腺垂体，再次分支形成第二级毛细血管网，这套血管系统称为垂体门脉系统。下丘脑与腺垂体之间通过垂体门脉系统发生功能联系。促垂体区肽能神经元的轴突末梢与第一级毛细血管网接触，释放的调节肽进入垂体门脉，再从第二级毛细血管网透出作用于腺垂体。

（二）下丘脑 - 神经垂体系统

下丘脑视上核和室旁核的神经纤维通过漏斗下行到达神经垂体，构成下丘脑 - 垂体束。下丘脑视上核和室旁核的神经元合成分泌抗利尿激素和催产素两种激素，经过下丘脑-垂体束的轴浆运输抵达神经垂体储存，然后由神经垂体释放到血液中。

二、腺垂体

（一）腺垂体激素的生理作用

腺垂体是体内重要的内分泌腺，共分泌7种激素，均属于蛋白质或肽类。

1. 生长激素　人生长素（GH）由191个氨基酸残基组成，其结构与人催乳素十分相似。在种属上有较强的特异性，除猴的生长素外，其他动物的生长素对人均无效。生长素的生理作用主要有：

（1）促进生长　生长素主要促进组织的生长，特别是骨骼、肌肉和内脏器官。生长素能刺激肝脏产生一种小分子的多肽物质，称为生长素介质（胰岛素样生长因子）。生长素介质能加速蛋白质的合成，促进软骨组织增殖和骨化，使长骨加长，对肌肉等组织也有类似的作用，但对脑的生长发育无影响。人在幼年期如果缺乏生长素，可因生长迟缓、身材矮小而患侏儒症；如幼年期生长素过多，则身材过于高大形成巨人症。成年后，因长骨的骨骺已经闭合，长骨不再生长。因此，如果成年后生长素分泌过多，将发生肢端骨、颌面骨及软组织的异常生长，表现为手足粗大、鼻大唇厚、下颌突出及内脏器官增大等现象，称为肢端肥大症。

（2）对代谢的影响　可促进蛋白质的合成，减少蛋白质的分解；能促进脂肪分解，脂肪酸进入肝后氧化分解提供能量；能抑制外周组织摄取和利用葡萄糖，使血糖升高。因此，生长素分泌过量可产生垂体性糖尿病。

2. 促甲状腺激素　促甲状腺激素（TSH）是一种糖蛋白，它可促进甲状腺的增生和甲状腺激素的合成和分泌，缺乏此激素则甲状腺萎缩。

3. 催乳素（PRL）　催乳素是由199个氨基酸组成的蛋白质，它的主要生理作用是在分娩后促进发育完全且已具备泌乳条件的乳腺分泌乳汁，并维持泌乳。

在女性青春期乳腺的发育中，雌激素、孕激素、生长素、糖皮质激素、PRL均有作用。在妊娠期，随着PRL、雌激素及孕激素分泌增加，使乳腺组织进一步发育，但因为此时血中雌激素和孕激素水平很高，可抑制PRL的泌乳作用，故此时乳腺虽已具备泌乳能力却不泌乳。在分娩后，由于胎盘剥离，血中雌激素和孕激素水平明显降低，PRL才发挥其始动和维持泌乳的作用。

4. 促肾上腺皮质激素　促肾上腺皮质激素（ACTH）属于多肽，其主要作用是促进肾上腺皮质的增生和糖皮质激素的合成与释放。

5. 促性腺激素　促性腺激素（GTH）有两种：促卵泡激素（FSH）和黄体生成素（LH）。

（1）促卵泡激素　在女性，它能够促进卵泡生长、发育、成熟，并在少量黄体生成素的作用下，促进卵泡分泌雌激素。在男性，也称精子生成素，能促进睾丸的生精作用。

（2）黄体生成素 在女性，它与促卵泡激素共同作用，促进卵泡分泌雌激素并排卵，还能促进黄体生长并维持黄体的存在，同时使黄体分泌孕激素和雌激素。在男性，也称间质细胞刺激素，促进睾丸的间质细胞生长、发育并分泌雄激素。

6. 促黑（素细胞）激素 促黑激素（MSH）是多肽，它作用的靶细胞为黑素细胞，促进黑素细胞合成黑色素，加深皮肤与毛发的颜色。

（二）腺垂体功能活动的调节

腺垂体系统分泌功能的调节如图 2-10-3 所示。

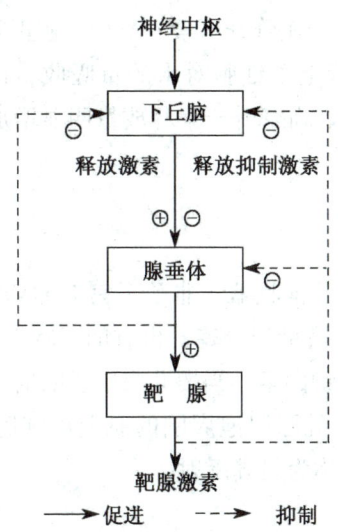

图 2-10-3 腺垂体系统分泌功能的调节

1. 下丘脑对腺垂体的调节 下丘脑的调节肽，通过垂体门脉作用于腺垂体，控制腺垂体多种激素的释放。释放激素（因子）促进腺垂体分泌相应的激素；释放抑制激素（因子）抑制腺垂体分泌相应的激素。如生长素释放激素促进腺垂体分泌生长素；生长素释放抑制激素则抑制腺垂体分泌生长素。

2. 靶腺激素对腺垂体和下丘脑的反馈性调节 垂体分泌的促激素作用于甲状腺、肾上腺皮质和性腺，使其分泌甲状腺激素、糖皮质激素和性激素。这些靶激素在血中的浓度改变时，对下丘脑分泌相应的释放激素（因子）和腺垂体分泌相应的促激素都有反馈作用。

生长激素其他调节机制

1. 睡眠 GH 的基础分泌呈节律性脉冲式释放，每隔 1~4h 出现一个脉冲。入睡后 GH 分泌明显增加，约 60min 达到高峰，以后逐渐减少。

2. 代谢因素 在能量供应缺乏或耗能增加时，如饥饿、运动、低血糖及应激反应等，均可引起 GH 分泌增加。低血糖是刺激 GH 分泌最有效的因素，相反血糖升高则可抑制 GH 分泌。血中氨基酸增多时，也可引起 GH 分泌增加，而游离脂肪酸增多时则使 GH 分泌减少。

3. 激素的作用 甲状腺激素、雌激素、睾酮均可促进 GH 分泌。在青春期,血中雌激素或睾酮浓度增高,可使 GH 分泌明显增加而引起青春期生长迅速。

三、神经垂体

神经垂体本身不能合成激素,但可以储存并释放激素。神经垂体释放的激素有抗利尿激素和催产素,均来自下丘脑视上核和室旁核。

(一)抗利尿激素

抗利尿激素(ADH)又称为血管升压素(VP)。在正常饮水的情况下,生理剂量的 ADH 能促进远曲小管和集合管上皮细胞对水的重吸收,使尿量减少发挥抗利尿作用。而在机体脱水或失血等情况下,血管升压素释放量明显增加,可使全身血管收缩,使血压升高(前已述及)。

(二)催产素

催产素(OXT)可以促进子宫收缩。非孕子宫对 OXT 的敏感性很低;妊娠晚期子宫对 OXT 的敏感性大大提高,有助于分娩,也有助于减少产后出血。

OXT 是促进乳汁排出的关键因素。当婴儿吸吮乳头时,传入信息到达下丘脑和神经垂体,使 OXT 释放入血,可使乳腺腺泡周围的肌上皮细胞收缩,促进乳汁排出。这是一种典型的神经内分泌反射,称为射乳反射。

第三节 甲状腺

成人的甲状腺重 20~30g,是体内最大的内分泌腺。甲状腺由许多腺泡组成。腺泡由单层的立方上皮细胞围成,是甲状腺激素合成与释放的部位。腺泡中心为腺泡腔,其内充满均匀的胶质,其主要成分是含有甲状腺激素的甲状腺球蛋白,因此是甲状腺激素的贮存库。

此外,在甲状腺腺泡之间和腺泡上皮之间有滤泡旁细胞,也称 C 细胞,可分泌降钙素。

一、甲状腺激素的合成与运输

(一)甲状腺激素的合成

甲状腺激素 thyroxine 或 tetraiodothyronine 为酪氨酸的碘化物,主要包括甲状腺素,又称四碘甲腺原氨酸(T_4)和三碘甲腺原氨酸(T_3)。在体内 T_4 含量多,占总量的 90%。T_3 分泌量少,但 T_3 的生物活性比 T_4 高 5 倍。

合成甲状腺激素的原料为碘和甲状腺球蛋白。碘主要由食物供给,人每天从食物和水中大约摄取 100~200μg 的碘,约 1/3 被甲状腺摄取,甲状腺的含碘量约占全身的

90%。甲状腺球蛋白是由甲状腺腺泡上皮细胞合成,其酪氨酸残基碘化后合成甲状腺激素。

甲状腺激素的合成包括4个步骤:

1. 聚碘 由肠吸收的碘,以I^-形式存在于血液,浓度为250μg/L左右,而腺体内的I^-浓度比血浆中高20~25倍,因此聚碘过程是逆电化学梯度的主动过程。目前认为,腺泡上皮细胞的聚碘,可能是依赖钠泵活动提供能量的钠-碘转运体(1个I^-和2个Na^+)介导的继发性主动转运过程。由于甲状腺具有强大的聚碘能力,故临床上用放射性碘来测定甲状腺的功能和治疗甲状腺肿瘤。

2. I^-的活化 是碘取代酪氨酸残基上氢的先决条件。摄入细胞的I^-,在过氧化酶的作用下转变为活化碘,如碘原子,碘分子,或与酶的结合物。

3. 酪氨酸的碘化与甲状腺激素的合成 活化碘将甲状腺球蛋白分子中的酪氨酸残基上的氢原子取代,生成一碘酪氨酸(MIT)和二碘酪氨酸(DIT)。然后再两两耦联,一分子MIT与一分子DIT缩合成T_3,两分子DIT缩合生成T_4。

合成的甲状腺激素是结合在甲状腺球蛋白上贮存于腺泡腔内的胶质中。它的贮存有两个特点:一是贮存在细胞外;二是贮存量大,可供机体利用50~120d,在体内各种激素的贮存量最大。所以使用抗甲状腺激素药物时,用药时间较长才能奏效。

在甲状腺激素合成的过程中,I^-的活化、酪氨酸的碘化和耦联都是在过氧化酶的催化下完成的。硫脲嘧啶与硫脲类药物可抑制过氧化酶的活性,使T_3、T_4的合成减少,在临床上可用于治疗甲状腺功能亢进。

甲状腺激素释放时,腺泡的上皮细胞通过胞饮将含有T_3、T_4的甲状腺球蛋白胶质小滴转运入细胞内。甲状腺球蛋白与溶酶体融合形成吞噬体,溶酶体内的蛋白水解酶将MIT、DIT、T_3、T_4从甲状腺球蛋白上水解下来。MIT和DIT在脱碘酶的作用下迅速脱碘,脱下的碘被重新利用;甲状腺球蛋白、MIT、DIT均不能进入血液,只有T_3、T_4能进入血液。

(二)甲状腺激素的运输

血液中的T_3和T_4大部分(99%以上)与血浆蛋白结合,只有一小部分(不到1%)呈游离型;两者之间可以互相转变,维持动态平衡。只有游离型激素才能进入组织细胞发挥作用,T_3主要以游离型存在,它的活性较高;而T_4又可脱碘转变为T_3,是血液中T_3的主要来源,因此虽然T_3的分泌量少,但其作用不容忽视。临床上常测定血中游离T_3、游离T_4的含量来了解甲状腺的功能。

二、甲状腺激素的生理作用

(一)对代谢的影响

1. 能量代谢 甲状腺激素能提高机体绝大多数组织细胞的耗氧量和产热量,提高能量代谢水平,这种作用也称为产热效应。因此甲状腺功能亢进的病人,因产热增加而体温偏高，怕热喜凉、多汗，基础代谢率增高；甲状腺功能减退的病人则产热量减少，体温偏低，喜热畏寒，基础代谢率降低。

2. 糖代谢　甲状腺激素能促进小肠黏膜对糖的吸收和肝糖原的分解，使血糖升高；甲状腺激素还可加速外周组织对糖的利用，使血糖降低。但其升血糖的作用大于降血糖的作用。因此甲状腺功能亢进的病人，血糖升高，甚至出现糖尿。

3. 脂肪代谢　甲状腺激素可促进脂肪酸分解氧化和胆固醇的降解，又能促进胆固醇的合成，但总的效果是分解大于合成。因此，甲状腺功能亢进时，患者血中胆固醇的含量常低于正常。

4. 蛋白质代谢　甲状腺激素对蛋白质代谢的影响是双向的，因剂量不同而有差异。在生理剂量时，T_3、T_4能促进蛋白质合成，特别是骨骼、肌肉、肝脏等组织蛋白质合成明显增加，这对幼年时的生长、发育具有重要意义。大剂量时反而使蛋白质，特别是骨骼肌的蛋白质大量分解，而出现肌肉消瘦和肌无力。甲状腺激素分泌不足时，蛋白质合成减少，但细胞间的黏液蛋白增多，可形成黏液性水肿。

（二）对生长发育的影响

甲状腺激素是维持机体生长发育所必需的，特别是对婴儿出生后最初的4个月内脑和长骨的生长、发育影响大。胚胎时期缺碘而导致甲状腺激素合成不足或出生后甲状腺功能低下的婴幼儿，由于脑和长骨发育障碍而导致智力低下且身体矮小，称为呆小症或克汀病。这种病人必须在出生后3~4个月内补充甲状腺激素，过迟则难以奏效。

（三）其他作用

1. 对神经系统的作用　甲状腺激素能提高中枢神经系统的兴奋性，因此甲亢病人常常有性情急躁、喜怒无常、注意力不集中、失眠多梦及肌肉颤动等症状。相反，甲状腺功能减退者，出现记忆力减退、行动迟缓、淡漠及终日嗜睡等症状。

2. 对心血管系统的作用　甲状腺激素可使心率加快，心肌收缩力加强，心输出量增加。此外，还可以直接或间接地引起外周血管扩张，外周阻力降低，因此甲状腺功能亢进患者的脉压常增大。

3. 对消化系统的作用　甲状腺激素通过促进代谢而间接促进消化，因此甲亢病人食欲亢进，却常有饥饿感，但由于促进分解而出现体重降低。

4. 与其他激素的关系　甲状腺激素还可影响生殖功能，对胰岛、甲状旁腺及肾上腺皮质等的分泌也有不同程度的影响。

三、甲状腺激素的分泌调节

（一）下丘脑 - 腺垂体 - 甲状腺轴

腺垂体分泌的促甲状腺激素（TSH）是调节甲状腺功能的主要激素，能促进甲状腺的增生和甲状腺激素的分泌。腺垂体TSH分泌又受下丘脑分泌的促甲状腺激素释放激素（TRH）的控制。

同时，血液中游离 T_3、T_4 浓度的改变，可对腺垂体 TSH、下丘脑 TRH 的分泌起反馈性调节作用。当血液中甲状腺激素浓度增高时，可抑制腺垂体分泌 TSH，同时还可降低垂体对 TRH 的反应性。反之，血液中甲状腺激素浓度降低时，可促进 TSH 和 TRH 的分泌，进而使血中甲状腺激素增多。甲状腺激素就是通过这种反馈调节维持相对稳定的（见图 2-10-3）。

若水和食物中长期缺碘可使甲状腺激素合成减少，由于反馈作用使 TSH 分泌增多，刺激甲状腺腺细胞增生，导致腺体明显增大，称为地方性甲状腺肿或单纯性甲状腺肿。

（二）甲状腺的自身调节

甲状腺能根据血液中碘的含量调整自身对摄取碘和合成甲状腺激素的能力。当食物中碘含量过多时，甲状腺摄碘能力受抑制，对 TSH 的反应性降低，因此甲状腺激素的合成和分泌不致过多。相反，食物中碘含量不足时，甲状腺的摄碘能力增强，对 TSH 的敏感性增高，使甲状腺激素的合成和释放不致因此而减少。通过这种自身调节，甲状腺的分泌活动不至于因碘供应量变化而呈现大的波动。

临床上常利用过量的碘（卢戈液）产生的抗甲状腺效应来处理甲状腺危象和用于甲状腺手术的术前准备。

（三）自主神经对甲状腺活动的影响

交感神经兴奋，甲状腺激素合成和分泌增加；副交感神经则可抑制甲状腺激素的分泌。目前认为，下丘脑－腺垂体－甲状腺轴主要调节甲状腺激素水平的稳态；而自主神经是在内外环境变化时对甲状腺的功能起调节作用。

此外，雌激素、生长激素和糖皮质激素均可反馈作用于下丘脑、腺垂体而影响甲状腺激素的分泌。

> **知识链接**
>
> 甲状腺功能亢进 hyperthyroidism 简称甲亢，是由甲状腺本身病变引起甲状腺素过多，导致机体神经、循环、消化等系统兴奋性增高和代谢亢进为主要表现的一组临床综合征。临床表现有：①高代谢综合征：常有疲乏无力、怕热多汗、食欲亢进、体重下降等；②精神神经系统：神经兴奋性增高，性情急躁、易激惹、失眠、多言好动、思想不集中、记忆力减退，手和眼睑震颤等；③心血管系统：心悸气短，心率常在100次/分钟以上，脉压增大；④常伴有甲状腺肿大、突眼等。

第四节 肾上腺

肾上腺位于肾的上方,左右各一。肾上腺的实质分为两部分,外周部为皮质,占大部分;内层为髓质,占小部分。肾上腺皮质和髓质的胚胎发生、组织结构及功能均不相同。皮质是腺垂体的一个靶腺,而髓质受交感神经节前纤维的直接支配,相当于一个交感神经节。

一、肾上腺皮质

肾上腺皮质根据细胞排列和功能的不同可分为三层,由外向内依次为球状带、束状带和网状带。球状带位于皮质外层,腺细胞排列成球状,此层较薄,主要分泌盐皮质激素(醛固酮为代表)。束状带位于皮质中间,其腺细胞排列成索状,较厚,分泌糖皮质激素(皮质醇为代表);网状带位于最内层,腺细胞排列不规则,最薄,主要分泌少量雄激素(脱氢表雄酮为代表)、糖皮质激素和雌激素。胆固醇是合成肾上腺皮质激素的基本原料,主要来自于血液。

切除动物的肾上腺皮质,如不适当处理,1~2周内动物即可死亡,可见肾上腺皮质对生命活动的维持极为重要。主要体现在两方面,其一是通过释放盐皮质激素调节机体的水盐代谢,维持内环境稳态、循环血量和血压;其二是释放糖皮质激素调节物质代谢,并提高机体对伤害性刺激的抵抗力。

(一)糖皮质激素的生理作用

1. 调节物质代谢

(1)糖代谢 糖皮质激素能促进糖异生,增加肝糖原贮备;糖皮质激素还可降低肌肉和脂肪等组织对胰岛素的反应性,抑制对糖的利用,因而使血糖升高。如果糖皮质激素过量则可引起血糖过高,甚至出现糖尿。因而糖尿病患者要慎用或禁用糖皮质激素。

(2)蛋白质代谢 糖皮质激素促进肝外组织特别是肌肉组织的蛋白质分解,并加速氨基酸进入肝脏,生成肝糖原;同时抑制蛋白质的合成。所以糖皮质激素分泌过多或长期使用,可引起肌肉萎缩无力、皮肤变薄、骨质疏松、创伤不易愈合等现象。

(3)脂肪代谢 糖皮质激素对不同部位脂肪的作用不同,可使四肢脂肪组织分解,而面部和躯干部脂肪合成增多。当肾上腺皮质功能亢进或长期服用糖皮质激素可出现背厚(水牛背)、面圆(满月脸)、四肢消瘦等特殊体征,称为"向心性肥胖"。

2. 应激反应 当机体受到失血、创伤、中毒、感染、缺氧、疼痛、寒冷、精神紧张等有害刺激时,均可出现血中促肾上腺皮质激素(ACTH)浓度的急剧增高和糖皮质激素的大量分泌,增强人体对这些有害刺激的抵抗力和耐受力,称为应激反应 stress。切除肾上腺皮质的动物,给正常维持剂量糖皮质激素,安静状态下可以存活,但给予有害刺激则易于死亡。此外,大剂量糖皮质激素还有抗炎、抗过敏、抗休克、抗中毒等药理作用。

3. 其他作用

（1）*对血细胞的作用*　糖皮质激素能增强骨髓的造血功能，使血中红细胞及血小板数量增加；动员附着在小血管壁边缘的中性粒细胞进入血液，使血液中中性粒细胞增多；抑制淋巴细胞 DNA 的合成，使淋巴组织萎缩，血中淋巴细胞减少；还可使嗜酸粒细胞减少。

（2）*对血管的影响*　是维持正常人体血压所必需的因素。它可提高血管平滑肌对去甲肾上腺素的敏感性（允许作用），使血管保持正常的紧张性。它还能降低毛细血管的通透性，有利于维持血容量。

（3）*提高中枢神经系统的兴奋性*　小剂量糖皮质激素可使人产生欣快感；大剂量则引起思维不集中、烦躁不安以及失眠等表现。

（4）*促进胃酸和胃蛋白酶的分泌*　溃疡病患者慎用或禁用。

此外，糖皮质激素也有盐皮质激素的作用，但较弱。还可促进胎儿肺泡的发育及肺泡表面活性物质的生成。

（二）糖皮质激素分泌调节

1. 下丘脑 – 腺垂体 – 肾上腺皮质轴　下丘脑分泌促肾上腺皮质激素释放激素（CRH），CRH 通过垂体门脉系统被转运到腺垂体，促进腺垂体分泌 ACTH。ACTH 作用于肾上腺皮质的束状带和网状带，使糖皮质激素的合成和分泌增多。下丘脑 CRH 的释放呈日周期节律，

同时，血中糖皮质激素对下丘脑和腺垂体又具有负反馈调节作用。当血中糖皮质激素浓度过高时，可通过长反馈抑制下丘脑和脑垂体分泌 CRH 和 ACTH。ACTH 也可通过短反馈抑制下丘脑分泌 CRH，这样使体内的糖皮质激素维持在相对稳定的水平（见图 2 – 10 – 3）。长期大量使用糖皮质激素类药物，通过对下丘脑和腺垂体的抑制作用使 ACTH 分泌减少，肾上腺皮质可逐渐萎缩，本身分泌糖皮质激素减少，如果突然停药，使体内糖皮质激素骤然下降，可引起肾上腺皮质危象，甚至危及生命。因此要逐渐减量停药，或间断给予 ACTH。

2. 应激刺激　在应激反应中，通过中枢神经系统的联系，使下丘脑 – 腺垂体 – 肾上腺皮质轴的活动加强，糖皮质激素分泌量急剧增多，增强人体对有害刺激的抵抗力和耐受力。

3. ACTH 的昼夜节律　ACTH 的分泌具有昼夜节律。一般在清晨 6～8 时分泌达高峰，以后逐渐下降，午夜分泌最少，然后再逐渐回升。ACTH 的波动，使糖皮质激素的分泌发生相应的波动。ACTH 的节律性波动是由下丘脑 CRH 的节律性释放所决定的。

二、肾上腺髓质

肾上腺髓质的嗜铬细胞分泌两种激素：肾上腺素和去甲肾上腺素，两者的比例大约为 4∶1，以肾上腺素为主。它们都是酪氨酸衍生的胺类，分子中都有儿茶酚基团，故都

属于儿茶酚胺类。它们的生物学作用与交感神经系统紧密联系,作用很广泛。

(一) 肾上腺髓质激素的生理作用

肾上腺素和去甲肾上腺素作用相似,只是各有侧重,见表 2 – 10 – 3。

表 2 – 10 – 3　肾上腺髓质激素的主要作用比较

	肾上腺素	去甲肾上腺素
心脏	心跳加强加快,心输出量增加	作用弱(反射性减慢)
血管	皮肤、腹腔血管收缩;骨骼肌、冠状血管舒张	冠状血管舒张,其他血管收缩
外周阻力	变化不大	明显增加
血压	升高(收缩压为主)	明显升高(舒张压为主)
平滑肌	支气管平滑肌舒张	作用弱
	胃肠道平滑肌舒张	作用弱
代谢	血糖升高,脂肪分解	作用弱

(二) 肾上腺髓质激素分泌调节

肾上腺髓质受交感神经节前纤维的支配,交感神经兴奋,其末梢释放乙酰胆碱,引起肾上腺髓质的分泌。二者关系密切,组成交感 – 肾上腺髓质系统。当机体遭遇特殊紧急情况时,如恐惧、焦虑、失血、创伤、缺氧、寒冷及剧烈运动等,交感 – 肾上腺髓质系统即可被调动起来,使肾上腺髓质激素分泌明显增加,动员机体多方面功能活动,提高机体对环境急剧变化的适应力,称为应急反应 emergency reaction。实际上,应急和应激是两个概念。引起应急反应的刺激,往往也可以引起应激反应,两者既有区别,又相辅相成,使机体的适应能力更加完善。

第五节　胰　岛

胰岛是散在于胰腺腺泡之间的许多细胞团。胰岛细胞按其形态和染色特点主要分为 4 种,即 A、B、D 和 PP 细胞,其中最重要的是 A 和 B 细胞。A 细胞约占胰岛细胞总数的 25%,分泌胰高血糖素;B 细胞约占胰岛细胞总数的 60% ~ 70%,分泌胰岛素;D 细胞分泌生长抑素;PP 细胞分泌胰多肽。

一、胰岛素

胰岛素 insulin 是由 51 个氨基酸组成的蛋白质,人胰岛素的分子量为 5808。胰岛素是调节机体物质代谢的主要激素。

(一) 胰岛素的生理作用

胰岛素的作用是调节糖、脂肪和蛋白质的代谢。

1. 对糖代谢的调节　胰岛素的主要作用是降低血糖。它一方面促进组织，尤其是肝脏、肌肉和脂肪组织对葡萄糖的摄取和利用，加速葡萄糖合成肌糖原和肝糖原，促进血糖转变为脂肪，增加血糖的去路；另一方面它可抑制糖原的分解，抑制糖的异生，减少血糖的来源。如果胰岛素分泌不足或胰岛素不能正常发挥作用，都可使血糖升高，当血糖浓度超过肾糖阈时，出现糖尿。胰岛素分泌过多时，血糖下降迅速，脑组织受影响最大，可出现惊厥、昏迷，引起胰岛素休克。因此，给病人注入过量胰岛素可引起低血糖性休克。

2. 对蛋白质代谢的调节　胰岛素能促进细胞摄取氨基酸，促进蛋白质的合成，并能抑制蛋白质的分解。在机体生长发育过程中，胰岛素和生长激素同样重要。

3. 对脂肪代谢的调节　胰岛素可促进肝合成脂肪，促进组织细胞内的葡萄糖转变为脂肪贮存起来。胰岛素还能抑制脂肪酶的活性，减少脂肪的分解。当胰岛素分泌不足时，由于脂肪分解代谢加强，大量的脂肪酸在肝内氧化，以致产生大量的酮体，严重时可引起酮血症和酸中毒。

此外，胰岛素还能促进钾进入细胞内，使血钾降低。

（二）胰岛素分泌的调节

1. 血糖浓度的影响　血糖浓度是调节胰岛素分泌最重要的因素，维持机体血糖水平的相对恒定。血糖增高时，胰岛素直接刺激胰岛 β 细胞分泌胰岛素增多，使血糖降低；反之，血糖降低时，胰岛素分泌减少。

2. 激素的影响　体内许多激素都能直接或间接地影响胰岛素的分泌。如多种胃肠激素、胰高血糖素、糖皮质激素、生长激素以及甲状腺素均可刺激胰岛素的分泌；而肾上腺素、去甲肾上腺素则能抑制胰岛素的分泌。

3. 神经调节　迷走神经兴奋时，引起胰岛素分泌增多，使血糖降低；交感神经兴奋时，胰岛素分泌减少，使血糖升高。

4. 氨基酸和脂肪酸的作用　血中氨基酸（尤以赖氨酸和精氨酸的作用较强）、脂肪酸、酮体浓度的升高也可促进胰岛素的分泌。

二、胰高血糖素

（一）胰高血糖素的生理作用

胰高血糖素 glucagons 是一种促进分解代谢的激素，它的作用与胰岛素相反。胰高血糖素能促进肝糖原分解和葡萄糖的异生，使血糖明显升高；它还能促进脂肪分解，使酮体增多；对蛋白质有促进分解和抑制合成的作用。

（二）胰高血糖素分泌的调节

1. 血糖浓度的影响　胰高血糖素的分泌主要受血糖浓度的调节。血糖增高时，A 细胞分泌胰高血糖素减少，使血糖降低。血糖降低时，作用则相反。

此外，血中的氨基酸升高，既能促进胰岛素的分泌，又能促进胰高血糖素的分泌，这对防止低血糖有一定的生理意义。

2. 神经调节　迷走神经兴奋时，引起胰高血糖素分泌减少；交感神经兴奋时，胰高血糖素分泌增多。

3. 激素的影响　胰岛素可直接抑制胰高血糖素的分泌，又可通过降低血糖间接促进胰高血糖素的分泌，使血糖不至于降低过多。胃肠激素如促胃液素、缩胆囊素能促进胰高血糖素的分泌。

第六节　甲状旁腺和甲状腺 C 细胞

机体的钙代谢主要受甲状旁腺激素、降钙素、1，25-二羟维生素 D_3 的调节。

一、甲状旁腺素

甲状旁腺素（PTH）由甲状旁腺分泌。甲状旁腺有两对，为椭圆形小球，通常埋在甲状腺两侧叶的后缘内。

（一）甲状旁腺素的生理作用

PTH 的生理功能是调节体内钙磷代谢，使血钙升高，血磷降低。PTH 通过三条途径发挥作用：①促进破骨细胞活动，使骨盐溶解，释放骨钙入血，血钙升高；②促进肾小管对钙的重吸收，并抑制肾小管对磷的重吸收，使血钙升高，血磷降低；③促进维生素 D_3 的活化，间接促进小肠对钙的重吸收，使血钙升高。

（二）甲状旁腺素分泌的调节

甲状旁腺激素的分泌主要受血钙浓度的调节。血钙降低使甲状旁腺激素分泌增多，血钙浓度升高；血钙增高，作用则相反。

二、降钙素

（一）降钙素的生理作用

降钙素（CT）是甲状腺滤泡旁细胞（C 细胞）分泌的一种多肽激素。其作用是抑制破骨细胞的活动，增强成骨细胞活动，促进骨中钙盐沉积；抑制肾小管对钙、磷的重吸收，使血钙、血磷均降低。

（二）降钙素的分泌调节

降钙素的分泌主要受血钙浓度的调节。血钙降低使降钙素分泌减少，血钙浓度升高；血钙增高，作用相反。

三、维生素 D_3

维生素 D_3 又称胆钙化醇，可由动物性食物中摄取，也可在体内由皮肤合成。在紫外线照射下，皮肤中的7-脱氢胆固醇迅速转化成维生素 D_3 原，继而再转化为维生素 D_3。维生素 D_3 又在肝内25-羟化酶的作用下形成25-羟维生素 D_3，再经肾 1α-羟化酶作用转变为1，25-二羟维生素 D_3，这时才获得生物活性。其功能主要有促进小肠对钙、磷的吸收，促进骨钙代谢，包括骨钙动员和骨钙沉积双重作用。

机体需要的钙主要来自于食物，在胃酸的作用下，以离子形式在小肠吸收入血。1，25-二羟维生素 D_3 可促进此过程。钙入血后，在降钙素和1，25-二羟维生素 D_3 作用下，促进钙在骨骼中沉积。PTH则促进骨钙溶解，促进骨的代谢转化，并通过肾对钙排泄的影响，共同维持机体钙代谢的平衡。

第七节　其他激素

一、前列腺素

前列腺素（PG）广泛存在于许多组织中，其作用极为广泛复杂。PG按结构可分为A、B、C、D、E、F、G、H、I等类型。各类型的前列腺素对不同的细胞可产生完全不同的作用。例如PGE使支气管平滑肌舒张，降低通气阻力；而PGF却使支气管平滑肌收缩。PGE和PGF对胃液的分泌都有很强的抑制作用；但却使胃肠平滑肌的收缩增强。此外，PG与排卵、黄体生成和萎缩、卵和精子的运输等生殖功能也有密切关系。

二、松果体激素

松果体分泌的主要激素为褪黑素，其分泌呈现明显的日周期变化。褪黑素的生理作用可协调生物节律，使生理功能节律与其所在环境的周期同步，从而使机体能适应环境的变化；能通过下丘脑，或直接抑制垂体促性腺激素的分泌，抑制性腺活动，抑制性成熟，防止儿童早熟。此外，褪黑激素还具有促进睡眠的作用。

三、胸腺激素

胸腺既是一个淋巴免疫器官（T淋巴细胞生长成熟场所），又兼有内分泌功能。它的网状上皮细胞分泌胸腺素，是多肽类激素，能促进淋巴细胞的生长与成熟。

复习思考题

1. 名词解释：激素　允许作用　呆小症　向心性肥胖。
2. 简述激素作用的一般特征。
3. 叙述下丘脑与垂体的联系。

4. 叙述甲状腺激素的生理作用和调节。
5. 叙述糖皮质激素的生理作用和调节。
6. 比较应急反应和应激反应。
7. 机体调节钙代谢的激素有哪些？各有什么作用？

第十一章 生 殖

> **学习目标**
> 1. 掌握睾丸、卵巢的内分泌功能,月经周期的概念及分期。
> 2. 熟悉雄激素、雌激素和孕激素的主要生理作用。
> 3. 了解生殖的概念、妊娠的过程。

生殖 reproduction 是指生物体生长发育到一定阶段后,能够产生与自己相似的子代个体的过程,是生命活动的基本特征之一。在高等动物,生殖涉及两性生殖细胞的结合和产生新个体的全部生理过程。

第一节 男性生殖

男性的生殖腺为睾丸,此外还有附睾、输精管、前列腺、精囊、阴茎等附属性器官。男性生殖功能包括三个主要方面:①产生精子;②通过分泌激素来调节生殖功能;③完成性活动。

一、睾丸的生精功能

精曲小管是产生精子的部位。精曲小管的上皮由生精细胞和支持细胞构成。从青春期开始,在垂体促性腺激素的作用下,一些精原细胞开始进行减数分裂,历经初级精母细胞、次级精母细胞、精子细胞等发育阶段,最后形成成熟的精子贮存于附睾中。生精周期为两个半月左右。成年男性每日产生1亿~2亿个精子,45岁以后,生精能力逐渐减弱。

> **知识链接**
>
> 精子的生成需要适宜的温度,阴囊内温度比腹腔内温度低1℃~8℃,适于精子生成。由于胚胎发育障碍,睾丸未能下降到阴囊内而停留在腹腔中称为隐睾症,因腹腔内温度较高,影响精子的生成,这是导致不孕症的原因之一。另外局部炎症、长期高温环境、酒精中毒等都可能引起生精功能障碍,导致不育。

二、睾丸的内分泌功能

睾丸的间质细胞产生雄激素和少量雌激素。雄激素主要是睾酮,正常男子每日分泌 4~9mg 睾酮,其中绝大部分与蛋白质结合,只有 2% 处于游离状态。睾酮主要在肝脏灭活,其产物主要从尿中排出。

雄激素 androgen 主要有以下生理作用:①促进男性生殖器官的生长发育;②促进男性副性征的出现并维持其正常状态,维持正常的性欲;③维持生精作用;④促进蛋白质的合成,特别是肌肉蛋白质的合成增加;⑤促进骨骼的生长与钙、磷在骨中的沉积;⑥促进红细胞生成。

三、睾丸的功能调节

睾丸的功能活动受到下丘脑-腺垂体的调节。下丘脑对睾丸功能的调节是通过分泌促性腺激素释放激素(GnRH),经垂体门脉系统运送至腺垂体,引起促卵泡激素(FSH)和黄体生成素(LH)的释放,FSH 和 LH 对生精过程都有调节作用,LH 的作用是通过睾酮来实现的。睾丸对 FSH 分泌有很强的负反馈作用,对 LH 的作用弱。此外,睾丸支持细胞在 FSH 的作用下,亦产生少量雌激素,它可降低垂体对 GnRH 的反应,并可能作用于间质细胞,调节睾酮的分泌。

第二节 女性生殖

女性的主要性腺为卵巢,卵巢具有产卵和分泌激素功能。卵巢约在 13~15 岁开始成熟,为青春期;30~35 岁后开始衰退、萎缩,进入更年期;卵巢完全萎缩就进入绝经期。

一、卵巢的生卵功能

成年女性的卵巢内有许多原始卵泡,从青春期开始,在腺垂体促性腺激素的影响下,每个月经周期中,有几个甚至十几个卵泡同时发育,但往往只有一个卵泡发育成熟。卵泡大约 12~14 天发育成熟而排卵。排卵时,卵泡破裂,卵子被排入腹腔。排卵后残存的卵泡发育成月经黄体。若排出的卵未受精,黄体在排卵后 10 天开始退化萎缩转变成白体;若排出的卵受精,黄体则继续长大,发育成妊娠黄体,一直维持到妊娠 5~6 个月,以后也萎缩退化为白体。

二、卵巢的内分泌功能

卵巢主要分泌雌激素、孕激素及少量雄激素。

(一)雌激素

雌激素 estrogen 主要是雌二醇,其主要功能如下:

1. 对生殖器官的作用　雌激素刺激阴道黏膜上皮细胞增生、角化并合成大量的糖原。糖原分解时，阴道内呈酸性（pH 4～5），有利于阴道乳酸菌的生长，不利于其他细菌生长繁殖，故可增加局部抵抗力。雌激素还可以利于受精卵向子宫内运行。但过量的雌激素则产生相反的效应。在月经周期与妊娠期间，雌激素能促进子宫内膜呈增殖型变化，促进输卵管的蠕动及乳腺导管的增生。

2. 对副性征的影响　雌激素具有刺激并维持乳房发育，促使骨盆宽大、臀部肥厚、音调变高、脂肪丰满和毛发分布等女性特征的作用，还有维持正常性欲等功能。

3. 对代谢的影响　促进肾小管对钠的重吸收，同时增加肾小管对抗利尿激素的敏感性，因此具有保钠、保水作用，某些妇女月经期前浮肿可能与此有关。还可促进蛋白质合成，促进骨骼生长发育。

（二）孕激素

孕激素 progestogen 主要成分为黄体酮。一般来说，孕激素往往是在雌激素作用的基础上发生作用。其主要功能如下：

1. 对子宫的作用　在雌激素作用的基础上，促进子宫内膜增生，使子宫内膜呈分泌型变化，以利于受精卵的着床。黄体酮还可降低子宫肌的兴奋性和对催产素的敏感性，有安胎和维持妊娠的作用。

2. 对乳腺的作用　能促使乳腺腺泡进一步发育成熟，为怀孕后分泌乳汁准备条件。

3. 产热作用　女性体温随月经周期而变动。在排卵前体温较低，排卵后孕激素水平升高，促进人体产热，基础体温升高，故可将这一基础体温改变作为判定排卵日期的标志之一。

4. 调节腺垂体激素的分泌　排卵前黄体酮可协同雌激素诱发 LH 分泌出现高峰，排卵后对腺垂体促性腺激素的分泌有负反馈作用。

三、月经周期

（一）月经周期的概念

女性从青春期开始，在整个生殖年龄期间，性周期最明显的变化是子宫的周期性出血，称为月经 menstruation，这种周期性变化称月经周期 menstrual cycle。一个月经周期一般为 28 天左右。

（二）月经周期中卵巢和子宫内膜的变化

子宫的这种周期性变化是卵巢功能的外在表现。月经周期可分为三个时期。

1. 卵泡期　卵泡期对应子宫增生期和排卵前期，由上次月经停止日开始至卵巢排卵日止，历时 10～12 天。此期卵泡的粒膜细胞在 FSH 和 LH 的作用下产生雌激素，作用于子宫内膜使其迅速增殖，血管增生，腺体增宽加长，但不分泌，故又称为增生期或排卵前期。此期末，卵巢排卵。

2. 黄体期 黄体期对应子宫分泌期，由排卵日起，到来月经之前，历时 13~14 天。此期子宫内膜在雌激素和孕激素的协同作用下，进一步增生，腺体开始分泌含糖原的黏液，故又称为分泌期。此期末，子宫内膜的增长达到极点，为受精卵的种植和继续发育准备了条件。

3. 月经期 卵子如未受精，黄体即萎缩成白体，体内雌激素、孕激素水平急剧下降，子宫内膜缺乏激素的支持崩溃出血，即出现月经。经期可历时 4~5 天，出血 30~100mL。如卵子受精，黄体继续分泌性激素以维持妊娠。

由此可见，月经周期是在下丘脑-垂体-性腺轴内分泌功能周期性变化的调控下，卵巢和子宫内膜发生相应周期性变化而形成的（图 2-11-1）。

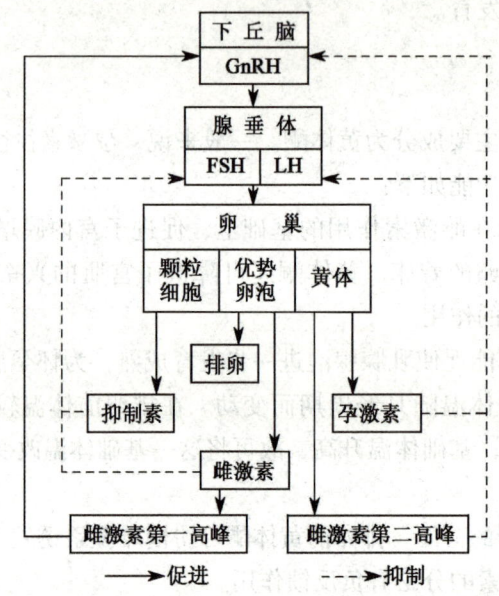

图 2-11-1 下丘脑-腺垂体对卵巢功能的调节

（三）月经周期形成的机制

月经周期中，子宫内膜的变化是在卵巢激素作用下形成的，而卵巢的活动又受到下丘脑-腺垂体的控制。在增殖期，下丘脑分泌的 GnRH 促进腺垂体产生 FSH 和 LH，此时腺垂体主要分泌 FSH，刺激卵泡生长发育，卵泡分泌雌激素引起子宫内膜呈增殖型变化。当雌激素在血中的浓度增高时，促进下丘脑分泌 GnRH，进而使腺垂体分泌 FSH 和 LH，以 LH 为主。在 FSH 和大量 LH 的作用下，成熟的卵泡排卵，并生成黄体，继续分泌孕激素和雌激素，使子宫内膜呈分泌期的变化（图 2-11-2）。如果未受孕，血中的雌激素和孕激素通过负反馈机制，使血中的 FSH 和 LH 水平下降，进而使血中雌激素和孕激素水平急剧下降，进入月经期。如果受孕，胚泡产生绒毛膜促性腺激素使黄体发育成妊娠黄体，继续分泌雌激素和孕激素，支持子宫内膜继续生长，发育形成蜕膜，所以出现停经。

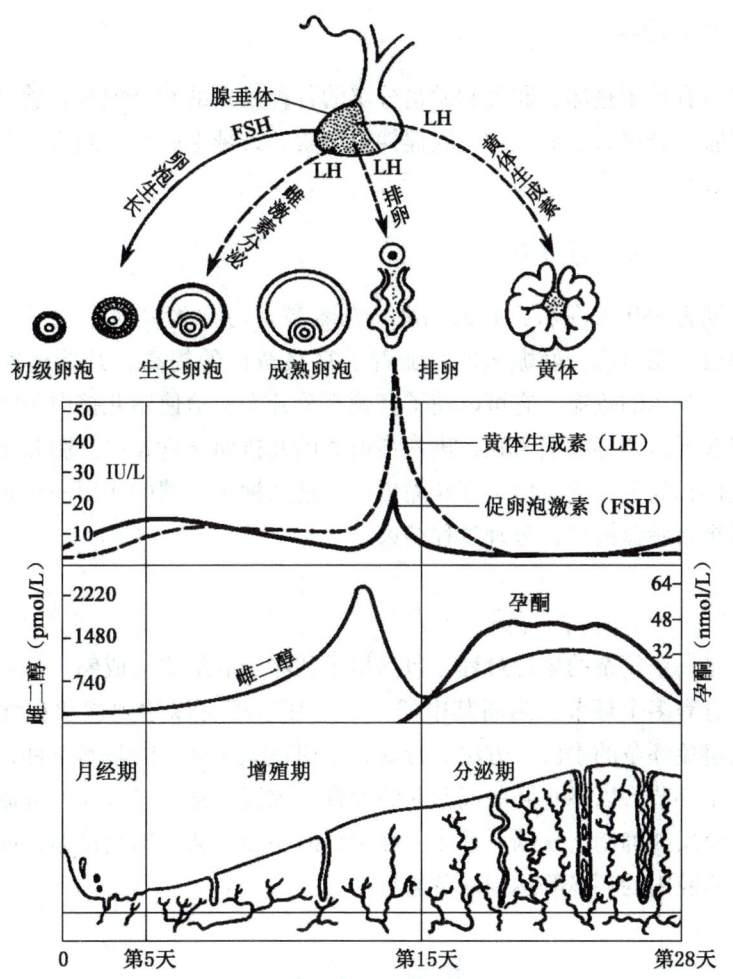

图 2-11-2 月经周期中相关激素浓度、卵巢和子宫内膜的周期性变化

第三节 妊娠与避孕

一、妊娠

妊娠 pregnancy 是新个体的产生过程，包括受精与着床，妊娠的维持、胎儿的生长与分娩。

（一）受精与着床

卵子由卵泡排出后，由输卵管伞端摄取，在输卵管壶腹部与精子结合而受精。受精卵在输卵管运行并进行细胞分裂形成胚泡，胚泡运行到宫腔后，植入子宫内膜的过程称为着床。

（二）妊娠的维持

妊娠的维持有赖于垂体、卵巢和胎盘分泌的各种激素的相互配合。胎盘是妊娠期重要的内分泌器官，分泌大量的人绒毛膜促性腺激素、人绒毛膜生长激素、孕激素和雌激素，用以维持妊娠。

（三）胎儿的生长与分娩

人的妊娠期为 280 天左右，妊娠期间，在雌激素与孕激素的作用下子宫明显地增大，与胎儿的成长相适应。妊娠末期，随着子宫兴奋性的提高，开始出现不规则的收缩，以后成为有节律的收缩，它可以使子宫颈充分开大，迫使胎儿挤向子宫颈。这样还可以进一步引起子宫体部收缩增强，进一步迫使胎儿挤向子宫颈口。胎儿压迫子宫颈可以引起神经垂体释放催产素，使子宫收缩更强，这两种正反馈的作用一直到胎儿完全娩出为止。最后再将胎盘娩出，分娩过程结束。

二、避孕

生殖过程是一个复杂的生理过程，包括精子和卵子的形成与成熟、排卵、受精、着床以及胚胎发育等多个环节，阻断其中任何一个环节都可以达到避孕和终止妊娠的目的。避孕是指避免怀孕的手段、方法或行动，是通过破坏受孕的基本条件，阻断生殖过程的某个或几个环节，以终止胚胎或胎儿的发育来控制生育。口服人工合成的雌激素和孕激素，通过负反馈抑制下丘脑－垂体－性腺轴的功能，从而抑制排卵，或改变宫颈黏液的稠度及子宫腔内的环境等达到避孕的目的。

复习思考题

1. 名词解释：月经周期。
2. 简述卵巢的内分泌功能。
3. 简述月经周期中卵巢和子宫内膜的变化。

主要参考书目

1. 严振国，杨茂有．正常人体学．第2版．北京：中国中医药出版社．2007.
2. 武煜明．系统解剖学．北京：中国中医药出版社．2015.
3. 武煜明．解剖生理学．北京：中国中医药出版社．2006.
4. 邵水金．正常人体学．北京：中国中医药出版社．2012.
5. 刘黎青．组织学与胚胎学．北京：中国中医药出版社．2015.
6. 朱大年，王庭槐．生理学．北京：人民卫生出版社．2013.
7. 张志雄．生理学．北京：中国中医药出版社．2009.
8. 徐达传．系统解剖学．北京：高等教育出版社．2007.
9. 张朝佑．人体解剖学．第2版．北京：人民卫生出版社．1998.
10. Netter F H. Atlas of Human Anatomy. 4th ed. Philadephia：Saunders Elsevier，2003.